U0352129

高等教育财经类核心课程系列教材　获"2018年辽宁省教育教学成果奖"

高等院校应用技能型精品规划教材

富媒体 智能化

报检与报关实务

Inspection and Declaration Practice

（第四版）

应用·技能·案例·实训

李　贺　马慧莲 ◎ 主　编

宿桂红　潘福妮 ◎ 副主编

（视频版）

上海财经大学出版社

图书在版编目(CIP)数据

报检与报关实务:应用·技能·案例·实训/李贺,马慧莲主编. —4版. —上海:上海财经大学出版社,2020.6

高等教育财经类核心课程系列教材

高等院校应用技能型精品规划教材

ISBN 978-7-5642-3535-2/F·3535

Ⅰ.①报… Ⅱ.①李…②马… Ⅲ.①国境检疫-中国-高等学校-教材②进出口贸易-海关手续-中国-高等学校-教材 Ⅳ.①R185.3②F752.5

中国版本图书馆 CIP 数据核字(2020)第 077379 号

□ 责任编辑 施春杰
□ 书籍设计 贺加贝

报检与报关实务

——应用·技能·案例·实训

(第四版)

李 贺 马慧莲 主 编

宿桂红 潘福妮 副主编

上海财经大学出版社出版发行

(上海市中山北一路 369 号 邮编 200083)

网 址:http://www.sufep.com

电子邮箱:webmaster@sufep.com

全国新华书店经销

上海新文印刷厂有限公司印刷装订

2020 年 6 月第 4 版 2021 年 8 月第 2 次印刷

787mm×1092mm 1/16 26.5 印张 678 千字

印数:36 301—39 300 定价:59.00 元

第四版前言

海关为了进一步深化"放管服"改革,持续优化口岸营商环境,降低制度性交易成本,积极支持扩大进口、促进出口,大力促进保税、新型贸易业态等发展,认真落实减免税政策,加强知识产权海关保护,海关政策进行了不断的调整。鉴于此,我们对《报检与报关实务》进行了第四版的修订。本书以海关总署金关工程二期为核心,坚持高等院校应用技能型人才培养目标和培养模式的要求,注重理论联系实际,提高学生应用能力、实践能力和创新能力的培养精神,我们依照"原理先行、实务跟进,案例同步、实训到位"的原则,坚持"必须、够用",在注重培养学生报检、报关实践应用能力的同时,结合最新报检、报关政策及其改革的大变化,做到与时俱进。此版教材将中国国际贸易"关检融合、单一窗口申报、行政审批一个窗口"、海关减免税申请无纸化、"提前申报、一次申报、分步处置、先放行后改单"、报关企业及分支机构注册登记有效期、"互联网+海关"、最新报关单、跨境电商、税率、"两步申报"、关税保证保险、保税核注清单、市场采购贸易监管、ATA单证册、知识产权海关备案流程、两证合一、进口预包装食品标签、海关预裁定、《报关单位注册登记证书》(进出口货物收发货人)纳入"多证合一"、跨境电子商务零售进出口商品、综合保税区业务、电子账册、出入境特殊物品、减免税货物单一窗口申报流程、"单一窗口"下商品条码智能辅助填报流程、原产地证等最新政策的调整等内容纳入其中,并添加了最新的企业向海关申报表单和实例,使得教材更接近实际应用操作,便于师生了解最新的企业实际操作。

本书共分上、下两篇:上篇,报检实务;下篇,报关实务。涵盖8个项目、51项任务。在结构安排上,以基于报检、报关工作过程为导向构建教材体系,采用"项目引领、任务驱动、实操技能"的编写方式,力求结构严谨、层次分明。在表述安排上,力求语言平实凝练、通俗易懂。在内容安排上,尽可能考虑到财经类、经管类专业不同层次的不同需求,从而体现"金课"的"两性一度",即高阶性、创新性和挑战度:高阶性体现在每一个项目中都设有"知识目标""技能目标""素质目标""项目引例""视频";创新性体现在知识支撑中插入了二维码智能型的"同步案例""案例评析""职场指南""经验小谈""知识链接""小贴士";挑战性体现在课后编排了:"应知考核",包括单项选择题、多项选择题、判断题;"应会考核",包括观念应用、技能应用、案例分析;

"项目实训",包括实训项目、实训目的、实训要求。课后的"应知考核"及"应会考核"结合每个项目的实际工作技能要求而编写,以使读者在学习每一项目内容时做到有的放矢,增强学习效果。

作为普通高等教育应用技能型财经类核心课程系列教材,本书具有以下特色:

1. 内容全面,体系规范。全书对报检、报关的基本内容进行了深入细致的讲解,添加了"单一窗口"和"互联网+海关"申报流程图及可视化界面,鉴于篇幅的限制,我们利用二维码技术呈现相关解析和流程、图解、视频等,图文并茂,活泼了本书的形式、拓展了本书载体,使之具备"富媒体"特色。本书以基于工作过程为导向,对实践应用的具体方法做了系统而全面的介绍,以便读者进行比较、分析,增强其分析问题、解决问题的能力。

2. 结构新颖,栏目丰富。为便于读者学习,本书力求在结构上有所突破,激发读者的学习兴趣和学习热情,每一项目的开篇都有清晰的"知识目标""技能目标""素质目标""项目引例"等;课后编排了"应知考核""应会考核""项目实训",以呼应本书的实践性、应用性的特色。为更好地满足信息化条件下课堂教改创新需要,本书在提供教学所需的 PPT 等资源的基础上,将相关内容制作成二维码。

3. 与时俱进,紧跟政策。本书及时将"关检合一、单一窗口""海关信用管理""跨境电商""海关监管货物报关流程""出入境检验检疫""关检融合报关单""两步申报""关税保证保险"和关税税率、"单一窗口"标准化手册等最新动态纳入其中,并将最新的内容融入所涉及的项目及任务,做到及时与国家的相关政策规定同步。内容更新海关政策调整截至 2020 年 6 月出版前。

4. 学练结合,学以致用。鉴于本课程实践应用性较强的特点,为了便于及时复习所学的知识内容,提高学习效率,本书在课后安排了"应知考核""应会考核""项目实训",主要引导学生"学中做"和"做中学",一边学理论,一边将理论知识加以应用,实现理论和实训一体化,从而让学生做到学思用贯通,知信行统一。

5. 校企合作,接近实际。为培养应用技能型人才,校企合作"双元"项目,践行知行合一,把实践教学作为深化教学改革的关键环节,推动校企共同修订培养模式,推动校企共同开发课程,共建实训培训,发展创新创业教育、开展校企合作育人,本书对接最新职业标准、行业标准和岗位规范,组织开发或修订融合职业岗位所需知识、技能和职业素养的校企一体化教材。

6. 职业技能,提升能力。本书配合新的形势需要,把握行业发展前沿,以全国高等院校技能大赛为导向,注重基础知识和实操技能的结合,目的是提高整体素质和综合职业技能,特别是创新能力和实践应用能力,使学生掌握专业知识技能 ,突出培养学生的实践操作能力,注重实用性与知识性。

7. 教辅资源,配备齐全。 为方便教师教学,本书还配有免费的教学大纲、电子教学课件、习题参考答案,同时提供报检、报关业务中常用的电子单据、最新相关政策等,鉴于篇幅的限制,我们制作了全书相关附件的二维码。

本书由李贺、马慧莲主编。其中,马慧莲编写项目一,宿桂红编写项目二和项目三,潘福妮编写项目四和项目五,李贺编写项目六、项目七和项目八;最后由李贺总纂并定稿。赵昂、李明明、李虹、美荣、李林海、王玉春、李洪福 7 人负责全书教学资源包的制作以及写作过程中的资料收集整理。

本书适用于国际经济与贸易、物流管理、商务英语、国际贸易实务等财经类、经管类专业方向的高等院校和应用技能型院校教学,同时也适用于外贸行业的培训、技能大赛、从事国际交流和对外贸易的从业人员自学等。另外,本书还配有最新版新政策的姊妹书籍《报检实务——应用·技能·案例·实训》(第二版)、《报关实务——应用·技能·案例·实训》(第三版)。

本书得到了校企合作单位、出版社的大力支持,及大量的兄弟院校和同类院校教师的反馈和意见,谨此一并表示衷心的感谢! 本书在编写过程中参阅了相关教材、著作、法律、法规、海关网站等资料,由于编写时间仓促,加之编者水平有限,难免存在一些不足之处,恳请专家、学者批评指正。

内容更新与修订

内容更新与修订	海关惠企便民	开展"证照分离"改革全覆盖试点
视频:2020 年春节通关小贴士	经营海关监管作业场所 (注册、延续、变更)	视频:"证照分离" 助力海关货物通关
视频:入境咖啡罐里藏象牙!	视频:拱北海关查获走私食品	视频:中蒙最大口岸 破获首起走私白银案

编　者
2020 年于大连

目　录

第四版前言···001

上篇　报检实务

项目一　出入境检验检疫总论·······························003

　任务一　出入境检验检疫的产生与发展·····················004

　任务二　出入境检验检疫报检基本规定·····················007

　任务三　出入境检验检疫封识、标志管理···················014

　任务四　进出口商品抽查检验管理·························017

　任务五　进出口商品免验、复验管理·······················019

　任务六　出入境检验检疫查封、扣押管理···················022

　任务七　强制性产品认证·································025

　任务八　出入境人员、携带物、伴侣动物及船舶检疫·········027

　　应知考核···032

　　应会考核···034

　　项目实训···034

项目二　进境检验检疫报检·································036

　任务一　进境植物繁殖材料检疫···························036

　任务二　进境栽培介质检疫·······························039

　任务三　进境动植物检疫·································041

　任务四　进境水果检验检疫·······························049

任务五　进口汽车检验 ··· 052

任务六　进口涂料检验 ··· 055

任务七　进境货物木质包装检疫 ·· 056

任务八　进口棉花检验 ··· 058

任务九　进口旧机电产品检验 ··· 062

任务十　进口商品残损检验鉴定 ·· 065

任务十一　进口企业备案 ·· 068

　　应知考核 ·· 074

　　应会考核 ·· 076

　　项目实训 ·· 076

项目三　出境检验检疫报检 ··· 078

任务一　出口烟花爆竹检验 ··· 079

任务二　出境动物及其产品、其他检疫物的生产、加工、存放单位注册登记 ·········· 080

任务三　出境植物及其产品、其他检疫物的生产、加工、存放单位注册登记 ·········· 088

任务四　出口食品生产企业备案核准 ··································· 095

　　应知考核 ·· 098

　　应会考核 ·· 100

　　项目实训 ·· 100

下篇　报关实务

项目四　报关与海关管理 ·· 105

任务一　报关概述 ··· 105

任务二　海关管理 ··· 109

任务三　报关单位 ··· 114

任务四　海关企业信用管理 ··· 122

　　应知考核 ·· 127

　　应会考核 ·· 129

　　项目实训 ·· 129

项目五　报关与对外贸易管制·································· 131

　任务一　对外贸易管制概述····························· 131

　任务二　我国货物、技术进出口许可管理制度 ············· 132

　任务三　其他对外贸易管理制度及市场采购贸易监管········ 137

　任务四　我国对外贸易管制的主要管理措施············· 140

　　应知考核······································· 153

　　应会考核······································· 155

　　项目实训······································· 156

项目六　海关监管货物报关程序························· 157

　任务一　一般进出口货物报关························· 158

　任务二　保税加工货物报关··························· 178

　任务三　保税物流货物报关··························· 204

　任务四　减免税货物报关····························· 227

　任务五　暂准进出境货物报关························· 238

　任务六　其他进出境货物报关························· 243

　任务七　海关监管货物的特殊申报····················· 257

　任务八　跨境贸易电子通关监管····················· 265

　　应知考核······································· 275

　　应会考核······································· 277

　　项目实训······································· 278

项目七　进出口税费······························· 280

　任务一　进出口税费概述····························· 281

　任务二　海关预裁定制度····························· 288

　任务三　进出口完税价格的确定························· 295

　任务四　原产地的确定与税率的适用····················· 302

　任务五　进出口税费的计算、关税保证保险··············· 311

　任务六　进出口税费的征收以及进出口关税的减免········ 319

　任务七　税款退还、追征与后续补税 ················· 322

　　应知考核······································· 329

应会考核 ·· 332

项目实训 ·· 332

项目八　关检融合、单一窗口 ··· 334

任务一　进出口货物报关单概述 ·· 334

任务二　关检融合、统一申报业务准备 ·· 338

任务三　关检融合、单一窗口报关单填制规范 ···································· 341

任务四　"单一窗口、两步申报" ··· 385

应知考核 ·· 390

应会考核 ·· 393

项目实训 ·· 393

附录　关检融合、单一窗口常见企业申报实战举例 ···································· 409

参考文献 ·· 411

上 篇

报检实务

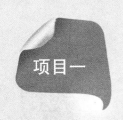

出入境检验检疫总论

○ **知识目标：**

理解：出入境检验检疫的产生与发展、进出口商品抽查检验管理。

熟知：出入境人员、携带物、伴侣动物及船舶检疫。

掌握：出入境检验检疫报检基本规定、出入境检验检疫封识及标志管理、进出口商品免验与复验管理、出入境检验检疫查封与扣押管理。

○ **技能目标：**

学习和把握出入境检验检疫的基本要领等程序性知识；能够用所学实务知识规范"总论"相关技能活动。

○ **素质目标：**

运用所学的理论与实务知识研究相关案例，培养和提高学生在特定业务情境中分析问题与决策设计的能力；能够根据"出入境检验检疫总论"教学内容，结合行业规范或标准，分析报检行为的善恶，强化学生职业素养和职业道德操守。

○ **项目引例：**

携带人体胎盘提取液过关？ 爱美也请守法

6月25日，深圳海关所属文锦渡海关关员在口岸入境旅客通道查获人体胎盘提取液300支，共计600毫升。因旅客未办理特殊物品卫生检疫审批手续，海关依法对该批物品作截留处理。

当日，文锦渡海关关员在对一名入境旅客携带的行李进行X光检查时发现其携带的行李内有大量用小玻璃瓶装的液体，进一步查验发现为人体胎盘提取液，共计300支，均产于日本。经向旅客询问，这些人体胎盘提取液是其购买来为女儿美容使用的。

据了解，人体胎盘提取液主要用于美容行业，是通过生物技术以人体胎盘绒毛为原料提取分解有效成分而制成，未经卫生检疫合格的人体胎盘提取液可能携带艾滋病、乙肝、丙肝等病原体，具有较大的健康安全风险。

○ **引例导学：**

根据《出入境特殊物品卫生检疫管理规定》，微生物、人体组织、生物制品、血液及其制品等均属特殊物品，携带特殊物品入境应当提前向目的地直属海关申请卫生检疫审批。

○ 知识支撑：

任务一　出入境检验检疫的产生与发展

知识链接

中国早期
商检机构的
萌芽

一、出入境检验检疫的萌芽

从人类社会进入原始社会末期开始,自发的原始检验检疫行为已经萌芽。随着贸易发展的需要和社会分工的细化,出现了为贸易双方开展数量和质量品评的职业,这种职业在我国一般被称为牙人,在西方被称为经纪人。

隋唐时期,朝廷在边境地区设立交市监,管理对外贸易,在交市监下设有专门为买卖双方牵线说合及检验鉴定货物数量和质量的牙人——互市郎。"牙人"一词最早出现在东汉,隋代开始出现由牙人组成的半官方组织——牙行。唐代,我国在广州设立市舶使一职,管理海外贸易。宋代,中央政府设立榷易院,主管全国的对外贸易。元代,在市舶司内设舶牙人,海外船舶到岸后必须首先由舶牙人对船舶和货物进行检验与鉴定,并发给"公验"后方可开展贸易。明代,市舶司成为专管"朝贡贸易"的机构,在市舶司内设立牙行。清代,市舶司征收关税和打击走私的职责开始由海关担任,另一部分贸易管理职能则由新兴的牙行组织——十三行——代替。关于十三行名称的由来,中国著名历史学家吴晗在其《评梁嘉彬〈广东十三行考〉》中认为,可能"这个团体正好是前明所留三十六行中之十三个行,即称之为'十三行'"。十三行也称洋货行,一般简称为洋行,其职责相当复杂。

1348年,意大利政府在威尼斯港建立了世界上第一个卫生检疫站,以防止鼠疫等传染病传入国内。法国政府于1660年制定法规以防止小麦秆锈病传入,并于1664年制定了150余种商品的品质规格,首创了国家对进出口商品的品质监管制度。

二、出入境检验检疫的概念

出入境检验检疫是指检验检疫部门和检验检疫机构(现今即海关)依照法律、行政法规和国际惯例等的要求,对出入境的货物、交通运输工具、人员等进行检验检疫、认证及签发官方检验检疫证明等监督管理工作。

三、出入境检验检疫的产生

(一)进出口商品检验

清朝同治三年(1864年),英商劳合社的保险代理人上海仁记洋行开始代办水险和船舶检验、鉴定业务,这是中国第一个办理商检的机构。1929年,工商部上海商品检验局成立,这是中国第一个由国家设立的官方商品检验机构。1932年底,国民政府立法院通过并颁布实施了《实业部商品检验法》。这是由我国中央政府颁布实施的首部专业商品检验法,也是我国完全按照当时通行的国际贸易规则制定的商品检验法规。

中华人民共和国成立以后,中央贸易部国外贸易司设立了商品检验处,统一领导全国商品检验工作,并在各地设立商检局。1952年,中央贸易部划分为商业部和外贸部,在外贸部内设立商品检验总局,统一管理全国的进出口商品检验工作,加强了全国进出口商品检验工作的管理。1959年,周恩来总理针对进出口商品存在的质量问题,强调对外贸易必须"重合同、守信用,重质先于重量"。

1982 年国务院机构改革,中华人民共和国进出口商品检验总局更名为中华人民共和国进出口商品检验局,由外经贸部管理。1989 年 2 月 21 日,七届全国人大常委会第六次会议通过了《中华人民共和国进出口商品检验法》(以下简称《商检法》),1992 年经国务院批准,由国家商检局发布施行《中华人民共和国进出口商品检验法实施条例》(以下简称《商检法实施条例》)。2002 年 4 月 28 日,九届全国人大常委会第二十七次会议通过了《全国人民代表大会常务委员会关于修改〈中华人民共和国进出口商品检验法〉的决定》,新《商检法》于 2002 年 10 月 1 日起实施。新修订的《商检法实施条例》也于 2005 年 8 月 10 日经国务院审核通过,于同年 12 月 1 日起正式实施。

(二)进出境动植物检疫

1903 年,清政府在中东铁路管理局建立了铁路兽医检疫处,对来自俄国的各种肉类食品进行检疫,这是中国最早的进出境动植物检疫机构。1922 年,在天津成立农工部毛革肉类检查所,这是中国官方最早的动植物检疫机构。1928 年,国民政府工商部制定《农产物检查所检查农作物规则》《农产物检查所检验病虫害暂行办法》等一系列规章,这是中国官方最早的动植物检疫法规。

1949 年,建立了由中央贸易部领导的商品检验机构。1952 年,明确由外贸部商检总局负责对外动植物检疫工作。1982 年,国务院正式批准成立国家动植物检疫总所,代表国家行使对外动植物检疫的管理职权,负责统一管理全国口岸动植物检疫工作。国家动植物检疫总所的成立,将进出境动植物检疫改为由中央和地方双重领导、以中央领导为主的垂直领导体制。1982 年,国务院颁布《中华人民共和国进出口动植物检疫条例》,以国家行政法规的形式明确规定了进出境动植物检疫的宗旨、意义、范围、程序、方法及检疫处理和相应的法律责任。1991 年 10 月 30 日,七届全国人大常委会第二十二次会议通过并公布了《中华人民共和国进出境动植物检疫法》(以下简称《动植物检疫法》),取代了《中华人民共和国动植物检疫条例》,这是国家正式以法律形式确认了进出境动植物检疫工作的合法性和执法程序。《动植物检疫法》于 1992 年 4 月 1 日起施行。1995 年,国家动植物检疫总所更名为国家动植物检疫局。1996 年 12 月 2 日,国务院批准发布了《中华人民共和国进出境动植物检疫法实施条例》(以下简称《动植物检疫法实施条例》),并于 1997 年 1 月 1 日起正式施行。

(三)卫生检疫

1873 年,由于印度、泰国、马来半岛等地流行霍乱并向海外传播,西方帝国主义列强为了巩固和扩大在华利益,在其控制下的上海、厦门海关设立卫生检疫机构,订立了相应的检疫章程,并任命一些当时外国掌控下的海关官员为卫生官员,开始登轮检疫,这是中国国境卫生检疫的雏形。后来,国民政府在上海建立了全国海港检疫总管理处,自 1930 年 7 月 1 日起由外国人掌控的上海海港检疫机构交回中国政府管理。1930 年,各地卫生检疫机构从海关分离出来,成为一个独立部门,隶属国民政府内务部卫生署领导。1945 年抗日战争胜利后,国民政府卫生署先后从海关收回天津、上海、秦皇岛、广州等检疫所,并成立大连、台湾检疫总所。1947 年底,在苏联专家的帮助下设立了中苏联合化验室,这是中国共产党领导下的第一个检验检疫机构。

1957 年,一届全国人大常委会第八十八次会议通过《中华人民共和国国境卫生检疫条例》,由毛泽东主席亲自签发,这是中华人民共和国成立以来颁布的第一部卫生检疫法规,从此卫生检疫工作有了全国统一的行政执法依据。1958 年,卫生部根据该条例的授权,颁布了《中华人民共和国国境卫生检疫条例实施细则》。

1986 年 12 月 2 日,六届全国人大常委会第十八次会议通过并颁布了《中华人民共和国国境卫生检疫法》(以下简称《卫生检疫法》),于 1987 年 5 月 1 日起实施,同时废除了《中华人民共和国卫生检疫条例》。为了提高《卫生检疫法》的可操作性,经国务院批准,卫生部于 1989 年 3 月 6 日发布并施行了《中华人民共和国国境卫生检疫法实施细则》(以下简称《卫生检疫法实施细则》)。1992 年,各地卫生检疫所更名为卫生检疫局。1995 年,中华人民共和国卫生检疫总所更名为中华人民共和国卫生检疫局。此后,卫生检疫工作迈入了快速发展的良性轨道。

四、出入境检验检疫的发展

1998 年 3 月,全国人大第九届一次会议批准通过的国务院机构改革方案确定,将国家进出口商品检验局、国家动植物检疫局和国家卫生检疫局合并组建国家出入境检验检疫局,被形象地称为"三检合一",主管全国出入境卫生检疫、动植物检疫和商品检验工作,其职责更加明确,法律地位更加清晰,机构和人员更加精简、高效。

2001 年 4 月 10 日,原国家出入境检验检疫局和原国家质量技术监督局合并,组建中华人民共和国国家质量监督检验检疫总局,简称"国家质检总局"(AQSIQ),为国务院正部级直属机构,对全国出入境检验检疫工作实行垂直领导。同时,成立国际认证认可监督管理委员会和国家标准化管理委员会,分别统一管理全国质量认证、认可和标准化工作。国家质检总局成立后,原国家出入境检验检疫局设在各地的出入境检验检疫机构、管理体制及其业务不变。

出入境检验检疫的组织机构分别为国家质检总局、出入境检验检疫局及其出入境检验检疫分支机构三级。出入境检验检疫分支机构由直属出入境检验检疫局领导,向直属出入境检验检疫局负责;直属出入境检验检疫局由国家质检总局领导,向国家质检总局负责。

国家质量技术监督检验检疫总局是国务院设立的现行的出入境检验检疫部门,主管全国出入境检验检疫工作,所设在各地的出入境检验检疫机构,管理体制不变,仍管理所辖地区的出入境检验检疫工作。

2018 年 4 月 20 日,出入境检验检疫局正式并入中国海关,"关检合一"后,在通关作业方面,统一通过"单一窗口"实现报关报检,对进出口货物实施一次查验,凭海关放行指令提离货物,实现一次放行。通关作业实现了"一次申报""一次查验""一次放行"的"三个一"标准。企业在海关注册登记或备案后,将同时取得报关报检资质。出入境检验检疫管理职责和队伍划入海关总署管理职能,业务整合改革迈出了重要一步。

根据《海关总署关于企业报关报检资质合并有关事项的公告》,此次改革合并的范围主要是将检验检疫自理报检企业备案与海关进出口货物收发货人备案合并为海关进出口货物收发货人备案,检验检疫代理报检企业备案与海关报关企业注册登记或者报关企业分支机构备案合并为海关报关企业注册登记和报关企业分支机构备案。检验检疫报检人员备案与海关报关人员备案同步合并为报关人员备案。相关企业、人员可通过"单一窗口"填写申请信息,通过系统查询办理结果,到所在地海关任一业务现场提交申请材料,即可取得报关报检双重资质,真正实现"一次登记、一次备案",以前分属关检两个单位办理注册登记或备案手续成为历史。

五、报检企业

海关总署主管全国报检企业的管理工作。主管海关负责所辖区域报检企业的日常监督管理工作。企业登录"单一窗口"进行报检资质申请。企业只有具备报检资质和报关资质才能进行报关业务。

任务二　出入境检验检疫报检基本规定

一、报检范围

(1)国家法律法规规定须经检验检疫的；

(2)输入国家或地区规定必须凭检验检疫证书方准入境的；

(3)有关国际条约规定须经检验检疫的；

(4)申请签发原产地证明书及普惠制原产地证明书的。

二、报检资格

报检单位办理业务应当向海关备案，并由该企业在海关备案的报检人员办理报检手续。代理报检的，须向海关提供委托书，委托书由委托人按海关规定的格式填写。非贸易性质的报检行为，报检人凭有效证件可直接办理报检手续。

三、入境报检

入境报检时，应提供合同、发票、提单等有关单证。

下列情况报检时，除提供有关单证外，还应按要求提供有关文件：

(1)国家实施许可制度管理的货物，应提供有关证明。

(2)品质检验的，还应提供国外品质证书或质量保证书、产品使用说明书及有关标准和技术资料；凭样成交的，须加附成交样品；以品级或公量计价结算的，应同时申请重量鉴定。

(3)报检入境废物原料时，还应提供主管海关或者其他检验机构签发的装运前检验证书；属于限制类废物原料的，应当取得进口许可证明，海关对有关进口许可证明电子数据进行系统自动比对验核。

(4)申请残损鉴定的，还应提供理货残损单、铁路商务记录、空运事故记录或海事报告等证明货损情况的有关单证。

(5)申请重(数)量鉴定的，还应提供重量明细单、理货清单等。

(6)货物经收、用货部门验收或其他单位检测的，应随附验收报告或检测结果以及重量明细单等。

(7)入境的国际旅行者，应填写入境检疫申明卡。

(8)入境的动植物及其产品，在提供贸易合同、发票、产地证书的同时，还必须提供输出国家或地区官方的检疫证书；需办理入境检疫审批手续的，还应提供入境动植物检疫许可证。

(9)过境动植物及其产品报检时，应持货运单和输出国家或地区官方出具的检疫证书；运输动物过境时，还应提交海关总署签发的动植物过境许可证。

(10)报检入境运输工具、集装箱时，应提供检疫证明，并申报有关人员健康状况。

(11)入境旅客、交通员工携带伴侣动物的，应提供入境动物检疫证书及预防接种证明。

(12)因科研等特殊需要，输入禁止入境物的，必须提供海关总署签发的特许审批证明。

(13)入境特殊物品的，应提供有关的批件或规定的文件。

同步案例 1—1   未提供动物检疫合格证明——"罚"

"依法打击未经检疫动物运输行为,全力保障人民群众生命财产安全。"2017年 9 月,重庆武隆区白云乡畜牧兽医站执法工作组一行在该乡辖区红云村便民活动中心依法查获一辆车牌号为渝 A3177 的摩托车,载有仔猪 6 头(货值 2000 元左右),经过关口检查发现,该车主未能提供附有动物检疫合格证明,却从事动物检疫运输行为。

案例评析

现场,该站执法组人员一行立即向武隆区动物卫生监督所提出立案申请,针对当事人袁某经营依法应当检疫而未经检疫动物一案,经批准后,予以立案查处。

经验小谈 1—1   法定检验检疫的商品报关如何填报

我司进口了一批法定检验检疫的商品,但听说海关总署已全面取消入境货物通关单,请问我司进口申报时报关单随附单证栏应该如何填写?

答:根据海关总署公告 2018 年第 50 号《关于全面取消"入/出境货物通关单"有关事项的公告》第一条:涉及法定检验检疫要求的进口商品申报时,在报关单随附单证栏中不再填写原通关单代码和编号。企业可以通过"单一窗口"(包括通过"互联网+海关"接入"单一窗口")报关报检合一界面向海关一次申报。如需使用"单一窗口"单独报关、报检界面或者报关报检企业客户端申报的,企业应当在报关单随附单证栏中填写报检电子回执上的检验检疫编号,并填写代码"A"。

四、出境报检

出境报检时,应提供对外贸易合同(销售确认书或函电)、信用证、发票、装箱单等必要的单证。

下列情况报检时,除提供必要的单证外,还应按要求提供有关文件:

(1)国家实施许可制度管理的货物,应提供有关证明。

(2)出境货物须经生产者或经营者检验合格并加附检验合格证或检测报告;申请重量鉴定的,应加附重量明细单或磅码单。

(3)凭样成交的货物,应提供经买卖双方确认的样品。

(4)出境人员应向海关申请办理国际旅行健康证明书及国际预防接种证书。

(5)报检出境运输工具、集装箱时,还应提供检疫证明,并申报有关人员健康状况。

(6)生产出境危险货物包装容器的企业,必须向海关申请包装容器的性能鉴定。生产出境危险货物的企业,必须向海关申请危险货物包装容器的使用鉴定。

(7)报检出境危险货物时,必须提供危险货物包装容器性能鉴定结果单和使用鉴定结果单。

(8)申请原产地证明书和普惠制原产地证明书的,应提供商业发票等资料。

(9)出境特殊物品的,根据法律法规规定,应提供有关的审批文件。

五、报检及证单的更改

报检人申请撤销报检时,应书面说明原因,经批准后方可办理撤销手续。报检后 30 天内未联系检验检疫事宜的,作自动撤销报检处理。

有下列情况之一的,应重新报检:

(1)超过检验检疫有效期限的;

(2)变更输入国家或地区,并又有不同检验检疫要求的;

(3)改换包装或重新拼装的;

(4)已撤销报检的。

报检人申请更改证单时,应填写更改申请单,交附有关函电等证明单据,并交还原证单,经审核同意后方可办理更改手续。

品名、数(重)量、检验检疫结果、包装、发货人、收货人等重要项目更改后与合同、信用证不符的,或者更改后与输出、输入国家或地区法律法规规定不符的,均不能更改。

六、报检时限和地点

(1)对入境货物,应在入境前或入境时向入境口岸、指定的或到达站的海关办理报检手续;入境的运输工具及人员应在入境前或入境时申报。

(2)入境货物需对外索赔出证的,应在索赔有效期前不少于20天内向到货口岸或货物到达地的海关报检。

(3)输入微生物、人体组织、生物制品、血液及其制品或种畜、禽及其精液、胚胎、受精卵等特殊物品的,应当在入境前30天报检。

(4)输入其他动物的,应当在入境前15天报检。

(5)输入植物、种子、种苗及其他繁殖材料的,应当在入境前7天报检。

(6)出境货物最迟应于报关或装运前7天报检,对于个别检验检疫周期较长的货物,应留有相应的检验检疫时间。

(7)出境的运输工具和人员应在出境前向口岸海关报检或申报。

(8)需隔离检疫的出境动物在出境前60天预报,隔离前7天报检。

报检单位和报检人伪造、买卖、变造、涂改、盗用海关的证单、印章的,按有关法律法规予以处罚。

 经验小谈1—2

您好,港区内货物堆放较多,造成不便,不知道能否申请港外分流作业?

答:您好! 根据海关总署公告2018年第168号《关于明确进口货物疏港分流有关事项的公告》:

(1)对因港区不具备存放条件必须疏港分流的进口冻品、生鲜、特殊物品(微生物、人体组织、生物制品、血液及其制品等)、药品、危险化学品等特殊货物,海关监管作业场所经营人可申请开展疏港分流作业。除上述情况外,仅允许在防止货物阻塞港口的情况下,申请开展疏港分流作业。

(2)进口货物疏港分流作业,应在同一港口范围内由一个港区向另一个港区,或由一个港区向从事公共堆存的海关监管作业场所开展。

七、出入境特殊物品

(一)出入境特殊物品的概念

特殊物品是指通过货物、旅客携带或邮递出入境的,在传染病传播方面有特殊意义,需要特殊管理的微生物、人体组织、生物制品、血液及其制品等。此类物品具有价值高、风险高、冷链运输以及对通关速度要求高等特点。

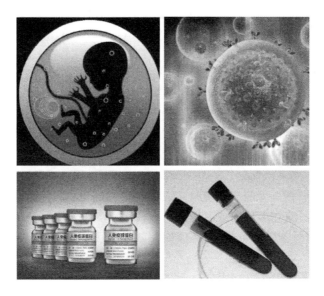

图1-1　特殊物品示例

(二)如何判定是否归类为特殊物品

1. 依据特殊物品定义去判定

表1-1　　　　　　　　　　　　　　特殊物品类型及定义范围

特殊物品类型	定义范围
微生物	病毒、细菌、真菌、放线菌、立克次氏体、螺旋体、衣原体、支原体等医学微生物菌(毒)种及样本以及寄生虫、环保微生物菌剂
人体组织	人体细胞、细胞系、胚胎、器官、组织、骨髓、分泌物、排泄物等
生物制品	用于人类医学、生命科学相关领域的疫苗、抗毒素、诊断用试剂、细胞因子、酶及其制剂以及毒素、抗原、变态反应原、抗体、抗原-抗体复合物、核酸、免疫调节剂、微生态制剂等生物活性制剂
血液及其制品	血液是指人类的全血、血浆成分和特殊血液成分 血液制品是指各种人类血浆蛋白制品

2. 依据物品用途去判定

①用于人类疾病预防、治疗、诊断以及人类医学、生命科学研究的出入境微生物、生物制品、人体组织、血液及其制品;②用于国际间人类医学实验室间考评、参比用途的生物标准品;③用于人类疾病预防、治疗、诊断的研发、生产、注册的出入境微生物、生物制品、血液及其制品;④用于生态环境保护和污染防治的环保用微生物菌剂。

根据《中华人民共和国国境卫生检疫法实施细则》及《出入境特殊物品卫生检疫管理规定》,进出境特殊物品必须向海关申报,接受海关卫生检疫监督管理。未经海关许可,不准入境、出境。

(三)特殊物品进出境流程

特殊物品的出入境流程可分为三步:检疫审批、检疫查验和后续监管。

1. 检疫审批

入/出境特殊物品的货主或者其代理人应当在特殊物品交运前向目的地/其所在地直属海关申请特殊物品审批。

办理方式:"海关出入境特殊物品卫生检疫监管系统"网址:http://tswp.customs.gov.cn。

所需材料:

(1)申请特殊物品审批的,货主或者其代理人应当按照以下规定提供相应材料:

①《入/出境特殊物品卫生检疫审批申请表》;

②出入境特殊物品描述性材料,包括特殊物品中英文名称、类别、成分、来源、用途、主要销售渠道,以及输出输入的国家或者地区、生产商等;

③入境用于预防、诊断、治疗人类疾病的生物制品、人体血液制品,应当提供国务院药品监督管理部门发给的进口注册证书;

④入境、出境特殊物品含有或者可能含有病原微生物的,应当提供病原微生物的学名(中文和拉丁文)、生物学特性的说明性文件(中英文对照件)以及生产经营者或者使用者具备相应生物安全防控水平的证明文件;

⑤出境用于预防、诊断、治疗的人类疾病的生物制品、人体血液制品,应当提供药品监督管理部门出具的销售证明;

⑥出境特殊物品涉及人类遗传资源管理范畴的,应当提供人类遗传资源管理部门出具的批准文件;

⑦使用含有或者可能含有病原微生物的出入境特殊物品的单位,应当提供与生物安全风险等级相适应的生物安全实验室资质证明,BSL-3级以上实验室必须获得国家认可机构的认可;

⑧出入境高致病性病原微生物菌(毒)种或者样本的,应当提供省级以上人民政府卫生主管部门的批准文件;

⑨进入风险评估程序的,须提供风险评估报告。

(2)申请人为单位的,首次申请特殊物品审批时,除提供所规定的材料以外,还应当提供单位基本情况,如单位管理体系认证情况、单位地址、生产场所、实验室设置、仓储设施设备、产品加工情况、生产过程或者工艺流程、平面图等。

申请人为自然人的,应当提供身份证复印件。

出入境病原微生物或者可能含有病原微生物的特殊物品,其申请人不得为自然人。

海关会动态更新《出入境检验检疫机构实施检验检疫的进出境商品目录》(简称"法检目录"),对于 HS 编码为法检目录中检验检疫类别含有"V/W"(即进/出境卫生检疫)的涉及特殊物品相关 HS 编码的物品,海关会按照特殊物品判定依据,判断该物品是否为特殊物品。

《法检目录》中商品检验检疫类别代码

2019 年法定检验商品以外进出口商品抽查检验的商品范围:①进口商品:文具用品、太阳伞、婴童纺织用品(手套、袜子、布鞋、围巾、围兜、围嘴、隔尿垫、床上用品等)、童装、太阳镜、保健枕、保健垫。②出口商品:节日灯串、电动剃须刀、电热水龙头、吹风机、器具开关、电烤锅(电烤炉、空气炸锅等)、LED 照明光源、仿真饰品、儿童滑板车、电动童车、毛绒玩具、儿童自行车。

表 1-2 为 49 个含有检验检疫类别"V/W"的涉及特殊物品相关 HS 编码,2019 年 3 月 1 日起实施的罕见病药品增值税政策新增的税号 3002120092、3002150020 项下的罕见病药品制

剂也纳入特殊物品卫生检疫监管。

表1—2

HS编码	商品名称	检验检疫类别
0501000000	未经加工的人发;废人发	V/W
3001200021	含有人类遗传资源的人类腺体、器官及其分泌物提取物	V/W
3001200029	其他人类的腺体、器官及其分泌物提取物	V/W
3001909010	蛇毒制品	P.V/Q.W
3001909020	含有人类遗传资源的人体制品	P.V/Q.W
3001909099	其他未列名的人体或动物制品	P.V/Q.W
3002110000	疟疾诊断试剂盒	P.V/Q.W
3002120011	唾液酸促红素、促红素衍生肽、氨甲酰促红素、达促红素、促红素(EPO)类等促红素	P.V/Q.W
3002120012	胰岛素样生长因子1(IGF—1)及其类似物	P.V/Q.W
3002120013	机械生长因子类	P.V/Q.W
3002120014	成纤维细胞生长因子类(FGFs)	P.V/Q.W
3002120015	肝细胞生长因子(HGF)	P.V/Q.W
3002120016	血小板衍生生长因子(PDGF)	P.V/Q.W
3002120017	血管内皮生长因子(VEGF)	P.V/Q.W
3002120018	转化生长因子—β(TGF—β)抑制剂类	P.V/Q.W
3002120019	培尼沙肽、罗特西普	P.V/Q.W
3002120021	缺氧诱导因子(HIF)激活剂类、缺氧诱导因子(HIF)稳定剂类	P.V/Q.W
3002120022	EPO-Fc(IgG4)融合蛋白、EPO-Fc融合蛋白	P.V/Q.W
3002120023	含有人类遗传资源的抗血清及其他血分	P.V/Q.W
3002120091	抗(防)癌药品制剂(不含癌症辅助治疗药品)	P.V/Q.W
3002120092	人凝血因子Ⅷ、注射用重组人凝血因子Ⅷ、注射用生组人凝血因子Ⅸ中、人凝血酶原复合物、注射用重组人凝血因子Ⅶa	P.V/Q.W
3002120099	其他抗血清及其他血分	P.V/Q.W
3002130000	非混合的免疫制品,未配定剂量或制成零售包装	P.V/Q.W
3002140000	混合的免疫制品,未配定剂量或制成零售包装	P.V/Q.W
3002150010	抗(防)癌药品制剂(不含癌症辅助治疗药品)	P.V/Q.W
3002150020	重组人干扰素β1a注射液	P.V/Q.W
3002150090	其他免疫制品,已配定剂量或制成零售包装	P.V/Q.W
3002190010	抗(防)癌药品制剂(不含癌症辅助治疗药品)	P.V/Q.W
3002190090	其他抗血清、其他血份及免疫制品,不论是否修饰或通过生物工艺加工制得	P.V/Q.W
3002200000	人用疫苗	V/W
3002903010	两用物项管制细菌及病毒	P.V/Q.W
3002903030	枯草芽孢杆菌	P.V/Q.W
3002903090	其他细菌及病毒	P.V/Q.W
3002904010	两用物项管制遗传物质和基因修饰生物体	P.V/Q.W
3002904090	其他遗传物质和基因修饰生物体	P.V/Q.W

续表

HS 编码	商品名称	检验检疫类别
3002909019	其他人血制品、动物血制品	P. V/Q. W
3002909021	噬菌核霉	P. V/Q. W
3002909022	淡紫拟青霉	P. V/Q. W
3002909023	哈茨木霉菌	P. V/Q. W
3002909024	寡雄腐霉	P. V/Q. W
3002909091	两用物项管制毒素	P. V/Q. W
3002909092	人血	P. V/Q. W
3002909099	其他毒素	P. V/Q. W
3006200000	血型试剂	V/W
3006300000	X光检查造影剂、诊断试剂	V/W
3507909010	门冬酰胺酶	R. V/W
3507909090	其他编号未列名的酶制品	R. V/W
3822001000	附于衬背上的诊断或实验用试剂	V/W
3822009000	其他诊断或实验用配制试剂	V/W

2. 检疫查验

入境特殊物品到达口岸后,货主或者其代理人应当凭《特殊物品审批单》及其他材料向入境口岸海关申报。

出境特殊物品的货主或者其代理人应当在出境前凭《特殊物品审批单》及其他材料向其所在地海关申报。

申报材料不齐全或者不符合法定形式的,海关不予入境或者出境。

口岸海关对经卫生检疫符合要求的出入境特殊物品予以放行。

对需实验室检测的入境特殊物品,货主或者其代理人应当按照口岸海关的要求将特殊物品存放在符合条件的储存场所,经检疫合格后方可移运或者使用。

特殊情况:携带自用且仅限于预防或者治疗疾病用的血液制品或者生物制品出入境的,不需办理卫生检疫审批手续,出入境时应当向海关出示医院的有关证明;允许携带量以处方或者说明书确定的一个疗程为限。

3. 后续监管

出入境特殊物品单位,应当建立特殊物品安全管理制度,严格按照特殊物品审批的用途生产、使用或者销售特殊物品。

出入境特殊物品单位应当建立特殊物品生产、使用、销售记录。记录应当真实,保存期限不得少于 2 年。

海关对出入境特殊物品实施风险管理,根据出入境特殊物品可能传播人类疾病的风险,对不同风险程度的特殊物品划分为不同的风险等级,并采取不同的卫生检疫监管方式。

需实施后续监管的入境特殊物品,其使用单位应当在特殊物品入境后 30 日内,到目的地海关申报,由目的地海关实施后续监管。

4. 法律责任

违反规定,有下列情形之一的,由海关处以警告或者 100 元以上 5 000 元以下的罚款:①拒绝接受检疫或者抵制卫生检疫监督管理的;②伪造或者涂改卫生检疫单、证的;③瞒报携带禁止进口的微生物、人体组织、生物制品、血液及其制品或者其他可能引起传染病传播的动物和物品的。

违反规定,有下列情形之一的,有违法所得的,由海关处以 3 万元以下的罚款:①以欺骗、贿赂等不正当手段取得特殊物品审批的;②未经海关许可,擅自移运、销售、使用特殊物品的;③未向海关报检或者提供虚假材料,骗取检验检疫证单的;④未在相应的生物安全等级实验室对特殊物品开展操作的,或者特殊物品使用单位不具备相应等级的生物安全控制能力的;⑤未建立特殊物品使用、销售记录或者记录与实际不符的;⑥未经海关同意,擅自使用需后续监管的入境特殊物品的。

出入境特殊物品的货主或者其代理人拒绝、阻碍海关及其工作人员依法执行职务的,依法移送有关部门处理。

引起检疫传染病传播或者有引起检疫传染病传播严重危险的,依照《中华人民共和国刑法》的有关规定追究刑事责任。

任务三　出入境检验检疫封识、标志管理

一、出入境检验检疫封识管理

(一)适用范围

适用于出入境检验检疫封识(以下简称封识)的制定、使用和管理。

封识是指海关在出入境检验检疫工作中实施具有强制性和约束力的封存和控制措施而使用的专用标识。海关总署统一管理封识的制定、修订、发布、印制、发放和监督工作。主管海关负责辖区内封识的使用和监督管理工作,并对封识的使用情况进行登记备案。

(二)封识的制定

封识的种类、式样、规格由海关总署统一规定。封识的种类包括:封条封识、卡扣封识、印章封识。主管海关如需使用其他封识,必须报经海关总署批准。封识应当标有各直属海关的简称字样。

(三)封识的使用和管理

封识应加施在需要施封的检验检疫物及其运载工具、集装箱、装载容器和包装物上,或存放检验检疫物的场所。

有下列情况之一的,根据检验检疫工作需要可以加施封识:

(1)因口岸条件限制等原因,由海关决定运往指定地点检验检疫的;

(2)进境货物在口岸已作外包装检验检疫,需运往指定地点生产、加工、存放,并由到达地海关检验检疫和监管的;

(3)根据出入境检验检疫法律法规规定,对禁止进境物作退回、销毁处理的;

(4)经检验检疫不合格,作退回、销毁、除害等处理的;

(5)经检验检疫合格,避免掺假作伪或发生批次混乱的;

(6)经检验检疫发现进境的船舶、飞机、车辆等运载工具和集装箱装有禁止进境或应当在中国境内控制使用的自用物品的,或者在上述运载工具上发现有传染病媒介(鼠、病媒昆虫)和危险性病虫害须密封控制、防止扩散的;

(7)对已造成食物中毒事故或有证据证明可能导致食物中毒事故的食品及生产、经营场

所,需要进一步实施口岸卫生监督和调查处理的;

(8)正在进行密闭熏蒸除害处理的;

(9)装载过境检验检疫物的运载工具、集装箱、装载容器、包装物等;

(10)凭样成交的样品及进口索赔需要签封的样品;

(11)外贸合同约定或政府协议规定需要加施封识的;

(12)其他因检验检疫需要施封的。

海关根据检验检疫物的包装材料的性质和储运条件,确定应采用的封识材料和封识方法。选用的封识应醒目、牢固,不易自然损坏。

封识由海关加施,有关单位和人员应当给予协助和配合。海关加施封识时,应向货主或其代理人出具施封通知书。未经海关许可,任何单位或个人不得开拆或者损毁检验检疫封识。货主、代理人或承运人发现检验检疫封识破损的,应及时报告海关。海关应及时处理,必要时可重新加施封识。

检验检疫封识的启封,由海关执行,或由海关委托的有关单位或人员执行,并根据需要,由海关出具启封通知书。施封海关与启封海关不一致时,应及时互通情况。在特殊情况下,如需提前启封,有关单位应办理申请启封手续。

二、出入境检验检疫标志管理

(一)适用范围

适用于出入境检验检疫标志(以下简称标志)的制定、发布、使用和管理。

标志是指海关根据国家法律、法规及有关国际条约、双边协定,加施在经检验检疫合格的检验检疫物上的证明性标记。海关总署负责标志的制定、发放和监督管理工作。主管海关负责标志加施和标志使用的监督管理。

入境货物应当加施标志而未加施标志的,不准销售、使用;出境货物应当加施标志而未加施标志的,不准出境。

(二)标志的制定

标志的样式、规格由海关总署规定。标志式样为圆形,正面文字为"中国海关",背面加注九位数码流水号。标志规格分为直径 10 毫米、20 毫米、30 毫米、50 毫米四种。特殊情况使用的标志样式,由海关总署另行确定。

标志由海关总署指定的专业标志制作单位按规定要求制作。海关总署授权国际检验检疫标准与技术法规研究中心(以下简称标准法规中心)负责标志的监制、保管、分发、登记等工作。

(三)标志的使用

按照出入境检验检疫法律、法规、规章以及有关国际条约、双边协定、检验检疫协议等规定需加施标志的检验检疫物,经检验检疫合格后,由海关监督加施标志。

货物需加施标志的基本加施单元、规格及加施部位,由海关总署根据货物实际情况在相应的管理办法中确定。

海关监督加施标志时应填写"出入境检验检疫标志监督加施记录",并在检验检疫证书中记录标志编号。

标志应由检验检疫地的海关监督加施。

入境货物需要在检验检疫地以外的销售地、使用地加施标志的,进口商应在报检时提出申请,海关将检验检疫证书副本送销售地、使用地海关,销售人、使用人持证书向销售地、使用地海关申请监督加施标志。

入境货物需要分销数地的,进口商应在报检时提出申请,海关按分销批数分证,证书副本送分销地海关。由销售人持证书向分销地海关申请监督加施标志。

出境货物标志加施情况由检验检疫地的海关在检验检疫证书、检验检疫换证凭单中注明,出境口岸海关查验换证时核查。

(四)标志的监督管理

海关可采取下列方式对标志使用情况进行监督检查:

(1)流通领域的监督检查;

(2)口岸核查;

(3)在生产现场、港口、机场、车站、仓库实施监督抽查。

海关实施标志监督检查,有关单位应当配合并提供必要的工作条件。

出入境货物应加施标志而未加施标志的,销售、使用应加施标志而无标志货物的,或者不按规定使用标志的,按检验检疫有关法律、法规、规章的规定处理。

伪造、变造、盗用、买卖、涂改标志,或者擅自调换、损毁加施在检验检疫物上的标志的,按照检验检疫法律、法规规定给予行政处罚;构成犯罪的,对直接责任人员追究刑事责任。

海关根据本办法规定加施标志,依照国家有关规定收费。海关及其工作人员不履行职责或者滥用职权的,按有关规定处理。

经香港、澳门转口的入境货物需加施标志的,由海关总署指定的机构负责。

中华人民共和国海关(检验检疫)施封、启封通知书样本如样例1—1、样例1—2所示。

样例1—1

中华人民共和国海关(检验检疫)

施封通知书

××关封字(20××)第××××××号

货主或代理人			
品名		包装种类	
数/重量		唛码标记	
运输工具		集装箱号	
封识种类		封识号	
施封地点			
施封原因:			
施封海关(盖章)		执法人员(签名): 货主或代理单位签收人(签名): 施封时间: 年 月 日	
备注:			

注:擅自开拆或者损毁上述海关封识的,将由海关依法予以行政处罚;如发现封识破损的,应及时报告施封海关。

第一联:施封海关存

样例 1—2

中华人民共和国海关(检验检疫)

启封通知书

××关封字(20××)第××××××号

货主或代理人			
品名		包装种类	
数/重量		唛码标记	
运输工具		集装箱号	
施封通知书编号		施封海关	
启封人员		启封地点	
施封原因:			
启封海关(盖章)	执法人员(签名): 货主或代理单位签收人(签名): 启封时间:　年　月　日		
备注:			

第一联:启封海关存

任务四　进出口商品抽查检验管理

一、适用范围

进出口商品是指按照《商检法》规定必须实施检验的进出口商品以外的进出口商品。

抽查检验重点是涉及安全、卫生、环境保护,国内外消费者投诉较多,退货数量较大,发生过较大质量事故以及国内外有新的特殊技术要求的进出口商品。

海关总署统一管理全国进出口商品的抽查检验工作,确定、调整和公布实施抽查检验的进出口商品的种类。主管海关负责管理和组织实施所辖地区的进出口商品抽查检验工作。

海关总署根据情况可以公布抽查检验结果、发布预警通告、采取必要防范措施或者向有关部门通报抽查检验情况。进出口商品抽查检验项目的合格评定依据是国家技术规范的强制性要求或者海关总署指定的其他相关技术要求。海关实施进出口商品抽查检验,不得向被抽查单位收取检验费用,所需费用列入海关年度抽查检验专项业务预算。

各有关部门应当支持海关的抽查检验工作。被抽查单位对抽查检验应当予以配合,不得阻挠,并应当提供必要的工作条件。海关按照便利外贸的原则,科学组织实施抽查检验工作;不得随意扩大抽查商品种类和范围,否则企业有权拒绝抽查。

海关有关人员在执行抽查检验工作中,必须严格遵纪守法、秉公办事,并对拟抽查单位、抽查商品种类及被抽查单位的生产工艺、商业秘密负有保密义务。

二、抽查检验

(1)海关总署每年制订并下达进出口商品抽查检验计划,包括商品名称、检验依据、抽样要求、检测项目、判定依据、实施时间等,必要时可对抽查检验计划予以调整,或者下达专项进出口商品抽查检验计划。

（2）主管海关抽查检验计划，经过必要调查，结合本地区相关进出口商品实际情况，确定被抽查检验单位，制订具体的实施方案，并报海关总署备案。

（3）主管海关应当按照对抽查检验工作的统一部署和要求，认真组织实施本地区的抽查检验。

（4）实施现场抽查检验时，应当有2名以上（含2名）人员参加。抽查检验人员应当在抽查检验前出示抽查检验通知书和执法证件，并向被抽查单位介绍国家对进出口商品抽查检验的有关规定及要求。有关证件不符合规定时，被抽查单位有权拒绝抽查检验。

（5）对实施抽查检验的进口商品，海关可以在进口商品的卸货口岸、到达站或者收用货单位所在地进行抽样；对实施抽查检验的出口商品，海关可以在出口商品的生产单位、货物集散地或者发运口岸进行抽样。

（6）抽取的进出口商品的样品，由被抽查单位无偿提供。样品应当随机抽取，并具有一定的代表性。样品及备用样品的数量不得超过抽样要求和检验的合理需要。

（7）抽样后，抽查检验人员应当对样品进行封识，并填写抽样单。抽样单应当由抽查人和被抽查单位代表签字，并加盖被抽查单位公章。特殊情况下，由海关予以确认。

（8）对不便携带的被封样品，抽查检验人员可以要求被抽查单位在规定的期限内邮寄或者送至指定地点，被抽查单位无正当理由不得拒绝。

（9）销售商应当及时通知供货商向海关说明被抽查检验进口商品的技术规格、供销情况等。

（10）承担抽查检验的检测单位应当具备相应的检测资质条件和能力。检测单位应当严格按照规定的标准进行检测，未经许可，严禁将所检项目进行分包，并对检测数据负有保密义务。

（11）检测单位接受样品后应当对样品数量、状况与抽样单上记录的符合性进行检查，并在规定的时间内完成样品的检测工作，所检样品的原始记录应当妥善保存。

（12）检测报告中的检测依据、检测项目必须与抽查检验的要求相一致。检测报告应当内容齐全、数据准确、结论明确。检测单位应当在规定的时限内将检测报告送达海关。

（13）验余的样品，检测单位应当在规定的时间内通知被抽查单位领回；逾期不领回的，由海关做出处理。

（14）主管海关在完成抽查检验任务后，应当在规定的时间内上报抽查结果，并将抽查情况及结果等有关资料进行立卷归档，未经同意，不得擅自将抽查结果及有关材料对外泄露。

三、监督管理

主管海关应将公布的抽查检验结果、预警通告等及时通报给当地有关部门和企业，指导协助有关出口企业提高产品质量，协助有关进口单位采取必要措施防范可能的风险。

经海关抽查合格的进口商品，签发抽查情况通知单。对不合格的进口商品，签发抽查不合格通知单，并做出以下处理：

（1）需要对外索赔的进口商品，收用货人可向海关申请检验出证；只需索赔、不需要换货或者退货的，收货人应当保留一定数量的实物或者样品；需要对外提出换货或者退货的，收货人必须妥善保管进口商品，在索赔结案前不得动用。

（2）对抽查不合格的进口商品，必须在海关的监督下进行技术处理，经重新检测合格后，方可销售或者使用；不能进行技术处理或者经技术处理后仍不合格的，由海关责令当事人退货或者销毁。

经海关抽查合格的出口商品,签发抽查情况通知单;对不合格的出口商品,签发抽查不合格通知单,并在海关的监督下进行技术处理,经重新检测合格后,方准出口;不能进行技术处理或者经技术处理后重新检测仍不合格的,不准出口。

无正当理由拒绝抽查检验及不寄或者不送被封样品的单位,其产品视为不合格,根据相关规定对拒绝接受抽查检验的企业予以公开曝光。

海关不得对同一批商品进行重复抽查检验,被抽查单位应当妥善保管有关被抽查的证明。

被抽查单位对海关做出的抽查结论有异议时,可以按照《进出口商品复验办法》申请复验。

任务五 进出口商品免验、复验管理

一、进出口商品免验

(一)适用范围

列入必须实施检验的进出口商品目录的进出口商品(进出口商品不予受理免验申请的商品除外),由收货人、发货人或者其生产企业(以下简称申请人)提出申请,经海关总署审核批准,可以免予检验(以下简称免验)。

海关总署统一管理全国进出口商品免验工作,负责对申请免验生产企业的考核、审查批准和监督管理。主管海关负责所辖地区内申请免验生产企业的初审和监督管理。

(二)免验申请

申请进出口商品免验应当符合以下条件:

(1)申请免验的进出口商品质量应当长期稳定,在国际市场上有良好的质量信誉,没有属于生产企业责任而引起的质量异议、索赔和退货,海关检验合格率连续3年达到100%;

(2)申请人申请免验的商品应当有自己的品牌,在相关国家或者地区同行业中,产品档次、产品质量处于领先地位;

(3)申请免验的进出口商品,其生产企业的质量管理体系应当符合ISO9000质量管理体系标准或者与申请免验商品特点相应的管理体系标准要求,并获得权威认证机构认证;

(4)为满足工作需要和保证产品质量,申请免验的进出口商品的生产企业应当具有一定的检测能力;

(5)申请免验的进出口商品的生产企业应当符合《进出口商品免验审查条件》的要求。

对下列进出口商品不予受理免验申请:

(1)食品、动植物及其产品;

(2)危险品及危险品包装;

(3)品质波动大或者散装运输的商品;

(4)需出具检验检疫证书或者依据检验检疫证书所列重量、数量、品质等计价结汇的商品。

申请人应当按照以下规定提出免验申请:

(1)申请进口商品免验的,申请人应当向海关总署提出。申请出口商品免验的,申请人应当先向所在地直属海关提出,经所在地直属海关依照本办法相关规定初审合格后,方可向海关总署提出正式申请。

(2)申请人应当填写并向海关总署提交进出口商品免验申请书一式三份,同时提交申请免验进出口商品生产企业的ISO9000质量管理体系或者与申请免验商品特点相应的管理体系认证证书、质量管理体系文件、质量标准、主管海关出具的合格率证明和初审报告、用户意见等文件。

海关总署对申请人提交的文件进行审核,并于1个月内做出以下书面答复意见:

(1)申请人提交的文件符合规定的,予以受理;不符合规定的,不予受理,并书面通知申请人。

(2)提交的文件不齐全的,通知申请人限期补齐;过期不补或者补交不齐的,视为撤销申请。

(三)免验审查

海关总署受理申请后,应当组成免验专家审查组(以下简称审查组),在3个月内完成考核、审查。

审查组应当由非申请人所在地主管海关人员组成,组长负责组织审查工作。审查人员应当熟悉申请免验商品的检验技术和管理工作。

申请人认为审查组成员与所承担的免验审查工作有利害关系,可能影响公正评审的,可以申请该成员回避。审查组成员是否回避,由海关总署决定。

审查组按照以下程序进行工作:

(1)审核申请人提交的免验申请表及有关材料;

(2)审核海关初审表及审查报告;

(3)研究制订具体免验审查方案并向申请人宣布审查方案;

(4)对申请免验的商品进行检验和测试,并提出检测报告;

(5)按照免验审查方案和《进出口商品免验审查条件》对生产企业进行考核;

(6)根据现场考核情况,向海关总署提交免验审查情况的报告,并明确是否免验的意见,同时填写进出口商品免验审查报告表。

海关总署根据审查组提交的审查报告,对申请人提出的免验申请进行如下处理:符合规定的,海关总署批准其商品免验,并向免验申请人颁发"进出口商品免验证书"(以下简称免验证书);对不符合规定的,海关总署不予批准其商品免验,并书面通知申请人。

未获准进出口商品免验的申请人,自接到书面通知之日起1年后,方可再次向海关提出免验申请。审查组应当对申请人的生产技术、生产工艺、检测结果、审查结果保密。对已获免验的进出口商品,需要出具检验检疫证书的,海关应当对该批进出口商品实施检验检疫。

(四)监督管理

免验证书有效期为3年。期满要求续延的,免验企业应当在有效期届满3个月前,向海关总署提出免验续延申请,经海关总署组织复核合格后,重新颁发免验证书。

免验企业不得改变免验商品范围,如有改变,应当重新办理免验申请手续。

免验商品进出口时,免验企业可凭有效的免验证书、外贸合同、信用证、该商品的品质证明和包装合格单等文件到海关办理放行手续。

免验企业应当在每年1月底前,向海关提交上年度免验商品进出口情况报告,其内容包括上年度进出口情况、质量情况、质量管理情况等。

海关负责对所辖地区进出口免验商品的日常监督管理工作。

海关在监督管理工作中,发现免验企业的质量管理工作或者产品质量不符合免验要求的,责令该免验企业限期整改,整改期限为3~6个月。

免验企业在整改期间,其进出口商品暂停免验。

免验企业在整改限期内完成整改后,应当向直属海关提交整改报告,经海关总署审核合格后方可恢复免验。

直属海关在监督管理工作中,发现免验企业有下列情况之一的,经海关总署批准,可对该免验企业做出注销免验的决定:

(1)不符合规定的;

(2)经限期整改后仍不符合要求的;

(3)弄虚作假,假冒免验商品进出口的;

(4)其他违反检验检疫法律法规的。

被注销免验的企业,自收到注销免验决定通知之日起,不再享受进出口商品免验,3年后方可重新申请免验。

海关对进出口免验商品在免验期限内不得收取检验费。

对获准免验的进出口商品需出具检验检疫证书、签证和监督抽查的,由海关实施并按照规定收取费用。

申请人及免验企业违反规定,有弄虚作假、隐瞒欺骗行为的,按照有关法律法规的规定予以处罚。

二、进出口商品复验

(一)适用范围

进出口商品的报检人(以下简称报检人)对海关做出的检验结果有异议的,应当按照法律法规的规定申请复验。

海关总署统一管理全国进出口商品的复验工作,进出口商品复验工作由受理的海关负责组织实施。复验工作应当遵循公正、公开、公平的原则。

(二)申请与受理

报检人对主管海关做出的检验结果有异议的,可以向做出检验结果的主管海关或者其上一级海关申请复验,也可以向海关总署申请复验。

报检人对同一检验结果只能向同一海关申请一次复验。报检人申请复验,应当自收到海关的检验结果之日起15日内提出。因不可抗力或者其他正当理由不能申请复验的,申请期限中止。从中止的原因消除之日起,申请期限继续计算。

报检人申请复验,应当保证(持)原报检商品的质量、重量、数量符合原检验时的状态,并保留其包装、封识、标志。

报检人申请复验,应当按照规定如实填写复验申请表,并提供原报检所提供的证单、资料及原海关出具的检验证书。

报检人应当对所提供的证单及资料的真实性和有效性负责。

海关自收到复验申请之日起15日内,对复验申请进行审查并做出如下处理:

(1)复验申请符合规定的,予以受理,并向申请人出具"复验申请受理通知书"。

(2)复验申请内容不全或者随附证单资料不全的,向申请人出具"复验申请材料补正告知书",限期补正;逾期不补正的,视为撤销申请。

(3)复验申请不符合规定的,不予受理,并出具"复验申请不予受理通知书",书面通知申请人并告知理由。

复验申请人应当按照规定缴纳复验费用。

复验结论认定属原检验的海关责任的,复验费用由原海关负担。

(三)组织实施

海关受理复验后,应当在 5 日内组成复验工作组,并将工作组名单告知申请人。

复验工作组人数应当为 3 人或者 5 人。

复验申请人认为复验工作组成员与复验工作有利害关系或者有其他因素可能影响复验公正性的,应当在收到复验工作组成员名单之日起 3 日内,向受理复验的海关申请该成员回避并提供相应的证据材料。

受理复验的海关应当在收到回避申请之日起 3 日内做出回避或者不予回避的决定。做出原检验结果的海关应当向复验工作组提供原检验记录和其他有关资料。复验申请人有义务配合复验工作组的复验工作。

复验工作组应当制订复验方案并组织实施:

(1)审查复验申请人的复验申请表、有关证单及资料。经审查,若不具备复验实施条件的,可书面通知申请人暂时中止复验并说明理由。经申请人完善重新具备复验实施条件后,应当从具备条件之日起继续复验工作。

(2)审查原检验依据的标准、方法等是否正确,并应当符合相关规定。

(3)核对商品的批次、标记、编号、质量、重量、数量、包装、外观状况,按照复验方案规定取制样品。

(4)按照操作规程进行检验。

(5)审核、提出复验结果,并对原检验结果做出评定。

受理复验的海关应当自受理复验申请之日起 60 日内做出复验结论。技术复杂,不能在规定期限内做出复验结论的,经本机关负责人批准,可以适当延长,但是延长期限最多不超过 30 日。

复验申请人对复验结论不服的,可以依法申请行政复议或者依法提起行政诉讼。

在复验过程中抽取的样品,应当按照关于检验样品的有关规定妥善处理。

任务六　出入境检验检疫查封、扣押管理

一、管理机构

查封、扣押是指海关为履行检验检疫职责依法实施的核查、封存或者留置等行政强制措施。

海关总署负责全国出入境检验检疫查封、扣押的管理和监督检查工作。主管海关负责查封、扣押的实施。

海关实施查封、扣押应当适当,以最小损害当事人的权益为原则。

公民、法人或者其他组织对海关实施的查封、扣押,享有陈述权、申辩权;对海关实施的查封、扣押不服的,有权依法申请行政复议,或者依法提起行政诉讼;对海关违法实施查封、扣押造成损害的,有权依法要求赔偿。

二、适用范围和管辖

有下列情形之一的,海关可以实施查封、扣押:

（1）法定检验的进出口商品经书面审查、现场查验、感官检查或者初步检测后有证据证明涉及人身财产安全、健康、环境保护项目不合格的；

（2）非法定检验的进出口商品经抽查检验涉及人身财产安全、健康、环境保护项目不合格的；

（3）不符合法定要求的进出口食品、食用农产品等与人体健康和生命安全有关的产品，违法使用的原料、辅料、添加剂、农业投入品以及用于违法生产的工具、设备；

（4）进出口食品、食用农产品等与人体健康和生命安全有关的产品的生产经营场所存在危害人体健康和生命安全重大隐患的；

（5）在涉及进出口食品、食用农产品等与人体健康和生命安全有关的产品的违法行为中，存在与违法行为有关的合同、票据、账簿以及其他有关资料的。

海关认为应当实施查封、扣押，但已被其他行政机关查封、扣押的，海关暂不实施查封、扣押，并应当及时书面告知实施查封、扣押的其他机关予以必要的协助。

查封、扣押一般由违法行为发生地的海关按照属地管辖的原则实施。海关需要异地实施查封、扣押的，应当及时通知异地海关，异地海关应当予以配合。两个以上海关发生管辖争议的，报请共同的上级机构指定管辖。

三、查封、扣押程序

实施查封、扣押的程序包括收集证据材料、报告、审批、决定、送达、实施等。

实施查封、扣押前，应当做好证据的收集工作，并对收集的证据予以核实。

查封、扣押的证据材料一般包括现场记录单、现场笔录、当事人提供的各种单证以及现场抽取的样品、摄录的音像材料、实验室检验记录、工作记录、检验检疫结果证明和其他证明材料。

实施查封、扣押前应当向海关负责人书面或者口头报告，并填写"实施查封、扣押审批表"，经海关负责人批准后方可实施。案件重大或者需要对数额较大的财物实施查封、扣押的，海关负责人应当集体讨论决定。

紧急情况下或者不实施查封、扣押可能导致严重后果的，海关可以按照合法、及时、适当、简便和不加重当事人负担的原则当场做出查封、扣押决定，并组织实施或者监督实施。

当场实施查封、扣押的，海关执法人员应当及时补办相关手续。

实施查封、扣押应当制作"查封、扣押决定书"。"查封、扣押决定书"应载明下列事项：

（1）当事人姓名或者名称、地址；

（2）查封、扣押措施的事实、理由和依据；

（3）查封、扣押物品的名称、数量和期限；

（4）申请行政复议或者提起行政诉讼的途径和期限；

（5）行政机关的名称和印章；

（6）行政执法人员的签名和日期。

"检验检疫查封、扣押决定书"应当及时送交当事人签收，由当事人在送达回证上签名或者盖章，并注明送达日期。当事人拒绝签名或者盖章的，应予以注明。

实施查封、扣押应当符合下列要求：

（1）由海关两名以上行政执法人员实施。

（2）出示执法身份证件。

（3）当场告知当事人实施查封、扣押的理由、依据以及当事人依法享有的权利。

（4）制作现场记录，必要时应当进行现场拍摄。现场记录的内容应当包括查封、扣押实施的起止时间、实施地点，查封、扣押后的状态等。

（5）制作查封、扣押物品清单。查封、扣押物品清单一式三份，由当事人、物品保管人和海关分别保存。

（6）现场记录和查封、扣押物品清单由当事人和检验检疫行政执法人员签名或者盖章，当事人不在现场或者当事人拒绝签名或者盖章的，应当邀请见证人到场，说明情况，在笔录中予以注明；见证人拒绝签字或盖章的，检验检疫行政执法人员应当在笔录中予以注明。

（7）加贴封条或者采取其他方式明示海关已实施查封、扣押。

实施查封、扣押后，需要出具有关检验检疫证书的，应当按规定出具相关证书。

海关应当在 30 日内依法对查封、扣押的进出口商品或者其他物品（场所）做出处理决定。情况复杂的，经海关负责人批准，可以延长时限，期限不超过 30 日。对于保质期较短的商品或者其他物品，应当在 7 日内做出处理决定。涉及行政处罚的，期限遵照相关规定。法律对期限另有规定的除外。

需要进行检验或者技术鉴定的，检验或者技术鉴定的时间不计入查封、扣押期限。检验或者技术鉴定的期间应当明确，并告知当事人。检验或者技术鉴定的费用由海关承担。

对查封、扣押的进出口商品或者其他物品（场所），海关应当妥善保管，不得使用或者损毁；因保管不当造成损失的，应当予以赔偿。但因不可抗力造成的损失除外。

对查封的进出口商品或者其他物品（场所），海关可以指定当事人负责保管，也可以委托第三人负责保管，当事人或者受委托第三人不得损毁或者转移。因当事人原因造成的损失，由当事人承担赔偿责任；因受委托第三人原因造成的损失，由委托的海关和受委托第三人承担连带赔偿责任。

对经查实不涉及人身财产安全、健康、环境保护项目不合格的进出口商品和其他不再需要实施查封、扣押的物品（场所），海关应当立即解除查封、扣押，并制作"解除查封、扣押决定书"和"解除查封、扣押物品清单"送达当事人。

海关在查封、扣押期限内未做出处理决定的，查封、扣押自动解除。被扣押的进出口商品或者其他物品，应当立即退还当事人。

四、查封、扣押监督

实施查封、扣押的海关有下列情形之一的，应当及时纠正或者由上级海关责令改正：

（1）没有法律、法规依据实施查封、扣押的；

（2）改变法定的查封、扣押方式、对象、范围、条件的；

（3）违反法定程序实施查封、扣押的。

海关违反规定，有下列情形之一的，应当及时纠正并依法给予赔偿，情节严重构成犯罪的，依法追究刑事责任：

（1）违法实施查封、扣押的；

（2）使用或者损毁查封、扣押的财物，给当事人造成损失的；

（3）对依法应当退还扣押的物品不予退还，给当事人造成损失的。

海关将查封、扣押的财物截留、私分或者变相私分的，由上级海关或者有关部门予以追缴。情节严重构成犯罪的，依法追究刑事责任。海关工作人员利用职务便利，将查封、扣押的财物据为己有,情节严重构成犯罪的,依法追究刑事责任。海关应当建立查封、扣押档案,并妥善保管,保管期限不少于 2 年。

任务七 强制性产品认证

一、适用范围

(一)强制性产品认证概述

CCC 即为"中国强制认证",英文全称为"China Compulsory Certification"。凡列入强制性产品认证目录内的产品,必须经国家指定的认证机构认证合格,取得相关证书并加施认证标志后,方能出厂、进口、销售和在经营服务场所使用。

凡列入目录内的产品,没有获得指定认证机构的认证证书、没有按规定加施认证标志的,一律不得进口、不得出厂销售、不得在经营服务场所使用。

(二)无须办理和免于办理强制性产品认证

下列情况无须 CCC 认证:①暂时进出口货物(自驾游车辆、展览品等);②外交人员自用物品;③入境人员随身携带物品;④政府间援助赠送物品;⑤ATA 单证商品;⑥入保税区货物;⑦CCC 型式试验样品;⑧退运入境货物。

视频

入境展览品

申报时在国际贸易单一窗口货物属性栏选择"13－无须办理 3C 认证",并在无纸化系统中上传相应证明文件。

货物属性			
11-3C目录内	12-3C目录外	13-无须办理3C认证	14-预包装
15-非预包装	16-转基因产品	17-非转基因产品	18-首次进出口
19-正常	20-废品	21-旧品	22-成套设备
23-带皮木材/板材	24-不带皮木材/板材	25-A级特殊物品	26-B级特殊物品
27-C级特殊物品	28-D级特殊物品	29-V/W非特殊物品	30-市场采购

确定 取消

图 1－2 国际贸易单一窗口"货物属性"栏

下列情况免于办理 CCC 认证:①科研、测试和认证检测所需的产品和样品;②维修目的所需的零部件产品;③工厂生产线成套生产线配套所需的设备零部件;④仅用于商业展示但不销售的产品;⑤以整机全数出口为目的进口的零部件;⑥其他因特殊用途免予办理强制性产品认证。

申请部门:申请人向所在地市场监管部门提交 CCC 免办申请。

已取得免办证明的产品,申报时在国际贸易单一窗口"货物属性"栏选择"11－3C 目录内",许可证信息添加"免予办理强制性产品认证证明"并填写证书号。

编辑产品许可证/审批/备案信息						✕
商品编码 8703241210	商品名称 戴纳肯G633982CC越野车				检验检疫名称 仅装有3＜排量≤4升的	
序号	许可证类别 免予办理强制性产品认证证明				许可证编号	
核销货物序号	核销数量				核销数量单位	

▶新增 ✔保存 🗑删除 **许可证VIN信息**

☐	序号	许可证类别代码	许可证类别名称	许可证编号	核销货物序号	核销数量	核销数量单位
☐	1	411	强制性产品认证（CCC认证）证书	2019011101185429	1	1	辆
☐	2	408	汽车预审备案	20191023432482	1	1	辆

图 1—3

提示："先声明后验证"便利措施：对指定范围的汽车零部件，按照海关总署2019年第87号公告，有"先声明后验证"的便利措施，收货人出具声明后即可放行，办结免办证明后再行补录。

（三）强制性认证产品目录中产品的适用范围

21大类：电线电缆、电路开关及保护或连接用电器装置、低压电器、小功率电动机、电动工具、电焊机、家用和类似用途设备、音视频设备、信息技术设备、照明电器、机动车辆及安全附件、机动车辆轮胎、安全玻璃、农机产品、电信终端设备、消防产品、安全防范产品、装饰装修产品、儿童用品、防爆电气、家用燃气灶具。例如：

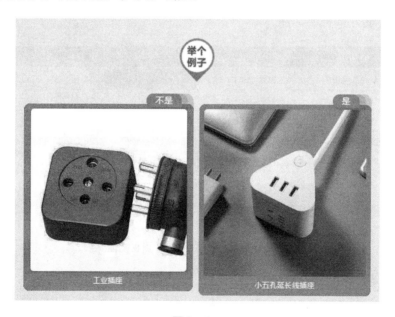

图 1—4

注意：①检验检疫类别是否有"L"："L"意味着该税号产品需进行入境验证，CCC是其中一种，如有则可能涉及，如无则不在实施认证范围。②确定大类：按照申报品名，对照认监委"强制性产品认证目录描述与界定表"确定属于21大类中哪一个。③确定是否在目录内：对照界定表或认证实施规则中表述确定是否在目录内。

二、强制性产品的申报

(一)目录内产品申报

有 CCC 证书报证书号:申报时在国际贸易单一窗口"货物属性"栏选择"11-3C 目录内",许可证信息添加"强制性产品认证(CCC 认证)证书"并填写证书号。

(二)符合条件可提供自我声明

市场监管总局发布的《关于调整完善强制性产品认证目录和实施要求的公告》(2019 年第44 号)中附件 2 列明的产品可凭"强制性认证产品符合性自我声明"申报。

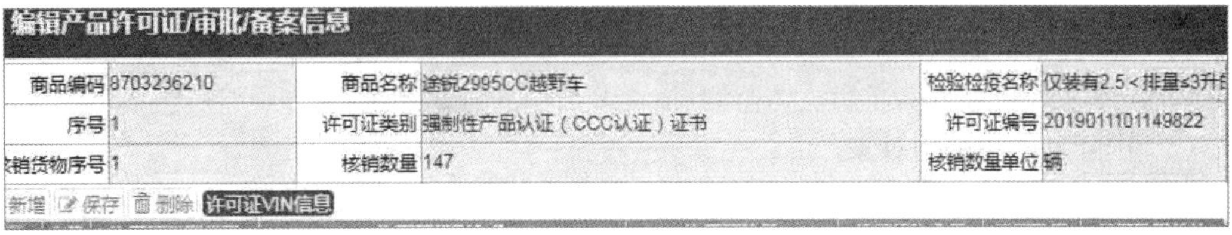

编辑产品许可证/审批/备案信息				
商品编码 8703236210	商品名称 途锐2995CC越野车		检验检疫名称 仅装有2.5<排量≤3升的
序号 1	许可证类别 强制性产品认证(CCC认证)证书		许可证编号 2019011101149822
核销货物序号 1	核销数量 147		核销数量单位 辆
新增　保存　删除　许可证VIN信息			

图 1-5

目前总署正在组织开发凭"强制性认证产品符合性自我声明"申报方式,仍持有强制性产品认证证书的,建议凭证书申报。

(三)目录外产品申报

认证目录以外的产品,申报时在国际贸易单一窗口"货物属性"栏选择"12-3C 目录外",并在无纸化系统中上传相应证明材料。

■ 同步案例 1-2　　　　宁波查处一起使用失效认证证书案

宁波海关对某电子公司擅自使用失效的国家强制性产品认证证书进口国家强制性认证产品一案,依法做出罚款共计 24 万元的行政处罚。

该电子公司于 2020 年 5 月 28 日和 8 月 17 日使用三份不同编号的中国国家强制性产品认证证书向宁波检验检疫局分别报检了三批入境的计算机电子设备,并获得了入境货物通关单。而同年 4 月,该三份认证证书就被中国质量认证中心通知暂停,公司也于 5 月 23 日收到了中国质量认证中心关于通知暂停该三份证书

案例评析

的邮件,意味着这三份认证证书已失去法律效力。案件经立案调查,事实清楚,证据确凿,该公司对违法事实供认不讳,根据《中华人民共和国认证认可条例》第六十七条的规定,依法对其予以行政处罚。

任务八　出入境人员、携带物、伴侣动物及船舶检疫

一、出入境人员卫生检疫

(一)出入境人员健康检查的对象

1. 健康检查对象

(1)申请出国或出境一年以上的中国籍公民;(2)在境外居住 3 个月以上的中国籍回国人员;(3)来华工作或居留一年以上的外籍人员;(4)国际通行交通工具上的中国籍员工。

2. 健康检查的重点项目

(1)中国籍出境人员。重点检查检疫传染病、检测传染病,还应根据去往国家疾病控制要求、职业特点及健康标准,着重检查有关项目,增加必要的检查项目。

(2)回国人员。除按照国际旅行人员健康检查记录表中的各项内容检查外,重点应进行艾滋病抗体监测、梅毒等性病的监测。同时,根据国际疫情增加必要的检查项目,如疟疾血清学监测或血涂片、肠道传染病的粪检等。

(3)来华外籍人员。验证外国签发的健康检查证明,对可疑项目进行复查,对项目不全的进行补项。其重点检查项目是传染病,监测传染病和外国人禁止入境的五种传染病,即艾滋病、性病、麻风病、开放性肺结核、精神病。

(4)国际通行交通运输工具上的中国籍员工。除按照国际旅行人员健康记录表中的各项检查内容外,重点应进行艾滋病抗体监测、梅毒等性病的监测。

(二)国际预防接种的对象

1. 预防接种的主要对象

(1)中国籍出入境人员(包括旅游、探亲、留学、定居、外交官员、公务、研修、劳务等);(2)外国籍人员(含港、澳、台胞);(3)国际海员和其他途经国际口岸的交通工具上的员工;(4)边境口岸有关人员。

2. 预防接种项目

国际旅行者是否需要实施预防接种,视其旅行的路线和到达国家的要求及其传染病疫情而确定。预防接种项目可分为三类:

(1)根据世界卫生组织和《国际卫生条例》有关规定确定的预防接种项目,目前黄热病预防接种是国际旅行中唯一要求的预防接种项目;

(2)推荐的预防接种项目;

(3)申请人自愿要求的预防接种项目。

(三)出入境人员检疫的申报要求

根据《卫生检疫法》的规定,我国对出入境人员检疫申报分为常态管理和应急管理。

1. 常态管理

当国内外未发生重大传染病疫情时,出入境人员免于填报"出/入境健康申明卡"。但有发热、呕吐等症状,患有传染性疾病或精神病,携带微生物、人体组织、生物制品、血液及其制品、动植物及其产品等须主动申报事项的出入境人员,须主动口头向检验检疫人员申报,并接受检验检疫。

检验检疫人员通过加强对出入境人员的医学巡视、红外线体温检测,包括对出入境人员携带特殊物品进行检疫巡查、X光机抽查、检查等检测,提高检验检疫工作的有效性,严防疫病传入或传出,防止禁止进境物入境。

2. 应急管理

当国内外发生重大传染病疫情时,出入境人员必须逐人如实填报"出/入境健康申明卡",并由检验检疫专用通道通行;出入境人员携带物必须逐件通过X光机透视检查。

对疑似染疫人员、患有传染性疾病或精神病的人员,检验检疫人员将实行体温复查、医学检查等措施;对可能传播传染病的出入境人员携带物,检验检疫人员将采取相应的处理措施,防止疫病疫情传播。

同步案例1-3　　　　　**加强卫生检疫，防止传染病传入**

案例评析

11月4日，河北国际旅行卫生保健中心在对归国劳务人员进境检疫中发现一例输入性疟疾病人。经该保健中心检查发现，该患者是10月20日从安哥拉经北京机场入境，在安哥拉期间曾感染疟疾并多次发病，近日又有发热症状。经免疫学检测为恶性疟抗原阳性，确诊为恶性疟疾再燃。中心立即为其开具了强效抗疟药，嘱其及时用药，必要时住院治疗。另据流行病学调查，该患者同行有7人，均为9月前往安哥拉务工人员。其间，7人都有不同程度疟疾感染的症状，服用抗疟药后症状消失。该患者先期回国，其他人员仍在国外。对此，河北出入境检验检疫局国际旅行卫生保健中心采取了防范措施。

二、出入境旅客携带物检验检疫

(一)携带物的检验检疫概念、范围及检疫地点

出入境人员是指出入境的旅客(包括享有外交、领事特权与豁免权的外交代表)和交通工具的员工以及其他人员。携带物是指出入境人员随身携带以及随所搭乘的车、船、飞机等交通工具托运的物品和分离运输的物品。旅检工作主要在海关旅客检查厅或过境关卡执行，以现场检疫为主，其他检疫手段为辅。

(二)携带物的检验检疫规定

1. 出入境人员携带下列物品，应当申报并接受海关检疫

(1)入境动植物、动植物产品和其他检疫物；(2)出入境生物物种资源、濒危野生动植物及其产品；(3)出境的国家重点保护的野生动植物及其产品；(4)出入境的微生物、人体组织、生物制品、血液及血液制品等特殊物品(以下简称"特殊物品")；(5)出入境的尸体、骸骨等；(6)来自疫区、被传染病污染或者可能传播传染病的出入境的行李和物品；(7)国家质检总局规定的其他应当向海关申报并接受检疫的携带物。

2. 出入境人员禁止携带下列物品进境

(1)动植物病原体(包括菌种、毒种等)、害虫及其他有害生物；(2)动植物疫情流行的国家或者地区的有关动植物、动植物产品和其他检疫物；(3)动物尸体；(4)土壤；(5)《禁止携带、邮寄进境的动植物及其产品名录》所列各物；(6)国家规定禁止进境的废旧物品、放射性物质以及其他禁止进境物。

经海关检疫，发现携带物存在重大检疫风险的，海关应当启动风险预警及快速反应机制。

3. 携带物有下列情形之一的，海关依法予以截留

(1)需要做实验室检疫、隔离检疫的；(2)需要作检疫处理的；(3)需要作限期退回或者销毁处理的；(4)应当提供检疫许可证以及其他相关单证，不能提供的；(5)需要移交其他相关部门的。

海关应当对依法截留的携带物出具截留凭证，截留期限不超过7天。

(三)携带物的检验检疫程序

(1)口岸海关受理申报后，要对所申报的内容和相关材料进行物证审核。

①对于国家规定允许携带并且数量在合理范围之内的携带物以现场检疫为主，经现场检疫未发现病虫害的，随检随放，不签发证单；

②现场检疫不能得出结果的，需要截留作实验室检验以及现场检疫认为必须作除害处理

的,则作截留处理,检疫员签发"出入境人员携带物留检/处凭证"交给物主,经检疫合格或除害处理后放行,通知物主领回。

(2)出入境人员携带的特殊物品,经检验检疫合格后予以放行;骸骨、骨灰经检疫合格后签发"尸体/棺柩/骸骨、骨灰出入境移运许可证"或"尸体/棺柩/骸骨/骨灰入出境许可证"予以放行;不合格者则作卫生处理或予以退回。

(3)携带进境的动物、动物产品和其他检疫物,经检疫合格或除害处理后合格的,予以放行;检验检疫不合格又无有效办法处理或经除害处理后不合格的,作限期退回或销毁处理,并由口岸海关签发"出入境人员携带物留检/处理凭证"。

(4)携带国家禁止携带进境物进境的,作退回或者销毁处理。

三、出入境旅客伴侣动物检验检疫

携带入境的活动物仅限犬或者猫(以下称"宠物"),并且每人每次限带1只。携带宠物入境的,携带人应当向海关提供输出国家或者地区官方动物检疫机构出具的有效检疫证书和狂犬病疫苗接种证书。宠物应当具有电子芯片。

携带入境的宠物应在海关指定的隔离场隔离检疫30天(截留期限计入在内)。需隔离检疫的宠物应当从建设有隔离检疫设施的口岸入境。海关对隔离检疫的宠物实行监督检查。海关按照指定国家或地区和非指定国家或地区对携带入境的宠物实施分类管理,具有以下情形的宠物免于隔离检疫:

(1)来自指定国家或者地区携带入境的宠物,具有有效电子芯片,经现场检疫合格的;

(2)来自非指定国家或者地区的宠物,具有有效电子芯片,提供采信实验室出具的狂犬病抗体检测报告(抗体滴度或免疫抗体量须在0.5IU/mL以上)并经现场检疫合格的;

(3)携带宠物属于导盲犬、导听犬、搜救犬的,具有有效电子芯片,携带人提供相应使用者证明和专业训练证明并经现场检疫合格的。

指定国家或地区名单、采信狂犬病抗体检测结果的实验室名单、建设有隔离检疫设施的口岸名单以海关总署公布为准。

携带宠物入境有下列情况之一的,海关按照有关规定予以限期退回或者销毁处理:①携带宠物超过限额的;②携带人不能向海关提供输出国家或者地区官方动物检疫机构出具的有效检疫证书或狂犬病疫苗接种证书的;③携带需隔离检疫的宠物,从不具有隔离检疫设施条件的口岸入境的;④宠物经隔离检疫不合格的。

对不能提供疫苗接种证书的导盲犬、导听犬、搜救犬,经携带人申请,可以在有资质的机构对其接种狂犬病疫苗。

作限期退回处理的宠物,携带人应当在规定的期限内持海关签发的截留凭证,领取并携带宠物出境;逾期不领取的,作自动放弃处理。

同步案例1—4　上海检验检疫局在旅检现场截获鼬科类动物

2月18日,1名乌克兰籍旅客向上海检验检疫局申报随身携带宠物入境。经初步观察,该名旅客所携带的宠物非犬和猫,野性十足,性情暴躁,时常对铁笼进行撕咬,十分凶狠。上海局工作人员立即上网查询,发现是类似于黄鼠狼等野生　**案例评析**

的鼬科类动物,不符合检验检疫入境伴侣宠物只限于猫和狗的要求,告知该名旅客宠物不可入境,要求该名旅客将该宠物返送回其所属国;否则,检验检疫机关将依法予以扣留并进行扑杀。

经检疫人员详细解释法律法规,该旅客选择放弃该宠物。上海局依法对该宠物予以扑杀并由上海市病死畜禽处理站进行焚烧处理。此次属上海口岸首次截获鼬科类动物入境。

四、出入境船舶的报检要求

(一)入境船舶的报检

1. 报检要求

入境船舶报检时,船方或其代理人应当在船舶预计抵达口岸 24 小时前(航程不到 24 小时的,在驶离上一口岸时)向入境口岸海关申报并填写入境检疫申请表。船舶在航行中发现检疫传染病、疑似检疫传染病或者有人非因意外伤害而死亡且死因不明的情况,船方必须立即向入境口岸海关报告。

入境船舶办理检疫手续时,船方或其代理人应向海关提供的资料有"航海健康申报书""总申报单""货物申报单""船员名单""旅客名单""船用物品申报单""压舱水报告单"及载货清单,并应检验检疫人员要求提交"船舶免于卫生控制措施证书/卫生控制措施证书""交通工具卫生证书""预防接种证书""健康证书"以及"航海日志"等有关资料。

报检后船舶动态或报检内容有变化的,船方或其代理人应当及时向海关更正。

根据《国境卫生检疫法》的规定,受入境检疫的船舶,必须按照规定悬挂检疫信号,在检疫机关发给入境检疫证前,不得降下检疫信号。

船舶白天入境时,在船舶的明显处悬挂国际通用检疫信号旗:"Q"字旗,表示本船没有染疫,请发给入境检疫证;"QQ"字旗,表示本船有染疫或有染疫嫌疑,请即刻实施检疫。夜间入境时,在船舶的明显处垂直悬挂国际通用信号灯:红灯三盏,表示本船没有染疫,请发给入境检疫证;红、红、白、红灯四盏,表示本船有染疫或染疫嫌疑,请即刻实施检疫。

2. 检验检疫程序

船舶入境检疫,必须在最先到达的国境口岸的检疫锚地或者经海关同意的指定地点实施。海关对申报内容进行审核,确定入境船舶的检疫方式。目前采取的方式有锚地检疫、随船检疫、靠泊检疫和电讯检疫。

(1)锚地检疫。有下列情况的船舶,应实施锚地检疫:来自检疫传染病疫区的;有检疫传染病病人、疑似传染病病人或者有人非因意外而死亡且死因不明的;发现有啮齿动物异常死亡的;未持有有效"船舶免于卫生控制措施证书/卫生控制措施证书"的;没有申请随船检疫、靠泊检疫或电讯检疫的;装载活动物的。

(2)随船检疫。对旅游船、军事船及要人访问所乘船舶等特殊船舶以及遇有特殊情况的船舶,如船上有人需要救治、特殊物品急需装卸、船舶急需抢修等,经船方或者代理人申请,可以实施随船检疫。

(3)靠泊检疫。对未持有我国海关签发的有效"交通工具卫生证书",并且没有实施锚地检疫所列情况或者因天气、潮水等原因无法实施锚地检疫的船舶,经船方或者代理人申请,可以实施靠泊检疫。

(4)电讯检疫。对持有我国海关签发的"交通工具卫生证书",并且没有实施锚地检疫所列情况的船舶,经船方或者代理人申请,可以实施电讯检疫。电讯检疫必须是持有效"交通工具卫生证书"的国际航行船舶在抵港前 24 小时内,通过船舶公司或船舶代理向港口或锚地所在地海关以电报形式报告。

海关对经检疫判定没有染疫的入境船舶,出具"船舶入境卫生检疫证";对经检疫判定染疫、染疫嫌疑或者来自传染病疫区应当实施卫生除害处理的或者有其他限制事项的入境船舶，在实施相应的卫生除害处理或者注明应当接受的卫生除害处理事项后，签发"船舶入境检疫证"。

（二）出境船舶的报检

1. 报检要求

出境的船舶必须在最后离开的出境港口接受检疫。船方或其代理人应当在船舶离境前4小时内向出境口岸海关申报、办理出境检疫手续。同时提供下列材料：航海健康申报书、总申报单、货物申报单、船员名单、旅客名单及载货清单等有关材料（入境时已提交且无变动的可免于提供）。船舶航行目的地为黄热病疫区的，应提供所有人员黄热病预防接种证书。

2. 检验检疫程序

①海关审核船方提交的出境有关资料或者登轮检疫，符合规定的，签发"交通工具出境卫生检疫证书"。②装载出境的动植物、动植物产品和其他检疫物的船舶，经口岸海关查验合格后方可装运。如发现有危险性病虫害或者一般生活害虫超过规定标准的须做除害处理后，由口岸海关签发"运输工具检验处理书"，准予装运。"运输工具检验处理书"只限本次出境有效。

 应知考核

一、单项选择题

1.（　　）主管全国报检企业的管理工作。

A. 隶属海关　　　　B. 海关总署　　　　C. 直属海关　　　　D. 主管海关

2. 入境旅客携带伴侣犬、猫进境，每人限（　　）只。

A. 1　　　　　　　B. 2　　　　　　　C. 3　　　　　　　D. 4

3. 检疫处理单位核准证书的有效期为（　　）年。

A. 2　　　　　　　B. 4　　　　　　　C. 6　　　　　　　D. 8

4. 海关总署批准商品免验，并向免验申请人颁发"进出口商品免验证书"，其有效期为（　　）年。

A. 1　　　　　　　B. 3　　　　　　　C. 5　　　　　　　D. 7

5. 报检人申请复验，应当自收到海关的检验结果之日起（　　）日内提出。

A. 5　　　　　　　B. 10　　　　　　　C. 15　　　　　　　D. 30

6. 海关应当建立查封、扣押档案，并妥善保管，保管期限不少于（　　）年。

A. 2　　　　　　　B. 4　　　　　　　C. 6　　　　　　　D. 8

7. 1348年，（　　）政府在威尼斯港建立了世界上第一个卫生检疫站。

A. 法国　　　　　　B. 意大利　　　　　C. 德国　　　　　　D. 美国

8. 出入境检验检疫局在（　　）正式并入中国海关。

A. 2015年4月20日　B. 2016年4月20日　C. 2017年4月20日　D. 2018年4月20日

9. 白天入境的船舶，若没有染疫，申请发给入境检疫证应该悬挂（　　）。

A. "Q"字旗　　　　　　　　　　　　　B. "QQ"字旗

C. 红灯三盏　　　　　　　　　　　　　D. 红、红、白、红灯四盏

10. 输入微生物、人体组织、生物制品、血液及其制品或种畜、禽及其精液、胚胎、受精卵

的,应当在(　　)30 天报检。

    A. 入境前　　　　　B. 入境时　　　　　C. 入境后　　　　　D. 以上都不对

二、多项选择题

1. 出境报检时,应提供(　　)单证。

    A. 合同　　　　　　B. 信用证　　　　　C. 发票　　　　　　D. 提单

2. 入境报检时,应提供(　　)单证。

    A. 合同　　　　　　B. 发票　　　　　　C. 提单　　　　　　D. 装箱单

3. 报检范围包括(　　)。

    A. 国家法律法规规定须经检验检疫的

    B. 输入国家或地区规定必须凭检验检疫证书方准入境的

    C. 有关国际条约规定须经检验检疫的

    D. 申请签发原产地证明书及普惠制原产地证明书的

4. 应重新报检的情况有(　　)。

    A. 超过检验检疫有效期限的

    B. 变更输入国家或地区,并又有不同检验检疫要求的

    C. 改换包装或重新拼装的

    D. 已撤销报检的

5. 下列进出口商品中,不予受理免验申请的有(　　)。

    A. 食品、动植物及其产品

    B. 危险品及危险品包装

    C. 品质波动大或者散装运输的商品

    D. 需出具检验检疫证书或者依据检验检疫证书所列重量、数量、品质等计价结汇的商品

三、判断题

1. 需隔离检疫的出境动物在出境前 60 天预报,隔离前 7 天报检。　　　　　　　　(　　)

2. 海关对经检疫判定没有染疫的入境船舶,出具"船舶入境卫生检疫证"。　　　　(　　)

3. "关检合一"后,通关作业实现了"一次申报""一次查验""一次放行"的"三个一"标准。

    (　　)

4. 企业只有具备报检资质和报关资质才能进行报关业务。　　　　　　　　　　(　　)

5. "运输工具检验处理书"只限本次出境有效。　　　　　　　　　　　　　　(　　)

6. 当国内外发生重大传染病疫情时,出入境人员必须逐人如实填报"出/入境健康申明卡"。　　　　　　　　　　　　　　　　　　　　　　　　　　　　　　(　　)

7. 报检企业应当在中华人民共和国境内口岸或者检验检疫监管业务集中的地点向海关办理本企业的报检业务。　　　　　　　　　　　　　　　　　　　　　　(　　)

8. 红灯三盏表示本船没有染疫,请发给入境检疫证。　　　　　　　　　　　　(　　)

9. 入境的国际旅行者,应填写入境检疫申明卡。　　　　　　　　　　　　　　(　　)

10. 标志应由检验检疫地的海关监督加施。　　　　　　　　　　　　　　　　(　　)

应会考核

■ 观念应用

大连某公司出口一批货物,按照有关规定办理了电子转单,但是突然接到消息,接运货物的船舶于海上触礁,不能按时到达,买方因急需这批货物,遂与卖方协商将这批货物由其他船只承载。在这种情况下我方能否将电子转单的相关信息进行更改?

试问海关可以根据下列哪些情况对电子转单有关信息予以更改?

(1)因运输造成包装破损或短装等情况须减少数/重量的;

(2)须在出境口岸更改运输工具名称、发货日期、集装箱规格及数量等有关内容的;

(3)申报总值按有关比重换算或变更申报总值幅度不超过10%的;

(4)经口岸海关和产地海关协商同意更改有关内容的。

■ 技能应用

7月,毕业于某高校国际经济与贸易专业的小华到处寻找工作,最终没能找到称心如意的单位,于是他决定自己成立一家报检单位,响应国家"创新创业"双创政策的号召。但是,小华有些苦恼,如何注册一家报检企业?报检企业应当向海关备案,应该提交哪些材料呢?你能帮助小华解决这个实际问题吗?请谈谈你的思路。

■ 案例分析

上海海关接到举报,位于闵行区纪友路上的一家韩国独资企业(以下简称D公司)将未经商检的节能灯出口美国,并将有一个货柜的节能灯装箱出运。经稽查大队会同闵行海关现场突击检查,证实举报属实,随即立案调查。通过调查,这是一起外商独资企业委托专业外贸公司(以下简称C公司)对外签订外贸合同,将已经商检好的外地生产节能灯,改换包装打上美国UL(美国安全试验所的英文简称)认证以及D公司生产的节能灯逃避法定检验擅自出口的案件。请结合本项目重新报检的内容分析海关应如何处理此案件。

 项目实训

【实训项目】

初识出入境检疫。

【实训情境】

通过本项目的实训,了解出入境检验检疫,并在掌握基本知识的基础上,认识"出入境检疫处理""出入境检疫处理单位"。

【实训要求】

登录"中国国际贸易单一窗口"(网址 https://www.singlewindow.cn/),标准版应用,卡介质(必须先进行客户端控件下载)或者账号登录(输入用户名、密码、验证码),进入后点击"企业资质"和货物申报,查看左侧检验检疫申报数据及企业信息维护。

【实训结果】

撰写"初识出入境检疫"的实训报告。

"初识出入境检疫"实训报告		
项目实训班级：	项目小组：	项目组成员：
实训时间： 年 月 日	实训地点：	实训成绩：
实训目的：		
实训步骤：		
实训结果：		
实训感言：		
不足与今后改进：		
项目组长评定签字：	项目指导教师评定签字：	

项目二

进境检验检疫报检

○ **知识目标：**

理解：进境栽培介质检疫、进口棉花检验。

熟知：进境水果检验检疫、进口涂料检验、进口商品残损检验鉴定。

掌握：进境植物繁殖材料检疫、进境动植物检疫、进口汽车检验、进境货物木质包装检疫、进口旧机电产品检验。

○ **技能目标：**

学习和把握进境检验检疫报检的基本要领等程序性知识；能够运用所学实务知识规范相关技能活动。

○ **素质目标：**

运用所学的理论与实务知识研究相关案例，培养和提高学生在特定业务情境中分析问题与决策设计的能力；能够根据"进境检验检疫报检"教学内容，结合行业规范或标准，分析报检行为的善恶，强化学生职业素养和职业道德操守。

○ **项目引例：**

324 只！郑州海关在邮递渠道查获大量昆虫标本

郑州海关在邮递渠道从来自多哥的进口邮件中查获昆虫标本 170 件，涉及昆虫 324 只，包括苍蝇、天牛、金龟子等种类。目前郑州海关已对该邮件不予放行并按照有关规定进入后续处理程序。动物标本是《中华人民共和国禁止携带、邮寄进境的动植物及其产品名录》明确禁止携带、邮寄进境的物品，其来源、品种及卫生状况不明，制作流程没有明确的标准，无法进行有效监管，检疫风险难以评估，给我国的生态、农业等领域带来重大的安全隐患。

○ **引例导学：**

在此提醒，请严格遵守我国相关法律法规的规定，切勿违法携带、邮寄禁止进境的动植物及其产品。

○ **知识支撑：**

任务一　进境植物繁殖材料检疫

一、适用范围

适用于通过各种方式进境的贸易性和非贸易性植物繁殖材料（包括贸易、生产、来料加工、代繁、科研、交换、展览、援助、赠送以及享有外交、领事特权与豁免权的外国机构和人员公用或自用的进境植物繁殖材料)的检疫管理。

海关总署统一管理全国进境植物繁殖材料的检疫工作,主管海关负责所辖地区的进境繁殖材料的检疫和监督管理工作。

植物繁殖材料是植物种子、种苗及其他繁殖材料的统称,指栽培、野生的可供繁殖的植物全株或者部分,如植株、苗木(含试管苗)、果实、种子、砧木、接穗、插条、叶片、芽体、块根、块茎、鳞茎、球茎、花粉、细胞培养材料(含转基因植物)等。

对进境植物繁殖材料的检疫管理以有害生物风险评估为基础,按检疫风险高低实行风险分级管理。各类进境植物繁殖材料的风险评估由海关总署负责并公布其结果。

视频

我国口岸首次截获三种外来杂草种子

二、检疫审批

输入植物繁殖材料的,必须事先办理检疫审批手续,并在贸易合同中列明检疫审批提出的检疫要求。进境植物繁殖材料的检疫审批根据以下不同情况分别由相应部门负责:

(1)因科学研究、教学等特殊原因,需从国外引进禁止进境的植物繁殖材料的,引种单位、个人或其代理人须按照有关规定向海关总署申请办理特许检疫审批手续。

(2)引进非禁止进境的植物繁殖材料的,引种单位、个人或其代理人须按照有关规定向国务院农业或林业行政主管部门及各省、自治区、直辖市农业(林业)厅(局)申请办理国外引种检疫审批手续。

(3)携带或邮寄植物繁殖材料进境的,因特殊原因无法事先办理检疫审批手续的,携带人或邮寄人应当向入境口岸所在地直属海关申请补办检疫审批手续。

(4)因特殊原因引进带有土壤或生长介质的植物繁殖材料的,引种单位、个人或其代理人须向海关总署申请办理输入土壤和生长介质的特许检疫审批手续。

海关总署在办理特许检疫审批手续时,将根据审批物原产地的植物疫情、入境后的用途、使用方式,提出检疫要求,并指定入境口岸。入境口岸或该审批物隔离检疫所在地的直属海关对存放、使用或隔离检疫场所的防疫措施和条件进行核查,并根据有关检疫要求进行检疫。

引种单位、个人或其代理人应在植物繁殖材料进境前 10～15 日,将"进境动植物检疫许可证"或"引进种子、苗木检疫审批单"送入境口岸直属海关办理备案手续。

对不符合有关规定的检疫审批单,直属海关可拒绝办理备案手续。

三、进境检疫

海关总署根据需要,对向我国输出植物繁殖材料的国外植物繁殖材料种植场(圃)进行检疫注册登记,必要时经输出国(或地区)官方植物检疫部门同意后,可派检疫人员进行产地疫情考察和预检。

引种单位、个人或其代理人应在植物繁殖材料进境前 7 日持经直属海关核查备案的"进境动植物检疫许可证"或"引进种子、苗木检疫审批单"、输出国家(或地区)官方植物检疫部门出具的植物检疫证书、产地证书、贸易合同或信用证、发票以及其他必要的单证向指定的海关报检。

受引种单位委托引种的,报检时还需提供有关的委托协议。

植物繁殖材料到达入境口岸时,检疫人员要核对货证是否相符,按品种、数(重)量、产地办理核销手续。

对进境植物繁殖材料的检疫,必须严格按照有关国家标准、行业标准以及相关规定实施。

进境植物繁殖材料经检疫后,根据检疫结果分别作如下处理:

(1)属于低风险的,经检疫未发现危险性有害生物,限定的非检疫性有害生物未超过有关规定的,给予放行;检疫发现危险性有害生物,或限定的非检疫性有害生物超过有关规定的,经有效的检疫处理后,给予放行;未经有效处理的,不准入境。

(2)属于高、中风险的,经检疫未发现检疫性有害生物,限定的非检疫性有害生物未超过有关规定的,运往指定的隔离检疫圃隔离检疫;经检疫发现检疫性有害生物,或限定的非检疫性有害生物超过有关规定,经有效的检疫处理后,运往指定的隔离检疫圃隔离检疫;未经有效处理的,不准入境。

四、隔离检疫

所有高、中风险的进境植物繁殖材料必须在海关指定的隔离检疫圃进行隔离检疫。

海关凭指定隔离检疫圃出具的同意接收函和经海关核准的隔离检疫方案办理调离检疫手续,并对有关植物繁殖材料进入隔离检疫圃实施监管。

需调离入境口岸所在地直属海关辖区进行隔离检疫的进境繁殖材料,入境口岸海关凭隔离检疫所在地直属海关出具的同意调入函予以调离。

进境植物繁殖材料的隔离检疫圃按照设施条件和技术水平等分为国家隔离检疫圃、专业隔离检疫圃和地方隔离检疫圃。海关对隔离检疫圃的检疫管理按照"进境植物繁殖材料隔离检疫圃管理办法"执行。

高风险的进境植物繁殖材料必须在国家隔离检疫圃隔离检疫。因承担科研、教学等需要引进高风险的进境植物繁殖材料,经报海关总署批准后,可在专业隔离检疫圃实施隔离检疫。

海关对进境植物繁殖材料的隔离检疫实施检疫监督。未经海关同意,任何单位或个人不得擅自调离、处理或使用进境植物繁殖材料。

隔离检疫圃负责对进境隔离检疫圃植物繁殖材料的日常管理和疫情记录,发现重要疫情应及时报告所在地海关。

隔离检疫结束后,隔离检疫圃负责出具隔离检疫结果和有关检疫报告。隔离检疫圃所在地海关负责审核有关结果和报告,结合进境检疫结果做出相应处理,并出具相关单证。

在地方隔离检疫圃隔离检疫的,由负责检疫的海关出具隔离检疫结果和报告。

五、检疫监督

海关对进境植物繁殖材料的运输、加工、存放和隔离检疫等过程,实施检疫监督管理。承担进境植物繁殖材料运输、加工、存放和隔离检疫的单位,必须严格按照海关的检疫要求,落实防疫措施。

引种单位或代理进口单位须向所在地海关办理登记备案手续;隔离检疫圃须经海关考核认可。

进境植物繁殖材料到达入境口岸后,未经海关许可不得卸离运输工具。因口岸条件限制等原因,经海关批准,可以运往指定地点检疫、处理。在运输装卸过程中,引种单位、个人或者其代理人应当采取有效防疫措施。

供展览用的进境植物繁殖材料,在展览期间,必须接受所在地海关的检疫监管,未经其同意,不得改作他用。展览结束后,所有进境植物繁殖材料须作销毁或退回处理,如因特殊原因,需改变用途的,按正常进境的检疫规定办理。展览遗弃的植物繁殖材料、生长介质或包装材料在海关监督下进行无害化处理。

对进入保税区(含保税工厂、保税仓库等)的进境植物繁殖材料须外包装完好,并接受海关的监管。

海关根据需要应定期对境内的进境植物繁殖材料主要种植地进行疫情调查和监测,发现疫情要及时上报。

 同步案例 2—1 黑龙江东宁检验检疫局截获携带入境的马铃薯种子

某年 8 月 14 日,黑龙江东宁海关局工作人员在对入境旅客进行查验时,发现一名中国籍旅客携带的一个包裹内装有带土壤的马铃薯一袋,检验检疫人员依法将该批 12.5 千克马铃薯种子予以截留,开具了留验/处置凭证,并将该批马铃薯送检测中心做进一步检测。经询问后得知,该名旅客准备将此袋马铃薯次年做种子用。

案例评析

 经验小谈 2—1 进口印度大米检验检疫

我司想从印度进口大米,请问对从印度进口的大米植物检疫方面有什么要求?

答:根据海关总署公告 2018 年第 62 号《关于进口印度大米检验检疫要求的公告》第三条植物检疫要求:①印度输华大米须符合中国植物检疫有关法律法规,由 DAC&FW 检疫合格。②印度输华大米不得带有下列检疫性有害生物:大谷蠹(Prostephanus truncatus)、谷斑皮蠹(Trogoderma granarium)、水稻茎线虫(Ditylenchus angustus)、狭叶独脚金(Striga angustiflolia)、独脚金(Striga asiatica)和密花独脚金(Striga densiflora)。③印度输华大米不得带有土壤,不得混有杂草籽、稻壳、糠和植物残体。

第四条植物检疫证书要求:每批印度输华大米须随附 DAC&FW 出具的官方植物检疫证书,证明其符合中国植物检疫要求,并注明具体产地。

任务二 进境栽培介质检疫

一、适用范围

适用于进境的除土壤外的所有由一种或几种混合的具有贮存养分、保持水分、透气良好和固定植物等作用的人工或天然固体物质组成的栽培介质。

海关总署统一管理全国进境栽培介质的检疫审批工作。主管海关负责所辖地区进境栽培介质的检疫和监管工作。

二、检疫审批

使用进境栽培介质的单位必须事先提出申请,并应当在贸易合同或协议签订前办理检疫审批手续。

办理栽培介质进境检疫审批手续必须符合下列条件:

(1)栽培介质输出国或者地区无重大植物疫情发生；

(2)栽培介质必须是新合成或加工的，从工厂出品至运抵我国国境要求不超过 4 个月，且未经使用；

(3)进境栽培介质中不得带有土壤。

使用进境栽培介质的单位应当如实填写海关进境动植物检疫许可证申请表，并附具栽培介质的成分检验、加工工艺流程、防止有害生物及土壤感染的措施、有害生物检疫报告等有关材料。

对首次进口的栽培介质，进口单位办理审批时，应同时将经特许审批进口的样品每份1.5～5 千克，送海关总署指定的实验室检验，并由其出具有关检验结果和风险评估报告。

经审查合格，由海关总署签发海关进境动植物检疫许可证，并签署进境检疫要求，指定其进境口岸和限定其使用范围与时间。

三、进境检疫

输入栽培介质的货主或其代理人，应当在进境前持检疫审批单向进境口岸海关报检，并提供输出国官方植物检疫证书、贸易合同、信用证和发票等单证。检疫证书上必须注明栽培介质经检疫符合中国的检疫要求。

栽培介质进境时，主管海关对进境栽培介质及其包装和填充物实施检疫。必要时，可提取部分样品送交海关总署指定的有关实验室，确认是否与审批时所送样品一致。

经检疫，未发现病原真菌、细菌和线虫、昆虫、软体动物及其他有害生物的栽培介质，准予放行。

携带其他危险性有害生物的栽培介质，经实施有效除害处理并经检疫合格后，准予放行。

对以下栽培介质做退回或销毁处理：

(1)未按规定办理检疫审批手续的；

(2)带有土壤的；

(3)带有我国进境植物检疫一、二类危险性有害生物或对我国农、林、牧、渔业有严重危害的其他危险性有害生物，又无有效除害处理办法的；

(4)进境栽培介质与审批品种不一致的。

四、检疫监管

海关总署对向我国输出贸易性栽培介质的国外生产、加工、存放单位实行注册登记制度。必要时，经输出国有关部门同意，派检疫人员赴产地进行预检、监装或者产地疫情调查。

主管海关应对栽培介质进境后的使用范围和使用过程进行定期检疫监管和疫情检测，发现疫情和问题及时采取相应的处理措施，并将情况上报海关总署。对直接用于植物栽培的，监管时间至少为被栽培植物的一个生长周期。

带有栽培介质的进境参展盆栽植物必须具备严格的隔离措施。进境时应更换栽培介质并对植物进行洗根处理，如确需保存而不能进行更换栽培介质处理的盆栽植物，必须按有关规定向海关总署办理进口栽培介质审批手续，但不需要预先提供样品。

带有栽培介质的进境参展植物在参展期间由参展地海关进行检疫监管；展览结束后需要在国内销售的，应按有关贸易性进境栽培介质检疫规定办理。

任务三 进境动植物检疫

一、进境动植物检疫（动植物类）

（一）适用范围

进境动植物产品图样

入境的动植物及其产品，在提供贸易合同、发票、产地证书的同时，还必须提供输出国家或地区官方的检疫证书，需办理入境检疫审批手续的，还应当取得入境动植物检疫许可证。

过境动植物及其产品报检时，应持货运单和输出国家或地区官方出具的检疫证书，运输动物过境时，还应当取得海关总署签发的动植物过境许可证。

进境（过境）动植物及其产品检疫审批（动植物部分）适用范围：

（1）进境活动物（含动物，胚胎、精液、受精卵、种蛋及其他动物遗传物质）、生物材料、非食用动物产品、饲料及饲料添加剂、果蔬类、烟草类、粮谷类、豆类、薯类等；

（2）过境动物；

（3）特许审批范围包括动植物病原体（包括菌种、毒种等）、害虫以及其他有害生物，动植物疫情流行国家和地区的有关动植物、动植物产品和其他检疫物，动物尸体，土壤。

（二）申请

在"互联网＋海关"登录，并在动植物检疫模块下选择相应的类别（见图 2—1），网址：http://online. customs. gov. cn/。

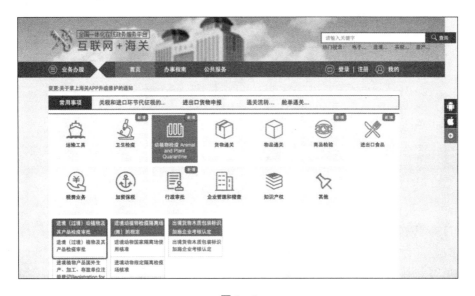

图 2—1

页面跳转至图 2—2，选择 IC 卡登录或账号登录。

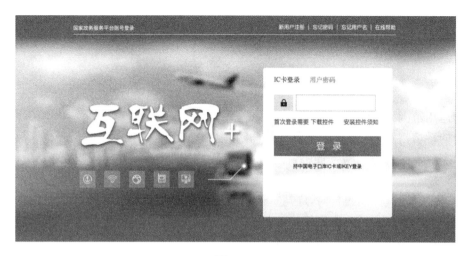

图 2—2

填写申请单,页面如图 2—3 所示。

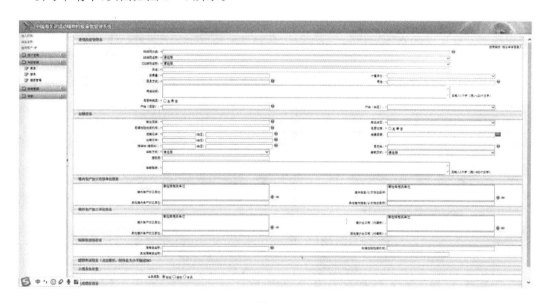

图 2—3

(1)"HS 编码名称"要求企业如实申报。(2)"品名"填写进境产品具体名称。(3)"是否转基因"为单选。(4)"数/重量"填写净重。(5)"计量单位"多填写千克。(6)"产地"和"输出国家地区",均填写一致的国家或地区名称。(7)"贸易方式"应根据进境贸易方式如实填写。(8)"是否过境"应根据进境贸易方式如实填写。(9)"进境口岸""指运地(结关地)"应根据实际情况如实填写。如进境产品有指定口岸要求的,应按总署公布的指定口岸名称填写。(10)"进境日期"为非必填项。(11)"目的地"为非必填项。(12)"运输方式"如实填写海运、江运或联合运输等。(13)"运输路线"如实填写。(14)"装载方式"应根据实际情况填写集装箱、散装或其他。

特许审批:因科学研究等特殊需要,引进《中华人民共和国进出境动植物检疫法》第五条第一款所列禁止进境物的,应提交以下材料:(1)非企业法人申请单位的法人资格证明文件(复印件);(2)提交书面申请,说明其数量、用途、引进方式、进境后的防疫措施;(3)科学研究的立项报告及相关主管部门的批准立项证明文件。

办理流程:(1)材料受理。申请人向直属海关提交申请材料。(2)直属海关受理申请后进行审核,在规定时限提出审核意见。需海关总署审核的,直属海关在规定时限内将初审意见提交海关总署,海关总署在规定时限内提出审核意见。(3)海关总署或直属海关向申请人制发批准文件。

审查标准:(1)申请办理检疫审批手续的单位(以下简称申请单位)应当是具有独立法人资格并直接对外签订贸易合同或者协议的单位;(2)输出和途经国家或者地区无相关的动植物疫情;(3)符合中国有关动植物检疫法律法规和部门规章的规定;(4)符合中国与输出国家或者地区签订的双边检疫协定(包括检疫协议、议定书、备忘录等);(5)进境动物遗传物质、非食用动物产品、水果、烟草、粮食、饲料及饲料添加剂、水生动物,输出国家(地区)和生产企业应在海关总署公布的相关检验检疫准入名单内;(6)可以核销的进境动植物产品,应当按照有关规定审核其上一次审批的"检疫许可证"的使用、核销情况。

受理时限:自受理申请之日起20个工作日内作出准予许可或不予许可的决定。20个工作日内不能作出决定的,经本行政机关负责人批准,延长10个工作日。进境生物材料检疫审批自受理之日起7个工作日内完成。

二、进境动植物及其产品(食品类)

(一)进境动植物及其产品申报需要提交的材料

入境的动植物及其产品,在提供贸易合同、发票、产地证书的同时,还必须提供输出国家或地区官方的检疫证书;需办理入境检疫审批手续的,还应当取得入境动植物检疫许可证。

过境动植物及其产品报检时,应持货运单和输出国家或地区官方出具的检疫证书;运输动物过境时,还应当取得海关总署签发的动植物过境许可证。

(二)进口食品需要办理进境动植物检疫审批

肉类及其产品(含脏器、肠衣)、鲜蛋类(含食用鲜乌龟蛋、食用甲鱼蛋)、乳品(包括生乳、生乳制品、巴氏杀菌乳、巴氏杀菌工艺生产的调制乳)、水产品(包括两栖类、爬行类、水生哺乳类动物和其他养殖水产品及其非熟制加工品,日本输华水产品等)、可食用骨蹄角及其产品、动物源性中药材、燕窝等动物源性食品;各种杂豆、杂粮、茄科类蔬菜、植物源性中药材等具有疫情疫病传播风险的植物源性食品。

进口食品进口商备案指南

视频:进口乳品监管小常识

(三)申请办理检疫审批手续的单位应满足的条件

(1)申请办理检疫审批手续的单位应当是具有独立法人资格并直接对外签订贸易合同或者协议的单位。

过境动物和过境转基因产品的申请单位应当是具有独立法人资格并直接对外签订贸易合

同或者协议的单位或者其代理人。

（2）申请单位应当在签订贸易合同或者协议前，向审批机构提出申请并取得"检疫许可证"，同一申请单位对同一品种、同一输出国家或者地区、同一加工或使用单位一次只能办理一份许可证。

过境动物或者过境转基因产品在过境前，申请单位应当向海关总署提出申请并取得"检疫许可证"。

（3）办理不同产品，还需具备相应资质，如进口食品类产品需完成进口食品进口商备案，进口粮谷类产品需完成进境粮食加工企业备案等。

（四）检疫审批手续流程

1. 查询准入

进口产品前查询准入（见图2—4），查询网址：http://www.gaccfoodsafe.com/index.aspx。

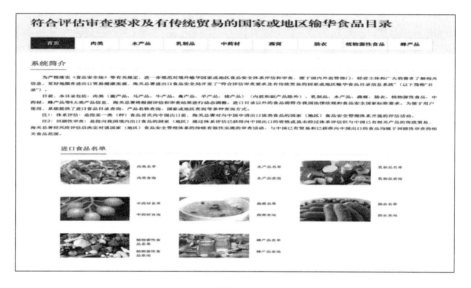

图2—4

2. 资质备案

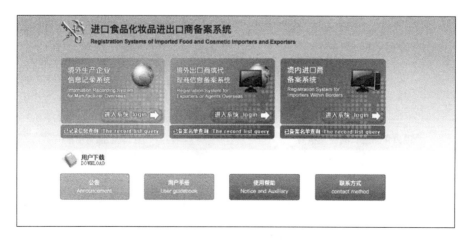

图2—5

进口食品进口商备案,需在海关总署进口食品化妆品进出口商备案系统(见图2—5)填写真实信息,并向所在地海关提交纸质材料,网址:http://ire.customs.gov.cn/。

3. 登录系统

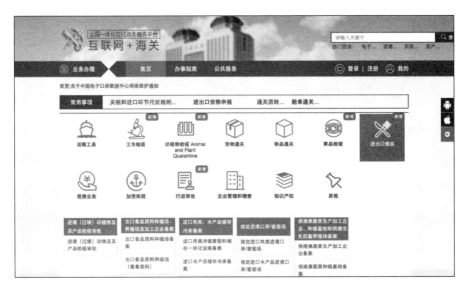

图 2—6

页面跳转至图2—7,选择IC卡登录或账号登录。

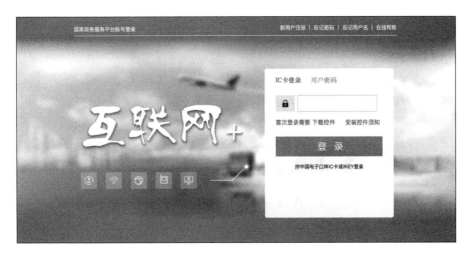

图 2—7

4. 网上提交申请表(见图2—8)

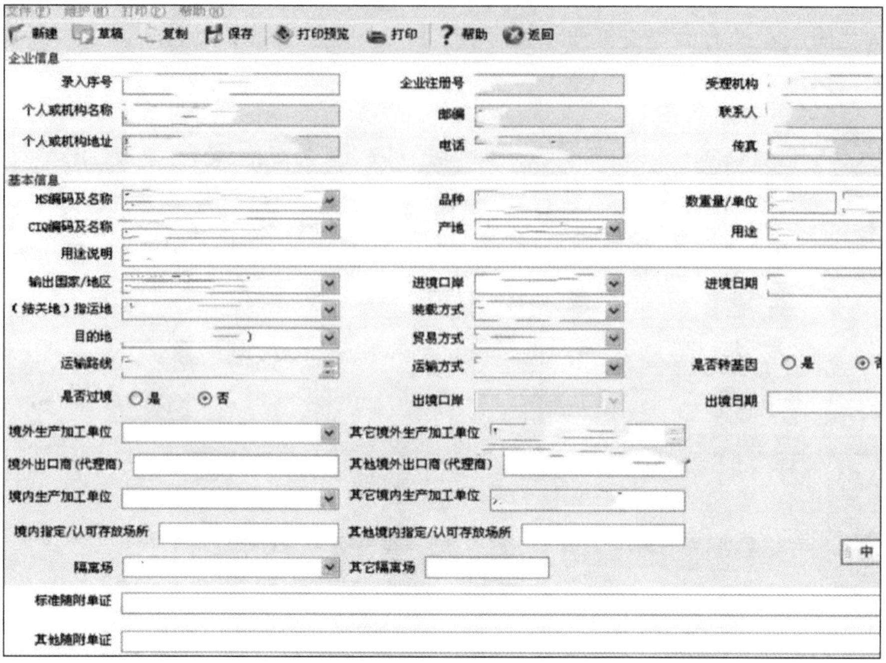

图 2—8

填写指南：

(1)"HS 编码""HS 编码名称"。应要求企业如实申报。

(2)"品名"。

①申请产品应标注保存状态，如冰鲜、冷冻、干制、熏制等。

②进口产品可选择下拉菜单，若下拉菜单没有的可以选择手动填写，申请时应实时对照《已获得输华检验检疫准入资格或已有输华贸易的国家(地区)及产品品种目录》等相关文件规范填写，同时还须标注产品实际状态。以进口盐渍去头去脏狭鳕鱼为例，正确的品名应为：鲜冷冻等狭鳕鱼。鲜冷冻等狭鳕鱼既是盐渍去头去脏狭鳕鱼的许可证也是正常原条鱼许可证。许可证中"鲜冷冻等"加工方式包括冷冻、鱼糜、干制、腌制、盐渍、熏制等(不包括冰鲜)。

(3)"数/重量"。填写净重；建议选择千克为计量单位。

(4)"计量单位"。应使用国际单位制中的单位。

(5)"产地"。应填写国家或地区名称。申请进口日本的，在"产地"一栏中应具体到县。对于水产品，产地就是原料捕捞或养殖所在的水域。

(6)"输出国家(地区)"。应填写输出国家或地区名称；日本进口的，应具体到日本县名。

(7)"贸易方式"。应根据进境贸易方式如实填写。

(8)"是否过境"。应如实填写。

(9)"进境口岸""指运地(结关地)"。应根据实际情况如实填写。如进境产品有指定口岸要求的，应按总署公布的指定口岸名称填写。

(10)"进境日期"。为非必填项。

(11)"目的地"。为非必填项。

(12)"运输方式"。如实填写海运、江运或联合运输等。

(13)"用途"。应填写食用、药用、商用(仅指化妆品原料)。

(14)运输路线。如实填写。日本的必须标注沿途经过的县、海运出发港口。对于进口肉要严格关注国际中转的货物。

(15)"装载方式"。应根据实际情况填写集装箱、散装或其他。

(16)境内生产、加工单位,境外生产、加工单位。

①"境内生产、加工单位""其他境内生产、加工单位"。进境肠衣、动物源性中药材等须在境内定点生产、加工的产品,必须从下拉列表中选择。进境后还需生产、加工的产品填写在"其他境内生产、加工单位"一栏。贸易方式为来料或进料加工的日本进口水产品,需填写境内生产、加工单位名称和注册号;进口粮谷的境内生产、加工单位须经所在地海关考核通过。

②"境内指定认可存放单位""其他境内指定认可存放单位"。进境肉类、水产品等须在境内指定存放场所存放的产品,必须从下拉列表中选择。其他产品填写在"其他境内存放单位"一栏。

③上述4项("境内生产、加工单位""其他境内生产、加工单位""境内存放单位""其他境内存放单位")内容,必须根据相关产品的规定至少填写1项。

④"境外生产、加工、存放单位""其他境外生产、加工、存放单位"。进境水产品、乳品等境外企业,必须从下拉列表中选择。其他产品填写在"其他境外生产、加工、存放单位"一栏。

日本进口水产品,"其他境外生产、加工单位"一栏需填写境外生产加工单位名称、注册编号、地址,海捕的水产品还需填写捕捞区域及其联合国粮农组织渔区编号(FAO信息)。

进境肉类及其产品(除美国猪肉外)需在"境外生产、加工、存放单位"下拉框中选择境外生产加工单位信息。

(17)附单据及附件,附件需盖章。

①申请单位与定点企业签订生产、加工、存放的合同。干制、腌制、灌装、预包装等无须冷藏的水产品可以不需要冷库协议。

②进口中药材必须随附"药品生产许可证"或"药品经营许可证"。

③进境肠衣、中药材、植物源性食品需随附存放加工场地考核报告。

(18)上一份许可证核销情况。

5. 审查标准

(1)关于申请人,申请办理检疫审批手续的单位(以下简称申请单位)应当是具有独立法人资格并直接对外签订贸易合同或者协议的单位;

(2)输出和途经国家或者地区有无相关的动植物疫情;

(3)符合中国有关动植物检疫法律法规和部门规章的规定;

(4)符合中国与输出国家或者地区签订的双边检疫协定(包括检疫协议、议定书、备忘录等);

(5)进境后需要对生产、加工过程实施检疫监督的动植物及其产品,审查其运输、生产、加工、存放及处理等环节是否符合检疫防疫及监管条件,根据生产、加工企业的加工能力核定其进境数量;

(6)可以核销的进境动植物产品,应当按照有关规定审核其上一次审批的《检疫许可证》的使用、核销情况。

6. 办理时限

自受理申请之日起20个工作日内作出准予许可或不予许可的决定;20个工作日内不能

视频

海关查获
禁止进境
物品

作出决定的,经本行政机关负责人批准,延长 10 个工作日。

 同步案例 2—2　　　　　**进境邮件发现活体昆虫**

案例评析

7 月 13 日,杭州海关隶属义乌海关关员在对一来自日本、申报品名为"杂物"的进境邮件进行查验时,发现邮件内含有 77 只活体昆虫。经检疫鉴定,该批昆虫品种为日本锯锹和斑股锹甲两种,其中雄性 36 只、雌性 41 只。

这些昆虫分别被放置在单独的塑料容器内,容器内还放置有木屑等杂物。开拆查验时发现,有些容器已破损,部分昆虫已爬到容器外。由于活体动物未经相关主管部门许可不允许邮寄进境,因此海关依法扣留了这批昆虫。

三、许可单证的管理和使用

检疫许可证由海关总署统一编号。检疫许可证的有效期分别为 3 个月或者一次有效。除对活动物签发的检疫许可证外,不得跨年度使用。

按照规定可以核销的进境动植物产品,在许可数量范围内分批进口、多次报检使用检疫许可证的,进境口岸海关应当在检疫许可证所附检疫物进境核销表中进行核销登记。

有下列情况之一的,申请单位应当重新申请办理检疫许可证:

(1)变更进境检疫物的品种或者超过许可数量百分之五以上的;

(2)变更输出国家或者地区的;

(3)变更进境口岸、指运地或者运输路线的。

有下列情况之一的,检疫许可证失效、废止或者终止使用:

(1)检疫许可证有效期届满未延续的,海关总署应当依法办理注销手续;

(2)在许可范围内,分批进口、多次报检使用的,许可数量全部核销完毕的,海关总署应当依法办理注销手续;

(3)国家依法发布禁止有关检疫物进境的公告或者禁令后,海关总署可以撤回已签发的检疫许可证;

(4)申请单位违反检疫审批的有关规定,海关总署可以撤销已签发的检疫许可证。

申请单位取得许可证后,不得买卖或者转让。口岸海关在受理报检时,必须审核许可证的申请单位与检验检疫证书上的收货人、贸易合同的签约方是否一致,不一致的不得受理报检。

海关总署可以授权直属海关对其所辖地区进境动植物检疫审批申请进行审批,签发检疫许可证或者出具"检疫许可证申请未获批准通知单"。

进境动植物检疫许可证审批流程:①审批应在合同签订前办理。②申请办理检疫审批手续的单位应当是具有独立法人资格并直接对外签订贸易合同或者协议的单位。③申请办理检疫审批手续在"互联网+海关"(网址:http://online. customs. gov. cn)登录,并在"动植物检疫"模块下选择相应的类别(见图 2—9)。④首次申请的企业,提交注册信息,经审核通过后即可申请检疫许可证。⑤申请企业按要求填写申请单并上传随附单证,如果提交的随附单证不在列表内,须在"需要提供的其他材料"一栏中上传;在"其他随附单证"中填写上一份许可证使用信息,首次申请的须填写"本公司为本年度新备案企业"。⑥许可证初审。直属海关受理人员接到随附单证后,与网上电子申请表核对,提交到审核人员,一般 5 个工作日内,审核人员将符合要求的申请表提交到终审人员,不符合要求的注明原因退单。⑦许可证终审。初审合格后,海关总署自受理初审之日起 20 日内,作出准予许可或不准予许可的决定。⑧进境动植物检疫许可证自签发之日起 6 个月内有效,有效期内可在许可数量范围内分批进口,可以跨年度使用。⑨仅能从许可证批复的进境地点进口。

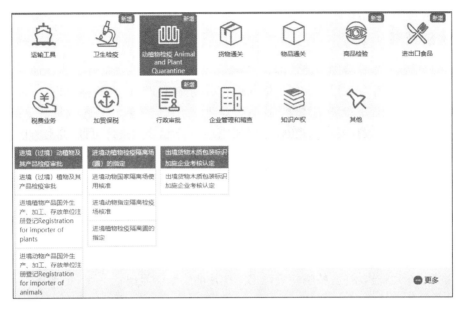

图 2—9

 同步案例 2—3　云南河口检验检疫局查获非法进境穿山甲鳞片

9 月 20 日,云南河口海关北山办事处工作人员在河口南溪河公路大桥边民进境通道查验时,截获越南籍女子藏匿携带进境的穿山甲鳞片,重量为 1 千克,价值约 0.75 万元。这是河口局继查获孟加拉虎皮、象牙制品后再次查获的非法携带进境野生濒危物种制品案。

案例评析

经验小谈 2—2

听说"入/出境货物通关单"取消了? 如果企业有特殊需求仍需纸质证明文件应该怎么办?

答:自 2018 年 6 月 1 日起,全面取消"入/出境货物通关单"。根据海关总署公告 2018 年第 50 号第三条,对于特殊情况下,仍需检验检疫纸质证明文件的,按以下方式处理:

①对入境动植物及其产品,在运输途中需提供运递证明的,出具纸质"入境货物调离通知单"。

②对出口集中申报等特殊货物,或者因计算机、系统等故障问题,根据需要出具纸质"出境货物检验检疫工作联系单"。

任务四　进境水果检验检疫

一、适用范围

适用于我国进境新鲜水果(以下简称水果)的检验检疫和监督管理。

海关总署统一管理全国进境水果检验检疫监督管理工作。主管海关负责所辖地区进境水果检验检疫监督管理工作。自 2019 年 7 月 1 日起泰国杧果、榴梿、龙眼、荔枝和山竹 5 种输华水果的果园和包装厂须经总署注册登记。

二、检疫证书

在签订进境水果贸易合同或协议前,应当按照有关规定向海关总署申请办理进境水果检疫审批手续,并取得"中华人民共和国进境动植物检疫许可证"(以下简称"检疫许可证")。进口水果申报时须提供如下单证:①贸易合同;②商业发票;③装箱清单;④载货清单;⑤提(运)单;⑥代理报关(报检)授权委托书;⑦合格保证;⑧进境动植物检疫许可证;⑨对方国家原产地证,对方国家植物检疫证书;⑩需要提供的其他进出口单证。

输出国或地区官方检验检疫部门出具的植物检疫证书,应当在报检时由货主或其代理人向海关提供。

植物检疫证书应当符合以下要求:

(1)植物检疫证书的内容与格式应当符合国际植物检疫措施标准 ISPM 第 12 号《植物检疫证书准则》的要求;

(2)用集装箱运输进境的,植物检疫证书上应注明集装箱号码;

(3)已与我国签订协定(含协议、议定书、备忘录等,下同)的,还应符合相关协定中有关植物检疫证书的要求。

三、检疫条件

海关根据以下规定对进境水果实施检验检疫:

(1)中国有关检验检疫的法律法规、标准及相关规定;

(2)中国政府与输出国或地区政府签订的双边协定;

(3)海关总署与输出国或地区检验检疫部门签订的议定书;

(4)检疫许可证列明的有关要求。

进境水果应当符合以下检验检疫要求:

(1)不得混装或夹带植物检疫证书上未列明的其他水果;

(2)包装箱上须用中文或英文注明水果名称、产地、包装厂名称或代码;

(3)不带有中国禁止进境的检疫性有害生物、土壤及枝、叶等植物残体;

(4)有毒有害物质检出量不得超过中国相关安全卫生标准的规定;

(5)输出国或地区与中国签订有协定或议定书的,还须符合协定或议定书的有关要求。

四、检疫程序

海关依照相关工作程序和标准对进境水果实施现场检验检疫:

(1)核查货证是否相符;

(2)按要求核对植物检疫证书和包装箱上的相关信息及官方检疫标志;

(3)检查水果是否带虫体、病征、枝叶、土壤和病虫为害状;现场检疫发现可疑疫情的,应送实验室检疫鉴定;

(4)根据有关规定和标准抽取样品送实验室检测。

海关应当按照相关工作程序和标准实施实验室检验检疫。

对在现场或实验室检疫中发现的虫体、病菌、杂草等有害生物进行鉴定,对现场抽取的样品进行有毒有害物质检测,并出具检验检疫结果单。

五、检疫结果

根据检验检疫结果,海关对进境水果分别作以下处理。

(1)经检验检疫合格的,签发入境货物检验检疫证明,准予放行。

(2)发现检疫性有害生物或其他有检疫意义的有害生物,须实施除害处理,签发检验检疫处理通知书;经除害处理合格的,准予放行。

(3)货证不符的或经检验检疫不合格又无有效除害处理方法的,签发检验检疫处理通知书,在海关的监督下作退运或销毁处理。

需对外索赔的,签发相关检验检疫证书。

进境水果有下列情形之一的,海关总署将视情况暂停该种水果进口或暂停从相关水果产区、果园、包装厂进口:

(1)进境水果果园、加工厂地区或周边地区爆发严重植物疫情的;

(2)经检验检疫发现中方关注的进境检疫性有害生物的;

(3)经检验检疫发现有毒有害物质含量超过中国相关安全卫生标准规定的;

(4)不符合中国有关检验检疫法律法规、双边协定或相关国际标准的。

暂停进口的水果需恢复进口的,应当经海关总署依照有关规定进行确认。

海关总署根据工作需要,并经输出国家或地区政府检验检疫机构同意,可以派海关人员到产地进行预检、监装或调查产地疫情和化学品使用情况。

未完成检验检疫的进境水果,应当存放在海关指定的场所,不得擅自移动、销售、使用。

进境水果存放场所由所在地海关依法实施监督管理,并应符合以下条件:

(1)有足够的独立存放空间;

(2)具备保质、保鲜的必要设施;

(3)符合检疫、防疫要求;

(4)具备除害处理条件。

因科研、赠送、展览等特殊用途需要进口国家禁止进境水果的,货主或其代理人须事先向海关总署或海关总署授权的海关申请办理特许检疫审批手续;进境时,应向入境口岸海关报检,并接受检疫。

对于展览用水果,在展览期间,应当接受海关的监督管理,未经海关许可,不得擅自调离、销售、使用;展览结束后,应当在海关的监督下作退回或销毁处理。

违反规定的,海关依照《中华人民共和国进出境动植物检疫法》及其实施条例、《中华人民共和国进出口商品检验法》、《中华人民共和国食品安全法》及相关法律法规的规定予以处罚。

同步案例 2—4　　　　进境水产品被遣出境

某年 2 月 21 日,乘坐 T808 次列车从广九直通车站入境的李女士,被广州检验检疫局工作人员从其行李中检出 2 袋海参、1 袋鲍鱼、1 袋螺头等水产品。根据《中华人民共和国进出境动植物检疫法》规定,上述物品均禁止携带入境。工作人员认真向李女士做出解释后,并提示说该物品允许她在出境时限期带回。当晚,李女士领回上述水产品搭乘直通车返回香港,并对检验检疫人员和蔼可亲的服务和人性化工

知识链接

案例评析

作方式深表感谢。

近年来,随着出入境人员日益增多,每年春节期间,检验检疫部门都截获了大批国家禁止携带入境的各类动植物产品,并从中发现有多种危险性病虫害。仅某年的大年初六,广州检验检疫局在天河口岸就截获了 660 批、176 千克禁止携带入境的动植物产品,其中有鲍鱼、三文鱼、香肠、羊扒、鸡蛋、苹果、香蕉、辣椒、盆景等 30 多个品种,并从中检出 62 批有害生物。

任务五　进口汽车检验

一、适用范围

海关总署主管全国进口汽车检验监管工作,进口汽车入境口岸海关负责进口汽车入境检验工作,用户所在地海关负责进口汽车质保期内的检验管理工作。

对转关到内地的进口汽车,视通关所在地为口岸,由通关所在地海关按照规定负责检验。

进口汽车的收货人或代理人在货物运抵入境口岸后,应持合同、发票、提(运)单、装箱单等单证及有关技术资料向口岸海关报检。

二、汽车检验

海关对进口汽车的检验监管,主要由三个环节构成:入境验证、口岸检验、风险预警及处置。

(1)入境验证:进口汽车入境前,生产商或其代理人应向国家认监委提出申请并取得 3C 认证,在口岸入境环节,海关要验证车辆 CCC 认证证明材料(见图 2—10)。

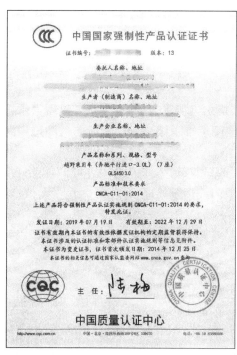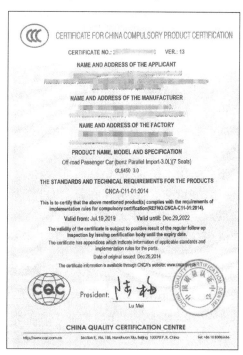

图 2—10　中国国家强制性产品认证证书

（2）口岸检验：在口岸检验环节，口岸海关会对进口汽车进行一般的常规项目的检验和安全性能检验，同时还会根据所掌握的风险信息对进口汽车的某些特定项目进行检验；经检验合格的进口汽车，由口岸海关一车一单签发"进口机动车辆随车检验单"（见图2—11）。

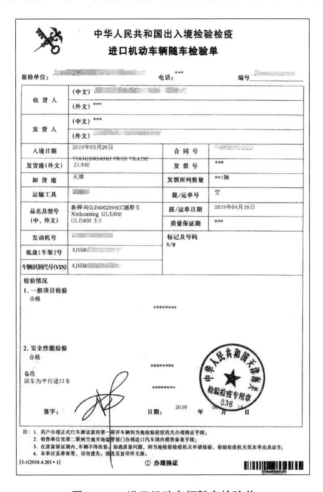

图2—11　进口机动车辆随车检验单

（3）检验范围：无须办理强制性产品认证的汽车，根据企业申请实施检验。免于办理强制性产品认证的汽车、境外人员自带和外国企业常驻机构自用汽车，以及无须提供强制性产品认证文件直接办理申报手续的汽车，无须实施检验，也不出具相关单证。其他申报车辆均应实施检验，特殊情况按相关规定处置。

注意：自驾旅游入境、境外人员自带、外国企业常驻机构自用、出口后退运、暂时进境、ATA单证册项下暂时进境和免予办理强制性产品认证汽车不实施检验。

同步案例2—5　　进口汽车伪造证书以骗取检验检疫证单

天津东疆海关首次对一起平行进口汽车伪造证书以骗取检验检疫证单的案件进行了处理，并依法对涉案进口企业进行了行政处罚。

该批货物是由天津某公司代理、以平行进口方式进口的野马小轿车。天津检验检疫工作人员在审查单据时发现，该单据中的强制性产品认证证书存在形式及

案例评析

内容与常规证书有差异的情况。经登录国家认监委系统调取该证书信息核对发现,该单据所附的强制性产品认证证书与认监委颁发的证书不一致,系伪造的假证书。

天津东疆海关局遂对该违法行为进行了立案调查,经过调查和取证,证实了该批货物确实存在意图骗取检验检疫证单的违法事实,该代理公司对其未尽审查义务的事实也供认不讳。最终,东疆检验检疫局依法对该代理公司进行了行政处罚,并对该车辆作退运处理。

三、进口汽车零部件

海关总署对免予办理强制性产品认证的进口汽车零部件试点实施"先声明后验证"的便利化措施。

对于符合免予办理强制性产品认证的进口汽车零部件(HS 编码范围见附件 1),报关单位可凭收货人自行出具的《免予办理强制性产品认证自我声明》(以下简称《自我声明》,参考格式见附件 2),按《免予办理强制性产品认证进口汽车零部件申报指南》(以下简称《申报指南》,参考格式见附件 3)要求办理申报手续后,即可将货物提离口岸。

企业在获得《免予办理强制性产品认证证明》(以下简称《免办证明》)后,应通过中国国际贸易"单一窗口"或"互联网+海关"补录信息,由属地海关实施 100% 联网核查,并按海关总署统一布控指令实施货证一致性核查,核查合格后方允许货物销售或使用。

对于凭《自我声明》申报,但在规定的期限内无法获得《免办证明》的进口汽车零部件,根据相关法律法规,收货人应在海关监督下实施退运或者销毁。

在中国国际贸易"单一窗口"或"互联网+海关"开通补录功能之前,报关单位可通过报关单修改方式补录信息。对凭《自我声明》申报后,以报关单修改方式补录信息的,不予记录报关差错;复核更正的报关差错记录,不作为海关认定企业信用状况的记录。自 2019 年 5 月 16 日起实施。对涉及 CCC 认证的部分进口汽车零部件产品(见附件 4),海关在检验时采信认证认可部门认可的认证机构出具的认证证书,原则上不再实施抽样送检。

免予办理强制性产品认证进口汽车零部件申报时,应当在中国国际贸易"单一窗口"或"互联网+海关"的货物申报界面中,在"货物属性"栏目内勾选"3C 目录内"(编号 11),并在"许可证类别"栏目中选择"免予办理强制性产品认证证明"(编号 410)。

| 附件1 进口汽车零部件HS范围 | 附件2 《自我声明》 | 附件3 《申报指南》 | 附件4 进口汽车零部件便利化措施HS编码 |

经验小谈 2-3

您好,我司进口汽车零部件,凭《自我声明》申报,但如果不能在规定的时间内取得《免办证明》的汽车零部件,必须退运吗?

答:根据海关总署公告 2019 年第 87 号《关于对免予办理强制性产品认证的进口汽车零部件试点实施"先声明后验证"便利化措施的公告》:三、对于凭《自我声明》申报,但在规定的期限内无法获得《免办证明》的进口汽车零部件,根据相关法律法规,收货人应在海关监督下实施退运或者销毁。

任务六 进口涂料检验

一、适用范围

涂料是指《商品名称及编码协调制度》中编码为 3208 项下和 3209 项下的商品。

海关总署主管全国进口涂料的检验监管工作,主管海关负责对进口涂料实施检验。

国家对进口涂料实行登记备案和专项检测制度。

海关总署指定涂料专项检测实验室(以下简称专项检测实验室)和进口涂料备案机构(以下简称备案机构)。专项检测实验室根据技术法规的要求,负责进口涂料的强制性控制项目的专项检测工作,出具进口涂料专项检测报告。备案机构负责受理进口涂料备案申请、确认专项检测结果等事宜。

二、登记备案

进口涂料的生产商、进口商或者进口代理商(以下称备案申请人)根据需要,可以向备案机构申请进口涂料备案。

备案申请应当在涂料进口至少 2 个月前向备案机构提出,同时备案申请人应当提交以下资料:

(1)进口涂料备案申请表;

(2)备案申请人的企业法人营业执照的复印件(加盖印章),需分装的进口涂料的分装厂商企业法人营业执照的复印件(加盖印章);

(3)进口涂料生产商对其产品中有害物质含量符合中华人民共和国国家技术规范要求的声明;

(4)关于进口涂料产品的基本组成成分、品牌、型号、产地、外观、标签及标记、分装厂商和地点、分装产品标签等有关材料(以中文文本为准);

(5)其他需要提供的材料。

备案机构接到备案申请后,对备案申请人的资格及提供的材料进行审核,在 5 个工作日内,向备案申请人签发"进口涂料备案申请受理情况通知书"。

备案申请人收到"进口涂料备案申请受理情况通知书"后,受理申请的,由备案申请人将被检样品送指定的专项检测实验室,备案申请人提供的样品应当与实际进口涂料一致,样品数量应当满足专项检测和留样需要;未受理申请的,按照"进口涂料备案申请受理情况通知书"的要求进行补充和整改后,可重新提出申请。

专项检测实验室应当在接到样品 15 个工作日内,完成对样品的专项检测及进口涂料专项检测报告,并将报告提交备案机构。

备案机构应当在收到进口涂料专项检测报告 3 个工作日内,根据有关规定及专项检测报告进行审核,经审核合格的签发"进口涂料备案书";经审核不合格的,书面通知备案申请人。

"进口涂料备案书"有效期为 2 年。当有重大事项发生,可能影响涂料性能时,应当对进口涂料重新申请备案。

有下列情形之一的,由备案机构吊销"进口涂料备案书",并且在半年内停止其备案申请资格:

(1)涂改、伪造"进口涂料备案书";

(2)经海关检验,累计 2 次发现报检商品与备案商品严重不符的;

(3)经海关抽查检验,累计 3 次不合格的。

备案机构定期将备案情况报告海关总署。海关总署通过网站(http://www.customs.gov.cn)等公开媒体公布进口涂料备案机构、专项检测实验室、已备案涂料等信息。

三、进口检验

已经备案的涂料,在进口报检时除按照规定提交相关单证外,还应当同时提交"进口涂料备案书"。

海关按照以下规定实施检验:

(1)核查"进口涂料备案书"的符合性。核查内容包括品名、品牌、型号、生产厂商、产地、标签等。

(2)专项检测项目的抽查。同一品牌涂料的年度抽查比例不少于进口批次的 10%,每个批次抽查不少于进口规格型号种类的 10%,所抽取样品送专项检测实验室进行专项检测。

对未经备案的进口涂料,海关接受报检后,按照有关规定抽取样品,并由报检人将样品送专项检测实验室检测,海关根据专项检测报告进行符合性核查。

检验合格的进口涂料,海关签发入境货物检验检疫证明;检验不合格的进口涂料,主管海关出具检验检疫证书,并报海关总署。对专项检测不合格的进口涂料,收货人须将其退运出境或者按照有关部门要求妥善处理。

任务七　进境货物木质包装检疫

一、适用范围

木质包装是指用于承载、包装、铺垫、支撑、加固货物的木质材料,如木板箱、木条箱、木托盘、木框、木桶(盛装酒类的橡木桶除外)、木轴、木楔、垫木、枕木、衬木等。

木质包装不包括经人工合成或者经加热、加压等深度加工的包装用木质材料(如胶合板、刨花板、纤维板等)以及薄板旋切芯、锯屑、木丝、刨花等以及厚度等于或者小于 6 毫米的木质材料。

海关总署统一管理全国进境货物木质包装的检疫监督管理工作。主管海关负责所辖地区进境货物木质包装的检疫监督管理工作。

二、检疫监管

进境货物使用木质包装的,应当在输出国家或者地区政府检疫主管部门监督下按照《国际植物保护公约》(以下简称 IPPC)的要求进行除害处理,并加施 IPPC 专用标识。除害处理方法和专用标识应当符合相关规定。

进境货物使用木质包装的,货主或者其代理人应当向海关报检。海关按照以下情况处理:

(1)对已加施 IPPC 专用标识的木质包装,按规定抽查检疫,未发现活的有害生物的,立即予以放行；发现活的有害生物的，监督货主或者其代理人对木质包装进行除害处理。

（2）对未加施 IPPC 专用标识的木质包装，在海关监督下对木质包装进行除害处理或者销毁处理。

（3）对报检时不能确定木质包装是否加施 IPPC 专用标识的，海关按规定抽查检疫。经抽查确认木质包装加施了 IPPC 专用标识，且未发现活的有害生物的，予以放行；发现活的有害生物的，监督货主或者其代理人对木质包装进行除害处理；经抽查发现木质包装未加施 IPPC 专用标识的，对木质包装进行除害处理或者销毁处理。

海关对未报检且经常使用木质包装的进境货物，可以实施重点抽查，抽查时按照以下情况处理：

（1）经抽查确认未使用木质包装的，立即放行。

（2）经抽查发现使用木质包装的，按照以上（1）（2）（3）规定处理，并依照有关规定予以行政处罚。

主管海关对木质包装违规情况严重的，在报经海关总署批准同意后，监督货主或者其代理人连同货物一起作退运处理。

对木质包装进行现场检疫时应当重点检查是否携带天牛、白蚁、蠹虫、树蜂、吉丁虫、象虫等钻蛀性害虫及其危害迹象，对有昆虫危害迹象的木质包装应当剖开检查；对带有疑似松材线虫等病害症状的，应当取样送实验室检验。

需要将货物运往指定地点实施检疫或者除害处理的，货主或者其代理人应当按照海关的要求，采取必要的防止疫情扩散的措施。集装箱装运的货物，应当在海关人员的监督下开启箱门，以防有害生物传播扩散。

需要实施木质包装检疫的货物，除特殊情况外，未经海关许可，不得擅自卸离运输工具和运递及拆除、遗弃木质包装。

过境货物裸露的木质包装以及作为货物整批进境的木质包装，按照规定执行。

进境船舶、飞机使用的垫舱木料卸离运输工具的，按照规定执行；不卸离运输工具的，应当接受海关的监督管理，在监管过程中发现检疫性有害生物的，应当实施除害或者销毁处理。

海关应当加强与港务、运输、货物代理等部门的信息沟通，通过联网、电子监管及审核货物载货清单等方式获得货物及包装信息，根据情况做出是否抽查的决定。

主管海关应当根据检疫情况做好进出口商和输出国家或者地区木质包装标识企业的诚信记录，对其诚信做出评价，实施分类管理。对诚信好的企业，可以采取减少抽查比例和先行通关后在工厂或其他指定地点实施检疫等便利措施。对诚信不良的企业，可以采取加大抽查比例等措施。对多次出现问题的，海关总署可以向输出国家或者地区发出通报，暂停相关标识加施企业的木质包装入境。

经港澳地区中转进境货物使用木质包装，不符合规定的，货主或者其代理人可以申请海关总署认定的港澳地区检验机构实施除害处理并加施 IPPC 标识或者出具证明文件，入境时，主管海关按照规定进行抽查或者检疫。

为便利通关，对于经港澳地区中转进境未使用木质包装的货物，货主或者其代理人可以向海关总署认定的港澳地区检验机构申请对未使用木质包装情况进行确认并出具证明文件。入境时，主管海关审核证明文件，不再检查木质包装，必要时可以进行抽查。

旅客携带物、邮寄物使用的木质包装未加施 IPPC 标识的，经检疫未发现活的有害生物的，准予入境；发现活的有害生物的，对木质包装进行除害处理。

有下列情况之一的,海关依照《中华人民共和国进出境动植物检疫法》及其实施条例的相关规定予以行政处罚:

(1)未按照规定向海关报检的;

(2)报检与实际情况不符的;

(3)未经海关许可擅自将木质包装货物卸离运输工具或者运递的;

(4)其他违反《中华人民共和国进出境动植物检疫法》及其实施条例的。

有下列情况之一的,由海关处以3万元以下罚款:

(1)未经海关许可,擅自拆除、遗弃木质包装的;

(2)未按海关要求对木质包装采取除害或者销毁处理的;

(3)伪造、变造、盗用IPPC专用标识的。

海关总署认定的检验机构违反有关法律法规的,海关总署应当根据情节轻重责令限期改正或者取消认定。

 同步案例 2—6　　　　　伪造木质包装 IPPC 标识案

5月27日,A公司向甲海关申报了三个天然木制作的中木箱。5月30日中午,甲海关在甲机场检验检疫监管库D库门口对申报的三个中木箱进行现场查验时,发现每个木箱上仅印有一个IPPC标识,且所印标识均不符合相关要求。因当时正值货物入库高峰期,甲海关人员及时记录下运单号,将该货物暂时监管并告知下午　　**案例评析**　入库作进一步处理。下午,甲海关人员发现该批货物已经装车,且在每个木箱外侧多出两个合格的IPPC标识。经仔细检查,该IPPC标识的墨迹未干,用手触摸标识有扩散现象,甲海关人员遂认定该IPPC标识有明显伪造嫌疑,于是迅速联系监管库库管人员,调取该批货物的入库信息,显示该批货物入库时木箱上仅有一个IPPC标识,库管人员做出了书面说明并签字、加盖监管库印章。随后,甲海关人员依法对该批货物的报检员进行调查,该报检员承认了伪造IPPC标识的违法事实,甲海关于6月2日缴获作案用的假IPPC印章。

任务八　进口棉花检验

一、适用范围

适用于进口棉花的检验监督管理。

海关总署主管全国进口棉花的检验监督管理工作。主管海关负责所辖地区进口棉花的检验监督管理工作。

国家对进口棉花的境外供货企业(以下简称境外供货企业)实施质量信用管理,对境外供货企业可以实施登记管理。

海关依法对进口棉花实施到货检验。

二、境外供货企业登记管理

为了便利通关,境外供货企业按照自愿原则向海关总署申请登记。

申请登记的境外供货企业(以下简称申请人)应当具备以下条件:

(1)具有所在国家或者地区合法经营资质;

(2)具有固定经营场所；

(3)具有稳定供货来源，并有相应质量控制体系；

(4)熟悉中国进口棉花检验相关规定。

申请人申请登记时应当向海关总署提交下列书面材料：

(1)进口棉花境外供货企业登记申请表(以下简称登记申请表)；

(2)合法商业经营资质证明文件复印件；

(3)组织机构图及经营场所平面图；

(4)质量控制体系的相关材料；

(5)质量承诺书。

以上材料应当提供中文或者中外文对照文本。

境外供货企业可以委托代理人申请登记。代理人申请登记时，应当提交境外供货企业的委托书。

海关总署对申请人提交的申请，应当根据下列情形分别做出处理：

(1)申请材料不齐全或者不符合法定形式的，应当当场或者自收到申请材料之日起 5 个工作日内一次告知申请人需要补正的全部内容；逾期不告知的，自收到申请材料之日起即为受理。

(2)申请材料齐全、符合规定形式，或者申请人按照海关总署的要求提交全部补正材料的，应当受理。

(3)申请人自被告知之日起 20 个工作日内未补正申请材料，视为撤销申请；申请人提供的补正材料仍不符合要求的，不予受理，并书面告知申请人。

受理当事人提交的申请后，海关总署应当组成评审组，开展书面评审，必要时开展现场评审。上述评审应当自受理之日起 3 个月内完成。

经审核合格的，海关总署应当对境外供货企业予以登记，颁发"进口棉花境外供货企业登记证书"(以下简称登记证书)并对外公布。登记证书有效期为 3 年。

经审核不合格的，海关总署对境外供货企业不予登记，并书面告知境外供货企业。

不予登记的境外供货企业自不予登记之日起 2 个月后方可向海关总署重新申请登记。

已登记境外供货企业的名称、经营场所或者法定代表人等登记信息发生变化的，应当及时向海关总署申请变更登记，提交规定的登记申请表及变更事项的证明材料，海关总署应当自收到变更登记材料之日起 30 个工作日内做出是否予以变更登记的决定。

需要延续有效期的，已登记境外供货企业应当在登记证书有效期届满 3 个月前向海关总署申请复查换证，复查换证时提交规定的材料，海关总署应当在登记证书有效期届满前做出是否准予换证的决定。

到期未申请复查换证的，海关总署予以注销。

三、质量信用管理

海关总署对境外供货企业实行质量信用管理。直属海关根据进口棉花的实际到货质量和境外供货企业的履约情况，对境外供货企业的质量信用进行评估，并上报海关总署。

按照质量信用，境外供货企业分为 A、B、C 三个层级。

(1)A 级：境外供货企业自获得海关总署登记后即列为 A 级。

(2)B 级：A 级境外供货企业发生海关对境外供货企业的质量信用进行评估并作相应调整

的降为 B 级。

(3)C 级:未获得海关总署登记的境外供货企业默认为 C 级;B 级境外供货企业发生海关应当对该境外供货企业的质量信用进行评估并作相应调整所列情形之一的降为 C 级。

登记境外供货企业进口的同合同、同发票、同规格的棉花发生下列情形之一的,海关应当对该境外供货企业的质量信用进行评估并作相应调整:

(1)等级降级幅度在 2 级及以上的棉包数量超过总包数 20% 的;

(2)长度降级幅度在 1/16 英寸(约 1.58 毫米)及以上的棉包数量超过总包数 20% 的;

(3)马克隆值不合格的棉包数量超过总包数 60% 的;

(4)到货重量短少率超过 3%,未及时赔偿的;

(5)货物中发生严重油污、水渍、霉变、板结的棉包数量超过总包数 5% 的;

(6)货物包装发生影响运输、搬运、装卸的严重破损,破损棉包数量超过总包数 20% 的;

(7)混有异性纤维、棉短绒、废棉和危害性杂物,经核查对企业造成严重损失的。

进口棉花发生上述所列情形时,海关应当将有关检验结果告知收货人,收货人应当及时书面通知境外供货企业。未经海关允许,收货人不得销售、使用该批进口棉花。海关应当及时将进口棉花的检验情况及相关证明材料上报直属海关。

直属海关对检验情况及相关证明材料进行审核,初步评估确定境外供货企业的质量信用层级,并将评估结果及理由书面告知境外供货企业。

境外供货企业对初步评估结果有异议的,应当自收到书面通知之日起 15 个工作日内,向做出评估结果的直属海关提出书面申辩,并提交相关证明材料。经复核,原评估结果有误的,予以更正。

无异议或者期限届满未申辩的,直属海关确定最终评估结果,书面告知境外供货企业,同时上报海关总署。

海关总署根据评估结果及时调整境外供货企业质量信用层级,并通知主管海关及相关单位。

实施质量信用评估过程中发生复验、行政复议或者行政诉讼的,应当暂停评估。待复验、行政复议或者行政诉讼结束后,继续组织评估。

海关总署对获得登记的境外供货企业质量信用层级按下列方式进行动态调整:

(1)A 级境外供货企业进口的棉花发生海关应当对该境外供货企业的质量信用进行评估并作相应调整所列情形的,境外供货企业的质量信用层级由 A 级降为 B 级。

(2)自直属海关书面通知境外供货企业质量信用层级之日起 5 个月内,从 B 级境外供货企业进口的棉花发生海关应当对该境外供货企业的质量信用进行评估并作相应调整所列情形的,境外供货企业的质量信用层级由 B 级降为 C 级;如未发生海关应当对该境外供货企业的质量信用进行评估并作相应调整所列情形的,质量信用层级由 B 级升为 A 级。

(3)自直属海关书面通知境外供货企业质量信用层级之日起 5 个月内,从 C 级境外供货企业进口的棉花未发生海关应当对该境外供货企业的质量信用进行评估并作相应调整所列情形的,境外供货企业(不含未在海关总署登记的企业)的质量信用层级由 C 级升为 B 级。

四、进口检验

进口棉花的收货人或者其代理人应当向入境口岸海关报检。报检时,除提供规定的报检单证外,已登记境外供货企业应当提供"进口棉花境外供货企业登记证书"(复印件)。

海关根据境外供货企业的质量信用层级,按照下列方式对进口棉花实施检验:

(1)对 A 级境外供货企业的棉花,应当在收货人报检时申报的目的地检验,由目的地海关按照检验检疫行业标准实施抽样检验;

(2)对 B 级境外供货企业的棉花,应当在收货人报检时申报的目的地检验,由目的地海关实施两倍抽样量的加严检验;

(3)对 C 级境外供货企业的棉花,海关在入境口岸实施两倍抽样量的加严检验。

实施进口棉花现场检验工作的场所应当具备以下条件:

(1)具有适合棉花存储的现场检验场地;

(2)配备开箱、开包、称重、取样等所需的设备和辅助人员;

(3)其他检验工作所需的通用现场设施。

海关对进口棉花实施现场查验。查验时应当核对进口棉花批次、规格、标记等,确认货证相符;查验包装是否符合合同等相关要求,有无包装破损;查验货物是否存在残损、异性纤维、以次充好、掺杂掺假等情况。对集装箱装载的,检查集装箱铅封是否完好。

海关按照相关规定对进口棉花实施数重量检验、品质检验和残损鉴定,并出具证书。

进口棉花的收货人或者发货人对海关出具的检验结果有异议的,可以按照《进出口商品复验办法》的规定申请复验。

五、监督管理

境外供货企业质量控制体系应当持续有效。海关总署可以依法对境外供货企业实施现场核查。

收货人应当建立进口棉花销售、使用记录以及索赔记录,海关可以对其记录进行检查,发现未建立记录或者记录不完整的,书面通知收货人限期整改。

主管海关应当建立质量信用评估和检验监管工作档案。海关总署对质量信用评估和检验监管工作进行监督检查。

已登记境外供货企业发生下列情形之一的,海关总署撤销其登记。境外供货企业自撤销之日起 6 个月后方可向海关总署重新申请登记。

(1)提供虚假材料获取登记证书的;

(2)在海关总署组织的现场检查中被发现其质量控制体系无法保证棉花质量的;

(3)C 级已登记境外供货企业发生海关对境外供货企业的质量信用进行评估并作相应调整所列情形的;

(4)不接受监督管理的。

六、法律责任

收货人发生下列情形之一,有违法所得的,由海关处违法所得 3 倍以下罚款,最高不超过 3 万元;没有违法所得的,处 1 万元以下罚款:

(1)书面通知限期整改仍未建立进口棉花销售或者使用记录以及索赔记录的;

(2)不如实提供进口棉花的真实情况造成严重后果的;

(3)不接受监督管理的。

任务九　进口旧机电产品检验

一、适用范围

适用于国家允许进口的,在中华人民共和国境内销售、使用的旧机电产品的检验监督管理。

旧机电产品是指具有下列情形之一的机电产品:

(1)已经使用(不含使用前测试、调试的设备),仍具备基本功能和一定使用价值的;

(2)未经使用,但是超过质量保证期(非保修期)的;

(3)未经使用,但是存放时间过长,部件产生明显有形损耗的;

(4)新旧部件混装的;

(5)经过翻新的。

海关总署主管全国进口旧机电产品检验监督管理工作。主管海关负责所辖地区进口旧机电产品检验监督管理工作。

进口旧机电产品应当符合法律法规对安全、卫生、健康、环境保护、防止欺诈、节约能源等方面的规定,以及国家技术规范的强制性要求。

进口旧机电产品应当实施口岸查验、目的地检验以及监督管理。价值较高、涉及人身财产安全、健康、环境保护项目的高风险进口旧机电产品,还需实施装运前检验。

需实施装运前检验的进口旧机电产品清单由海关总署制定并在海关总署网站上公布。

进口旧机电产品的装运前检验结果与口岸查验、目的地检验结果不一致的,以口岸查验、目的地检验结果为准。

旧机电产品的进口商应当诚实守信,对社会和公众负责,对其进口的旧机电产品承担质量主体责任。

二、装运前检验

需实施装运前检验的进口旧机电产品,其收、发货人或者其代理人应当按照海关总署的规定申请主管海关或者委托检验机构实施装运前检验。

海关总署不予指定检验机构从事进口旧机电产品装运前检验。装运前检验应当在货物启运前完成。

收、发货人或者其代理人申请海关实施装运前检验的,海关可以根据需要,组织实施或者派出检验人员参加进口旧机电产品装运前检验。

进口旧机电产品装运前检验应当按照国家技术规范的强制性要求实施。

装运前检验内容包括:

(1)对安全、卫生、健康、环境保护、防止欺诈、能源消耗等项目做出初步评价;

(2)核查产品品名、数量、规格(型号)、新旧、残损情况是否与合同、发票等贸易文件所列相符;

(3)是否包括、夹带禁止进口货物。

检验机构接受委托实施装运前检验的,应当诚实守信,按照海关总署的规定实施装运前检验。

海关或者检验机构应当在完成装运前检验工作后,签发装运前检验证书,并随附装运前检验报告。

检验证书及随附的检验报告应当符合以下要求:

(1)检验依据准确、检验情况明晰、检验结果真实;

(2)有统一、可追溯的编号;

(3)检验报告应当包含检验依据、检验对象、现场检验情况、装运前检验机构及授权签字人签名等;

(4)检验证书不应含有检验报告中检验结论及处理意见为不符合规定的进口旧机电产品;

(5)检验证书及随附的检验报告文字应当为中文,若出具中外文对照的,以中文为准;

(6)检验证书应当有明确的有效期限,有效期限由签发机构根据进口旧机电产品情况确定,一般为半年或一年。

工程机械的检验报告除满足上述要素外,还应当逐台列明名称、HS 编码、规格型号、产地、发动机号/车架号、制造日期(年)、运行时间(小时)、检测报告、维修记录、使用说明书核查情况等内容。

三、进口旧机电产品检验

进口旧机电产品运抵口岸后,收货人或者其代理人应当凭合同、发票、装箱单、提单等资料向海关办理报检手续。需实施装运前检验的,报检前还应当取得装运前检验证书。

口岸海关对进口旧机电产品实施口岸查验。

实施口岸查验时,应当对报检资料进行逐批核查。必要时,对进口旧机电产品与报检资料是否相符进行现场核查。

口岸查验的其他工作按口岸查验的相关规定执行。目的地海关对进口旧机电产品实施目的地检验。

海关对进口旧机电产品的目的地检验内容包括一致性核查,安全、卫生、环境保护等项目检验。

(1)一致性核查。

①核查产品是否存在外观及包装的缺陷或者残损;

②核查产品的品名、规格、型号、数量、产地等货物的实际状况是否与报检资料及装运前检验结果相符;

③对进口旧机电产品的实际用途实施抽查,重点核查特殊贸易方式进口旧机电产品的实际使用情况是否与申报情况一致。

(2)安全项目检验。

①检查产品表面缺陷、安全标识和警告标记;

②检查产品在静止状态下的电气安全和机械安全;

③检验产品在运行状态下的电气安全和机械安全,以及设备运行的可靠性和稳定性。

(3)卫生、环境保护项目检验。

①检查产品卫生状况,涉及食品安全项目的食品加工机械及家用电器是否符合相关强制性标准;

②检测产品在运行状态下的噪声、粉尘含量、辐射以及排放物是否符合标准;

③检验产品是否符合我国能源效率有关限定标准。

（4）对装运前检验发现的不符合项目采取技术和整改措施的有效性进行验证，对装运前检验未覆盖的项目实施检验；必要时对已实施的装运前检验项目实施抽查。

（5）其他项目的检验依照同类机电产品检验的有关规定执行。

经目的地检验，涉及人身财产安全、健康、环境保护项目不合格的，由海关责令收货人销毁、退运；其他项目不合格的，可以在海关的监督下进行技术处理，经重新检验合格的，方可销售或者使用。

经目的地检验不合格的进口旧机电产品，属成套设备及其材料的，签发不准安装使用通知书。经技术处理，并经海关重新检验合格的，方可安装使用。

四、监督管理

海关对进口旧机电产品收货人及其代理人、进口商及其代理人、装运前检验机构及相关活动实施监督管理。

检验机构应当对其所出具的装运前检验证书及随附的检验报告的真实性、准确性负责。

海关在进口旧机电产品检验监管工作中，发现检验机构出具的检验证书及随附的检验报告违反规定，情节严重或引起严重后果的，可以发布警示通报并决定在一定时期内不予认可其出具的检验证书及随附的检验报告，但最长不得超过 3 年。

进口旧机电产品的进口商应当建立产品进口、销售和使用记录制度，如实记录进口旧机电产品的品名、规格、数量、出口商和购货者名称及联系方式、交货日期等内容。记录应当真实，保存期限不得少于 2 年。

海关可以对本辖区内进口商的进口、销售和使用记录进行检查。

海关对进口旧机电产品检验监管过程中发现的质量安全问题依照风险预警及快速反应的有关规定进行处置。

海关工作人员在履行进口旧机电产品检验监管职责中，对所知悉的商业秘密负有保密义务。

海关履行进口旧机电产品检验监管职责，应当遵守法律，维护国家利益，依照法定职权和法定程序严格执法，接受监督。

五、法律责任

擅自销售、使用未报检或者未经检验的进口旧机电产品，由海关按照《中华人民共和国进出口商品检验法实施条例》没收违法所得，并处进口旧机电产品货值金额 5% 以上 20% 以下罚款；构成犯罪的，依法追究刑事责任。

销售、使用经法定检验、抽查检验或者验证不合格的进口旧机电产品，由海关按照《中华人民共和国进出口商品检验法实施条例》责令停止销售、使用，没收违法所得和违法销售、使用的进口旧机电产品，并处违法销售、使用的进口旧机电产品货值金额等值以上 3 倍以下罚款；构成犯罪的，依法追究刑事责任。

擅自调换海关抽取的样品或者海关检验合格的进口旧机电产品的，由海关按照《中华人民共和国进出口商品检验法实施条例》责令改正，给予警告；情节严重的，并处旧机电产品货值金额 10% 以上 50% 以下罚款。

进口旧机电产品的收货人、代理报检企业或者报检人员不如实提供进口旧机电产品的真实情况，取得海关的有关单证，或者对法定检验的进口旧机电产品不予报检，逃避进口旧机电产品检验的,由海关按照《中华人民共和国进出口商品检验法实施条例》没收违法所得,并处进口旧机电产品货值金额 5% 以上 20% 以下罚款。

进口国家允许进口的旧机电产品未按照规定进行装运前检验的,按照国家有关规定予以退货;情节严重的,由海关按照《中华人民共和国进出口商品检验法实施条例》并处 100 万元以下罚款。

伪造、变造、买卖、盗窃或者使用伪造、变造的海关出具的装运前检验证书及检验报告,构成犯罪的,依法追究刑事责任;尚不够刑事处罚的,由海关按照《中华人民共和国进出口商品检验法实施条例》责令改正,没收违法所得,并处商品货值金额等值以下罚款。

进口国家禁止进口的旧机电产品,应当予以退货或者销毁。

 同步案例 2—7　　　　盲目进口旧机器被欺诈数百万

6 月,浙江诸暨某针织有限公司从韩国进口了两批旧电脑织袜机,共计 100 台,价值 51 000 美元。该批货物到达宁波口岸后,因该公司在旧设备进口前没有到海关部门申请备案,不能提供进口旧机电产品备案的有关证明,诸暨海关遂对其进行了立案调查。经查,这批旧电脑织袜机根本无法正常安装和使用,其中核心部件——电脑板——严重丢失,而生产该类设备的韩国生产厂已经停产关闭,这就意味着这类设备的配件再也无法供应和制造。更令人头疼的是,这些设备的电脑板由密钥控制,调试好的设备在使用一定时间后就会自动上锁,导致无法工作。收货人为此已经投入了 200 多万元,但看到的只是一堆废品,损失惨重。同时,该公司因违反我国相关的检验检疫法律法规规定,还将面临行政处罚。

案例评析

 经验小谈 2—4

您好,我司进口的旧机电产品,听说需要进行装运前检验,请问都要检验哪些方面?

答:根据《进口旧机电产品检验监督管理办法》第九条,进口旧机电产品装运前检验应当按照国家技术规范的强制性要求实施。

装运前检验内容包括:①对安全、卫生、健康、环境保护、防止欺诈、能源消耗等项目做出初步评价;②核查产品品名、数量、规格(型号)、新旧、残损情况是否与合同、发票等贸易文件所列相符;③是否包括、夹带禁止进口货物。

任务十　进口商品残损检验鉴定

一、适用范围

适用于中华人民共和国境内的进口商品残损检验鉴定活动。

海关总署主管全国进口商品残损检验鉴定工作,主管海关负责所辖地区的进口商品残损检验鉴定及其监督管理工作。

主管海关负责对法定检验进口商品的残损检验鉴定工作。法检商品以外的其他进口商品发生残损需要进行残损检验鉴定的,对外贸易关系人可以向主管海关申请残损检验鉴定,也可以向经海关总署许可的检验机构申请残损检验鉴定。为进一步落实党中央、国务院关于"证照分离"改革的决策部署,按照《国务院关于在全国推开"证照分离"改革的通知》(国发〔2018〕35号)要求,海关总署决定将项目编码 26021 的许可事项"进出口商品检验鉴定业务的检验许可"审批时限压缩至 13 个工作日,即自受理进出口商品检验鉴定业务的检验许可申请之日起,13 个工作日内作出行政许可决定。

海关对检验机构的残损检验鉴定行为进行监督管理。

海关根据需要对有残损的下列进口商品实施残损检验鉴定:

(1)列入海关必须实施检验检疫的进出境商品目录内的进口商品;

(2)法定检验以外的进口商品的收货人或者其他贸易关系人,发现进口商品质量不合格或者残损、短缺,申请出证的;

(3)进口的危险品、废旧物品;

(4)实行验证管理、配额管理,并需由海关检验的进口商品;

(5)涉嫌有欺诈行为的进口商品;

(6)收货人或者其他贸易关系人需要海关出证索赔的进口商品;

(7)双边、多边协议协定及国际条约规定,或国际组织委托、指定的进口商品;

(8)相关法律、行政法规规定须经海关检验的其他进口商品。

二、申报检验

法定检验进口商品发生残损需要实施残损检验鉴定的,收货人应当向主管海关申请残损检验鉴定;法定检验以外的进口商品发生残损需要实施残损检验鉴定的,收货人或者其他贸易关系人可以向主管海关或者经海关总署许可的检验机构申请残损检验鉴定。

进口商品的收货人或者其他贸易关系人可以自行向海关申请残损检验鉴定,也可以委托办理申请手续。

需由海关实施残损检验鉴定的进口商品,申请人应当在海关规定的地点和期限内办理残损检验申请手续。

进口商品发生残损或者可能发生残损需要进行残损检验鉴定的,进口商品的收货人或者其他贸易关系人应当向进口商品卸货口岸所在地海关申请残损检验鉴定。

进口商品在运抵进口卸货口岸前已发现残损或者其运载工具在装运期间存在、遭遇或者出现不良因素而可能使商品残损、灭失的,进口商品收货人或者其他贸易关系人应当在进口商品抵达进口卸货口岸前申请,最迟应当于船舱或者集装箱的拆封、开舱、开箱前申请。

进口商品在卸货中发现或者发生残损的,应当停止卸货并立即申请。

进口商品发生残损需要对外索赔出证的,进口商品的收货人或者其他贸易关系人应当在索赔有效期届满 20 日前申请。

需由海关实施残损检验鉴定的进口商品,收货人或者其他贸易关系人应当保护商品及其包装物料的残损现场现状,将残损商品合理分卸分放,收集地脚,妥善保管;对易扩大损失的残损商品或者正在发生的残损事故,应当及时采取有效施救措施,中止事故和防止残损扩大。

收货人或者其他贸易关系人在办理进口商品残损检验鉴定申请手续时,还应当根据实际情况并结合国际通行做法向海关申请下列检验项目:

(1)监装监卸;

(2)船舱或集装箱检验;

(3)集装箱拆箱过程检验;

（4）其他相关的检验项目。

三、检验鉴定

海关按国家技术规范的强制性要求实施残损检验鉴定。尚未制定规范、标准的,可以参照国外有关技术规范、标准检验。

进口商品有下列情形之一的,应当在卸货口岸实施检验鉴定:

（1）散装进口的商品有残损的;

（2）商品包装或商品外表有残损的;

（3）承载进口商品的集装箱有破损的。

进口商品有下列情形之一的,应当转单至商品到达地实施检验鉴定:

（1）国家规定必须迅速运离口岸的;

（2）打开包装检验后难以恢复原状或难以装卸运输的;

（3）需在安装调试或使用中确定其致损原因、损失程度、损失数量和损失价值的;

（4）商品包装和商品外表无明显残损,需在安装调试或使用中进一步检验的。

海关在实施残损检验鉴定时,发现申请项目的实际状况与检验技术规范、标准的要求不符,影响检验正常进行或者检验结果的准确性,应当及时通知收货人或者其他贸易关系人;收货人或者其他贸易关系人应当配合检验检疫工作。

海关在实施残损检验鉴定过程中,收货人或者其他贸易关系人应当采取有效措施保证现场条件和状况符合检验技术规范、标准的要求。

海关未依法做出处理意见之前,任何单位和个人不得擅自处理。

如果现场条件和状况不符合规定或检验技术标准、规范要求,海关可以暂停检验鉴定,责成收货人或者其他贸易关系人及时采取有效措施,确保检验顺利进行。

涉及人身财产安全、卫生、健康、环境保护的残损的进口商品申请残损检验鉴定后,申请人和有关各方应当按海关的要求,分卸分放、封存保管和妥善处置。

对涉及人身财产安全、卫生、健康、环境保护等项目不合格的发生残损的进口商品,海关责令退货或者销毁的,收货人或者其他贸易关系人应当按照规定向海关办理退运手续,或者实施销毁,并将处理情况报做出决定的海关。

海关实施残损检验鉴定应当实施现场勘查,并进行记录、拍照或录音、录像。有关单位和个人应当予以配合,并在记录上签字确认,如有意见分歧,应当备注。

四、监督管理

海关依法对在境内设立的各类进出口商品检验机构和在境内从事涉及进口商品残损检验鉴定的机构、人员及活动实行监督管理。

未经海关总署的许可,任何机构和个人不得在境内从事进口商品残损检验鉴定活动。

已经海关总署许可的境内外各类检验机构必须在许可的范围内,接受对外经济贸易关系人的委托办理进口商品的残损检验鉴定。

收货人或者其他贸易关系人对主管海关的残损检验鉴定结果有异议的,可以在规定的期限内向做出检验鉴定结果的主管海关或者其上一级海关以至海关总署申请复验,同时应当保留现场和货物现状。受理复验的海关应当按照有关复验的规定做出复验结论。

当事人对海关做出的复验结论不服的,可以依法申请行政复议,也可以依法向人民法院提起诉讼。

当事人对所委托的其他检验机构的残损检验鉴定结果有异议的,可以向当地海关投诉,同时应当保留现场和货物现状。

提示:其他贸易关系人,是指除进口商品收货人之外的进口商、代理报检企业、承运人、仓储单位、装卸单位、货运代理以及其他与进口商品残损检验鉴定相关的单位和个人。

任务十一　进口企业备案

一、进口食品企业备案

(一)设定依据

(1)《中华人民共和国食品安全法》第九十六条;

(2)《中华人民共和国进出口商品检验法实施条例》第十二条;

(3)《国务院关于加强食品等产品安全监督管理的特别规定》第八条;

(4)《进出口食品安全管理办法》(国家质量监督检验检疫总局令第144号,海关总署令第243号修改);

(5)《〈进口食品进出口商备案管理规定〉及〈食品进口记录和销售记录管理规定〉的公告》。

(二)备案范围

适用于进口食品进口商的备案管理。

经营食品种类主要包括:肉类、蛋及制品类、水产及制品类、中药材类、粮谷及制品类、油脂及油料类、饮料类、糖类、蔬菜及制品类、植物性调料类、干坚果类、其他植物源性食品类、罐头类乳制品类、蜂产品类、酒类、糕点饼干类、蜜饯类、卷烟类、茶叶类、调味品类、其他加工食品类、特殊食品类、燕窝产品类及其他。

上述所列经营食品种类之外的产品,如食品添加剂、食品相关产品、部分粮食品种、部分油籽类、水果、食用活动物等依照有关规定执行。

(三)申请材料

进口商应当于食品进口前向工商注册地海关申请备案,并提供以下材料:

(1)"进口商备案申请表"(见图2-12);

(2)与食品安全相关的组织机构设置、部门职能和岗位职责;

(3)拟经营的食品种类、存放地点;

(4)2年内曾从事食品进口、加工和销售的,应当提供相关说明(食品品种、数量)。

(四)办理流程

(1)进口商通过"互联网+海关"向海关申请备案(见图2-13),同时到主管海关窗口部门提交纸质材料,并对所提供备案信息的真实性负责。

(2)进口商提交备案信息后,获得备案管理系统生成的申请号和查询编号,凭申请号和查询编号查询备案进程或者修改备案信息(见图2-14)。

(3)主管海关进行初审,核实进口商提供的信息和资料,信息、资料真实完整的,提交海关总署批准并发布;审核不通过的,通过备案系统告知备案不通过原因,并退回备案申请。

(4)海关总署审核,通过备案系统发放备案号,并上网公布备案企业名单。

收货人备案申请表	*第 3 项——经营食品种类（多选项）
第 1 项——备案申请项目	□肉类 meat
□初次备案	□蛋及制品类 egg and egg products
第 2 项——企业资料	□水产及制品类 aquatic products and preserved aquatic products
*企业名称：	□中药材类 traditional Chinese medicinal materials of animal and plant origin
*企业地址：　省（市、自治区）　　　市	□粮谷及制品类 grains and grain products
*联系人姓名：	□油脂及油料类 oil and oil seeds
*联系人电话：　　　传真：　　　手机：	□饮料类 soft drinks and drinking water
*企业组织机构代码：	□糖类 sugar
*企业组织机构代码证书到期日：	□蔬菜及制品类 vegetable and vegetable products
*工商营业执照到期日：	□植物性调料类 processed flavorings of plant origin
*工商营业执照范围：	□干坚果类 dried fruits and nuts
*进出口企业代码（进口肉类企业填写）：	□其他植物源性食品类 other plant origin food
*企业工商注册号：	□罐头类 canned foods
*企业工商注册地址：	□乳制品类 dairy products
*企业办公地址：	□蜂产品类 bee products
*企业法人：	□酒类 alcoholic beverage
	□糕点饼干类 pastry biscuits and crackers
	□蜜饯类 candied (preserved) fruits
	□卷烟类 cigarette
	□茶叶类 tea
	□调味品类 processed flavorings
	□其他加工食品类 other processed foods
	□特殊食品类 foods for special dietary uses
	□其他，请描述　others, please describe
	第 4 项——企业承诺书
	兹承诺上述信息准确、真实。
	*填表人姓名（印刷体）：
	*填表人电话/传真或者手机：
	*填表人电子邮件信箱：
	*填表日期：
	第 5 项——填表说明
	1、标 "*" 的项目必须填写。

图 2—12

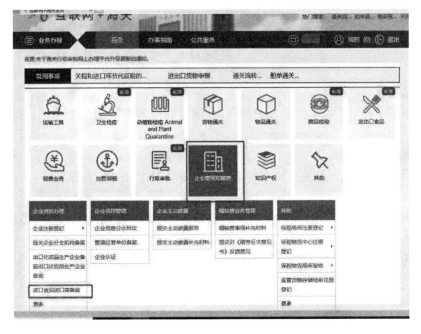

图 2—13

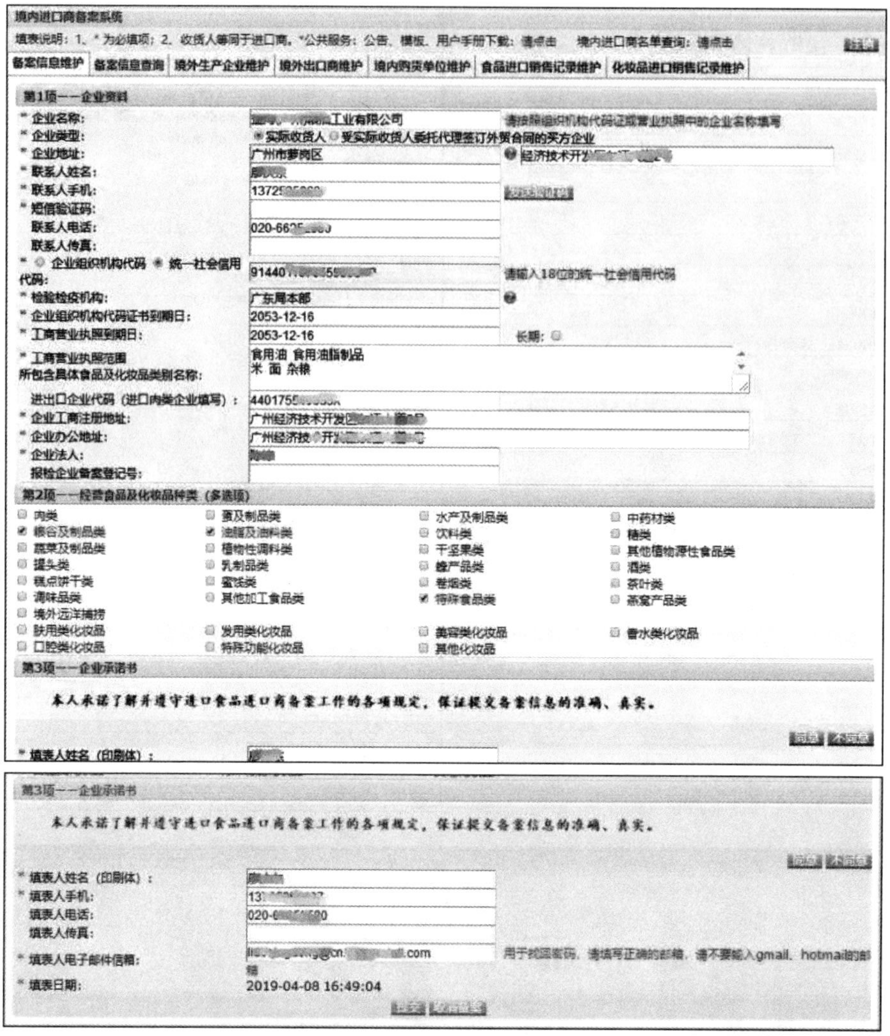

图 2－14

（五）信息变更

已获得备案的进口商备案信息发生变化时，应及时向海关提交变更申请。办理流程参照备案申请。

（六）办理时限

备案申请资料齐全的，海关自受理申请之日起5个工作日内完成备案。

（七）备案处置

进口商在申请备案时提供虚假备案资料和信息的，不予备案；已备案的，取消备案编号。

收货人转让、借用、篡改备案编号的，纳入信誉记录管理，并加强其进口食品检验检疫。

进口预包装
食品标签

二、进口化妆品收货人备案

（一）设定依据

(1)《中华人民共和国进出口商品检验法实施条例》第十二条；

(2)《国务院关于加强食品等产品安全监督管理的特别规定》第八条；

(3)《进出口化妆品检验检疫监督管理办法》(国家质量监督检验检疫总局令第 143 号，海关总署令第 243 号修改)；

(4)《〈进口化妆品境内收货人备案、进口记录和销售记录管理规定〉的公告》。

（二）备案范围

适用于进口化妆品收货人的备案管理。

经营化妆品种类主要包括：肤用化妆品、发用化妆品、美容化妆品、香水类化妆品、口腔类化妆品、特殊用途化妆品及其他化妆品。

（三）申请材料

收货人应当于化妆品进口前向工商注册地海关申请备案，并提供以下材料：

(1)“收货人备案申请表”(见图 2－15)；

(2)与化妆品安全相关的组织机构设置、部门职能和岗位职责；

(3)拟经营的化妆品种类、存放地点；

(4)2 年内曾从事化妆品进口、加工和销售的，应当提供相关说明(化妆品品种、数量)。

收货人备案申请表

第1项——备案申请项目
□初次备案
第2项——企业资料
*企业名称：
*企业地址：　省（市、自治区）　市
*联系人姓名：
*联系人电话：　传真：　手机：
*企业组织机构代码/统一社会信用代码：
*企业组织机构代码证书到期日：
*工商营业执照到期日：
*工商营业执照范围：
*企业工商注册号：
*企业工商注册地址：
*企业办公地址：
*企业法人：
*第3项——经营化妆品种类（多选项）
□肤用化妆品 Skin care cosmetic □发用化妆品 Hair care cosmetic □美容化妆品 Beautifying cosmetic □香水类化妆品 Perfume cosmetic □口腔类化妆品 Oral care cosmetic □特殊用途化妆品 Special purpose cosmetic □其他化妆品 Other cosmetics

第4项——企业承诺书
兹承诺上述信息准确、真实。
*填表人姓名（印刷体）：
*填表人电话/手机/传真：
*填表人电子邮件信箱：
*填表日期:
第5项——填表说明：标“*”的项目必须填写。

图 2－15

（四）办理流程

(1)收货人通过“互联网＋海关”向海关申请备案(见图 2－16、图 2－17)，同时向主管海关提交纸质材料，并对所提供备案信息的真实性负责。

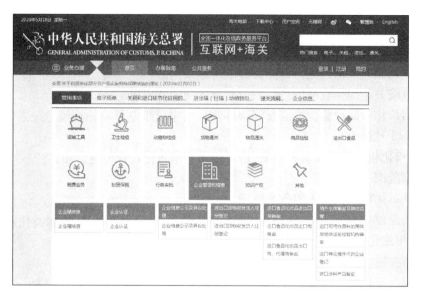

图 2—16

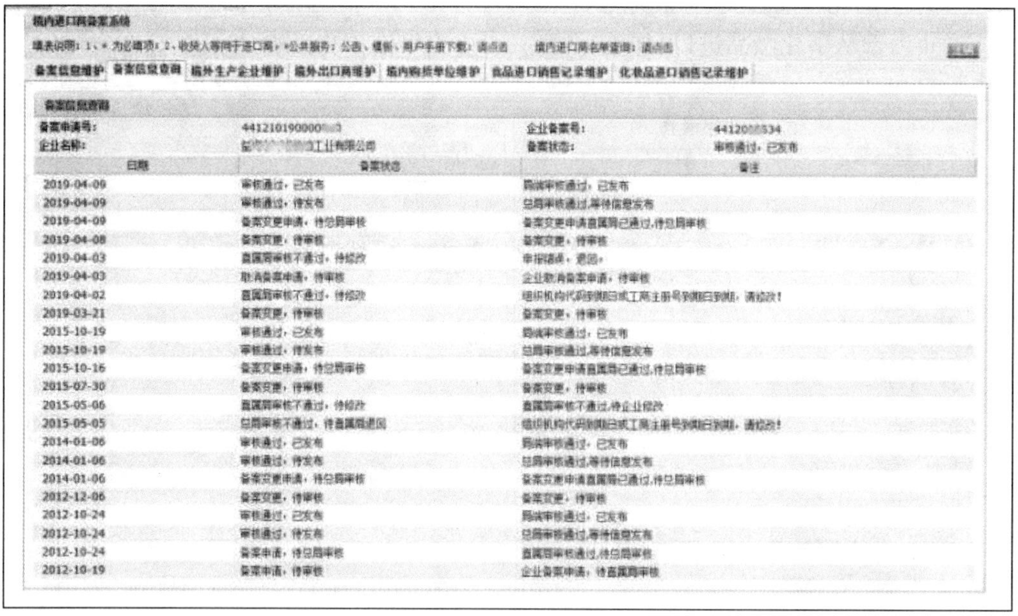

图 2—17

　　(2)收货人提交备案信息后,获得备案管理系统生成的申请号和查询编号,凭申请号和查询编号查询备案进程或者修改备案信息。

　　(3)主管海关进行初审,核实收货人提供的信息和资料,信息、资料真实完整的,提交海关总署批准并发布;审核不通过的,通过备案系统告知备案不通过原因,并退回备案申请。

　　(4)海关总署审核,通过备案系统发放备案号,并上网公布备案企业名单。

　　已获得备案的收货人备案信息发生变化时,应及时向海关提交变更申请。办理流程参照备案申请。

（五）办理时限

备案申请资料齐全的,海关自受理申请之日起 5 个工作日内完成备案。

（六）备案处置

收货人在申请备案时提供虚假备案资料和信息的,不予备案;已备案的,取消备案编号。

收货人转让、借用、篡改备案编号的,取消备案编号。

三、进口肉类收货人备案

（一）设定依据

(1)《中华人民共和国食品安全法》第九十六条;

(2)《国务院关于加强食品等产品安全监督管理的特别规定》第八条;

(3)《进出口食品安全管理办法》(国家质量监督检验检疫总局令第 144 号公布,海关总署令第 243 号修改);

(4)《进出口肉类产品检验检疫监督管理办法》(国家质量监督检验检疫总局令第 136 号,海关总署令第 243 号修改)。

（二）申请材料

(1)"进口肉类收货人备案申请表";

(2)《进口肉类检验检疫知识答卷》;

(3)企业质量安全管理制度,包含肉类进口和销售记录制度、产品追溯管理制度、不合格产品召回和处理制度等;

(4)企业组织机构设置、负责进口肉类的部门和岗位职责、设立食品安全员岗位;

(5)拟经营的肉类种类、存放地点;

(6)企业 2 年内曾从事肉类进口、加工和销售的,应当提供相关说明(肉类品种、数量)。

（三）办理流程

(1)申请单位填报备案申请表及知识答卷;

(2)向主管海关提交申请表及随附材料;

(3)主管海关审核材料的完整性和真实性,将符合条件的企业名单报海关总署;

(4)企业管理处进行审核,将符合条件的企业名单报海关总署;

(5)海关总署公布备案的进口肉类收货人名单,已备案的进口肉类收货人可在海关总署公布的进口肉类指定口岸开展进口肉类贸易。

查询方式:海关总署网站—信息服务。

（四）审查标准

(1)提供的材料真实、齐全、有效。

(2)进口肉类收货人的企业法人营业执照经营范围应包含食品或农产品(货物)的进口、生产、经销或代理等内容。

(3)设立食品安全员岗位,法人代表或者法人代表授权的业务负责人,以及食品安全员需熟悉进口肉类相关法律法规;同时,企业应建立并有效实施进口食品质量安全管理制度(包括食品进口及销售记录产品追溯管理制度,不合格食品召回、处理等制度)。

进口肉类
检疫申报

(4)拟经营的肉类种类、存放地点等符合总署相关规定要求。

(5)进口肉类收货人具有相对稳定的供货来源和国内销售、加工利用渠道;提供境外供应商备案名单和国内销售或加工企业名单。

(6)进口肉类收货人积极配合海关部门执行公务,诚信经营,无违法和重大违规行为。

(7)2年以上(含2年)没有开展进口肉类业务的,应重新备案。

应知考核

一、单项选择题

1. 栽培介质进境时,(　　)对进境栽培介质及其包装和填充物实施检疫。

A. 海关总署　　　　　B. 直属海关　　　　　C. 主管海关　　　　　D. 口岸海关

2. 过境动物在(　　),申请单位应当向海关总署提出申请并取得检疫许可证。

A. 过境前　　　　　　B. 过境时　　　　　　C. 过境后　　　　　　D. 装运前

3. 进口旧机电产品的进口商应当建立产品进口、销售和使用记录制度,保存期限不得少于(　　)。

A. 1年　　　　　　　B. 2年　　　　　　　C. 3年　　　　　　　D. 4年

4. 经检验合格的进口汽车,由口岸海关签发(　　)。

A. 入境货物检验检疫证明　　　　　　　　B. 进口机动车辆随车检验单

C. 购车发票　　　　　　　　　　　　　　D. 进口机动车辆检验证明

5. 国家对进口涂料实行(　　)制度。

A. 登记备案　　　　　　　　　　　　　　B. 专项检测

C. 登记备案和专项检测　　　　　　　　　D. 装运前检验

6. 备案申请应当在涂料进口至少(　　)前向备案机构提出。

A. 7天　　　　　　　B. 15天　　　　　　C. 1个月　　　　　　D. 2个月

7. "进口涂料备案书"有效期为(　　)。

A. 1年　　　　　　　B. 2年　　　　　　　C. 3年　　　　　　　D. 长期有效

8. 海关依法对进口棉花实施(　　)。

A. 到货检验　　　　　B. 装运前检验　　　　C. 实验室检验　　　　D. 用途检验

9. 价值较高且涉及人身财产安全、健康、环境保护项目的高风险进口旧机电产品需实施(　　)。

A. 登记备案　　　　　B. 到货检验　　　　　C. 装运前检验　　　　D. 注册登记

10. 进口商品发生残损需要对外索赔出证的,进口商品的收货人或者其他贸易关系人应当在索赔有效期届满(　　)前申请。

A. 7日　　　　　　　B. 10日　　　　　　　C. 15日　　　　　　　D. 20日

二、多项选择题

1. 引种单位、个人或其代理人应在植物繁殖材料进境前10～15日,将(　　)送入境口岸直属海关办理备案手续。

A. 进境动植物检疫许可证　　　　　　　　B. 引进种子、苗木检疫审批单

C. 植物检疫证书、产地证书　　　　　　　D. 贸易合同或信用证、发票

2. 办理栽培介质进境检疫审批手续必须符合的条件有(　　)。

A. 栽培介质输出国或者地区无重大植物疫情发生

B. 栽培介质必须是新合成或加工的

C. 从工厂出品至运抵我国国境要求不超过 4 个月,且未经使用

D. 进境栽培介质中不得带有土壤

3. 申请单位应当重新申请办理检疫许可证的情况有(　　　)。

A. 变更进境检疫物的品种或者超过许可数量百分之五以上的

B. 变更输出国家或者地区的

C. 变更进境口岸、指运地或者运输路线的

D. 检疫许可证有效期届满未延续的

4. 由备案机构吊销"进口涂料备案书",并且在半年内停止其备案申请资格的情形有(　　　)。

A. 涂改、伪造"进口涂料备案书"

B. 经海关检验,累计 2 次发现报检商品与备案商品严重不符

C. 经海关抽查检验,累计 3 次不合格

D. 经海关抽查检验,累计 2 次不合格

5. 属于旧机电产品的有(　　　)。

A. 已经使用(不含使用前测试、调试的设备),仍具备基本功能和一定使用价值的

B. 未经使用,但是超过质量保证期(非保修期)的

C. 未经使用,但是存放时间过长,部件产生明显有形损耗的

D. 新旧部件混装的

三、判断题

1. 同一申请单位对同一品种、同一输出国家或者地区、同一加工或使用单位一次只能办理 3 份检疫许可证。　　　　　　　　　　　　　　　　　　　　　　　　(　　　)

2. 对进境植物繁殖材料的检疫管理以有害生物风险评估为基础,按检疫风险高低实行风险分级管理。　　　　　　　　　　　　　　　　　　　　　　　　　　　　　(　　　)

3. 对向我国输出植物繁殖材料的国外植物繁殖材料种植场(圃)进行检疫备案登记。　　　　　　　　　　　　　　　　　　　　　　　　　　　　　　　　　　　(　　　)

4. 带有栽培介质的进境参展盆栽植物必须具备严格的隔离措施。　　　　(　　　)

5. 检疫许可证都不得跨年度使用。　　　　　　　　　　　　　　　　　(　　　)

6. 对于展览用水果,展览结束后,应当在海关的监督下作退回或销毁处理。　(　　　)

7. 海关对进口汽车的检验监管,主要由三个环节构成:入境验证、口岸检验、风险预警及处置。　　　　　　　　　　　　　　　　　　　　　　　　　　　　　　　(　　　)

8. 已经备案的涂料,在进口报检时除按照规定提交相关单证外,应当同时提交"进口涂料备案书"。　　　　　　　　　　　　　　　　　　　　　　　　　　　　　　(　　　)

9. 不予登记的境外供货企业自不予登记之日起 1 个月后方可向海关总署重新申请登记。　　　　　　　　　　　　　　　　　　　　　　　　　　　　　　　　　　(　　　)

10. 进口国家禁止进口的旧机电产品,应当予以退货或者销毁。　　　　　(　　　)

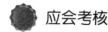 **应会考核**

■ 观念应用

广州海关所属广州邮局海关在一件自日本寄往广东广州的进境邮包中,截获一批活体"多肉"植物,经专业部门鉴定,确定其中部分植物为濒危的仙人掌孔雀花属植物。当天,现场关员在监管进境邮件时,发现一件由日本寄递进境、申报品名为"自用品、杂货"的邮件存在异常。这件邮件的申报品名十分模糊,引起了查验关员注意。进一步过机查验时,关员发现邮件图像疑似为植物。关员进一步开箱查验发现,此邮件中的活体植物疑似濒危植物。经专业部门鉴定确认共有9株植物为仙人掌孔雀花属,属于《濒危野生动植物物种国际贸易公约》(CITES)附录Ⅰ中列明物种。请结合本项目的内容对上述业务进行分析。

■ 技能应用

辽宁大连 A 进出口公司向美国的 B 公司进口一台全套的旧机电设备,目的港为大连,公司指定小王办理该笔进口业务的报检工作,请你以小王的名义登录"互联网＋海关"或"国际贸易单一窗口"完成该批货物的进境报检流程。

■ 案例分析

12 月,大连某 A 公司从国外进口了 1 000 台旧复印机,货值 24 000 美元。货物到港前向某主管海关提交了进口旧机电产品备案申请和相关备案资料,同时提供了该产品强制性产品认证证明。该主管海关经审查后予以备案,签发了"进口旧机电产品免装运前预检验证明书",货到后,A 公司持此证书和备案手续向入境口岸主管海关报检,查看了电子底账①,将该批旧复印机提至 A 公司仓库。检验人员实施检验时发现实际货物规格、型号与备案申请、强制性产品认证证明不符,经查该批复印机没有获得强制性产品认证。

试问 A 公司有哪些违法行为? 海关应该怎样追究 A 公司的法律责任?

 项目实训

【实训项目】

进境检验检疫报检。

【实训情境】

通过本项目的实训,了解入境检验检疫报检,并在掌握基本知识的基础上,针对检验检疫对象的不同,报检的范围、程序、要求及提供的单据也因此而存在着差异性,那么就需要去掌握在进境报检中需要掌握的特殊业务要求。模拟一个进境物,之后分析进境检验检疫程序。

【实训要求】

登录"中国国际贸易单一窗口"(网址 https://www.singlewindow.cn/),标准版应用,卡介质(必须先进行客户端控件下载)或者账号登录(输入用户名、密码、验证码),进入后点击"企业资质"和货物申报,查看左侧检验无纸化等信息录入申报。

【实训结果】

撰写"进境检验检疫报检"的实训报告。

---

① 进出口企业可通过"互联网＋海关"及"单一窗口"报关报检合一界面录入报关报检数据向海关一次申报法检商品。以一般贸易方式进出口的货物在办理海关检验检疫手续后,现有的通关系统会收到与之相关的电子底账,企业在进出口报关放行时,海关现场通关岗位关员将凭电子底账为进出口货物办理通关放行手续,海关监管作业场所经营单位将凭海关放行信息实现一次放行。

"进境检验检疫报检"实训报告		
项目实训班级：	项目小组：	项目组成员：
实训时间：　　年　　月　　日	实训地点：	实训成绩：
实训目的：		
实训步骤：		
实训结果：		
实训感言：		
不足与今后改进：		
项目组长评定签字：　　　　　　　　　　　　　　项目指导教师评定签字：		

出境检验检疫报检

○ **知识目标：**

理解：出境动植物及其产品、其他检疫物的生产、加工、存放单位注册登记的改革内容。

熟知：出境动植物及其产品、其他检疫物的生产、加工、存放单位注册登记的材料要求改革内容。

掌握：出境动植物及其产品、其他检疫物的生产、加工、存放单位注册登记的许可条件、办理流程、办理方式、监管措施。

○ **技能目标：**

学习和把握出境检验检疫报检的基本要领等程序性知识；能够用所学实务知识规范相关技能活动。

○ **素质目标：**

运用所学的理论与实务知识研究相关案例，培养和提高学生在特定业务情境中分析问题与决策设计的能力；能够根据"出境检验检疫报检"①教学内容，结合行业规范或标准，分析报检行为的善恶，强化学生职业素养和职业道德操守。

○ **项目引例：**

一根实木条引发的货物退运案

某进出口公司向国外出口 7 个集装箱装运的钢丝绳。在货物出运前，公司新近上岗的装卸工人因考虑到此批货物重量较大，为了方便客户利用铲车卸货，在夹板盘上加钉了未进行除害处理、未加施 IPPC 标识的实木条。该公司也未就该木质包装向海关报检。货物到达目的国后，该国海关在查验过程中发现，包装物中混有实木包装且未加施 IPPC 标识，强制将全部货物做退运处理。

○ **引例导学：**

根据《出境货物木质包装检疫处理管理办法》（第 69 号令），出境货物木质包装应当按照规定的检疫除害处理方法实施处理，并按要求加施 IPPC 专用标识。出境货物使用的木质包装不是获得检验检疫许可的处理单位生产并加施有效 IPPC 标志，发货人又不依法向海关报检致使涉案木质包装已经出口的，属于未依法报检的违法行为。

---

① 为贯彻落实国务院机构改革要求，进一步深化全国通关一体化，优化出口货物检验检疫监管，促进贸易便利化，现将有关事项公告如下：

(1)实施出口检验检疫的货物，企业应在报关前向产地/组货地海关提出申请；

(2)海关实施检验检疫监管后建立电子底账，向企业反馈电子底账数据号，符合要求的按规定签发检验检疫证书；

(3)企业报关时应填写电子底账数据号，办理出口通关手续。

公告内容自 2018 年 8 月 1 日起实施。

○ **知识支撑:**

任务一　出口烟花爆竹检验

一、主管机构

海关总署统一管理全国出口烟花爆竹检验和监督管理工作,主管海关负责所辖地区出口烟花爆竹的检验和监督管理工作。

出口烟花爆竹的检验和监督管理工作采取产地检验与口岸查验相结合的原则。

二、报检要求

主管海关对出口烟花爆竹的生产企业实施登记管理制度。生产企业登记管理的条件与程序按《出口烟花爆竹生产企业登记细则》办理。

主管海关应当及时将已登记的生产企业名称、登记代码等情况报海关总署备案。登记代码标记按照《出口烟花爆竹生产企业登记代码标记编写规定》确定。

出口烟花爆竹的生产企业应当按照《联合国危险货物建议书规章范本》和有关法律、法规的规定生产、储存出口烟花爆竹。

出口烟花爆竹的生产企业在申请出口烟花爆竹的检验时,应当向海关提交"出口烟花爆竹生产企业声明"。

出口烟花爆竹的检验应当严格执行国家法律法规规定的标准,对进口国以及贸易合同高于我国法律法规规定标准的,按其标准进行检验。

海关应当对首次出口或者原材料、配方发生变化的烟花爆竹实施烟火药剂安全稳定性能检测。对长期出口的烟花爆竹产品,每年应当进行不少于一次的烟火药剂安全性能检验。

盛装出口烟花爆竹的运输包装,应当标有联合国规定的危险货物包装标记和出口烟花爆竹生产企业的登记代码标记。

海关应当对出口烟花爆竹运输包装进行使用鉴定,以及检查其外包装标识的名称、数量、规格、生产企业登记代码等与实际是否一致。经检查,上述内容不一致的,不予放行。

凡经检验合格的出口烟花爆竹,由海关在其运输包装明显部位加贴验讫标志。

各口岸与内地海关应当密切配合、共同把关,加强出口烟花爆竹检验管理和质量情况等信息交流。

主管海关每年应当对所辖地区出口烟花爆竹质量情况进行分析并书面报告海关总署,海关总署对各关出口烟花爆竹的检验、管理工作和质量情况进行监督抽查。

🚩 同步案例 3—1　　上海首例瞒报烟花爆竹出口案:涉案火药总量 70 余吨

6月,上海港码头以普通货物申报出口的5个集装箱内竟被发现装满了烟花爆竹,一旦发生自燃或爆炸,后果将不堪设想。次年5月底,上海市虹口区检察院以以危险方法危害公共安全罪对涉案的被告人严某、张某、高某、蔡某4人提起公诉。这也是上海市提起公诉的首例瞒报烟花爆竹出口案件。6月26日,本案开庭,虹口区检察院检察长曾国东出庭支持公诉。

经查,这5个集装箱的货物最初是以塑料垃圾桶进行申报的,由湖南浏阳运往上海,有关部门在查验时发现,除了外层有少量塑料垃圾桶外,其他货物都是烟花爆竹。经过进一步调查,集装箱内共含有 26 种烟花爆竹,共计 6 000 余箱。经鉴定,这批烟花爆竹均为 1.4 级爆炸品,火药总量约为 70 余吨。据了解,烟花爆竹进出口业务的申报运输等都有严格的规定,烟花爆竹出口必须由专业的危爆货代公司进行货运代理,确保烟花爆竹在运输存储过程中的安全性。由于这 5 个集装箱的烟花爆竹被瞒报为普通货物,没有按照危险品要求进行运输和存储,一旦发生安全事故,后果将不堪设想。

据被告人严某到案后供述,之前他接到一笔中东国家客户的订单,但由于该客户未提供烟花爆竹进口许可证,无法在进口海关提取这些货物,严某便找到中间人帮忙搞定此事。中间人安排张某负责货运代理,张某联系进出口报关代理人高某将烟花爆竹瞒报成普通货物,之后将货物交由运输员蔡某运输至上海港口。

案例评析

任务二　出境动物及其产品、其他检疫物的生产、加工、存放单位注册登记

一、主管司局

动植物检疫司。

二、改革内容

根据《国务院关于在自由贸易试验区开展"证照分离"改革全覆盖试点的通知》(国发〔2019〕25 号),对"出境动物及其产品、其他检疫物的生产、加工、存放单位注册登记"实施"优化审批服务"改革。改革后,实现申请、审批全程网上办理;办理出境水生动物养殖场、中转场注册登记的,不再要求申请人提供养殖许可证、海域使用证、水质检测报告等材料;办理出口饲料生产企业注册登记的,不再要求申请人提供生产许可证明、产品审查批准文件等材料;办理饲养场注册登记的,不再要求申请人提供重点区域照片或视频资料等材料。

三、改革范围

全国。

四、设定依据和改革依据

(1)《中华人民共和国进出境动植物检疫法实施条例》;

(2)《国务院关于在自由贸易试验区开展"证照分离"改革全覆盖试点的通知》(国发〔2019〕25 号)。

五、许可条件

(一)供港澳活羊中转场

(1)具有独立企业法人资格。不具备独立企业法人资格者,由其具有独立企业法人资格的上级主管部门提出申请。

(2)具有稳定的货源供应,与活羊养殖单位或供应单位签订有长期供货合同或协议。

(3)中转场设计存栏数量不得少于 200 只。

(4)中转场内具有正常照明设施和稳定电源供应。

(5)建立动物卫生防疫制度、饲养管理制度,并符合下列供港澳活羊中转场动物卫生防疫要求:

①中转场周围500米范围内无其他动物饲养场、医院、牲畜交易市场、屠宰厂。

②设有以中转场负责人为组长的动物卫生防疫领导小组,至少有一名经海关培训、考核、认可的兽医。

③在过去21天内,中转场未发生过一类传染病和炭疽。

④中转场工作人员无结核病、布氏杆菌病等人畜共患病。

⑤具有健全的动物卫生防疫制度(包括疫情报告制度、防疫消毒制度、用药制度)和饲养管理制度(包括活羊入出场登记制度、饲料饲草及添加剂使用登记制度)。

⑥中转场周围设有围墙,场内分设健康羊圈舍和与其远离的病羊隔离舍。

⑦中转场内清洁卫生,大门口设置有车辆消毒池及喷雾消毒设施,人行通道入口设有消毒池或消毒垫。

⑧中转场内水源充足,水质符合国家规定的饮用水卫生标准。

⑨中转场内不得有除羊和守卫犬以外的其他动物,用于守卫的犬只应拴养。

⑩所用饲料及饲料添加剂不含违禁药品。

(二)供港澳活牛育肥场

(1)具有独立企业法人资格。

(2)在过去6个月内育肥场及其周围10公里范围内未发生过口蹄疫,场内未发生过炭疽、结核病和布氏杆菌病。

(3)育肥场设计存栏数量及实际存栏量均不得少于200头。

(4)建立动物卫生防疫制度、饲养管理制度,并符合下列供港澳活牛育肥场动物卫生防疫要求:

①育肥场周围500米范围内无其他动物饲养场、医院、牲畜交易市场、屠宰场。

②设有以育肥场负责人为组长的动物卫生防疫领导小组及相应职责。

③须配备有经海关培训、考核、认可的兽医。

④具有健全的动物卫生防疫制度(包括日常卫生管理制度、疫病防治制度、用药管理制度)和饲养管理制度(包括活牛入出场管理制度、饲料及添加剂使用管理制度),及相应的记录表册。

⑤场区设置有兽医室和日常防疫消毒及诊疗用器械。

⑥育肥场周围设有围墙(围栏或铁丝网),并设有专人看守的大门。

⑦场区整洁,生产区与人员生活区严格分开,生产区内设置有饲料加工及存放区、进出场隔离检疫区、育肥区、兽医室、病畜隔离区等,不同功能区分开,布局合理。

⑧设有入场架子牛和出场育肥牛隔离检疫区。入场隔离检疫区为专用或兼用检疫圈舍,距离育肥区至少50米。

⑨生产区出入口须设置与门同宽、长2～3米、深10～15厘米的车辆消毒池及喷雾消毒设施;淋浴室或更衣室;人行通道设有消毒池或消毒垫。

⑩场区工作人员无结核病、布氏杆菌病等人畜共患病。

⑪育肥场内水源充足,水质符合国家规定的饮用卫生标准。

⑫场区内具有粪便、污水处理设施。

⑬生产区内不得有除牛及守卫犬以外的其他动物,用于守卫的犬必须拴住。

⑭所有饲料及饲料添加剂不含违禁药品。

(三)供港澳活牛中转仓

(1)具有独立企业法人资格。不具备独立企业法人资格者,由其具有独立法人资格的主管部门提出申请。

(2)中转仓过去21天内未发生过一类传染病。

(3)中转仓设计存栏数量不得少于20头。

(4)建立动物卫生防疫制度、饲养管理制度,并符合下列供港澳活牛中转仓动物卫生防疫要求:

①中转场周围500米范围内无其他动物饲养场、医院、牲畜交易市场、屠宰场。

②中转仓周围设有围墙,内设用实心墙相互隔离并编有顺序号(1号圈、2号圈……)的圈舍,用于隔离来自不同注册育肥场的牛。

③设有以中转仓负责人为组长的动物卫生防疫领导小组,至少配备一名经海关培训、考核、认可的兽医。

④中转仓工作人员无结核病、布氏杆菌病等人畜共患病。

⑤具有健全的动物卫生防疫制度(包括疫情报告制度、防疫消毒制度、用药制度)和饲养管理制度(包括活牛出入仓登记制度、饲料及饲料添加剂使用登记制度)。

⑥中转仓内清洁卫生,中转仓大门口设置有车辆消毒池及喷雾消毒设施,人行通道入口设有消毒池或消毒垫。

⑦中转仓内水源充足,水质符合国家规定的饮用水卫生标准。

⑧具有符合无害化处理要求的死畜、粪便和污水处理设施。

⑨中转仓内不得饲养除牛及守卫犬以外的其他动物,用于守卫的犬必须拴养。

⑩所有饲料及饲料添加剂不含违禁药品。

(四)供港澳活禽饲养场

(1)存栏3万只以上。

(2)建立饲养场动物防疫制度、饲养管理制度或者全面质量保证(管理)体系,并符合下列供港澳活禽饲养场动物卫生基本要求:

①设有以饲养场负责人为组长的动物卫生防疫领导小组。

②配备有经海关培训、考核、认可的兽医。

③场区工作人员无结核病等人畜共患病。

④具有健全的动物卫生防疫制度、饲养管理制度及管理手册。

⑤饲养场周围1 000米范围内无其他禽类饲养场、动物医院、畜禽交易市场、屠宰场。

⑥在过去6个月内,饲养场及其半径10公里范围内未暴发禽流感、新城疫。

⑦饲养场周围设有围墙或围栏。

⑧场内除圈养禽类外,没有饲养飞禽。在同一饲养场内没有同时饲养水禽、其他禽类和猪。

⑨场区整洁,生产区与生活区严格分开,生产区内设置有饲料加工及存放区、活禽出场隔离检疫区、育雏区、兽医室、病死禽隔离处理区和独立的种禽引进隔离区等,不同功能区分开,布局合理。

⑩饲养场及其生产区出入口设置与门同宽、长3～5米、深10～15厘米的车辆消毒池及喷

雾消毒设施。生产区入口设有更衣室。每栋禽舍门口设有消毒池或消毒垫。人行通道设有消毒池或消毒垫。

⑪兽医室内药物放置规范，记录详细，无禁用药物、疫苗、兴奋剂和激素等，且配备有必要的诊疗设施。

⑫生产区内水源充足，水质符合国家规定的卫生要求。

⑬所用饲料及饲料添加剂不含违禁药物。

⑭场区具有与生产相配套的粪便、污水处理设施。

⑮水禽饲养场，可根据实际情况，参照本要求执行。

(五)供港澳活猪饲养场

应当建立饲养场饲养管理制度以及动物卫生防疫制度，并符合下列供港澳活猪注册饲养场的条件和动物卫生基本要求：

(1)年出栏 10 000 头以上，并实行自繁自养。

(2)设有以饲养场负责人为组长的动物卫生防疫领导小组。

(3)配备经海关培训、考核、认可的兽医。

(4)具有健全的动物卫生防疫制度(包括日常卫生管理制度、疫病防制制度、用药管理制度)和饲养管理制度(包括种猪引进管理制度、饲料及添加剂使用管理制度)，及相关的记录表册。

(5)饲养场周围 1 000 米范围内无动物饲养场、医院、牲畜交易市场、屠宰场。

(6)饲养场周围设有围墙，并设有专人看守的大门。

(7)场区整洁，布局合理，生产区与生活区严格分开，生产区内设置有饲料加工及存放区、活猪出场隔离区、饲养区、兽医室、病死畜隔离处理区、粪便处理区和独立的种猪引进隔离区等，不同功能区分开。

(8)饲养场及其生产区出入口处以及生产区中饲料加工及存放区、病死畜隔离处理区、粪便处理区与饲养区之间均有隔离屏障，且须设置：

①各出入口设置与门同宽、长 3～5 米、深 10～15 厘米的车辆消毒池及喷雾消毒设施。

②生产区入口设有淋浴室和更衣室。

③人行通道设有消毒池或消毒垫。

(9)兽医室内药物放置规范，记录详细，无禁用药品，配备有必要的诊疗设施。

(10)每栋猪舍门口设有消毒池或消毒垫。

(11)生产区内运料通道和粪道分布合理，不互相交叉。

(12)场区工作人员健康，无结核病、布氏杆菌病等人畜共患病。

(13)生产区内水源充足，水质符合国家规定的饮用水卫生标准。

(14)具有与生产相配套的粪便、污水处理设施。

(15)生产区内没有饲养其他动物。

(16)所用饲料及饲料添加剂不含违禁药品。

(六)出境水生动物养殖场、中转场

(1)周边和场内卫生环境良好，无工业、生活垃圾等污染源和水产品加工厂，场区布局合理，分区科学，有明确的标识。

(2)养殖用水符合国家渔业水质标准，具有政府主管部门或者海关出具的有效水质监测或者检测报告。

(3)具有符合检验检疫要求的养殖、包装、防疫、饲料和药物存放等设施、设备和材料。

(4)具有符合检验检疫要求的养殖、包装、防疫、疫情报告、饲料和药物存放及使用、废弃物和废水处理、人员管理、引进水生动物等专项管理制度。

(5)配备有养殖、防疫方面的专业技术人员,有从业人员培训计划,从业人员持有健康证明。

(6)中转场的场区面积、中转能力应当与出口数量相适应。

(七)出境食用水生动物非开放性水域养殖场、中转场

(1)周边和场内卫生环境良好,无工业、生活垃圾等污染源和水产品加工厂,场区布局合理,分区科学,有明确的标识。

(2)养殖用水符合国家渔业水质标准,具有政府主管部门或者海关出具的有效水质监测或者检测报告。

(3)具有符合检验检疫要求的养殖、包装、防疫、饲料和药物存放等设施、设备和材料。

(4)具有符合检验检疫要求的养殖、包装、防疫、疫情报告、饲料和药物存放及使用、废弃物和废水处理、人员管理、引进水生动物等专项管理制度。

(5)配备有养殖、防疫方面的专业技术人员,有从业人员培训计划,从业人员持有健康证明。

(6)中转场的场区面积、中转能力应当与出口数量相适应。

(7)具有与外部环境隔离或者限制无关人员和动物自由进出的设施,如隔离墙、网、栅栏等。

(8)养殖场养殖水面应当具备一定规模,一般水泥池养殖面积不少于 20 亩,土池养殖面积不少于 100 亩。

(9)养殖场具有独立的引进水生动物的隔离池;各养殖池具有独立的进水和排水渠道;养殖场的进水和排水渠道分设。

(八)出境食用水生动物开放性水域养殖场、中转场

(1)周边和场内卫生环境良好,无工业、生活垃圾等污染源和水产品加工厂,场区布局合理,分区科学,有明确的标识。

(2)养殖用水符合国家渔业水质标准,具有政府主管部门或者海关出具的有效水质监测或者检测报告。

(3)具有符合检验检疫要求的养殖、包装、防疫、饲料和药物存放等设施、设备和材料。

(4)具有符合检验检疫要求的养殖、包装、防疫、疫情报告、饲料和药物存放及使用、废弃物和废水处理、人员管理、引进水生动物等专项管理制度。

(5)配备有养殖、防疫方面的专业技术人员,有从业人员培训计划,从业人员持有健康证明。

(6)中转场的场区面积、中转能力应当与出口数量相适应。

(7)养殖、中转、包装区域无规定的水生动物疫病。

(8)养殖场养殖水域面积不少于 500 亩,网箱养殖的网箱数一般不少于 20 个。

(九)出境观赏用和种用水生动物养殖场、中转场

(1)周边和场内卫生环境良好,无工业、生活垃圾等污染源和水产品加工厂,场区布局合理,分区科学,有明确的标识。

(2)养殖用水符合国家渔业水质标准,具有政府主管部门或者海关出具的有效水质监测或者检测报告。

(3)具有符合检验检疫要求的养殖、包装、防疫、饲料和药物存放等设施、设备和材料。

(4)具有符合检验检疫要求的养殖、包装、防疫、疫情报告、饲料和药物存放及使用、废弃物和废水处理、人员管理、引进水生动物等专项管理制度。

(5)配备有养殖、防疫方面的专业技术人员,有从业人员培训计划,从业人员持有健康证明。

(6)中转场的场区面积、中转能力应当与出口数量相适应。

(7)场区位于水生动物疫病的非疫区,过去2年内没有发生国际动物卫生组织(OIE)规定应当通报和农业部规定应当上报的水生动物疾病。

(8)养殖场具有独立的引进水生动物的隔离池和水生动物出口前的隔离养殖池,各养殖池具有独立的进水和排水渠道。养殖场的进水和排水渠道分设。

(9)具有与外部环境隔离或者限制无关人员和动物自由进出的设施,如隔离墙、网、栅栏等。

(10)养殖场面积水泥池养殖面积不少于20亩,土池养殖面积不少于100亩。

(11)出口淡水水生动物的包装用水必须符合饮用水标准;出口海水水生动物的包装用水必须清洁、透明并经有效消毒处理。

(12)养殖场有自繁自养能力,并有与养殖规模相适应的种用水生动物。

(13)不得养殖食用水生动物。

(十)出境非食用动物产品生产加工企业

应当符合进境国家或者地区的法律法规有关规定,并遵守下列要求:

(1)建立并维持进境国家或者地区有关法律法规规定的注册登记要求。

(2)按照建立的兽医卫生防疫制度组织生产。

(3)按照建立的合格原料供应商评价制度组织生产。

(4)建立并维护企业档案,确保原料、产品可追溯。

(5)如实填写《出境非食用动物产品生产、加工、存放注册登记企业监管手册》。

(6)符合中国其他法律法规规定的要求。

(十一)出境饲料生产、加工、存放企业

(1)厂房、工艺、设备和设施。

①厂址应当避开工业污染源,与养殖场、屠宰场、居民点保持适当距离。

②厂房、车间布局合理,生产区与生活区、办公区分开。

③工艺设计合理,符合安全卫生要求。

④具备与生产能力相适应的厂房、设备及仓储设施。

⑤具备有害生物(啮齿动物、苍蝇、仓储害虫、鸟类等)防控设施。

(2)具有与其所生产产品相适应的质量管理机构和专业技术人员。

(3)具有与安全卫生控制相适应的检测能力。

(4)管理制度:

①岗位责任制度。

②人员培训制度。

③从业人员健康检查制度。

④按照危害分析与关键控制点(HACCP)原理建立质量管理体系,在风险分析的基础上

开展自检自控。

⑤标准卫生操作规范(SSOP)。

⑥原辅料、包装材料合格供应商评价和验收制度。

⑦饲料标签管理制度和产品追溯制度。

⑧废弃物、废水处理制度。

⑨客户投诉处理制度。

⑩质量安全突发事件应急管理制度。

六、材料要求

(一)首次申请

1. 供港澳活羊中转场,活牛育肥场、中转仓,活禽、活猪饲养场

(1)注册登记申请表。

(2)场(仓)平面图。

2. 出境水生动物养殖场、中转场

(1)出境水生动物养殖场、中转场注册登记申请表。

(2)场区平面示意图,并提供重点区域的照片或者视频资料。

(3)专业人员资质证明。

(4)废弃物、废水处理程序说明材料。

(5)进口国家或者地区对水生动物疾病有明确检测要求的,需提供有关检测报告。

3. 出境非食用动物产品生产、加工、存放企业

(1)出境非食用动物产品生产、加工、存放企业检验检疫注册登记申请表。

(2)厂区平面图,并提供重点区域的照片或者视频资料。

(3)工艺流程图,包括生产、加工的温度,使用化学试剂的种类、浓度和 pH 值,处理的时间和使用的有关设备等情况。

4. 出境饲料生产、加工、存放企业

(1)出口饲料生产、加工、存放企业检验检疫注册登记申请表(随附申请注册登记的产品及原料清单)。

(2)生产工艺流程图,并标明必要的工艺参数(涉及商业秘密的除外)。

(3)厂区平面图,并提供重点区域的照片或者视频资料。

(二)变更申请

(1)出口动物产品生产、加工、存放企业注册登记变更申请。

(2)与变更内容相关的资料(变更项目的生产工艺说明、产业政策证明材料)。

(三)延续申请

企业延期申请书

(四)注销申请。

注销申请书。

企业取得准予注销许可后应当一并交回原注册登记证书。

七、办理流程

(1)申请人向海关递交材料。海关向申请人出具《受理单或不予受理通知书》。

（2）所在地海关受理申请后，应当根据法定条件和程序进行全面审查，自受理之日起 20 个工作日内作出决定。

（3）经审查符合许可条件的，依法作出准予注册登记许可的书面决定，并送达申请人，同时核发注册登记证书。经审查不符合许可条件的，出具不予许可决定书。

首次、变更、延续、注销申请均按上述流程办理。

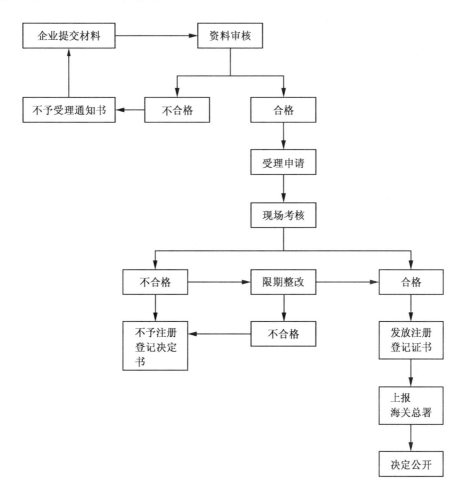

图 3—1　"出境动物及其产品、其他检疫物的生产、加工、存放单位注册登记"行政审批事项流程

八、办理方式

登录 http://online.customs.gov.cn/，常用事项选择"行政审批"。

九、监管措施

（1）对获证主体开展"双随机、一公开"监管，根据不同风险程度、信用水平，合理确定抽查比例，依法查处违法违规行为。

（2）加强信息收集，发现被境外通报的质量安全问题和违法违规行为的要依法查处。

（3）加强信用监管，完善黑名单制度，对失信主体开展联合惩戒。

任务三　出境植物及其产品、其他检疫物的生产、加工、存放单位注册登记

一、主管司局

动植物检疫司。

二、改革内容

根据《国务院关于在自由贸易试验区开展"证照分离"改革全覆盖试点的通知》（国发〔2019〕25号），对"出境植物及其产品、其他检疫物的生产、加工、存放单位注册登记"实施"优化审批服务"改革，实现申请、审批全程网上办理。

三、改革范围

全国。

四、设定依据和改革依据

(1)《中华人民共和国进出境动植物检疫法实施条例》；
(2)《国务院关于在自由贸易试验区开展"证照分离"改革全覆盖试点的通知》（国发〔2019〕25号）。

五、许可条件

（一）出境粮食加工仓储企业

(1)具有法人资格，在工商行政管理部门注册，持有《企业法人营业执照》，并具有粮食仓储经营的资格。

(2)仓储区域布局合理，不得建在有碍粮食卫生和易受有害生物侵染的区域，仓储区内不得兼营、生产、存放有毒有害物质。具有足够的粮食储存库房和场地，库场地面平整、无积水，货场应硬化，无裸露土地面。

(3)在装卸、验收、储存、出口等全过程建立仓储管理制度和质量管理体系，并运行有效。仓储企业的各台账记录应清晰完整，能准确反映出入库粮食物流信息及在储粮食信息，具备追溯性。台账在粮食出库后保存期限至少2年。

(4)建立完善的有害生物监控体系，制订有害生物监测计划及设立储存库场防疫措施（如垛位间隔距离、场地卫生、防虫计划、防虫设施等），保留监测记录；制订有效的防鼠计划，储存库场及周围应当具备防鼠、灭鼠设施，保留防鼠记录；具有必要的防鸟设施。

(5)制订仓储粮食检疫处理计划，出现疫情时应及时上报海关，在海关的监管下由海关认可的检疫处理部门进行除害处理，并做好除害处理记录。

(6)建立质量安全事件快速反应机制，对储存期间及出入库时发现的撒漏、水湿、发霉、污染、掺伪、虫害等情况，能及时通知货主、妥善处理、做好记录并向海关报告，未经海关允许不得将有问题的货物码入垛内或出库。

(7)仓储粮食应集中分类存放，离地、离墙、堆垛之间应保留适当的间距，并以标牌示明货

物的名称、规格、发站、发货人、收货人、车号、批号、垛位号及入库日期等。不同货物不得混杂堆放。

(8)应具备与业务量相适应的粮食检验检疫实验室,实验室具备品质、安全卫生常规项目检验能力及常见仓储害虫检疫鉴定能力。

(9)配备满足需要的仓库保管员和实验室检验员。经过海关培训并考核合格,能熟练完成仓储管理、疫情监控及实验室检测及检疫鉴定工作。

出口粮食中转、暂存库房、场地、货运堆场等设施的所属企业,应符合以上(2)、(4)、(5)、(6)、(7)条要求。

(二)出境种苗花卉生产企业

1. 种植基地要求

(1)应符合我国和输入国家或地区规定的植物卫生防疫要求。

(2)近两年未发生重大植物疫情,未出现重大质量安全事故。

(3)应建立完善的质量管理体系。质量管理体系文件包括组织机构、人员培训、有害生物监测与控制、农用化学品使用管理、良好农业操作规范、溯源体系等有关资料。

(4)建立种植档案,对种苗花卉来源流向、种植收获时间,有害生物监测防治措施等日常管理情况进行详细记录。

(5)应配备专职或者兼职植保专业技术人员,负责基地有害生物监测、报告、防治等工作。

(6)符合其他相关规定。

2. 加工包装厂及储存库要求

(1)厂区整洁卫生,有满足种苗花卉贮存要求的原料场、成品库。

(2)存放、加工、处理、储藏等功能区相对独立、布局合理,且与生活区采取隔离措施并有适当的距离。

(3)具有符合检疫要求的清洗、加工、防虫防病及必要的除害处理设施。

(4)加工种苗花卉所使用的水源及使用的农用化学品均须符合我国和输入国家或地区有关卫生环保要求。

(5)建立完善的质量管理体系,包括对种苗花卉加工、包装、储运等相关环节疫情防控措施、应急处置措施、人员培训等内容。

(6)建立产品进货和销售台账,种苗花卉各个环节溯源信息要有详细记录。

(7)出境种苗花卉包装材料应干净卫生,不得二次使用,在包装箱上标明货物名称、数量、生产经营企业注册登记号、生产批号等信息。

(8)配备专职或者兼职植保专业技术人员,负责原料种苗花卉验收、加工、包装、存放等环节防疫措施的落实、质量安全控制、成品自检等工作。

(9)有与其加工能力相适应的提供种苗花卉货源的种植基地,或与经注册登记的种植基地建有固定的供货关系。

(10)符合其他相关规定。

(三)出境新鲜水果(含冷冻水果)果园和包装厂

1. 果园申请条件

(1)连片种植,面积在100亩以上。

(2)周围无影响水果生产的污染源。

(3)有专职或者兼职植保专业技术人员,负责果园有害生物监测防治等工作。

(4)建立完善的质量管理体系。质量管理体系文件包括组织机构、人员培训、有害生物监测与控制、农用化学品使用管理、良好农业操作规范等有关资料。

(5)近两年未发生重大植物疫情。

(6)双边协议、议定书或输入国家或地区法律法规对注册登记有特别规定的,还须符合其规定。

2. 包装厂申请条件

(1)厂区整洁卫生,有满足水果贮存要求的原料场、成品库。

(2)水果存放、加工、处理、储藏等功能区相对独立、布局合理,且与生活区采取隔离措施并有适当的距离。

(3)具有符合检疫要求的清洗、加工、防虫防病及除害处理设施。

(4)加工水果所使用的水源及使用的农用化学品均须符合有关食品卫生要求及输入国家或地区的要求。

(5)有完善的卫生质量管理体系,包括对水果供货、加工、包装、储运等环节的管理;对水果溯源信息、防疫监控措施、有害生物及有毒有害物质检测等信息有详细记录。

(6)配备专职或者兼职植保专业技术人员,负责原料水果验收、加工、包装、存放等环节防疫措施的落实、有毒有害物质的控制、弃果处理和成品水果自检等工作。

(7)有与其加工能力相适应的提供水果货源的果园,或与供货果园建有固定的供货关系。

(8)双边协议、议定书或输入国家或地区法律法规对注册登记有特别规定的,还须符合其规定。

(四)出境烟叶加工、仓储企业

1. 出境烟叶加工企业申请条件

(1)具有法人资格,在工商行政管理部门注册,持有《企业法人营业执照》,并具有烟叶及其副产品经营的资格。

(2)具有健全的质量管理体系,有完整的生产加工过程产品质量控制记录,获得质量体系认证或者具备相应的质量保证能力,且运行有效。

(3)了解原料烟叶产地、种植期间的质量和安全状况,并对原料烟种植安全卫生管理提出要求,并提供技术指导和协助。

(4)具有完善的厂区及周边有害生物监测体系,监测人员应经过海关培训,监测设施齐备,具有监测计划、监测记录及检疫处理预案等。

(5)产品所使用的原料、辅料、添加剂应符合进口国家或地区法律、行政法规的规定和强制性标准。

(6)产品形成一定的规模,产品质量稳定,信誉良好,企业诚信度高。

(7)具有原料进货和产品销售台账,且至少保存至成品出口后2年。进货台账包括货物名称、规格、等级、数重量、批次号、来源地区、供货商及其联系方式、进货时间、除害处理时间、药剂及浓度等,销售台账包括货物名称、规格、等级、数量、批次号、进口国家或地区、收货人及其联系方式、加工时间、出口时间、除害处理时间、药剂及浓度等。在出口烟叶及其副产品的外包装和厂检合格单上标明检验检疫批次编号,完善溯源记录。

(8)符合其他相关规定。

2. 出境烟叶仓储企业申请条件

(1)具有法人资格,在工商行政管理部门注册,持有《企业法人营业执照》,并具有烟叶及其副产品经营的资格。

(2)仓储场地应保持整洁,仓库密闭情况良好,检疫处理场所和设施等应符合安全防护措施要求。

(3)国内销售烟草、出口烟草应分区分仓存放,出口烟草按种类堆垛整齐,并注明检验检疫批次号、数重量、生产厂、等级、生产年份,对已加工的烟草和未加工的烟草应分仓仓储。

(4)建立烟草仓储害虫监控体系,监测人员应经过海关培训,监测设施齐备,具有监测计划、监测记录及检疫处理预案等,定期将本单位仓储的虫害发生情况及所采取的防疫处理措施上报当地海关。

(5)仓库能够进行温、湿度监测与控制,仓库温、湿度数据能够记录,确保适应烟叶及其副产品储存安全的温度和湿度,必要时采取降温、排湿措施。

(6)符合其他相关规定。

3.出口烟叶中转、暂存场所申请条件

(1)仓储场地应保持整洁,具有防雨、防潮、防虫设施。

(2)出口烟草应按种类、检验检疫批次号分别堆码、堆垛整齐。

(3)具有有效的烟草仓储害虫监测措施、监测记录和检疫处理预案。

(4)符合其他相关规定。

(五)出境竹木草制品生产加工企业申请条件

(1)厂区整洁卫生,道路及场地地面硬化、无积水。

(2)厂区布局合理,原料存放区、生产加工区、包装及成品存放区划分明显,相对隔离。

(3)有相对独立的成品存放场所,成品库/区干净卫生,产品堆垛整齐,标识清晰。

(4)具备相应的防疫除害处理措施,防疫除害处理能力与出口数量相适应。

(5)配备经海关培训合格的厂检员,熟悉生产工艺,并能按要求做好相关防疫和自检工作。

(6)建立质量管理体系或制度,包括卫生防疫制度、原辅料合格供方评价制度、溯源管理制度、厂检员管理制度、自检自控制度等。

(六)出境饲料生产、加工、存放企业

(1)厂房、工艺、设备和设施:

①厂址应当避开工业污染源,与养殖场、屠宰场、居民点保持适当距离。

②厂房、车间布局合理,生产区与生活区、办公区分开。

③工艺设计合理,符合安全卫生要求。

④具备与生产能力相适应的厂房、设备及仓储设施。

⑤具备有害生物(啮齿动物、苍蝇、仓储害虫、鸟类等)防控设施。

(2)具有与其所生产产品相适应的质量管理机构和专业技术人员。

(3)具有与安全卫生控制相适应的检测能力。

(4)管理制度:

①岗位责任制度。

②人员培训制度。

③从业人员健康检查制度。

④按照危害分析与关键控制点(HACCP)原理建立质量管理体系,在风险分析的基础上开展自检自控。

⑤标准卫生操作规范(SSOP)。

竹木草制品
出口流程

⑥原辅料、包装材料合格供应商评价和验收制度。

⑦饲料标签管理制度和产品追溯制度。

⑧废弃物、废水处理制度。

⑨客户投诉处理制度。

⑩质量安全突发事件应急管理制度。

（七）出境货物木质包装除害处理标识加施企业

1.热处理条件及设施

（1）热处理库应保温、密闭性能良好，具备供热、调湿、强制循环设备，如采用非湿热装置提供热源的，需安装加湿设备。

（2）配备木材中心温度检测仪或耐高温的干湿球温度检测仪，且具备自动打印、不可人为修改或数据实时传输功能。

（3）供热装置的选址与建造应符合环保、劳动、消防、技术监督等部门的要求。

（4）热处理库外具备一定面积的水泥地面周转场地。

（5）设备运行能达到热处理技术指标要求。

2.熏蒸处理条件及设施

（1）具备经海关考核合格的熏蒸队伍或签约委托的经海关考核合格的熏蒸队伍。

（2）熏蒸库应符合《植物检疫简易熏蒸库熏蒸操作规程》（SN/T1143－2002）的要求，密闭性能良好，具备低温下的加热设施，并配备相关熏蒸气体检测设备。

（3）具备相应的水泥硬化地面周转场地。

（4）配备足够的消防设施及安全防护用具。

3.厂区环境与布局

（1）厂区道路及场地应平整、硬化，热处理库、熏蒸库、成品库及周围应为水泥地面。厂区内无杂草、积水，树皮等下脚料集中存放处理。

（2）热处理库、熏蒸库和成品库与原料存放场所、加工车间及办公、生活区域有效隔离。成品库应配备必要的防疫设施，防止有害生物再次侵染。

（3）配备相应的灭虫药械，定期进行灭虫防疫并做好记录。

4.组织机构及人员管理

（1）建立职责明确的防疫管理小组，成员由企业负责人、相关部门负责人、除害处理技术人员等组成。防疫小组成员应熟悉有关检验检疫法律法规。

（2）配备经海关考核合格的协管员，应掌握木质包装检疫要求及除害处理效果验收标准，协助海关做好监管工作。协管员应为防疫管理小组成员。

（3）主要管理和操作人员应经海关培训并考核合格。除害处理技术及操作人员应掌握除害处理操作规程。

5.防疫、质量管理体系

（1）明确生产质量方针和目标，将除害处理质量纳入质量管理目标。

（2）制定原料采购质量控制要求，建立原料采购台账，注明来源、材种、数量等。

（3）制定木质包装检疫及除害处理操作流程及质量控制要求，进行自检和除害处理效果检查，并做好记录。

（4）制定标识加施管理及成品库防疫管理要求，并做好进、出库及销售记录，

出境木质包
装标识IPPC

保证有效追溯产品流向。

(5)制定环境防疫控制要求,定期做好下脚料处理、环境防疫并做好记录。

(6)建立异常情况的处置和报告程序。

同步案例3-2　　　　　　　**违反规定必罚**

某年3月10日,兰溪一家企业接到加拿大客户的急单,要求两天内完成。虽然客户要求的产品有库存,但对于出口包装用的10个托盘,却无法在这么短的时间内完成原木托盘的木料采购、制作、热处理等一系列工序。后来,公司负责人找到了位于婺城区蒋堂镇的金华捷特包装公司,利用该公司的免熏蒸处理技术解决了难题。

上一年年底,加拿大食品检验署函告海关总署:1月1日至4月1日,对于来自中国仅提供植物检疫证书未加施IPPC标志的货物木质包装,加拿大将在得到中方确认证书真伪结果前,对该批货物实施扣留处理。自4月1日起,加方对来自中国的货物木质包装仅查验IPPC专用标志,凡随附植物检疫证书的,加拿大将拒绝入境。为避免对贸易造成影响,金华海关根据《出境货物木质包装检疫处理惯例办法》有关规定以及海关总署的文件精神,于2月25日专门下发了《关于进一步规范出境货物木质包装检疫等有关问题的通知》。

案例评析

六、材料要求

(一)首次申请

1. 出境粮食加工、仓储企业

(1)出境粮食生产、加工、存放企业注册登记申请表。

(2)企业厂区平面图及简要说明。

(3)涉及本企业粮食业务的全流程管理制度、质量安全控制措施和溯源管理体系说明。

(4)有害生物监测与控制措施(包括配备满足防疫需求的人员,具有对虫、鼠、鸟等的防疫措施及能力)。

2. 出境种苗花卉生产企业

(1)出境种苗花卉生产经营企业注册登记申请表。

(2)种植基地及加工包装厂布局示意图、检测实验室平面图,以及主要生产加工区域、除害处理设施的照片。

(3)植保专业技术人员、质量监督员及企业实验室检测人员培训证明及相应资质、资格证件。

3. 出境新鲜水果(含冷冻水果)果园和包装厂

(1)出境水果果园:

①"出境水果果园注册登记申请表"。

②果园示意图、平面图。

(2)出境水果包装厂:

①"出境水果包装厂注册登记申请表"。

②包装厂厂区平面图,包装厂工艺流程及简要说明。

③提供水果货源的果园名单及包装厂与果园签订的有关水果生产、收购合约复印件。

视频

被海关
截留的水果
去哪了?

4. 出境烟叶加工、仓储企业

(1)出境植物产品生产、加工、存放企业注册登记申请表。

(2)企业厂区平面图及简要说明。

(3)生产加工情况的说明材料。

5. 出境竹木草制品生产加工企业

(1)出境竹木草制品生产企业注册登记及分类管理申请表。

(2)企业厂区平面图及简要说明。

(3)生产工艺流程图,包括各环节的技术指标及相关说明。

(4)生产加工过程中所使用主要原辅料清单、自检自控计划。

6. 出境饲料生产、加工、存放企业

(1)出口饲料生产、加工、存放企业检验检疫注册登记申请表(随附申请注册登记的产品及原料清单)。

(2)生产工艺流程图,并标明必要的工艺参数(涉及商业秘密的除外)。

(3)厂区平面图,并提供重点区域的照片或者视频资料。

7. 出境货物木质包装除害处理标识加施企业

(1)出境货物木质包装除害处理标识加施申请考核表。

(2)企业厂区平面图及简要说明。

(3)热处理或者熏蒸处理等除害设施及相关技术、管理人员的资料。

(二)变更申请

(1)出口植物产品生产、加工、存放企业注册登记变更申请。

(2)与变更内容相关的资料(变更项目的生产工艺说明、产业政策证明材料)。

(三)延续申请

企业延期申请书

(四)注销申请。

注销申请书。

企业取得准予注销许可后应当一并交回原注册登记证书。

七、办理流程

(1)申请人向海关递交材料。海关向申请人出具受理单或不予受理通知书。

(2)所在地海关受理申请后,应当根据法定条件和程序进行全面审查,自受理之日起 20 个工作日内作出决定。

(3)经审查符合许可条件的,依法作出准予注册登记许可的书面决定,并送达申请人,同时核发注册登记证书。经审查不符合许可条件的,出具不予许可决定书。

首次、变更、延续、注销申请均按上述流程办理。

"出境植物及其产品、其他检疫物的生产、加工、存放单位注册登记"行政审批事项流程图与出境动物一致。

八、办理方式

登录 http://online.customs.gov.cn/常用事项选择"行政审批"。

九、监管措施

(1)对获证主体开展"双随机、一公开"监管,根据不同风险程度、信用水平,合理确定抽查比例,依法查处违法违规行为。

(2)加强信息收集,发现被境外通报的质量安全问题和违法违规行为的要依法查处。

(3)加强信用监管,完善黑名单制度,对失信主体开展联合惩戒。

任务四　出口食品生产企业备案核准

一、主管司局

企业管理和稽查司。

二、改革内容

根据《国务院关于在自由贸易试验区开展"证照分离"改革全覆盖试点的通知》(国发〔2019〕25号),对"出口食品生产企业备案核准"实施"审批改为备案"改革。改革后,企业开展生产出口食品经营活动应持有营业执照并按要求进行备案,并取消许可证有效期,改为长期有效。

三、改革范围

全国。

四、设定依据和改革依据

(1)《中华人民共和国食品安全法》;

(2)《国务院关于在自由贸易试验区开展"证照分离"改革全覆盖试点的通知》(国发〔2019〕25号)。

五、备案要素

(1)中华人民共和国境内拟从事出口的食品生产企业。

(2)已建立和实施以危害分析和预防控制措施为核心的食品安全卫生控制体系,该体系还应当包括食品防护计划。出口食品生产企业应当保证食品安全卫生控制体系有效运行,确保出口食品生产、加工、储存过程持续符合我国相关法律法规和出口食品生产企业安全卫生要求,以及进口国(地区)相关法律法规要求。

(3)"出口食品生产企业备案申请表"(见表3-1)。

本项目相关
附件及
填写示范

表 3—1 　　　　　　　　　　出口食品生产企业备案申请表

社会统一信用代码					
行政区划			主管海关		
生产企业名称					
生产企业地址					
法定代表人（负责人）		法定代表人（负责人）移动电话		法定代表人（负责人）固定电话	
法定代表人（负责人）身份证件类型		身份证件号码		法定代表人（负责人）电子邮箱	
海关业务联系人			海关业务联系人移动电话		
海关业务联系人固定电话			邮政编码		
厂区面积		平方米	车间面积		平方米
企业总人数			管理者人数		
申请备案产品	产品名称	设计生产能力		主要出口国家或地区	
生产企业通过认证情况	认证种类	认证机构		证书编号	有效期限

　　我单位承诺已依法取得食品生产许可,且符合出口食品生产企业备案条件;已建立和实施以危害分析和预防控制措施为核心的食品安全卫生控制体系,体系包括食品防护计划;保证食品安全卫生控制体系有效运行,确保出口食品生产、加工、储存过程持续符合我国相关法律法规和出口食品生产企业安全卫生要求,以及进口国(地区)相关法律法规要求,现向海关申请办理出口食品生产企业备案,备案申请表填报内容真实有效。

法定代表人(或授权负责人)签名:
（企业公章）
年　　　月　　　日

六、材料要求

填写完整的"出口食品生产企业备案申请表"。

七、办理流程

(一)申请备案

(1)申请人向所在地主管海关提出申请并递交材料。

(2)主管海关对申请人提出的申请进行审核,对材料齐全、符合法定条件的,核发"出口食品生产企业备案证明"(以下简称"备案证明")。

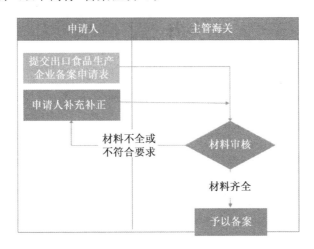

图3—2　出口食品生产企业备案办理业务流程

(二)备案变更

出口食品生产企业的名称、法定代表人、生产企业地址发生变化的,申请人应当自发生变更之日起15日内,向原发证海关递交申请材料,原发证海关对申请变更内容进行审核。变更申请材料齐全、证明材料真实有效的,准予变更。

(三)备案注销

申请人需要注销"备案证明"的,向主管海关提出书面申请,经主管海关审核后,办理注销手续。

八、办理方式

海关行政审批一个窗口现场办理/互联网＋海关一体化网上办事平台(http://online.customs.gov.cn)/中国出口食品生产企业备案管理系统(http://qgs.customs.gov.cn:10080/efpe)。

九、监管措施

(1)健全出口食品生产企业备案管理系统,建立系统与通关系统有效链接,在通关过程中校验出口食品生产企业备案结果,强化海关系统内部信息共享。

(2)强化与市场监管等部门之间的信息共享,积极建立与市场监管等部门的沟通渠道。

(3)各主管海关要加强信用监管,多渠道完善信用信息采集,综合运用稽查等方面数据,及时调整企业信用等级,按照"诚信守法便利、失信违法惩戒"原则,对企业进行信用监管。

(4)各主管海关要通过企业年报、现场检查等方式,加强对出口食品生产企业的监管。

应知考核

一、单项选择题

1. 主管海关对出口烟花爆竹的生产企业实施(   )。

A. 登记管理制度 B. 卫生注册制度

C. 备案登记制度 D. 强制性认证制度

2. 对长期出口的烟花爆竹产品,每年应当进行(   )的烟火药剂安全性能检验。

A. 不少于一次 B. 不少于两次

C. 不少于三次 D. 不少于四次

3. 供港澳活羊中转场设计存栏数量不得少于(   )只。

A. 20 B. 100 C. 150 D. 200

4. 供港澳活牛中转仓设计存栏数量不得少于(   )头。

A. 20 B. 100 C. 150 D. 200

5. 出境植物及其产品、其他检疫物的生产、加工、存放单位注册登记,自受理之日起(   )个工作日内作出决定。

A. 10 B. 20 C. 30 D. 45

6. 出境粮食加工仓储企业,台账在粮食出库后保存期限至少(   )年。

A. 1 B. 2 C. 3 D. 4

7. 出口食品生产企业的名称、法定代表人、生产企业地址发生变化的,申请人应当自发生变更之日起(   )日内,向原发证海关递交申请材料。

A. 7 B. 14 C. 15 D. 20

8. 出口食品生产企业备案,主管海关对申请人提出的申请进行审核,核发(   )。

A. "出口食品生产企业备案证明" B. "注册登记证书"

C. "出口食品生产企业备案申请表" D. "受理单或不予受理通知书"

9. 出境粮食加工仓储企业许可条件不正确的是(   )。

A. 具有法人资格 B. 仓储区域布局合理

C. 台账在粮食出库后保存期限至少1年 D. 建立质量安全事件快速反应机制

10. 出境竹木草制品生产加工企业申请条件不包括(   )。

A. 厂区整洁卫生,道路及场地地面硬化、无积水

B. 厂区布局合理,原料存放区等划分明显,相对隔离

C. 建立质量管理体系或制度

D. 具有防雨、防潮、防虫设施

二、多项选择题

1. 下列关于出口烟花爆竹检验的说法中,正确的有(   )。

A. 海关总署统一管理全国出口烟花爆竹检验和监督管理工作

B. 主管海关负责所辖地区出口烟花爆竹的检验和监督管理工作

C. 出口烟花爆竹的检验和监督管理工作采取产地检验与口岸查验相结合的原则

D. 生产企业在申请出口烟花爆竹检验时,应当向海关提交"出口烟花爆竹生产企业声明"

2. 出境非食用动物产品生产加工企业,应当(   )。

A. 建立并维持进境国家或者地区有关法律法规规定的注册登记要求

B. 按照建立的兽医卫生防疫制度组织生产

C. 按照建立的合格原料供应商评价制度组织生产

D. 如实填写《出境非食用动物产品生产、加工、存放注册登记企业监管手册》

3. 出境种苗花卉生产企业,种植基地要求是(　　)。

A. 应符合我国和输入国家或地区规定的植物卫生防疫要求

B. 近三年未发生重大植物疫情,未出现重大质量安全事故

C. 应建立完善的质量管理体系

D. 建立种植档案

4. 出境新鲜水果(含冷冻水果)果园和包装厂,对于包装厂申请条件是(　　)。

A. 厂区整洁卫生,有满足水果贮存要求的原料场、成品库

B. 水果存放、加工、处理、储藏等功能区相对独立、布局合理

C. 具有符合检疫要求的清洗、加工、防虫防病及除害处理设施

D. 有完善的卫生质量管理体系

5. 出境竹木草制品生产加工企业材料要求具备(　　)。

A. 出境竹木草制品生产企业注册登记及分类管理申请表

B. 企业厂区平面图及简要说明

C. 生产工艺流程图,包括各环节的技术指标及相关说明

D. 生产加工过程中所使用主要原辅料清单、自检自控计划

三、判断题

1. 出口烟花爆竹的检验和监督管理工作采取产地检验与口岸查验相结合的原则。

(　　)

2. 凡经检验合格的出口烟花爆竹,由企业在其运输包装明显部位加贴验讫标志。(　　)

3. 许可条件中不具备独立企业法人资格者,由其具有独立企业法人资格的上级主管部门提出申请。(　　)

4. 养殖场养殖水域面积不少于500亩,网箱养殖的网箱数一般不少于10个。(　　)

5. 对长期出口的烟花爆竹产品,每年应当进行不少于一次的烟火药剂安全性能检验。

(　　)

6. 凡经检验合格的出口烟花爆竹,由海关在其运输包装明显部位加贴验讫标志。(　　)

7. 各主管海关要通过企业年报、现场检查等方式,加强对出口食品生产企业的监管。

(　　)

8. 申请人需要注销《备案证明》的,通过"互联网+海关"注销。(　　)

9. 已建立和实施以危害分析和预防控制措施为核心的食品安全卫生控制体系,该体系不包括食品防护计划。(　　)

10. 出口植物产品,变更内容相关的资料包括变更项目的生产工艺说明、产业政策证明材料。(　　)

应会考核

■ 观念应用

苏州海关对苏州 P 公司代理安徽 W 公司出口报检,输往美国的 100% 丝制女式衬衫,共 4 416 件,货值为 17 222 美元进行检验。在检验时发现该批衬衫的外观、手感等没有真丝产品的质地,而报检单证的品名、HS 编码、唛头均表明为 100% 真丝衬衫。检验人员当场用纺织品燃烧辨别法进行检验,发现该批衬衫面料不是真丝而是化纤的,为了进一步确认其纤维含量,马上封样送实验室检测,结果表明为 100% 化纤面料。苏州海关做出不准该批衬衫出口的决定。苏州海关对案情进行立案调查,发现该批衬衫的所有报检资料是由安徽 W 公司提供,面料和标签也是 W 公司自行采购送到苏州 P 公司加工生产的。P 公司在加工生产和报检过程中,一是没有核对标签上的成分与衬衫质地是否相符,二是盲目听从 W 公司的指挥,具有以假充真、伪造报检单证骗取检验检疫证单的行为。

运用报检理论及相关的检验检疫法律法规,分析本案的法律依据并对本案进行案由分析,谈谈你对本案不如实申报骗取检验检疫证单而引发的深思。

■ 技能应用

辽宁大连 A 进出口公司向美国的 B 公司出口一批速冻甜豌豆,目的港为美国的洛杉矶港,公司指定小王办理该笔出口业务的报检工作,请你以小王的名义登录"互联网＋海关"或"国际贸易单一窗口"完成该批货物的出境报检流程。

■ 案例分析

11 月份,北仑海关查获一起烟花爆竹违规出口案件,查获烟花爆竹重 22.4 吨,约 6.4 万件。烟花爆竹是易燃易爆货物,即使在非高温环境中,摩擦碰撞也极易自燃引爆,危险性极大。企业要出口烟花爆竹,首先必须具备相应出口资质,企业申报时填写报检电子底账数据相关编号,集装箱必须四面标贴相应的国际危险货物标识,存放地应该标志出安全警戒区或存放在专门的危险品堆场,应由专人看守,货物装船应该严格按照配载图装运并且途中适时采取冷水降温等。

为了规避这些安全监管措施和运输费、保险费等,一些不法企业便将烟花爆竹伪报成普通货物,企图闯关出口。这批烟花爆竹共有 5 种:3 种礼花和 2 种礼花弹。长的礼花约有 90 厘米,有手臂那么粗;礼花弹大的像椰子,掂着很重,小的都有橙子那么大。最终清点数量为 64 368 件,重 22.4 吨,装了几乎整个集装箱。目前,这些烟花爆竹已经移交给北仑海关缉私部门作进一步处理。

结合本案和所学过的知识,进一步说明出口烟花爆竹报检中应注意的事项。

 项目实训

【实训项目】

出境检验检疫报检。

【实训目的】

通过本项目的实训,了解出境检验检疫报检,并在掌握基本知识的基础上,针对检验检疫对象的不同,在报检的范围、程序、要求及提供的单据方面也因此存在着差异性,那么就需要去掌握在出境报检中需要掌握的特殊业务要求。模拟一个出境物,利用"互联网＋海关"申报分析出境检验检疫程序。

【实训要求】

登录"中国国际贸易单一窗口"(网址 https://www.singlewindow.cn/),标准版应用,卡介质(必须先进行客户端控件下载)或者账号登录(输入用户名、密码、验证码),进入后点击"企业资质"和货物申报,查看左侧检验无纸化等信息录入申报。

【实训结果】

撰写"出境检验检疫报检"的实训报告。

"出境检验检疫报检"实训报告		
项目实训班级:	项目小组:	项目组成员:
实训时间:　　年　　月　　日	实训地点:	实训成绩:
实训目的:		
实训步骤:		
实训结果:		
实训感言:		
不足与今后改进:		
项目组长评定签字:　　　　　　　　　　　项目指导教师评定签字:		

下 篇
报关实务

项目四

报关与海关管理

○ **知识目标：**

理解：报关的概念、海关的性质和任务、海关权力的特点、报关单位的概念。

熟知：报关的范围、报关的分类、海关权力行使原则、海关权力的监督及管理体制与机构。

掌握：报关的基本内容、海关的权力、报关单位的类型、报关单位的注册登记、报关单位的管理、报关企业信用管理。

○ **技能目标：**

能办理报关单位注册登记手续，能配合海关的工作，能灵活运用海关的权力及相关法规，解答实际案例。

○ **素质目标：**

通过本项目的学习，具备报关业务人员的基本工作能力、基本职业素养和职业道德操守。

○ **项目引例：**

腰太"粗"？

11月14日，一旅客腰绑70部手机经拱北口岸入境珠海，被拱北海关所属的闸口海关当场截获。当天傍晚5点左右，旅客林某经拱北口岸旅检大厅海关无申报通道入境，随身携带一个小包。关员发现其神态异常，遂对其进行截查。经进一步检查后，关员从其腰腹部查获用胶带紧紧绑藏的iPhone手机70部。目前，上述案件已移交海关缉私部门作进一步调查处理。

○ **引例导学：**

携带个人物品进出境应以自用、合理数量为限，超出范围的，视同进出口货物，需以货物进出口方式报关。对以人身藏匿、物品夹藏等方式逃避海关监管构成走私行为的，海关将依法追究法律责任。

○ **知识支撑：**

任务一　报关概述

一、报关的概念

《中华人民共和国海关法》（以下简称《海关法》）规定："进出境运输工具、货物、物品，必须通过设立海关的地点进境或出境。"由此可见，由设立海关的地点进出境并办理规定的海关手续是运输工具、货物、物品进出境的基本原则，同时也是进出境运输工具负责人、进出口货物收发货人、进出境物品的所有人应履行的一项基本义务。

　　一般而言,报关是指进出口货物收发货人、进出境运输工具负责人、进出境物品的所有人或者他们的代理人向海关办理货物、物品或运输工具进出境手续及海关相关事务的过程。其中,进出口货物收发货人、进出境运输工具负责人、进出境物品的所有人或者他们的代理人是报关行为的承担者,是报关主体,也就是报关人;报关的对象是进出境运输工具、货物、物品;报关的内容是办理运输工具、货物、物品的进出境手续及相关海关手续;海关是进出境的监督管理机关,是对报关人的报关行为进行监督制约的国家行政执法机关。

知识链接
报关与通关的区别和联系

二、报关的范围

　　根据法律规定,所有进出境的运输工具、货物、物品都需要办理报关手续。报关的具体范围涉及以下三个方面。

(一)进出境运输工具

　　进出境运输工具主要包括用于载运人员、货物、物品进出境,并在国际上运营的各种境内或境外船舶、车辆、航空器和驮畜。

(二)进出境货物

　　进出境货物主要包括一般进出口货物,保税货物,暂准进出境货物,减免税货物,过境、转运和通运货物及其他进出境货物。此外,一些特殊形态的货物,如以货品为载体的软件或通用电缆、管道输送进出境的水、电等也属于报关的范围。

(三)进出境物品

　　进出境物品主要包括进出境的行李物品、邮递物品和其他物品。行李物品是指以进出境人员携带、托运等方式进出境的物品;邮递物品是指以邮递方式进出境的物品;其他物品主要是指享有外交特权和豁免权的外国机构或者人员的公务用品或自用物品等。

三、报关的分类

(一)按照报关对象的不同,可分为运输工具报关、货物报关和物品报关

　　海关对进出境工具、货物、物品有不同的监管要求,所以报关也相应地分为运输工具报关、货物报关和物品报关三类。

　　进出境运输工具作为货、人员及其携带物品的进出境载体,其报关主要是向海关直接交验随附的、符合国际商业运输惯例、能反映运输工具进出境合法性及其所承运货物、物品情况的合法证件、清单和其他运输单证,其手续较为简单。

　　进出境物品因其具有非贸易性质,且一般仅限于自用及合理数量,所以其报关手续也很简单。

　　进出境货物的报关相对比较复杂,海关专门针对进出境货物的监管要求,制定了一系列报关管理规范,并要求必须由具备一定专业知识和技能且经海关审核的专业人员代表报关单位专门办理。

(二)按照报关的目的不同,可分为进境报关和出境报关

　　由于海关对不同报关对象的进出境有不同的管理要求,运输工具、货物、物品根据进境或出境的目的分别形成了一套进境报关和出境报关手续。

(三)按照报关的行为性质或报关活动的实施者不同,可分为自理报关和代理报关

1. 自理报关

　　自理报关是指由进出口货物收发货人自行办理报关业务。根据我国海关目前的规定,进

出口货物收发货人必须依法向海关注册登记后方能办理报关业务。

2. 代理报关

代理报关是指接受进出口货物收发货人的委托,代理其办理报关业务的行为。我国海关法律将有权接受他人委托办理报关业务的企业称为报关企业。报关企业必须依法取得报关企业注册登记许可并向海关注册登记后方能从事代理报关业务。

根据代理报关法律行为责任承担者的不同,代理报关又分为直接代理报关和间接代理报关。直接代理报关是指报关企业接受委托人(进出口货物收发货人)的委托,以委托人的名义办理报关业务的行为,代理人代理行为的法律后果直接作用于被代理人。间接代理报关是指报关企业接受委托人的委托,以报关企业自身的名义向海关办理报关业务的行为,报关企业应当承担与进出口货物收发货人自己报关时所应当承担的相同的法律责任。

目前,我国报关企业大多采用直接代理报关形式,间接代理报关只适用于经营快件业务的国际货物运输代理企业。报关企业的代理报关如表4—1所示。

表4—1　　　　　　　　　　　　　报关企业的代理报关

报关企业	代理方式	行为属性	举例	法律责任
报关企业代理报关	直接代理	委托行为代理	货代公司	法律后果直接作用于被代理人(委托人),报关企业也应承担相应的责任
	间接代理	视同企业能够自己报关	快递公司	法律后果直接作用于代理人(报关企业),由报关企业承担收发货人自己报关时所应承担的法律责任

经验小谈4—1

公司打算从德国进口钢材,现在想找一家公司代理进口,请问委托报关企业代理报关进口需要签订委托协议吗?

答:根据《海关进出口货物申报管理规定》第十二条:报关企业接受进出口货物收发货人委托办理报关手续的,应当与进出口货物收发货人签订有明确委托事项的委托协议,进出口货物收发货人应当向报关企业提供委托报关事项的真实情况。

四、报关的基本内容

报关的基本内容包括办理运输工具、货物、物品的进出境手续。由于进出境运输工具、货物、物品的性质不同,海关对其监管要求也不一样,因此其报关的基本内容也有所区别。

(一)进出境运输工具报关的基本内容

我国《海关法》规定,所有进出我国关境的运输工具必须经由设有海关的港口、车站、机场、国界孔道、国际邮件互换局(交换站)及其他可办理海关业务的场所申报进出境。根据海关监管的要求,进出境运输国界负责人或其代理人在运输工具进入或驶离我国关境时均应如实向海关申报运输工具所载旅客人数、进出口货物数量、装卸时间等基本情况。此外,运输工具报关时还需提交运输工具从事国际合法性运输必备的相关证明文件,如船舶国籍证书、吨税证书、海关监管簿、签证簿等,必要时还需出具保证书或缴纳保证金。

(二)进出境货物报关的基本内容

根据海关规定,进出境货物的报关应由依法取得报关从业资格并在海关注册的报关员办理。进出境货物报关的基本内容包括:按照规定填制报关单,如实申报进出口货物的商品编码、实际成交价格、原产地及相关优惠贸易协定代码,并办理提交报关单证等与申报相关的事宜;申请办理缴纳税费、退税和补税事宜;申请办理加工贸易合同备案、变更和核销及保税监管等事宜;申请办理进出口货物减税、免税等事宜;办理进出口货物的查验、结关等事宜以及应当由报关单位办理的事宜。

海关对不同性质的进出境货物规定了不同的报关程序和要求。一般来说,进出境货物报关时,报关单位和报关人员应在进出口货物收发货人接到运输公司或邮递公司寄交的提货通知单,或根据合同规定备齐出口货物后,做好向海关办理货物报关的准备工作,或者签署委托代理协议,委托报关企业向海关报关;准备好单证,在海关规定的报关地点和报关时限内以书面和电子数据方式向海关如实进行申报;经海关对报关电子数据和书面报关单证进行审核后,在海关认为必需时,报关人员要配合海关进行货物的查验;属于应纳税、应缴费范围的进出口货物,报关单位应在海关规定的期限内缴纳进出口税费;海关做出放行决定后,该进出境货物报关完成,报关单位可以安排提取或装运货物。

对于保税加工货物、减免税进出口货物、暂准进出口货物,除了以上工作外,在进出境前还需办理备案申请等手续,进出境后还需在规定时间、以规定的方式向海关办理核销、结案等手续。

(三)进出境物品报关的基本内容

根据《海关法》的规定,个人携带进出境的行李物品、邮寄进出境的物品,应当以自用合理数量为限。自用是指进出境旅客本人自用、馈赠亲友而非出售或出租;合理数量是指海关根据进出境旅客旅行目的和居留时间所规定的正常数量以及海关对进出境邮递物品规定的征免税限制。自用合理数量原则是海关对进出境物品监管的基本原则,也是对进出境物品报关的基本要求。

"单一窗口"标准版用户手册(公自用物品申报)

1. 进出境行李物品的报关

我国对进出境行李物品报关采用"红绿通道"制度。我国海关规定,进出境旅客在向海关申报时,可以在分别以红色和绿色作为标记的两种通道中进行选择。绿色通道适用于携带物品在数量和价值上均不超过免税限额,且无国家限制或禁止进出境物品的旅客;红色通道适用于携带上述绿色通道适用物品以外的其他物品的旅客。此时,旅客必须填写"中华人民共和国海关进(出)境旅客物品申报单"或海关规定的其他申报单证,在进出境地向海关做出书面申报,如表4-2所示。

表4-2　　　　　　　　　　　　　　　红绿通道的规定

绿色通道(免申报)	红色通道(必须申报)
1. 携带的旅行自用物品在数量和价值上均不超过免税限额 2. 无国家限制或禁止进出境物品的旅客 3. 免验特使人员,如外交人员和16周岁以下旅客	1. 入境人员携带外币现钞入境,超过等值5 000美元的应当向海关书面申报 2. 出境人员携带不超过等值5 000美元(含5 000美元)的外币现钞出境;如超出上述等值,需凭入境时填具的海关申报单或银行或外汇管理局出具的许可证明予以放行 3. 旅客携带人民币进出境,限额为20 000元,超出的不准进出境 4. 携带文物出境必须向海关申报,海关凭文化行政管理部门盖的"火漆印"及文物外销统一发货票,或文化行政管理部门出具的许可出口证明查验放行

同步案例 4-1　　　　　　　　**无申报通道——现钞**

进境旅客吕某于 2020 年 5 月 31 日从某客运口岸经"无申报通道"入境时,海关依法对其随身行李进行查验,发现行李中有人民币现钞 60 000 元,超过限定数额未向海关申报,且无故意藏匿行为。根据《中华人民共和国海关行政处罚实施条例》第十九条第三款的规定,海关对吕某处以警告并科处罚款。

案例评析

2. 进出境邮递物品的报关

进出境邮递物品的报关因其特殊的邮递方式而不同。我国是《万国邮政公约》的签约国,根据《万国邮政公约》的规定,进出境邮包必须由寄件人填写"报税单"(小包邮件填写"绿色标签"),列明所寄物品的名称、价值、数量,向邮包寄达国家的海关申报。进出境邮递物品的"报税单"和"绿色标签"是随同物品通过邮政企业或快递公司邮递给海关的。

知识链接

进出境邮递
物品信息化
管理系统

3. 进出境其他物品的报关

(1)暂时免税进出境物品。个人携带进出境的暂时免税进出境物品,进出境时必须向海关做出书面申报,并经海关核准登记,方可免税携带进出境;而且将来应由本人复带出、进境。

(2)享有外交特权和豁免权的外国机构或人员进出境物品。这包括外国驻中国使馆和使馆人员,以及外国驻中国领事馆、联合国及其专门机构和其他国际组织驻中国代表机构及其人员进出境的公务用品和自用物品。外国驻华使馆和使馆人员进出境公用、自用物品应当以海关核准的直接需用数量为限。在首次进出境前,应当到主管海关办理备案手续。

有下列情形者,不准进出境:①超出海关核准的直接需用数量的;②未按照规定办理备案申报手续的;③未经批准擅自将免税进境的物品转让、出售后,再次申报进境同类物品的;④携带禁止或者限制进出境物品进出境不能提交有关许可证件的。

运进公用、自用物品时,应提交外交物品申报单、提运单、发票、装箱单、身份证件等单据。其中,运进机动车辆的,还应提交使馆照会。

随身携带自用物品应口头申报,如携带超过规定限额的限制性物品进境,应当书面申请。

任务二　海关管理

一、海关的性质和任务

(一)海关的性质

(1)海关是国家行政机关,是国务院直属机构。其从属于国家行政管理体制,代表国家依法独立行使行政管理权。

知识链接

海关关徽

(2)海关是国家的进出境监督管理机关。其监督管理对象是所有进出关境的运输工具、货物和物品。实施监督管理的范围是进出关境及与之有关的活动。

第一,国境和关境的概念。国境是指一个国家国土疆域的范围;关境是指适用于同一海关法或实行同一关税制度的领域。

第二,我国国境和关境的关系。一般情况下,关境等于国境。我国的国境(关境＋单独关税区)大于关境。我国单独关境有香港、澳门和台、澎、金、马单独关税区。

(3)海关的监督管理是保证国家有关法律、法规实施的行政执法活动。其依据如下:

一级:《海关法》和其他法律、法规,是海关的执法依据。

二级:行政法规。国务院根据《宪法》和法律,制定行政法规。海关管理方面主要的行政法规有《关税条例》《海关稽查条例》《海关行政处罚实施条例》《海关统计条例》《进出口货物原产地条例》等。

三级:海关规章及规范性文件。海关总署根据法律和国务院的法规、决定和命令制定规章,作为执法依据的补充。

各级省、自治区、直辖市人大和政府不得制定海关法律、法规。地方法规、规章不是海关执法的依据。

(二)海关的任务

(1)监管。海关监管是指海关运用国家赋予的权力,通过一系列管理制度与管理程序,依法对进出境运输工具、货物、物品的进出境活动所实施的一种行政管理。海关监管和海关监督管理的关系如下:①海关监管是海关的最基本任务,是一项国家职能;②海关监管不是海关监督管理的简称,监督管理是海关全部行政执法活动的统称;③海关监管分为进出境的运输工具监管、货物监管和物品监管三大体系。

(2)征税。其基本法律依据有《海关法》《中华人民共和国进出口关税条例》(以下简称《关税条例》)。关税的征收主体是国家,海关代表国家征收关税和进口环节海关代征税。关税的课税对象为进出口货物、进出境物品。

(3)查缉走私。它是指海关为保证顺利完成监管和征税等任务而采取的保障措施。缉私体制是指国家实行联合缉私、统一处理、综合治理的缉私体制。主管机关是指海关是打击走私的主管机关,海关缉私警察负责走私犯罪的侦查、拘留、执行逮捕和预审工作。公安、工商、税务等部门都有缉私权力,它们查获的案件要行政处罚的,统一移交海关处理。

(4)海关统计。凡能引起我国境内物质资源储备增加或减少的进出口货物,超过自用、合理数量的进出境物品均列入海关统计范围。不列入海关统计范围的货物和物品,实施单项统计。海关统计以实际进出口货物为统计对象。

 经验小谈 4—2

我司是一家外贸公司,近期在做业务统计,想了解一下哪些运输方式纳入海关统计?

答:根据《海关统计工作管理规定》第二十六条:运输方式按照水路运输、铁路运输、公路运输、航空运输、邮件运输和其他运输等方式进行统计。进境货物的运输方式应当按照货物运抵我国境内第一个口岸时的运输方式进行统计;出境货物的运输方式应当按照货物运离我国境内最后一个口岸时的运输方式进行统计。

二、海关的权力

(一)海关权力的内容

(1)行政审批权。其包括报关企业登记许可制度、对转关运输申请的审核、对减免税的审批、对参加报关员资格全国统一考试报名资格的审核。

(2)税费征收权。其包括对进出口货物、物品征收关税及其他税费,对特定的进出口货物、物品减征或免征关税、补征追缴税款。

(3)行政检查权。其检查项目、地区及条件见表4—3。其他行政检查权的内容见表4—4。

表4—3 行政检查权

检查项目	检查地区	检查条件
进出境运输工具	不受限制	不需要批准
有走私嫌疑的运输工具	"海关监管区域"内	不需要批准
	"海关监管区域"外	需经直属海关关长或其授权的隶属海关关长批准
有藏匿走私嫌疑货物、物品的场所	"海关监管区域"内	不需要批准
	"海关监管区域"外	调查走私案件时,需经直属海关关长或其授权的隶属海关关长批准
		不能对公民住所实施检查
走私嫌疑人身体	"海关监管区域"内	不需要批准

注:"海关监管区域"是指海关监管区和海关附近沿海、沿边规定地区。

 做中学 4—1

大连海关欲对张某的走私行为进行调查取证,经大连海关关长批准,到青岛张某个人的公司及住处进行了检查。请问:大连海关的行为是否合理?为什么?

分析:大连海关的行为不合理。第一,在"两区"外,经直属海关关长及其授权的隶属海关关长批准,海关方可检查。张某的公司在青岛,大连海关没有得到批准。第二,在"两区"外,不能检查公民住所。

表4—4 其他行政检查权

类　别	对象范围	备　注
查验权	进出境货物、物品	必要时,可径行提取货样
施加封志权	所有未办结海关手续、处于海关监管状态的货物、物品、运输工具	
查阅、复制权	查阅进出境人员证件,查阅、复制相关合同、发票、账册、单据、记录、文件、业务函电、录音录像制品等	与进出境运输工具、货物、物品相关的
查问权	违法嫌疑人	对违反《海关法》及其他有关法律、行政法规的嫌疑人进行查问,并调查其违法行为
查询权	涉嫌单位、人员在金融机构、邮政企业的存、汇款	调查走私案件时,需经直属海关关长或其授权的隶属海关关长批准
稽查权	与进出口货物直接相关的人、货、企业、单位的资料	进出口货物放行之后 3 年内,在保税货物、减免税货物海关监管期限内及其后 3 年内

 做中学 4—2

8 月,某海关对一批进口货物正常通关放行,10 月,某海关发现该批货物有走私的嫌疑。企业人员以货已正常结关海关无权调查为由将海关工作人员驱逐出企业。请问:该企业的做法是否合理?为什么?

分析:该企业的做法不合理。海关的稽查权为进出口货物放行之后 3 年内,在保税货物、特定减免税货物海关监管期限内及其后 3 年内。

（4）行政强制权。扣留权的相关内容见表 4—5，其他行政强制权的相关内容见表 4—6。

表 4—5　　　　　　　　　　　　　　　　　扣留权

适用类别	区域	扣留条件	授权
资料	无限定	与违反《海关法》或者其他有关法律、行政法规的进出境运输工具、货物、物品有关的	不需要批准
有走私嫌疑的进出境运输工具、货物、物品	"海关监管区域"内	违反《海关法》或者其他有关法律、行政法规的	需经直属海关关长或其授权的隶属海关关长批准
	"海关监管区域"外	有证据证明有走私嫌疑的	可直接行使
走私犯罪嫌疑人	"海关监管区域"内	扣留时间不超过 24 小时，特殊情况可延长至 48 小时；对于查获案件的嫌疑人，移送海关侦查走私犯罪公安机构	需经直属海关关长或其授权的隶属海关关长批准

表 4—6　　　　　　　　　　　　　　　　　其他行政强制权

类　别	内　容
提取货物变卖、先行变卖权	超过 3 个月未申报货物；进口货物收货人或所有人声明放弃货物；依法扣留、超期未报、溢卸或误卸而不宜长期保存货物（经批准可先行变卖）
强制扣缴，变价抵缴关税权	纳税义务人、担保人超过规定期限未缴纳税款，经批准可以：书面通知金融机构从其存款内扣缴；应税货物变卖抵缴税款；扣留并变卖与税款等值货物或其他财产
抵缴、变价抵缴罚款权	逾期不履行海关处罚决定又不申请复议或起诉的
滞报、滞纳金征收权	滞报金、滞纳金
税收保全	需进出口货物纳税义务人提供纳税担保而不能提供的，经批准可以：书面通知金融机构暂停支付税款相当的存款；扣留等值货物或其他财产
处罚担保	提供等值担保；不能提供的，扣留等值财产
税收担保	暂准进出境货物、保税货物进境需提交保证金或保函

（5）行政处罚权。海关有权对尚未构成走私罪的违法当事人处以行政处罚，包括：对走私货物、物品及违法所得处以没收；对有走私行为和违反监管规定行为的当事人处以罚款；对有违法情事的报关企业和报关员处以暂停或取消报关资格的处罚。

 小贴士 4—1

为进一步提高海关行政执法效率、优化行政执法方式，海关行政处罚简单案件快速办理自 2019 年 12 月 1 日起实施。简单案件是指海关在行邮、快件、货管、保税监管等业务现场以及其他海关监管、统计业务中发现的违法事实清楚、违法情节轻微，经现场调查后，可以当场制发行政处罚告知单的违反海关监管规定案件。具体如下：

1. 以下简单案件适用快速办理程序：①适用《中华人民共和国海关行政处罚实施条例》（以下简称《处罚条例》）第十五条第一项、第二项规定进行处理的；②报关企业、报关人员对委托人所提供情况的真实性未进行合理审查，或者因为工作疏忽致使发生《处罚条例》第十五条第一项、第二项规定情形的；③适用《处罚条例》第二十条至第二十三条规定进行处理的；④违反海关监管规定携带货币进出境的；⑤旅检渠道查获走私货物、物品价值在人民币 5 万元以下的；⑥其他违反海关监管规定案件货物价值在人民币 50 万元以下或物品价值在人民币 10 万元以下的；⑦法律、行政法规及部门规章规定处警告、最高罚款人民币 3 万元以下的。

2. 海关应当及时立案，开展调查取证工作。

3. 当事人在自行书写材料或者查问笔录中承认违法事实、认错认罚，并有查验、检查记录等关键证据能够相互印证的，海关可以不再开展其他调查取证工作。

4. 海关进行现场调查后，应当及时制发行政处罚告知单，并在立案后 5 个工作日内制发行政处罚决定书。

(6)其他权力。其他权力的类别及内容见表 4－7。

表 4－7　　　　　　　　　　　　　　其他权力

类　　别	内　　　　容
配备武器权	海关为履行职责，可以配备武器。海关工作人员佩带和使用武器的规定，由海关总署会同公安部制定，报国务院批准
连续追缉权	不分关区，追缉保持连续状态
行政裁定权	例如，对外贸易经营者的申请、商品归类的最终裁定、进出口货物原产地的确定、禁止进口措施、许可证件适用
行政奖励权	精神、物质奖励

（二）海关权力行使原则

(1)合法原则。它主要是指主体资格合法，法律规范依据，方法、手段、步骤、时限等程序合法，一切行政违法主体都应承担相应的法律责任。

(2)适当原则。权力的行使以公平性、合理性为基础，以正义性为目标。为了自由裁量权的合理运用，监督的法律途径有两个：行政监督（行政复议程序）和司法监督（行政诉讼程序）。

(3)依法独立行使原则。海关可以自己的名义行使权力，在法律法规规定的范围内依照自己的判断和意志做出决定，发布命令，独立地采取行政行为。海关实行高度集中统一的管理体制和垂直领导方式，地方各级海关只对海关总署负责。

(4)依法受到保障原则。海关依法执行职务，有关单位和个人应当如实回答询问，并予以配合，任何单位和个人不得阻挠；海关执行职务受到暴力抗拒时，执行有关任务的公安机关和人民武装警察部队应当予以协助。

（三）海关权力的监督

海关权力的监督即海关执法监督，是内部和外部监督的结合。

（四）海关权力的特点

海关权力作为一种行政权力，除了具有一般行政权力的单方性、强制性、无偿性等基本特征外，还具有特定性、独立性、强制性、复合性和自由裁量性等特征。

三、海关管理体制与机构

（一）海关的管理体制

(1)工作方针：依法行政、为国把关、服务经济、促进发展。

(2)管理体制：①海关事务属中央事权；②采取集中统一的垂直领导体制，海关隶属关系不受行政区划的限制；③海关独立行使职权，向海关总署负责。

知识链接

海关管理
体制和
机构设置

（3）设关原则：对外开放口岸、海关监管业务集中的地点。

（二）海关的组织机构

（1）海关总署。它是国务院直属机构，下设广东分署，在上海和天津设有特派员办事处，作为其派出机构。

（2）直属海关。除香港、澳门、台湾地区外，分布在全国 31 个省、自治区、直辖市。

（3）隶属海关。它是进出境监督管理职能的基本执行单位。

（4）海关缉私警察机构。其设在海关总署，实行海关总署和公安部双重领导、以海关领导为主的体制；在广东分署和各直属海关设立分局，直属海关缉私局下辖隶属海关缉私分局。

2018 年 4 月 20 日，出入境检验检疫局正式并入中国海关，在通关作业方面，统一通过"单一窗口"实现报关报检，对进出口货物实施一次查验，凭海关放行指令提离货物，实现一次放行。

四、预约通关：互联网＋海关

具体内容将在项目六中予以阐述。

任务三 报关单位

知识链接

任务术语

一、报关单位的概念

报关单位是指依法在海关注册登记的报关企业和进出口货物收发货人。报关单位实行注册登记管理，向海关注册登记是法定要求。

二、报关单位的类型

《海关法》将报关单位划分为两种类型：进出口货物收发货人和报关企业。

（一）进出口货物收发货人

它是指依法直接进口或者出口货物的中华人民共和国关境内的法人、其他组织或个人。其范围和特点如表 4-8 所示。

表 4-8　　　　　　　　　　进出口货物收发货人的范围和特点

范围	在外经贸主管部门办理备案登记的对外贸易经营者（如贸易公司、外向型生产工厂、仓储型企业等）
	无备案登记按规定需要从事非贸易性进出口活动的单位（如境外企业、新闻机构、经贸机构、文化团体等，依法在中国境内设立的常设代表机构），少量货样进出境的单位，国家机关、学校、科研院所等组织机构，临时接受捐赠、礼品、国际援助的单位，国际船舶代理企业等，在进出口货物时，海关也视其为进出口货物收发货人
特点	一般有进出口经营权；必须经海关注册才能自理报关；只能为本单位报关；是经济实体，要承担法律责任

（二）报关企业

它是指按照规定经海关准予注册登记，接受进出口货物收发货人的委托，以进出口货物收发货人的名义或者以自己的名义向海关办理代理报关业务，从事报关服务的境内企业法人。其范围和特点如表 4-9 所示。

表 4—9	报关企业的范围和特点
范围	(1)经营国际货物运输代理,兼营进出口货物代理报关业务的企业(如国际货代企业或国际船舶代理企业);(2)主营代理报关的企业(如报关行或报关公司)
特点	(1)经海关注册登记许可,并注册登记;(2)代理委托人报关,没有进出口经营权;(3)境内独立法人

三、报关单位的注册登记

报关注册登记制度是指进出口货物收发货人、报关企业依法向海关提交规定的注册登记申请材料,经注册地海关依法对申请注册登记材料进行审核,准予其办理报关业务的管理制度。报关单位注册登记分为进出口货物收发货人注册登记和报关企业注册登记。

(一)进出口货物收发货人注册登记

1."多证合一"流程(见表 4—10)

表 4—10	进出口货物收发货人注册登记的流程
多证合一流程	申请人办理工商注册登记时,需要同步办理"报关单位注册登记证书"(进出口货物收发货人)的,应按照要求勾选进出口货物收发货人的备案登记,并补充填写相关备案信息。市场监管部门按照"多证合一"流程完成登记,并在总局层面完成与海关总署的数据交换。海关确认接收到企业工商注册信息和商务备案信息后即完成企业备案,企业无需再到海关办理备案登记手续。 　　企业可以通过"中国国际贸易单一窗口"标准版(以下简称"单一窗口",网址:http://www.singlewindow.cn/)"企业资质"子系统或"互联网＋海关"(网址:http://online.customs.gov.cn/)"企业管理"子系统查询海关进出口货物收发货人的备案登记结果。 　　海关不再核发"报关单位注册登记证书"(进出口货物收发货人)。海关总署决定于2019年7月1日起,海关进出口货物收发货人备案、报关企业注册登记等事项启用电子印章,具体如下: 　　(1)企业采用"多证合一"方式或通过"单一窗口""互联网＋海关"办理进出口货物收发货人备案的,在收到海关备案成功回执后,可登录中国电子口岸企业客户端,打印加盖"中华人民共和国海关进出口货物收发货人备案专用章"的《海关进出口货物收发货人备案回执》。 　　(2)申请人通过"单一窗口""互联网＋海关""海关行政审批网上办理平台"提交报关企业注册登记许可申请的,可登录企业客户端查询申请事项办理状态,打印加盖"中华人民共和国××海关行政许可专用章"或"中华人民共和国××海关"行政印章的许可文书。 　　目前"多证合一"备案登记事项暂时不包括进出口货物收发货人的变更、注销等事项,企业申请办理报关企业注册登记属于行政许可事项,按照原有模式办理。
相关资料	(1)"报关单位情况登记表"(参见本项目附件1);(2)"中华人民共和国海关报关单位注册登记证书"(参见本项目附件2),该证书长期有效。
临时注册登记说明	下列单位未取得对外贸易经营者备案登记表,按照国家有关规定需要从事非贸易性进出口活动的,应当办理临时注册登记手续:(1)境外企业、新闻、经贸机构、文化团体等依法在中国境内设立的常驻代表机构;(2)少量货样进出境的单位;(3)国家机关、学校、科研院所等组织机构;(4)临时接受捐赠、礼品、国际援助的单位;(5)其他可以从事非贸易性进出口活动的单位。 　　临时注册登记单位在向海关申报前,应当向所在地海关办理备案手续。特殊情况下可以向拟进出境口岸或者海关监管业务集中地海关办理备案手续。 　　办理临时注册登记,应当持本单位出具的委派证明或者授权证明以及非贸易性活动证明材料。 　　临时注册登记的,海关可以出具"临时注册登记证明"(参见本项目附件3),但是不予核发注册登记证书。临时注册登记有效期最长为1年,有效期届满后应当重新办理临时注册登记手续。已经办理报关注册登记的进出口货物收发货人,海关不予办理临时注册登记手续。

做中学 4—3

　　辽宁某高校要进口一批做实验用的设备,进口该设备时,其从事的就是非贸易性的行为。该校应该如何报关?

　　分析:第一种方法:该校可以办理进出口货物收发货人临时注册登记,获得临时注册登记证明以后再去报关;第二种方法:可以直接找报关企业为其代理报关。

 小贴士 4—2

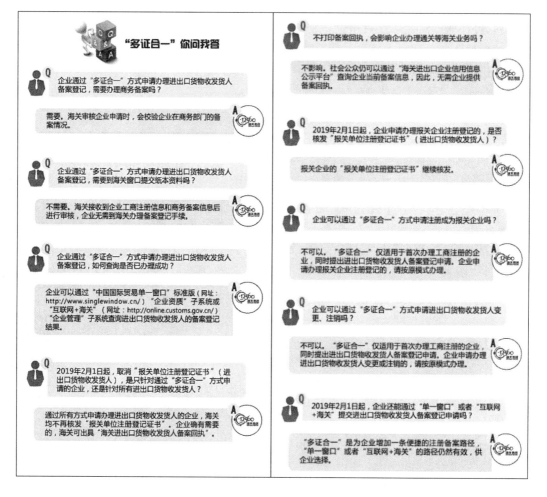

 经验小谈 4—3

　　您好,听说海关不再核发收发货人报关注册登记证书了,可是我司还想要纸质证明材料,怎么办?

　　答:根据海关总署市场监督管理总局公告 2019 年第 14 号《关于"报关单位注册登记证书"(进出口货物收发货人)纳入"多证合一"改革的公告》,自本公告实施之日起,海关不再核发"报关单位注册登记证书"(进出口货物收发货人)。进出口货物收发货人需要获取书面备案登记信息的,可以通过"单一窗口"在线打印备案登记回执,并到所在地海关加盖海关印章。

2. 进出口货物收发货人注册登记的变更及注销

(1)进出口货物收发货人注册登记的变更。进出口货物收发货人企业名称、企业性质、企业住所、法定代表人(负责人)等海关注册登记内容发生变更的,应当自变更生效之日起30日内,持变更后的营业执照副本或者其他批准文件以及复印件,到注册地海关办理变更手续。

所属报关人员发生变更的,进出口货物收发货人应当在变更事实发生之日起30日内,持变更证明文件等相关材料到注册地海关办理变更手续。

(2)进出口货物收发货人注册登记的注销。进出口货物收发货人有下列情形之一的(见表4-11),应当以书面形式向注册地海关办理注销手续。海关在办结有关手续后,应当依法办理注销注册登记手续。

表4-11 进出口货物收发货人注销登记的情形

序　号	内　容
1	破产、解散、自行放弃报关权或者分立成两个以上新企业的
2	被工商行政管理机关注销登记或者吊销营业执照的
3	丧失独立承担责任能力的
4	对外贸易经营者备案登记表或者外商投资企业批准证书失效的
5	其他依法应当注销注册登记的情形

进出口货物收发货人未依照规定主动办理注销手续的,海关可以在办结有关手续后,依法注销其注册登记。

(二)报关企业注册登记

1. 改革内容

根据《国务院关于在自由贸易试验区开展"证照分离"改革全覆盖试点的通知》(国发〔2019〕25号),对"报关企业注册登记"实施"审批改为备案"改革。改革后,企业开展报关经营活动应持有营业执照并按要求进行备案。同时,将报关企业注册登记纳入"多证合一"范围,在企业登记注册环节一并办理备案手续,并取消许可证有效期,改为长期有效。

2. 改革范围

仅适用于登记注册在自由贸易试验区的企业,企业备案后可在全国开展报关经营活动。

3. 备案要素

(1)具备境内企业法人资格条件;(2)法定代表人无走私记录;(3)无因走私违法行为被海关撤销其注册登记,取消其报关从业资格的记录;(4)有符合从事报关服务所必需的固定经营场所和设施;(5)"报关单位情况登记表"。

4. 材料要求

填写完整的"报关单位情况登记表"(提交一份书面版,复印件需加盖申请单位公章)。

5. 办理流程

(1)申请备案:①申请人向所在地海关提出申请并递交材料;②所在地海关对申请人提出的申请进行审核,对材料齐全、符合法定条件的,海关予以备案,核发"中华人民共和国海关报关单位注册登记证书"。

(2)备案变更:报关企业的名称、法定代表人发生变化的,申请人应当自发生变更之日起30日内,向原备案海关递交申请材料,原发证海关对申请变更内容进行审核。变更申请材料齐全、证明材料真实有效的,准予变更。

(3)备案注销:申请人需要注销"中华人民共和国海关报关单位注册登记证书"的,向所在地海关提出书面申请,经所在地海关审核后,办理注销手续。

6. 办理方式

企业所在地海关/中国国际贸易单一窗口/互联网＋海关一体化网上办事平台(http://online. customs. gov. cn)/在企业注册登记环节提供备案信息,一并办理备案。

7. 监管措施

(1)将报关企业注册登记纳入"多证合一"的范围,及时接收市场监管部门推送的企业备案信息,各直属海关以及授权的隶属海关要加强备案信息核对力度,对企业违反规定不备案、逾期备案或备案信息不准确的情形及时依法处理。

(2)各直属海关以及授权的隶属海关要加强信用监管,多渠道完善信用信息采集,综合运用稽查、缉私等方面数据,及时调整企业信用等级,按照"诚信守法便利、失信违法惩戒"原则,对企业进行信用监管。

(3)要加强与市场监管等部门之间的信息共享,各直属海关以及授权的隶属海关要加强报关企业年报管理,深度运用"多证合一"企业数据,综合评价企业信用状况。

8. 跨关区分支机构的许可

(1)报关企业在取得注册登记许可的直属海关关区外从事报关服务的,应当依法设立分支机构,并且向分支机构所在地海关备案。

(2)报关企业在取得注册登记许可的直属海关关区内从事报关服务的,可以设立分支机构,并且向分支机构所在地海关备案。

(3)报关企业分支机构可以在备案海关关区内从事报关服务。备案海关为隶属海关的,报关企业分支机构可以在备案海关所属直属海关关区内从事报关服务。

(4)报关企业对其分支机构的行为承担法律责任。

报关企业设立分支机构应当向其分支机构所在地海关提交下列备案材料:报关单位情况登记表(申请人按照规定提交复印件的,应当同时向海关交验原件);报关企业"中华人民共和国海关报关单位注册登记证书"复印件;分支机构营业执照副本复印件以及组织机构代码证书副本复印件;报关服务营业场所所有权证明复印件或者使用权证明复印件;海关要求提交的其他备案材料。

经审查符合备案条件的,海关应当核发"中华人民共和国海关报关单位注册登记证书"。

提示:自 2019 年 2 月 1 日起,全国海关通关一体化关检业务全面融合。

(1)关于进出口货物收发货人及其分支机构从事报关业务:进出口货物收发货人依法设立的分支机构可以办理进出口货物收发货人分支机构备案,由进出口货物收发货人凭"报关单位情况登记表"向分支机构所在地海关申请办理。进出口货物收发货人及其在海关备案的分支机构可以在全国办理进出口报关业务。进出口货物收发货人应当对其分支机构的行为承担法律责任。

(2)关于报关企业及其分支机构从事报关业务:报关企业及其在海关备案的分支机构可以在全国办理进出口报关业务。报关企业应当对其分支机构的行为承担法律责任。

(3)关于临时注册登记:申请人办理海关临时注册登记的,凭"报关单位情况登记表"和非贸易性活动证明材料即可向海关申请办理。

2019 年 12 月 24 日,在全国范围内取消报关企业和报关企业分支机构注册登记有效期,改为长期有效。已核发"中华人民共和国海关报关单位注册登记证书",且有效期在2019年12月1日以后的报关企业和报关企业分支机构,无须换领注册登记证书,不影响企业办理相关海关业务。2019年11月30日以前有效期超期的报关企业和报关企业分支机构,再次开展代理报关业务的,应当重新办理注册登记或备案手续。

9. 报关企业许可期限

报关企业注册登记许可期限为2年。被许可人需要延续注册登记许可有效期的,应当办理注册登记许可延续手续。报关企业分支机构备案有效期为2年,报关企业分支机构应当在有效期届满30日前持规定的材料到分支机构所在地海关办理换证手续。

10. 报关企业注册登记许可的变更及延续

(1)报关企业注册登记许可的变更。

①报关企业的企业名称、法定代表人发生变更的,应当持报关单位情况登记表、"中华人民共和国海关报关单位注册登记证书"、变更后的工商营业执照或者其他批准文件及复印件,以书面形式到注册地海关申请变更注册登记许可(参见本项目附件4)。

②报关企业分支机构企业名称、企业性质、企业住所、负责人等海关备案内容发生变更的,应当自变更生效之日起30日内,持变更后的营业执照副本或者其他批准文件及复印件,到所在地海关办理变更手续。

③所属报关人员备案内容发生变更的,报关企业及其分支机构应当在变更事实发生之日起30日内,持变更证明文件等相关材料到注册地海关办理变更手续。

④对被许可人提出的变更注册登记许可申请,注册地海关应当参照注册登记许可程序进行审查。经审查符合注册登记许可条件的,应当做出准予变更的决定,同时办理注册信息变更手续。

经审查不符合注册登记许可条件的,海关不予变更其注册登记许可。

　经验小谈4—4

我司的工商营业执照发生了变更,请问应该在多长时间内去海关办理变更?

答:根据《海关报关单位注册登记管理规定》第三十一条:进出口货物收发货人企业名称、企业性质、企业住所、法定代表人(负责人)等海关注册登记内容发生变更的,应当自变更生效之日起30日内,凭变更后的营业执照副本或者其他批准文件以及复印件,向注册地海关办理变更手续。

(2)报关企业注册登记许可的延续变更。

①报关企业办理注册登记许可延续手续,应当在有效期届满40日前向海关提出申请(参见本项目附件5),同时提交申请报关企业注册登记许可规定的文件材料。依照海关规定提交复印件的,还应当同时交验原件。

②报关企业应当在办理注册登记许可延续的同时办理换领"中华人民共和国海关报关单位注册登记证书"手续。

③报关企业未按照规定的时限提出延续申请的,海关不再受理其注册登记许可延续申请。

④海关应当参照注册登记许可程序在有效期届满前对报关企业的延续申请予以审查。经审查认定符合注册登记许可条件,以及法律、行政法规、海关规章规定的延续注册登记许可应

当具备的其他条件的,应当依法做出准予延续 2 年有效期的决定。

⑤海关应当在注册登记许可有效期届满前做出是否准予延续的决定。有效期届满时仍未做出决定的,视为准予延续,海关应当依法为其办理注册登记许可延续手续。

⑥海关对不再具备注册登记许可条件,或者不符合法律、行政法规、海关规章规定的延续注册登记许可应当具备的其他条件的报关企业,不准予延续其注册登记许可。

11. 注销注册登记许可

有下列情形之一的,海关应当依法注销注册登记许可:

(1)有效期届满未申请延续的;

(2)报关企业依法终止的;

(3)注册登记许可依法被撤销、撤回,或者注册登记许可证件依法被吊销的;

(4)由于不可抗力导致注册登记许可事项无法实施的;

(5)法律、行政法规规定的应当注销注册登记许可的其他情形。

海关依据规定注销报关企业注册登记许可的,应当同时注销该报关企业设立的所有分支机构。

 经验小谈 4-5

我司在搬家期间不慎遗失了注册登记证书,现已申请补办,请问在补办期间公司能继续办理报关业务吗?

答:根据《海关报关单位注册登记管理规定》第三十四条:报关单位应当妥善保管海关核发的注册登记证书等相关证明文件。发生遗失的,报关单位应当及时书面向海关报告并说明情况。海关应当自收到情况说明之日起 20 日内予以补发相关证明文件。遗失的注册登记证书等相关证明文件在补办期间仍然处于有效期间的,报关单位可以办理报关业务。

四、报关单位的管理

(一)基本规定

(1)中华人民共和国海关是报关单位注册登记管理的主管机关。

(2)报关单位办理报关业务应当遵守国家有关法律、行政法规和海关规章的规定,承担相应的法律责任。报关单位对其所属报关人员的报关行为应当承担相应的法律责任。

(3)除法律、行政法规或者海关规章另有规定外,办理报关业务的报关单位,应当按照本规定到海关办理注册登记。

(4)报关单位注册登记分为报关企业注册登记和进出口货物收发货人注册登记。报关企业应当经所在地直属海关或者其授权的隶属海关办理注册登记许可后,方能办理报关业务。进出口货物收发货人可以直接到所在地海关办理注册登记。

报关单位应当在每年 6 月 30 日前向注册地海关提交报关单位注册信息年度报告。

报关单位所属人员从事报关业务的,报关单位应当到海关办理备案手续,海关予以核发证明。

报关单位可以在办理注册登记手续的同时办理所属报关人员备案。

(5)进出口货物收发货人应当通过本单位所属的报关人员办理报关业务,或者委托海关准予注册登记的报关企业,由报关企业所属的报关人员代为办理报关业务。海关可以将报关单位的报关业务情况以及所属报关人员的执业情况予以公布。

(6)已经在海关办理注册登记的报关单位,再次向海关提出注册登记申请的,海关不予受理。

(二)特殊管理

(1)报关单位有权向海关查询其办理的报关业务情况。

(2)报关单位应当妥善保管海关核发的注册登记证书等相关证明文件。发生遗失的,报关单位应当及时书面向海关报告并说明情况。

海关应当自收到情况说明之日起 20 日内予以补发相关证明文件。遗失的注册登记证书等相关证明文件在补办期间仍然处于有效期间的,报关单位可以办理报关业务。

报关企业及其分支机构的报关专用章仅限在其取得注册登记许可或者备案的直属海关关区内使用。

(3)报关单位在办理注册登记业务时,应当对所提交的申请材料以及所填报信息内容的真实性负责并且承担法律责任。

(4)海关依法对报关单位从事报关活动及其经营场所进行监督和实地检查,依法查阅或者要求报关单位报送有关材料。报关单位应当积极配合,如实提供有关情况和材料。

(5)海关对报关单位办理海关业务中出现的报关差错予以记录,并且公布记录情况的查询方式。

报关单位对报关差错记录有异议的,可以自发现报关差错记录之日起 15 日内向记录海关以书面方式申请复核。

海关应当自收到书面申请之日起 15 日内进行复核,对记录错误的予以更正。

(6)报关单位、报关人员违反规定,构成走私行为、违反海关监管规定行为或者其他违反《海关法》行为的,由海关依照《海关法》和《中华人民共和国海关行政处罚实施条例》的有关规定予以处理;构成犯罪的,依法追究刑事责任。

(7)报关单位有下列情形之一的,海关予以警告,责令其改正,可以处 1 万元以下罚款:

①报关单位企业名称、企业性质、企业住所、法定代表人(负责人)等海关注册登记内容发生变更,未按照规定向海关办理变更手续的;

②向海关提交的注册信息中隐瞒真实情况、弄虚作假的。

(8)海关特殊监管区域内企业可以申请注册登记成为特殊监管区域双重身份企业,海关按照报关企业有关规定办理注册登记手续。

"单一窗口"
标准版用户
手册(海关特
殊监管区域)

特殊监管区域双重身份企业在海关特殊监管区域内拥有进出口货物收发货人和报关企业双重身份,在海关特殊监管区外仅具报关企业身份。

除海关特殊监管区域双重身份企业外,报关单位不得同时在海关注册登记为进出口货物收发货人和报关企业。

同步案例 4—2　　报关企业要遵守海关管理

案例评析

顺风报关公司是一家专业的报关企业,2018 年 9 月在接受当地一家化工企业委托报关业务时没有察觉到该企业有瞒报的情况,在向海关办理报关手续时被海关发现,海关追究报关公司的经济责任,该公司以不知情为由拒绝处罚。

任务四　海关企业信用管理

一、海关企业信用管理的对象及分类

海关根据企业信用状况将企业认定为认证企业、一般信用企业和失信企业。认证企业分为高级认证企业和一般认证企业。海关按照"诚信守法便利、失信违法惩戒"原则,对上述企业分别适用相应的管理措施。

海关根据社会信用体系建设有关要求,与国家有关部门实施守信联合激励和失信联合惩戒,推进信息互换、监管互认、执法互助(以下简称"三互")。

认证企业是中国海关经认证的经营者(AEO①)。中国海关依据有关国际条约、协定以及《中华人民共和国海关企业信用管理办法》,开展与其他国家或者地区海关的 AEO 互认合作,并且给予互认企业相关便利措施。中国海关根据国际合作的需要,推进"三互"的海关合作。

二、信用信息采集和公示

海关可以采集能够反映企业信用状况的下列信息:

(1)企业注册登记或者备案信息以及企业相关人员基本信息;

(2)企业进出口以及与进出口相关的经营信息;

(3)企业行政许可信息;

(4)企业及其相关人员行政处罚和刑事处罚信息;

(5)海关与国家有关部门实施联合激励和联合惩戒信息;

(6)AEO 互认信息;

(7)企业产品检验检疫合格率、国外通报、退运、召回、索赔等情况;

(8)因虚假申报导致进口方原产地证书核查,骗取、伪造、变造、买卖或者盗窃出口货物原产地证书等情况。

海关建立企业信用信息管理系统,对有关企业实施信用管理。企业应当于每年 1 月 1 日至 6 月 30 日通过企业信用信息管理系统向海关提交企业信用信息年度报告。

当年注册登记或者备案的企业,自下一年度起向海关提交企业信用信息年度报告。

企业有下列情形之一的,海关将其列入信用信息异常企业名录:

(1)未按照规定向海关提交企业信用信息年度报告的;

(2)经过实地查看,在海关登记的住所或者经营场所无法查找,并且无法通过在海关登记的联系方式与企业取得联系的。

列入信用信息异常企业名录期间,企业信用等级不得向上调整。

若以上规定的情形消除后,海关应当将有关企业移出信用信息异常企业名录。

海关应当在保护国家秘密、商业秘密和个人隐私的前提下,公示下列信用信息:

(1)企业在海关注册登记或者备案信息;

(2)海关对企业信用状况的认定结果;

---

① 经认证的经营者(AEO),是指以任何一种方式参与货物国际流通,符合《中华人民共和国海关企业信用管理办法》规定的条件以及《海关认证企业标准》并且通过海关认证的企业。

（3）海关对企业的行政许可信息；

（4）海关对企业的行政处罚信息；

（5）海关与国家有关部门实施联合激励和联合惩戒信息；

（6）海关信用信息异常企业名录；

（7）其他依法应当公示的信息。

海关对企业行政处罚信息的公示期限为 5 年。海关应当公布上述信用信息的查询方式。

自然人、法人或者非法人组织认为海关公示的信用信息不准确的，可以向海关提出异议，并且提供相关资料或者证明材料。

海关应当自收到异议申请之日起 20 日内进行复核。自然人、法人或者非法人组织提出异议的理由成立的，海关应当采纳。

 经验小谈 4－6

我司已完成了今年的年报报送，请问在哪里可以查询报送情况？

答：根据《市场监管总局、海关总署关于实施年报"多报合一"改革的公告》第二条：2017 年度海关管理企业年报报送时间为即日起至 8 月 31 日。企业可以在通过公示系统完成年报报送之日起 7 日后，登录"中国海关企业进出口信用信息公示平台"，查询海关接收企业年报的状态。

海关管理企业年报流程

三、企业信用状况的认定标准和程序

（一）企业信用状况的认定标准

认证企业应当符合海关总署制定的《海关认证企业标准》。《海关认证企业标准》分为高级认证企业标准和一般认证企业标准。失信企业与一般信用企业的判定标准如表 4－12 所示。

表 4－12　　　　　　　　　　　　　　失信企业与一般信用企业

海关认定为失信企业	海关认定为一般信用企业
（1）企业有违反国境卫生检疫、进出境动植物检疫、进出口食品化妆品安全、进出口商品检验规定被追究刑事责任的，海关认定为失信企业 （2）非报关企业一年内违反海关监管规定行为次数超过上年度报关单、进出境核注清单、进出境运输工具舱单等相关单证总票数千分之一且被海关行政处罚金额累计超过 100 万元的 报关企业一年内违反海关监管规定行为次数超过上年度报关单、进出境核注清单、进出境运输工具舱单等相关单证总票数万分之五且被海关行政处罚金额累计超过 30 万元的 （3）拖欠应缴税款或者拖欠应缴罚没款项的 （4）海关将其列入信用信息异常企业名录，被海关列入信用信息异常企业名录超过 90 日的 （5）假借海关或者其他企业名义获取不当利益的 （6）向海关隐瞒真实情况或者提供虚假信息，影响企业信用管理的 （7）抗拒、阻碍海关工作人员依法执行职务，情节严重的 （8）因刑事犯罪被列入国家失信联合惩戒名单的 （9）海关总署规定的其他情形 　当年注册登记或者备案的非报关企业、报关企业，一年内因违反海关监管规定被海关行政处罚金额分别累计超过 100 万元、30 万元的	（1）在海关首次注册登记或者备案的企业 （2）认证企业不再符合《海关认证企业标准》，并且未发生海关认定为失信企业的规定情形的 （3）自被海关认定为失信企业之日起连续两年未发生海关认定为失信企业规定情形的

经验小谈 4—7

我司是广州一家企业,接到海关通知作为样本企业参加 2017 年进口货物使用去向调查,请问如果参加,海关能否对我司的信息保密? 同时我们会有哪些优惠政策?

答:根据海关总署公告 2018 年第 38 号第六条保密规定:海关对企业层级的调查信息予以保密。第七条完成调查的企业享有的鼓励措施:样本企业符合《海关认证企业标准》规定情形的,海关在开展企业认证时予以加分;可以通过进口货物使用去向调查系统查阅本企业的相关海关统计数据;可以在 2018 年 7 月 1 日至 2019 年 6 月 30 日期间,通过海关信息网(http://www.haiguan.info)在线查询海关统计资料。

 经验小谈 4—8

半年前我司因违规行为被处罚人民币 200 万元,因处罚金额较大,海关同意了我司的分期缴纳申请。然而由于自身经营困难,过去的 6 个月还是无法缴清,但我司承诺绝对在这 1 个月内就把余下的罚款缴清,不做老赖,可否通融一下不要降级?

答:不可以。自缴纳税款期限届满之日起超过 3 个月仍未缴纳应纳税款的,视为拖欠应纳税款;自海关行政处罚决定书规定的期限届满之日起超过 6 个月仍未缴纳罚没款项的,视为拖欠应缴罚没款项,你公司已构成拖欠情形,需立即调整为失信企业。

(二)企业信用状况的认定程序

海关应当自收到"适用认证企业管理申请书"之日起 90 日内对企业信用状况是否符合《海关认证企业标准》做出决定。特殊情形下,海关认证时限可以延长 30 日。

通过认证的企业,海关制发"企业信用等级认定决定书"(参见本项目附件 6);未通过认证的企业,海关制发"不予适用认证企业管理决定书"(参见本项目附件 7)。"企业信用等级认定决定书""不予适用认证企业管理决定书"应当送达申请人,并且自送达之日起生效。

企业主动撤回认证申请的,视为未通过认证。未通过认证的企业一年内不得再次向海关提出认证申请。

申请认证期间,企业涉嫌走私被立案侦查或者调查的,海关应当终止认证。企业涉嫌违反海关监管规定被立案调查的,企业在申请认证期间,涉嫌违反国境卫生检疫、进出境动植物检疫、进出口食品化妆品安全、进出口商品检验规定被刑事立案的,海关应当终止认证。

申请认证期间,企业被海关稽查、核查的,海关可以中止认证。中止时间超过 3 个月的,海关终止认证。

海关对高级认证企业每 3 年重新认证一次,对一般认证企业不定期重新认证。

重新认证前,海关应当通知企业,并且参照企业认证程序进行重新认证。对未通过重新认证的,海关制发"企业信用等级认定决定书",调整企业信用等级。"企业信用等级认定决定书"应当送达企业,并且自送达之日起生效。重新认证期间,企业申请放弃认证企业管理的,视为未通过认证。

认证企业被海关调整为一般信用企业管理的,一年内不得申请成为认证企业。认证企业被海关调整为失信企业管理的,两年内不得成为一般信用企业。

高级认证企业被海关调整为一般认证企业管理的,一年内不得申请成为高级认证企业。

自被海关认定为失信企业之日起连续两年未发生海关认定为失信企业规定情形的,海关应当将失信企业调整为一般信用企业。

失信企业被调整为一般信用企业满一年,可以向海关申请成为认证企业。

企业有分立合并情形的,海关对企业信用状况的认定结果按照以下原则做出调整:

(1)企业发生存续分立,分立后的存续企业承继分立前企业的主要权利义务的,适用海关对分立前企业的信用状况认定结果,其余的分立企业视为首次注册登记或者备案企业;

(2)企业发生解散分立,分立企业视为首次注册登记或者备案企业;

(3)企业发生吸收合并,合并企业适用海关对合并后存续企业的信用状况认定结果;

(4)企业发生新设合并,合并企业视为首次注册登记或者备案企业。

海关或者企业可以委托社会中介机构就企业认证相关问题出具专业结论。

 经验小谈 4—9

请问海关的高级认证企业多久需要进行重新认证?

答:根据《海关企业信用管理办法》第十八条:海关对高级认证企业每三年重新认证一次,对一般认证企业不定期重新认证。重新认证前,海关应当通知企业,并且参照企业认证程序进行重新认证。对未通过重新认证的,海关制发"企业信用等级认定决定书",调整企业信用等级。"企业信用等级认定决定书"应当送达企业,并且自送达之日起生效。重新认证期间,企业申请放弃认证企业管理的,视为未通过认证。

 经验小谈 4—10

公司向海关提出高级认证申请后,因各种原因准备撤回申请,请问如果撤回的话,是否会影响以后的申请?

答:根据海关总署令第 237 号《海关企业信用管理办法》第十六条第二款和第三款:企业主动撤回认证申请的,视为未通过认证。未通过认证的企业一年内不得再次向海关提出认证申请。

 经验小谈 4—11

您好,我司原是认证企业,但是因为管理不善,出现了违法行为,被海关降为失信企业,请问多长时间后我司可以向海关申请调整信用级别?

答:根据海关总署令第 237 号《关于公布〈中华人民共和国海关企业信用管理办法〉的令》第十九条:认证企业被海关调整为一般信用企业管理的,1 年内不得申请成为认证企业。认证企业被海关调整为失信企业管理的,2 年内不得成为一般信用企业。高级认证企业被海关调整为一般认证企业管理的,1 年内不得申请成为高级认证企业。

四、管理措施

企业认证管理措施如表 4—13 所示。

表 4—13　　　　　　　　　　　企业认证管理措施

一般认证企业适用的管理措施	高级认证企业除适用一般认证企业管理措施外,还适用下列管理措施	失信企业适用的管理措施
(1)进出口货物平均查验率在一般信用企业平均查验率的50%以下 (2)优先办理进出口货物通关手续 (3)海关收取的担保金额可以低于其可能承担的税款总额或者海关总署规定的金额 (4)进出口货物平均检验检疫抽批比例在一般信用企业平均抽批比例的 50%以下(法律、行政法规、规章或者海关有特殊要求的除外) (5)出口货物原产地调查平均抽查比例在一般信用企业平均抽查比例的 50%以下 (6)优先办理海关注册登记或者备案以及相关业务手续,除首次注册登记或者备案以及有特殊要求外,海关可以实行容缺受理或者采信企业自主声明,免于实地验核或者评审	(1)进出口货物平均查验率在一般信用企业平均查验率的 20%以下 (2)可以向海关申请免除担保 (3)减少对企业稽查、核查频次 (4)可以在出口货物运抵海关监管区之前向海关申报 (5)海关为企业设立协调员 (6)AEO 互认国家或者地区海关通关便利措施 (7)国家有关部门实施的守信联合激励措施 (8)因不可抗力中断国际贸易恢复后优先通关 (9)进出口货物平均检验检疫抽批比例在一般信用企业平均抽批比例的 20%以下(法律、行政法规、规章或者海关有特殊要求的除外) (10)出口货物原产地调查平均抽查比例在一般信用企业平均抽查比例的 20%以下 (11)优先向其他国家(地区)推荐食品、化妆品等出口企业的注册	(1)进出口货物平均查验率在 80%以上 (2)不予免除查验没有问题企业的吊装、移位、仓储等费用 (3)不适用汇总征税制度 (4)除特殊情形外,不适用存样留像放行措施 (5)经营加工贸易业务的,全额提供担保 (6)提高对企业稽查、核查频次 (7)国家有关部门实施的失信联合惩戒措施 (8)失信企业还适用进出口货物平均检验检疫抽批比例在 80%以上的管理措施

高级认证企业适用的管理措施优于一般认证企业。

因企业信用状况认定结果不一致导致适用的管理措施相抵触的,海关按照就低原则实施管理。

认证企业涉嫌走私被立案侦查或者调查的,海关应当暂停适用相应管理措施。认证企业涉嫌违反海关监管规定被立案调查的,海关可以暂停适用相应管理措施。认证企业涉嫌违反国境卫生检疫、进出境动植物检疫、进出口食品化妆品安全、进出口商品检验规定被刑事立案的,海关应当暂停适用相应管理措施。

企业有向下调整信用等级情形的,海关停止适用相应管理措施,按照调整后的信用等级实施管理。

作为企业信用状况认定依据的走私犯罪,以司法机关相关法律文书生效时间为准进行认定。作为企业信用状况认定依据的走私行为、违反海关监管规定行为,以海关行政处罚决定书做出时间为准进行认定。企业主动披露且被海关处以警告或者 50 万元以下罚款的行为,不作为海关认定企业信用状况的记录。

 经验小谈 4—12

我司是一家报关公司,是高级认证企业。想问一下,如果我司设立一家分公司,那关于分公司海关是按照什么信用等级管理的?

答:根据海关总署公告 2018 年第 32 号《关于〈中华人民共和国海关企业信用管理办法〉及

项目四附件
1～附件7

相关配套制度实施有关事项的公告》第四条：在海关备案的报关企业分支机构，其信用等级应当与所属报关企业信用等级保持一致，报关企业应当对其分支机构行为承担相应的信用管理责任。

应知考核

一、单项选择题

1. 进出境运输工具、货物、物品，必须通过设立(　　)的地点进境或出境。

A. 海关　　　　　B. 边检　　　　　C. 商检　　　　　D. 地方政府

2.(　　)是海关的最基本任务，是一项国家职能。

A. 监管　　　　　B. 征税　　　　　C. 查缉走私　　　　　D. 海关统计

3. 根据我国《海关法》的规定，报关行为又可分为自理报关和代理报关，其中通常情况下，下列主体中不得办理代理报关的是(　　)。

A. 进出口货物代理人　　　　　　　　B. 专业报关行

C. 进出口货物收发货人　　　　　　　D. 国际贸易货物运输代理公司

4. 下述四种企业或单位中，不属于报关单位的是(　　)。

A. 经海关批准在海关临时注册登记的境内某大学

B. 在海关注册登记的经营进出境快件业务的某快递公司

C. 在海关注册登记的某外商投资企业

D. 在海关注册登记的经营转关运输货物境内运输业务的某承运人

5. 进出口货物的纳税义务人、担保人超过规定期限未缴纳税款的，经直属海关关长或者其授权的隶属海关关长批准，海关可以行使(　　)。

A. 提取货物变卖、先行变卖权　　　　B. 强制扣缴和变价抵缴关税权

C. 税收保全　　　　　　　　　　　　D. 连续追缉权

6. 经营国际货物运输代理、国际运输工具代理业务的同时兼营报关业务的企业，称为(　　)。

A. 专业报关企业　　　　　　　　　　B. 自理报关企业

C. 代理报关企业　　　　　　　　　　D. 有进口经营权的企业

7. 下列说法中，错误的是(　　)。

A. 专业报关企业是具有境内法人地位的经济实体

B. 专业报关企业中有的属于有限责任公司

C. 专业报关企业具有报关权

D. 专业报关企业具有进出口经营权

8. 根据报关活动的实施者不同，可分为(　　)。

A. 进、出境报关　　　　　　　　　　B. 运输工具、货物、物品报关

C. 自理报关，代理报关　　　　　　　D. 物品、非物品的报关

9. 扣留走私罪嫌疑人，一般不超过(　　)小时，特殊情况可延长至(　　)小时。

A. 5；10　　　　　B. 12；20　　　　　C. 24；48　　　　　D. 12；18

10. 认证企业被海关调整为一般信用企业管理的，(　　)年内不得申请成为认证企业；认证企业被海关调整为失信企业管理的，(　　)年内不得成为一般信用企业。

A. 1;2   B. 2;1   C. 2;4   D. 2;3

二、多项选择题

1.《海关法》明确规定海关的基本任务有(   )。

A. 监管   B. 查缉走私

C. 编制海关统计   D. 征收关税和其他税费

2. 根据海关有关管理规定,下列单位中可以申请向海关办理报关注册登记的有(   )。

A. 专门从事报关服务的企业

B. 经营国际货物运输代理、国际运输工具代理等业务,并接受委托代办进出口货物报关的企业

C. 有进出口经营权的企业

D. 经常接受境外捐赠的儿童福利机构

3. 按照报关对象的不同,可分为(   )。

A. 运输工具报关   B. 货物报关

C. 物品报关   D. 进出境报关

4. 下列说法中正确的有(   )。

A. 认证企业被海关调整为一般信用企业管理的,1 年内不得申请成为认证企业

B. 认证企业被海关调整为失信企业管理的,2 年内不得成为一般信用企业

C. 高级认证企业被海关调整为一般认证企业管理的,1 年内不得申请成为高级认证企业

D. 海关对高级认证企业每 3 年重新认证一次,对一般认证企业不定期重新认证

5. 一般认证企业适用的管理措施有(   )。

A. 进出口货物平均查验率在一般信用企业平均查验率的 80% 以下

B. 优先办理进出口货物通关手续

C. 海关收取的担保金额可以低于其可能承担的税款总额或者海关总署规定的金额

D. 海关总署规定的其他管理措施

三、判断题

1. 个人携带进出境的行李物品、邮寄进出境的物品,应当以自用合理数量为限。   (   )

2. 一般情况下,关境等于国境,如欧盟。   (   )

3. 超过 3 个月未申报货物,海关可以提取货物变卖。   (   )

4. 报关企业注册登记许可期限为 3 年。   (   )

5. 报关企业办理注册登记许可延续手续,应当在有效期届满 30 日前向海关提出申请。

(   )

6. 报关单位应当在每年 6 月 30 日前向注册地海关提交报关单位注册信息年度报告。

(   )

7. 海关应当自收到"适用认证企业管理申请书"之日起 60 日内对企业信用状况是否符合《海关认证企业标准》做出决定。   (   )

8. 认证企业被海关调整为一般信用企业管理的,两年内不得申请成为认证企业;认证企业被海关调整为失信企业管理的,一年内不得成为一般信用企业。   (   )

9. 高级认证企业被海关调整为一般认证企业管理的,一年内不得申请成为高级认证

企业。　　　（　）

10. 自被海关认定为失信企业之日起连续 3 年未发生海关认定为失信企业规定情形的，海关应当将失信企业调整为一般信用企业。　　　　　　　　　　　　　　　　　　　　（　）

 应会考核

■ 观念应用

8 月 20 日，顺发公司获得进出口经营权，注册成为一家外贸公司。8 月 22 日，即签订了一份出口合同。为提高办事效率，第二天公司就派其职员李华去海关办理货物进出口报关手续，结果被海关拒绝。

请问：海关拒绝是否有理？为什么？

■ 技能应用

11 月 28 日，某国际运输船舶向上海外高桥海关申报进境，该船运载的 92 台日本生产的二手挖掘机的收货人迟迟未申报，从该船向海关递交的载货清单上看，该批货物的收货人是杭州齐力进出口公司。次年 2 月 23 日，外高桥海关根据载货清单上的地址，向齐力公司发出了催报通知。3 月 1 日，收货人通过地方政府部门，以无法领取机电产品进口证明为由，向外高桥海关提出退运该批货物的申请。由于其提出退货申请的时间超过海关总署有关规定的退运提出期限，不符合退运条件，外高桥海关于 4 月 7 日给出答复，不同意退运，并告知收货人，海关决定提取拍卖该批货物。4 月 12 日，收货人向上海市中级人民法院提起行政诉讼，请求法院撤销外高桥海关做出的不准原告退运，并决定提取变卖该批货物的行政行为。

请问：(1)齐力公司能否胜诉？海关是否有权扣留并拍卖该批货物？

(2)若齐力公司想要减少损失，该怎么做？

■ 案例分析

大连力凡进出口公司于 9 月与美国一公司签订进口 500 吨玉米的合同，并约定贸易条件为 CIF 大连。但由于运输船只途中遭遇飓风偏离航线而被迫停靠在上海，待天气好转再运往大连，船长将情况及时通知了买卖双方。考虑到这样会耽搁很长时间，力凡公司与美国公司商定在厦门交货并通知运输公司卸货，同时力凡公司委托大连嘉宏报关行办理报关业务。大连嘉宏报关行的报关员赵昂到上海为这批货物报关，但上海海关对这批货物不予报关。

请问：为什么上海海关不接受大连嘉宏报关行的报关？案件应该如何解决？

 项目实训

【实训项目】

初识报关单位及其业务流程。

【实训情境】

辽宁省黑土地有限责任公司(以下简称黑土地公司)是新建立的企业，从事缝纫线的生产，并有志于开拓国外市场。日本与我国东北地理位置相邻，故日本市场成为黑土地公司的目标市场。黑土地公司至今尚未获得报关权，但已经取得了来自日本方面的订单，10 月公司就要从中国大连出口缝纫线到日本名古屋，该如何办理相关的出口手续呢？黑土地公司向大连嘉宏报关行进行咨询，赵昂随同公司经理办理此事。

【实训要求】

经理和赵昂指导黑土地公司完成以下任务：

任务一：取得对外贸易经营权——进行对外贸易经营者的备案登记；

任务二：变更企业的工商营业执照经营范围；

任务三：取得报关权——进行海关注册登记；

任务四：进行电子口岸执法系统登记；

任务五：进行出口企业退(免)税登记；

任务六：进行进口购汇和出口核销登记；

任务七：进行商检登记；

任务八：准备报关单据。

请对以上任务进行操作分析。

【实训结果】

撰写"初识报关单位及其业务流程"的实训报告。

"初识报关单位及其业务流程"实训报告				
项目实训班级：		项目小组：		项目组成员：
实训时间：　　年　　月　　日		实训地点：		实训成绩：
实训目的：				
实训步骤：				
实训结果：				
实训感言：				
不足与今后改进：				
项目组长评定签字：			项目指导教师评定签字：	

项目五

报关与对外贸易管制

○ **知识目标：**

理解：对外贸管制的内容、我国对外贸易管制的基本框架与法律体系。

熟知：其他对外贸易管理制度。

掌握：我国货物、技术进出口许可管理制度及主要管理措施。

○ **技能目标：**

学会运用进出口许可证管理的海关规范，并能利用工具查找所需要的监管证件；能解决企业进出口业务中所涉及的外贸管制问题。

○ **素质目标：**

通过本项目的学习，具备报关业务人员的基本工作能力、基本职业素养和职业道德操守。

○ **项目引例：**

西九龙站海关查获入境旅客携带二类精神药品 412 粒

11 月 28 日，经鉴定确认，深圳海关所属西九龙站海关此前在入境旅客携带物中查获的412 粒药品为二类精神药物。目前，案件已经移交海关缉私部门处理。西九龙站海关关员经图像分析，从一名入境旅客行李中查获 Zopiclone(佐匹克隆)药品(7.5 毫克/粒)共 110 粒，重37 克；Aalprazolam(阿普唑仑)药品(0.25 毫克/粒)共 302 粒，重 100.3 克。

○ **引例导学：**

我国对精神药品实行严格的管理，有些精神药品参照毒品管制。海关提醒，切勿随意携带或邮寄精神药品出入境，以免触犯法律。另外，根据《中华人民共和国药品管理法》等有关规定，国家对精神药品的进(出)口实行许可证管理制度，无论用于何种用途，进口精神药品必须取得管理机构核发的"精神药物进口准许证"。

○ **知识支撑：**

任务一　对外贸易管制概述

一、对外贸易管制的内容

对外贸易管制的内容如表 5—1 所示。

表 5—1   对外贸易管制的内容

概念	一国从国家的宏观经济利益和对内对外政策的需要出发,在国际贸易有关规则的基础上,对本国的对外贸易活动实施有效管理而实行的各种贸易政策、制度和措施的总称
性质	各国政府为保护和促进国内生产发展、适时限制进出口而采取的鼓励或限制措施,或为政治目的采取禁止或限制的措施
分类形式	按照管理目的,分为进口贸易管制和出口贸易管制;按照管制管理手段,分为关税管制和非关税措施管制;按照管制对象,分为货物进出口贸易管制、技术进出口贸易管制、国际服务贸易管制
管制目的	保护本国经济发展;推行本国的外交政策,实现国家政治目的或军事目标;行使国家职能
管制特点	一国对外政策的体现;具有因时间、形势而变化的特性;以进口管制为重点

二、我国对外贸易管制的基本框架与法律体系

(一)法律

我国现行的与对外贸易管制有关的法律主要有《对外贸易法》《海关法》《进出口商品检验法》《进出境动植物检疫法》《固体废物污染环境防治法》《国境卫生检疫法》《野生动物保护法》《药品管理法》《文物保护法》等。

(二)行政法规

我国现行的与对外贸易管制有关的行政法规主要有《货物进出口管理条例》《技术进出口管理条例》《进出口关税条例》《知识产权海关保护条例》《野生动植物保护条例》《外汇管理条例》《反补贴条例》《反倾销条例》和《保障措施条例》等。

(三)部门规章

我国现行的与对外贸易管制有关的部门规章很多,如《货物进口许可证管理办法》《货物出口许可证管理办法》《货物自动进口许可管理办法》《进口药品管理办法》等。

(四)国际条约、协定

我国目前所缔结或者参加的各类国际条约、协定,虽然不属于我国国内法的范畴,但就其效力而言,可视为我国的法律渊源之一。其主要有加入世界贸易组织(WTO)所签订的有关双边或多边的各类贸易协定、《关于简化和协调海关业务制度的国际公约》(又称《京都公约》)、《濒危野生动植物种国际贸易公约》(又称《华盛顿公约》)、《关于消耗臭氧层物质的蒙特利尔议定书》、关于麻醉品和精神药物的国际公约、《关于化学品国际贸易资料交换的伦敦准则》、《关于在国际贸易中对某些危险化学品和农药采用事先知情同意程序的鹿特丹公约》、《控制危险废物越境转移及其处置的巴塞尔公约》和《建立世界知识产权组织公约》等。

任务二   我国货物、技术进出口许可管理制度

我国对外贸易管制的主要内容是我国货物、技术进出口许可管理制度,主要包括禁止进出口、限制进出口和自由进出口等管理制度。

一、禁止进出口管理

(一)禁止进口管理

1. 禁止进口货物管理规定

我国政府明令禁止进口的货物包括:列入由国务院商务主管部门或由其会同国务院有关部门制定的《禁止进口货物目录》的商品,国家有关法律、法规明令禁止进口的商品及其他因各种原因停止进口的商品。禁止进口货物管理情况如表5-2所示。

表5-2   禁止进口货物管理情况

禁止进口原因	禁止进口情况
列入《禁止进口货物目录》的商品	列入《禁止进口货物目录》的商品共6批 第一批:为了保护我国的自然生态环境和生态资源以及履行我国所参加或缔结的与保护世界生态环境相关的国际公约和协定而发布的,如四氯化碳、犀牛角、麝香和虎骨等 第二批:国家对涉及生产安全、人身安全和环境保护的旧机电产品所实施的,如旧电器、旧医疗设备、旧汽车等 第三、第四、第五批:合并修订而成《禁止进口固体废物目录》,所涉及的是对环境有污染的固体废物类,如废橡胶、废玻璃、废弃机电产品和设备等 第六批:为了保护人的健康,维护环境安全,淘汰落后产品,履行《关于在国家贸易中对某些危险化学品和农药采用事先知情同意程序的鹿特丹公约》和《关于持久性有机污染物的斯德哥尔摩公约》而颁布的,如长纤维青石棉、二噁英等
国家有关法律、法规明令禁止进口的商品	(1)来自疫区或不符合我国卫生标准的动物和动物产品 (2)动植物病源(包括菌种、毒种等)及其他有害生物、动物尸体、土壤 (3)带有违反"一个中国"原则内容的货物及其包装 (4)以氯氟羟物质为制冷剂、发泡剂的家用电器产品和以氯氟羟物质为制冷剂的家用电器压缩机 (5)滴滴涕、氯丹 (6)莱克多巴胺和盐酸莱克多巴胺
其他	比如旧服装、氯酸钾、硝酸铵、Ⅷ因子制剂等血液制品、以CFC-12为制冷剂的汽车及以CFC-12为制冷剂的汽车空调压缩机(含汽车空调器)、100瓦及以上普通照明白炽灯

2. 禁止进口技术管理规定

根据《对外贸易法》《技术进出口管理条例》及《禁止进口、限制进口技术管理办法》的有关规定,国务院外经贸主管部门会同国务院有关部门制定、调整并公布禁止进口的技术目录。属于禁止进口技术的,不得进口,这涉及钢铁冶金、有色金属冶金、化工、消防、电工、石油化工、轻工、印刷、医药等技术领域。

(二)禁止出口管理

1. 禁止出口货物管理规定

我国政府明令禁止出口的货物主要有列入《禁止出口货物目录》的商品,国家有关法律、法规明令禁止出口的商品以及其他各种原因停止出口的商品。禁止出口货物管理情况如表5-3所示。

表 5-3   禁止出口货物管理情况

禁止出口原因	禁止出口情况
列入《禁止出口货物目录》的商品	列入《禁止出口货物目录》的商品共 5 批 第一批:为了保护我的自然生态资源和生态环境以及履行我国所参加的或缔结的与保护世界生态环境相关的国际条约和协定而发布的,如四氯化碳、麝香、犀牛角和虎骨、发菜和麻黄草等 第二批:为了保护我国匮乏的森林资源,防止滥砍滥伐而发布的,如禁止出口木炭 第三批:为了保护人的健康,维护环境安全,淘汰落后产品,履行《关于在国际贸易中对某些危险化学品和农药采用事先知情同意程序的鹿特丹公约》和《关于持久性有机污染物的斯德哥尔摩公约》而颁布的,如长纤维青石棉、二噁英等 第四批:包括硅砂、石英砂及其他天然砂 第五批:无论是否经化学处理过的森林凋落物以及泥炭(草炭),如腐叶、腐根、树皮、树根等森林凋落物;沼泽(湿地)中,地上植物枯死、腐烂堆积而成的有机矿体
国家有关法律、法规明令禁止出口的商品	(1)禁止出口未命名的或新发现并有重要价值的野生植物 (2)原料血浆 (3)商业性出口的野生红豆杉及其部分产品 (4)以氯氟羟物质为制冷剂、发泡剂的家用电器产品以及以氯氟羟物质为制冷剂的家用电器压缩机 (5)禁止出口劳改产品 (6)滴滴涕、氯丹 (7)莱克多巴胺和盐酸莱克多巴胺

2. 禁止出口技术管理规定

根据《对外贸易法》《技术进出口管理条例》及《禁止进口、限制进口技术管理办法》的有关规定,国务院外经贸主管部门会同国务院有关部门制定、调整并公布禁止出口的技术目录。属于禁止出口技术的,不得出口,涉及渔、牧、有色金属矿采选、农副食品加工、饮料制造、造纸、计算机及其他电子设备制造等。

同步案例 5-1   黄埔海关在跨境电商出口渠道查获清代及民国时期文物 6 件

2018 年 7 月 13 日,某快件公司在东莞市世通国际快件监管中心向海关申报出口跨境电商商品一批。现场关员在对一票申报为"画 1 件,重 4kg"的货物查验时发现,这票货物实际为7 件,分别是署名"黄士陵"的盆景画 5 幅、书法作品 1 幅、九张字帖 1 幅。查验关员立即对相关物品予以暂扣,并送广东省文物鉴定站做进一步鉴定。

8 月 7 日,经广东省文物鉴定站实物鉴定,上述物品中共有禁止出境一般文物3 件,分别为清代山水画轴 1 件、清代书画册 1 件、清代五言诗轴 1 件;限制出境一般文物 3 件,分别为民国山水画轴 1 件、民国仿画图 2 件。

案例评析

二、限制进出口管理

(一)限制进口管理

1. 限制进口货物管理规定

其一,许可证件管理。许可证件管理是指在一定时期内,根据国内政治、工业、农业、商业、军事、技术、卫生、环保、资源保护等领域的需要,以及为履行我国所加入或缔结的有关国际条约的规定,以经国家各主管部门签发许可证的方式来实现各类限制进口的措施。它主要包括进口许可证、两用物项和技术进口许可证、濒危物种进口、限制类可利用固体废物进口、药品进口、音像制品进口、黄金及其制品进口等管理。国务院商务主管部门或国务院有关部门在各自的职责范围内,根据法律、行政法规的有关规定签发上述各类许可证件,海关凭相关证件验放货物。

其二,关税配额管理。关税配额是指对货物进口的绝对数额不加限制,而对在一定时期(一般为 1 年)内,在规定配额内的进口货物,给予低税、减税或免税待遇;对超过配额的进口货物,增收附加税或罚款。即配额内实施配额内关税率,配额外实施配额外关税率。为达到限制进口的目的,配额内税率和配额外税率往往相差很大。如粮食、棉花等农产品,配额内关税率为 4%～6%,配额外关税率高达 50%～70%。

对实施进口关税配额管理的货物,海关凭关税配额证明验放。

 经验小谈 5—1　　　　　　　　**白糖进口关税配额**

请问什么样的企业可以申请白糖进口关税配额?

答:根据商务部公告 2017 年第 59 号《关于 2018 年食糖进口关税配额申请和分配细则的公告》第二条:申请企业类型:国营贸易企业;具有国家储备职能的中央企业;持有 2017 年食糖关税配额且有进口实绩(不包括代理进口)的企业(以下简称有实绩申请者);2016 年日加工原糖 600 吨以上(含 600 吨)或食糖年销售额 4.5 亿元以上(含 4.5 亿元)的食糖生产企业;以食糖为原料从事加工贸易的企业。

2. 限制进口技术管理规定

限制进口技术实行目录管理。属于目录范围内的限制进口的技术,实行许可证管理,未经国家许可,不得进口。进口审批程序如下:向国务院对外贸易主管部门申请→获得中华人民共和国技术进口许可意向书→对外签订技术进口合同→申请获得技术进口许可证→凭技术进口许可证通关。

目前,《中国禁止进口限制进口技术目录》中列明属限制进口的技术包括生物技术、化工技术、石油炼制技术、石油化工技术、生物化工技术和造币技术。

(二)限制出口管理

1. 限制出口货物管理规定

对于限制出口货物的管理,我国《货物进出口管理条例》规定,国家规定有数量限制的出口货物,实行配额管理;其他限制出口货物,实行许可证件管理。实行配额管理的限制出口货物,由国务院商务主管部门和国务院有关经济管理部门按照国务院规定的职责划分进行管理。我国货物限制出口按照其限制方式划分为出口配额限制、出口非配额限制。

第一,出口配额限制。

(1)出口配额许可证管理。国家对部分商品的出口,在一定时期内(一般为 1 年)规定数量总额,经国家批准获得配额的允许出口,否则不准出口。

出口配额许可证管理是通过直接分配的方式,由国务院商务主管部门或国务院有关部门在各自的职责范围内根据申请者的需求并结合其进出口实绩、能力等条件,按照效益、公正、公开和公平竞争的原则进行分配。国家各配额主管部门对经申请有资格获得配额的申请者发放各类配额证明。申请者取得配额证明后,应到国务院商务主管部门及其授权发证机关,凭配额证明申请出口许可证。

(2)出口配额招标管理。国家对部分商品的出口,在一定时期内(一般为 1 年)规定数量总额,采取招标分配的原则,经招标获得配额的允许出口,否则不准出口。

国家各配额主管部门对中标者发放各类配额证明。中标者取得配额证明后,到国务院商务主管部门及其授权发证机关,凭配额证明申领出口许可证。

第二,出口非配额限制。

它是国家各主管部门以签发许可证件的方式来实现的各类限制出口措施。目前,我国出口非配额限制管理主要包括出口许可证管理以及濒危物种出口、两用物项出口、黄金及其制品出口等许可管理。

2. 限制出口技术管理规定

我国限制出口技术实行目录管理和许可证管理。目前,限制出口的技术目录主要有《两用物项和技术进出口许可证管理目录》和《中国禁止出口限制出口技术目录》。出口属于上述目录的技术,应当向国务院商务主管部门提出技术出口申请,经国务院商务主管部门审核批准后取得技术出口许可证件,凭此向海关办理出口通关手续。

对限制进出口管理内容的总结如表5—4所示。

表5—4 对限制进出口管理内容的总结

限制进出口管理			
进口	货物	许可证	
		关税配额	
	技术	许可证	
出口	货物	出口配额	配额许可证
			配额招标
		出口非配额	
	技术	许可证	

 同步案例5—2 **锦州海关查获管制刀具**

2018年8月1日,沈阳海关隶属锦州海关关员在进出境邮件监管过程中,从寄自比利时的进境包裹中查获申报为"个人用品"的管制刀具7把,分别为军刀4把、拐杖剑3把。

案例评析

三、自由进出口管理

基于监测进出口情况的需要,国家对部分属于自由进口的货物实行自动进口许可管理,对所有自由进出口的技术实行技术进出口合同登记管理。

(1)货物自动进口许可管理。它是在任何情况下对进口申请一律予以批准的进口许可制度。这种进口许可制度实际上是一种在进口前具有自动登记性质的许可制度,通常用于国家对这类货物的统计和监督。

进口属于自动进口许可管理的货物,经营者应当在办理海关报关手续前,向国务院商务主管部门或者国务院有关经济管理部门提交自动进口许可申请,凭相关部门发放的自动进口许可证向海关办理报关手续。

(2)技术进出口合同登记管理。进出口属于自由进出口的技术,应当向国务院商务主管部门或者其委托的机构办理合同备案登记。国务院商务主管部门应当自收到规定的文件之日起3个工作日内,对技术进出口合同进行登记,颁发技术进出口合同登记证,申请人凭技术进出口合同登记证办理外汇、银行、税务、海关等相关手续。

自动进口许可证如样例5—1所示。

样例 5－1　自动进口许可证

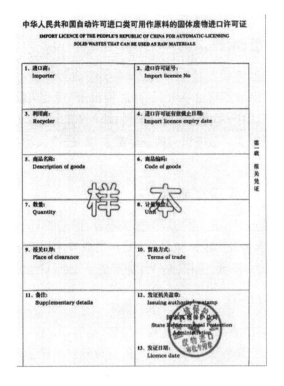

经验小谈 5－2

　　我司有一票货物,因含量不符合目的地国海关的进口许可标准,客户无法清货,就直接退回来了。请问这种情况退运回国时要不要交进口关税?

　　答:根据《海关进出口货物征税管理办法》第五十五条:因品质或者规格原因,出口货物自出口放行之日起 1 年内原状退货复运进境的,纳税义务人在办理进口申报手续时,应当按照规定提交有关单证和证明文件。经海关确认后,对复运进境的原出口货物不予征收进口关税和进口环节海关代征税。

任务三　其他对外贸易管理制度及市场采购贸易监管

职场指南

对外贸易
经营者备案
登记程序

一、对外贸易经营者管理制度

　　对外贸易经营者,是指依法办理工商登记或者其他执业手续,依照《对外贸易法》和其他有关法律、行政法规、部门规章的规定从事对外贸易经营活动的法人、其他组织或者个人。2019 年 10 月 15 日,对外贸易经营者备案和原产地企业备案实施"两证合一"。

　　目前,我国对对外贸易经营者的管理实行备案登记制。为对关系国计民生的重要进出口商品实行有效的宏观管理,国家可以对部分货物的进出口实行国营贸易管理。实行国营贸易管理的货物的进出口业务只能由经授权的企业经营,但是,国家允许部分数量的国营贸易管理货物的进出口业务由非授权企业经营的除外。

目前,我国实行国营贸易管理的商品主要包括玉米、大米、煤炭、原油、成品油、棉花、锑及锑制品、钨及钨制品、白银等。

两证合一
(对外贸易
经营者备案
和原产地
企业备案)

二、出入境检验检疫制度

我国出入境检验检疫制度实行目录管理,由海关公布并调整《出入境检验检疫机构实施检验检疫的进出境商品目录》(又称《法检目录》)。《法检目录》所列明的商品称为法定检验商品,即国家规定实施强制性检验的进出境商品。

我国出入境检验检疫制度包括进出口商品检验制度、进出境动植物检疫制度以及国境卫生监督制度。

三、进出口货物收、付汇管理制度

海关总署、国家外汇管理局决定,全面取消报关单收、付汇证明联和办理加工贸易核销的海关核销联。企业办理货物贸易外汇收付和加工贸易核销业务,按规定须提交纸质报关单的,可通过中国电子口岸自行以普通 A4 纸打印报关单并加盖企业公章,自 2019 年 6 月 1 日起执行。

四、对外贸易救济措施

反倾销、反补贴和保障措施都属于贸易救济措施(见表 5－5)。反倾销和反补贴的对象针对的是价格歧视这种不公平贸易行为,保障措施的对象针对的是在价格平等、公平贸易条件下进口激增的行为。

表 5－5　　　　　　　　　　　　　　对外贸易救济措施

措施	适用对象	实施形式	实施期限
反倾销措施	不公平贸易或不公平竞争	现金保证金、价格承诺、保函	自临时反倾销措施决定公告规定实施之日起,不超过 4 个月,在特殊情况下可延长至 9 个月
反补贴措施	同上	同上	自临时反补贴措施决定公告规定实施之日起,不超过 4 个月
保障措施	公平条件下数量猛增的进口产品	加征关税、实行配额数量限制或最终加征关税或实行关税配额等	临时性措施的实施期限不得超过 200 天,最终保障措施一般不超过 4 年,也可相应延长,但不得超过 10 年(包括临时保障措施实施期限的 200 天)

(一)反倾销措施

反倾销措施是进口国政府为了保护国内产业而对实行倾销的进口产品所采取的措施,目的是提高进口产品价格、降低其竞争力,从而有效保护国内市场。反倾销措施包括临时反倾销措施和最终反倾销措施。

(1)临时反倾销措施。这是指进口方主管机构经过调查,初步认定被指控产品存在倾销,并对国内同类产业造成损害,据此可以依据 WTO 所规定的程序进行调查,在全部调查结束之前,采取临时性的反倾销措施,以防止在调查期间国内产业继续受到损害。

(2)最终反倾销措施。如果终裁确定倾销成立并由此对国内产业造成损害的,可以征收反倾销税。征收反倾销税应当符合公共利益。

（二）反补贴措施

反补贴与反倾销的措施相同，反补贴措施是进口国政府为了保护国内产业而对接受补贴的进口产品所采取的措施，目的是提高进口产品价格、降低其竞争力，从而有效保护国内市场。反补贴措施包括临时反补贴措施和最终反补贴措施。

（1）临时反补贴措施。初裁确定补贴成立并由此对国内产业造成损害的，可以采取临时反补贴措施。

（2）最终反补贴措施。在为完成磋商的努力没有取得效果的情况下，终裁确定补贴成立并由此对国内产业造成损害的，可以征收反补贴税。征收反补贴税应当符合公共利益。

（三）保障措施

保障措施分为临时保障措施和最终保障措施。

（1）临时保障措施。这是指在有明确证据表明进口产品数量增加将对国内产业造成难以补救的损害的紧急情况下，进口国与成员国之间可不经磋商而做出初裁决定，并采取临时性保障措施。临时保障措施采取提高关税的形式。如果事后调查不能证实进口激增对国内有关产业已经造成损害的，已征收的临时关税应当予以退还。

（2）最终保障措施。它可以采取提高关税、数量限制和关税配额等形式。但保障措施应当限于防止、补救严重损害并便利调整国内产业所必要的范围内。

保障措施的实施期限一般不超过4年，在此基础上如果继续采取保障措施，则必须同时满足四个条件，即对防止或者补救严重损害仍有必要；有证据表明相关国内产业正在进行调整；已经履行有关对外通知、磋商的义务；延长后的措施不严于延长前的措施。

贸易救济
措施举例

五、市场采购贸易监管

市场采购贸易方式，是指在经认定的市场集聚区①采购商品，由符合条件的经营者办理出口通关手续的贸易方式。市场采购贸易方式下单票报关单的货值最高限额为15万美元。

以下出口商品不适用市场采购贸易方式：①国家禁止或限制出口的商品；②未经市场采购商品认定体系确认的商品；③贸易管制主管部门确定的其他不适用市场采购贸易方式的商品。

从事市场采购贸易的对外贸易经营者，应当向市场集聚区所在地商务主管部门办理市场采购贸易经营者备案登记，并按照海关相关规定在海关办理进出口货物收发货人备案。

对外贸易经营者对其代理出口商品的真实性、合法性承担责任。经市场采购商品认定体系确认的商品信息应当通过市场综合管理系统与海关实现数据联网共享。对市场综合管理系统确认的商品，海关按照市场采购贸易方式实施监管。

每票报关单所对应的商品清单所列品种在5种以上的，可以按以下方式实行简化申报：①货值最大的前5种商品，按货值从高到低在出口报关单上逐项申报；②其余商品以《中华人民共和国进出口税则》中"章"为单位进行归并，每"章"按价值最大商品的税号作为归并后的税号，货值、数量等也相应归并。

有下列情形之一的商品不适用简化申报：①需征收出口关税的；②实施检验检疫的；③海关另有规定不适用简化申报的。

市场采购贸易出口商品应当在采购地海关申报，对于转关运输的市场采购贸易出口商品，

---

① 市场集聚区是指经国家商务主管等部门认定的各类从事专业经营的商品城、专业市场和专业街。

由出境地海关负责转关运输的途中监管。

需在采购地实施检验检疫的市场采购贸易出口商品,其对外贸易经营者应建立合格供方、商品质量检查验收、商品溯源等管理制度,提供经营场所、仓储场所等相关信息,并在出口申报前向采购地海关(是指市场集聚区所在地的主管海关)提出检验检疫申请。

对外贸易经营者应履行产品质量主体责任,对出口市场在生产、加工、存放过程等方面有监管或官方证书要求的农产品、食品、化妆品,应符合相关法律法规规定或双边协议要求。

市场采购海关监管方式代码为"1039",全(简)称"市场采购"。

任务四　我国对外贸易管制的主要管理措施

一、进出口许可证管理

进出口许可证管理是指由商务部或者由商务部会同国务院其他有关部门,依法制定并调整进出口许可证管理目录,以签发进出口许可证的方式对进出口许可证管理目录中的商品实行的行政许可管理。进出口许可证采用目录管理和分级发证制度。

(一)进出口许可证的管理机构

(1)商务部是全国进出口许可证管理的归口单位。

(2)商务部授权配额许可证事务局(以下简称许可证局)统一管理全国进出口许可证机构的签发工作;许可证局及商务部驻各地特派员办事处和各省、自治区、直辖市的商务主管部门以及计划单列市和经商务部授权的其他省会城市的商务主管部门为许可证的发证机构。

(二)管理范围

1. 进口许可证管理的商品范围

第一,消耗臭氧层物质。商品:三氯氟甲烷(CFC-11)、二氯二氟甲烷(CFC-12)。发证机构:各地外经贸委(厅、局),商务厅;在京中央管理的企业由许可证局签发。

第二,重点旧机电产品。商品:旧化工设备类、旧水泥生产设备类、旧金属冶炼设备类、旧工程机械类、旧造纸设备类、旧电力设备类、旧食品加工及包装设备、旧农业机械类、旧印刷机械类、旧纺织机械类、旧船舶类、旧硒鼓。发证机构:许可证局。

2. 出口许可证管理的商品范围

依据《中华人民共和国对外贸易法》《中华人民共和国货物进出口管理条例》《消耗臭氧层物质管理条例》和有关规章,公布《2018年出口许可证管理货物目录》(以下简称目录),自2018年1月1日起执行。

(1)列入目录的货物有44种,实行出口配额或出口许可证管理。

①实行出口配额管理的货物为:活牛(对港澳出口)、活猪(对港澳出口)、活鸡(对香港出口)、小麦、玉米、大米、小麦粉、玉米粉、大米粉、甘草及甘草制品、蔺草及蔺草制品、磷矿石、煤炭、原油、成品油(不含润滑油、润滑脂、润滑油基础油)、锯材、棉花、白银。

出口所列上述货物的,需按规定申请取得配额(全球配额或国别、地区配额),凭配额证明文件申领出口许可证。其中,出口甘草及甘草制品、蔺草及蔺草制品的,需凭配额招标中标证明文件申领出口许可证。

②实行出口许可证管理的货物为:活牛(对港澳以外市场)、活猪(对港澳以外市场)、活鸡(对港澳以外市场)、牛肉、猪肉、鸡肉、天然砂(含标准砂)、矾土、镁砂、滑石块(粉)、氟石(萤

石)、稀土、锡及锡制品、钨及钨制品、钼及钼制品、锑及锑制品、焦炭、成品油(润滑油、润滑脂、润滑油基础油)、石蜡、部分金属及制品、硫酸二钠、碳化硅、消耗臭氧层物质、柠檬酸、维生素C、青霉素工业盐、铂金(以加工贸易方式出口)、铟及铟制品、摩托车(含全地形车)及其发动机和车架、汽车(包括成套散件)及其底盘等。其中,对向港、澳、台地区出口的天然砂实行出口许可证管理,对标准砂实行全球出口许可证管理。

消耗臭氧层物质的货样广告品需凭出口许可证出口。企业以一般贸易、加工贸易、边境贸易和捐赠贸易方式出口汽车、摩托车产品,需申领出口许可证,并符合申领许可证的条件;企业以工程承包的方式出口汽车、摩托车产品,需凭中标文件等相关证明材料申领出口许可证;企业以上述贸易方式出口非原产于中国的汽车、摩托车产品,需凭进口海关单据和货物出口合同申领出口许可证;以其他贸易方式出口汽车、摩托车产品,免予申领出口许可证。

③以边境小额贸易方式出口以招标方式分配出口配额的货物和属于出口许可证管理的消耗臭氧层物质、摩托车(含全地形车)及其发动机和车架、汽车(包括成套散件)及其底盘等货物的,需按规定申领出口许可证。以边境小额贸易方式出口属于出口配额管理的货物的,由有关地方商务主管部门(省级)根据商务部下达的边境小额贸易配额和要求签发出口许可证。以边境小额贸易方式出口本款上述以外的列入目录的货物,免予申领出口许可证。

④铈及铈合金(颗粒<500μm)、钨及钨合金(颗粒<500μm)、锆、铍的出口免于申领出口许可证,但需按规定申领两用物项和技术出口许可证。

⑤我国政府对外援助项下提供的目录内货物不纳入出口配额和出口许可证管理。

(2)对玉米、大米、钨及钨制品、锑及锑制品、煤炭、原油、成品油、棉花、白银等货物实行出口国营贸易管理。

继续暂停对润滑油(HS编码27101991)、润滑脂(HS编码27101992)和润滑油基础油(HS编码27101993)一般贸易出口的国营贸易管理,实行出口许可证管理。企业凭货物出口合同申领出口许可证,海关凭出口许可证验放。

(3)加工贸易项下出口目录内货物的。

①以加工贸易方式出口属于配额管理的货物,凭配额证明文件、有效期内的"加工贸易企业经营状况及生产能力证明"和货物出口合同申领出口许可证。其中,出口以招标方式分配配额的货物,凭有效期内的"加工贸易企业经营状况及生产能力证明"、配额招标中标证明文件、海关加工贸易进口报关单和货物出口合同申领出口许可证。

②以加工贸易方式出口属于出口许可证管理的货物,凭有效期内的"加工贸易企业经营状况及生产能力证明"、有关批准文件、海关加工贸易进口报关单和货物出口合同申领出口许可证。其中,申领白银出口许可证需加验商务部批件;加工贸易项下出口成品油(润滑油、润滑脂和润滑油基础油)需凭有效期内的"加工贸易企业经营状况及生产能力证明"、海关加工贸易进口报关单和省级商务主管部门申请函申领出口许可证。加工贸易项下出口成品油(不含润滑油、润滑脂、润滑油基础油)免予申领出口许可证。

(4)为实施出口许可证联网核销,对不属于"一批一证"制的货物,出口许可证签发时应在备注栏内填注"非一批一证"。在出口许可证有效期内,"非一批一证"制货物可以多次报关使用,但最多不超过12次。12次报关后,出口许可证即使尚存余额,海关也停止接受报关。

属于"非一批一证"制的货物为:

①外商投资企业出口货物;

②加工贸易方式出口货物;

③补偿贸易项下出口货物；

④小麦、玉米、大米、小麦粉、玉米粉、大米粉、活牛、活猪、活鸡、牛肉、猪肉、鸡肉、原油、成品油、煤炭、摩托车（含全地形车）及其发动机和车架、汽车（包括成套散件）及其底盘。

消耗臭氧层物质的出口许可证管理实行"一批一证"制，出口许可证在有效期内一次报关使用。

（5）为维护对外贸易秩序，对目录内部分货物实行指定口岸报关出口。

①甘草出口的报关口岸指定为天津海关、上海海关、大连海关；甘草制品出口的报关口岸指定为天津海关、上海海关。

②镁砂项下产品"按重量计含氧化镁 70% 以上的混合物"（HS 编码 3824909200）的出口不再指定报关口岸，镁砂项下其他产品的出口指定大连（大窑湾、营口、鲅鱼圈、丹东、大东港、庄河）、青岛（莱州海关）、天津（东港、新港）、长春（图们）、满洲里为报关口岸。

③稀土出口的报关口岸指定为天津海关、上海海关、青岛海关、黄埔海关、呼和浩特海关、南昌海关、宁波海关、南京海关和厦门海关。

④锑及锑制品出口的报关口岸指定为黄埔海关、北海海关、天津海关。

⑤对台港澳地区出口天然砂的报关口岸限定于企业所在省的海关。

（三）进出口许可证的申请

1. 消耗臭氧层物质和实行出口许可证管理的商品

时间：组织该类进出口应证商品前。申领形式：网上和书面两种形式。提交材料：与加盖经营者公章相对应的许可证申请表、主管机关签发的进出口批准文件、合同正本复印件和商务部规定的其他应当提交的材料。

鼓励外商投资产业目录
（2019）

年度内初次申请还应提交营业执照、加盖对外贸易经营者登记专用章的经营者备案登记表或进出口企业资格证书；经营者为外商投资企业的，还应提交外商投资企业批准证书。

进口许可证办理流程如图 5—1 所示，进口许可证见样例 5—2。

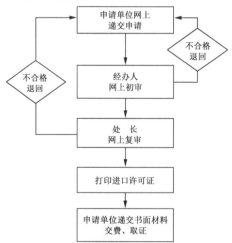

适用商品：消耗臭氧层物质

申请单位提交的书面材料包括：1.进口许可证申请表；2.主管部门批准文件（正本）；3.进口合同（正本复印件）；4.领证人员身份证或单位介绍信；5.属于委托代理进口的，应提交委托代理进口协议（正本复印件）；6.进出口资格证书、备案登记表或外商投资企业批准证书（年内首次申领）。

图 5—1　进口许可证办理流程

样例5-2 进口许可证

中华人民共和国自动许可进口类可用作原料的固体废物进口许可证

IMPORT LICENCE OF THE PEOPLE'S REPUBLIC OF CHINA FOR AUTOMATIC-LICENSING
SOLID WASTES THAT CAN BE USED AS RAW MATERIALS

1. 进口商: Importer	2. 进口许可证号: Import licence No
3. 利用商: Recycler	4. 进口许可证有效截止日期: Import licence expiry date
5. 商品名称: Description of goods	6. 商品编码: Code of goods
7. 数量: Quantity	8. 计量单位: Unit
9. 报关口岸: Place of clearance	10. 贸易方式: Terms of trade
11. 备注: Supplementary details	12. 发证机关盖章: Issuing authority's stamp State Environmental Protection Administration 13. 发证日期: Licence date

国家环境保护总局监制(2005)

2. 进口重点旧机电产品

时间:组织进口列入《重点旧机电产品进口目录》的旧机电产品前。申领形式:网上和书面两种形式。提交材料:由旧机电产品最终用户提交用途说明、机电产品进口申请表、营业执照复印件、制造年限证明材料和设备状况说明。

翻新业务的,要提交资质证明文件;旧船舶进口的,还要提交旧船舶进口技术鉴定书或者旧渔业船舶进口技术评定书。

(四)报关规范

(1)进口许可证有效期为1年,当年有效,跨年度使用不得超过次年3月31日。

(2)出口许可证最长不得超过6个月,且有效期截止时间不得超过当年12月31日。

(3)许可证一经签发,不得擅自更改证面内容。如需更改,经营者应当在有效期内提出更改申请,并将许可证交回原发证机构,由原发证机构重新换发新许可证。

(4)进口许可证实行"一证一关"管理。一般情况下,为"一批一证"。如要实行"非一批一证",应当同时在备注栏内打印"非一批一证"字样,但最多不超过12次,由海关在许可证背面"海关验放签注栏"内逐批签注核减进出口数量。

(5)对于实行"一批一证"的大宗、散装货物,其溢装数量在货物总量3%以内的原油、成品油予以免证,其他货物溢装数量在货物总量5%以内的免证;对于实行"非一批一证"的大宗、散装货物,在每批货物出口时,按其实际出口数量进行许可证证面数量核扣,在最后一批货物出口时,应按该许可证实际剩余数量溢装上限,即在5%(原油、成品油在溢装上限3%)以内计算免证数额。

(6)凡列入禁止出口、出口配额许可证、出口许可证管理货物目录的商品,因添加、混合其他成分,或因简单加工导致商品编码改变的,按原商品编码的管理方式进行管理。

(7)凡申报出口的商品成分中含有禁止出口、出口配额许可证、出口许可证管理的商品(贵金属超过 2%,其他超过 5%)的,需按含有禁止出口、出口配额许可证、出口许可证管理的商品实施管理。

(8)部分货物实行出口报关口岸管理。①锑:黄埔、北海、天津海关。②轻(重)烧镁:大连、青岛、天津、长春、满洲里海关。③甘草:天津、上海、大连海关;甘草制品:天津、上海海关。④锯材:黑龙江指定大连、绥芬河为出口报关口岸;内蒙古自治区指定满洲里、二连浩特、大连、天津、青岛为出口报关口岸;新疆维吾尔自治区指定阿拉山口、天津、上海为出口报关口岸;福建指定福州、厦门、莆田、漳州为出口报关口岸。

二、两用物项和技术进出口许可证管理

(一)管理部门

商务部指导全国各发证机构的两用物项和技术进出口许可证发证工作。商务部配额许可证事务局和受商务部委托的省级商务主管部门为两用物项和技术进出口许可证发证机构。

(二)管理范围

2018 年实施两用物项和技术进口许可证管理的商品包括监控化学品管理条例名录所列物项(69 种)、易制毒化学品(48 种)、放射性同位素(10 种)共 3 类。实施两用物项和技术出口许可证管理的商品包括核出口管制清单所列物项和技术(159 种)、核两用品及相关技术出口管制清单所列物项和技术(202 种)、生物两用品及相关设备和技术管制清单所列物项和技术(144 种)、监控化学品管理条例名录所列物项(69 种)、有关化学品及相关设备和技术出口管制清单所列物项和技术(37 种)、导弹及相关物项和技术出口管制清单所列物项和技术(186 种)、易制毒化学品(一)(48 种)、易制毒化学品(二)(17 种)、部分两用物项和技术(6 种)、特殊民用物项和技术(5 种)共 10 类。①

(三)报关规范

列入《两用物项和技术进出口许可证管理目录》内,以任何方式进出口的商品,都应提交许可证。海关有权质疑所有进出口货物,而进出口人则有责任提供商务部门的"不属于两用物项和技术证明"。

(1)两用物项和技术进口许可证实行"非一批一证"制和"一证一关"制,并在其备注栏内打印"非一批一证"字样;两用物项和技术出口许可证实行"一批一证"制和"一证一关"制。

(2)许可证有效期为 1 年,跨年度使用不得超过次年 3 月 31 日。

(3)许可证不得买卖、转让、涂改、伪造和变造。

(4)不得更改证面内容,如需更改,则要重新申请,换发新证;同时应做到证单相符。

三、密码产品和含有密码技术的设备进口许可证管理

(一)管理范围

管理范围为列入《密码产品和含有密码技术的设备进口管理目录》(第一批)以及暂未列入目录但含有密码技术的进口商品。根据《商用密码管理条例》,将调整后的《密码产品和含有密码技术的设备进口管理目录》予以发布,自 2014 年 1 月 1 日起执行,包括 9 类商品,如表 5—6

---

① 进口放射性同位素需按《放射性同位素与射线装置安全和防护条例》和《两用物项和技术进出口许可证管理办法》有关规定,报生态环境部审批后,在商务部配额许可证事务局申领两用物项和技术进口许可证。进口经营者持两用物项和技术进口许可证向海关办理进口手续。自 2018 年 1 月 1 日起正式实施。

所示。

表 5—6
密码产品和含有密码技术的设备进口管理目录
(2013 年 12 月调整)

序号	HS 编码	商品名称	计量单位
1	8443311010	静电感光式多功能一体加密传真机(可与自动数据处理设备或网络连接)	台
2	8443319020	其他多功能一体加密传真机(兼有打印、复印中一种及以上功能的机器)	台
3	8443329010	其他加密传真机(可与自动数据处理设备或网络连接)	台
4	8517110010	无绳加密电话机	台
5	8517180010	其他加密电话机	台
6	8517622910	光通信加密路由器	台
7	8517623210	非光通信加密以太网络交换机	台
8	8517623610	非光通信加密路由器	台
9	8543709950	密码机、密码卡(不包括数字电视智能卡、蓝牙模块和用于知识产权保护的加密狗)	台

(二)管理部门

国家密码管理局主管部门负责签发进口许可证。

(三)报关规范

(1)免领情形。加工贸易项下为复出口而进口的;由海关监管,暂时进口后复出口的;从境外进入保税区、出口加工区及其他海关特殊监管区域和保税监管场所的,或在海关特殊监管区域、保税监管场所之间进出的。

(2)从海关特殊监管区域、保税监管场所进入境内区外,需交验密码进口许可证。

(3)进口单位知道商品含密码技术,但未列入目录,也应当主动申请并提交进口许可证。

(4)海关在进口环节发现应交而未交许可证的应进行处理。

四、自动进口许可证管理

(一)实施自动进口许可管理的商品范围

依据《中华人民共和国对外贸易法》《中华人民共和国货物进出口管理条例》和有关规章,公布《2018 年自动进口许可管理货物目录》,自 2018 年 1 月 1 日起执行。2018 年实施自动进口许可管理的商品包括非机电类货物(26 类)、机电产品(包括旧机电产品)(22 类),分为两个管理目录。

(二)免交自动进口许可证的情形

进口列入《自动进口许可管理货物目录》的商品,在办理报关手续时,需向海关提交自动进口许可证,但下列情形可以免交:

(1)加工贸易项下进口并复出口的(原油、成品油除外);

(2)外商投资企业作为投资进口或者投资额内生产自用的(旧机电产品除外);

(3)货样广告品、实验品进口,每批次价值不超过 5 000 元人民币的;

(4)暂时进口的海关监管货物;

(5)进入保税区、出口加工区等海关特殊监管区域及进入保税仓库、保税物流中心属自动进口许可证管理的货物;

（6）加工贸易项下进口的不作价设备监管期满后留在原企业使用的；

（7）国家法律法规规定其他免领自动进口许可证的。

（三）自动进口许可证的办理程序申请

收货人可以直接向发证机构书面申请自动进口许可证，也可以通过网上申请。其中书面申请的，收货人可以到发证机构领取或者从相关网站下载自动进口许可证申请表（可复印）等有关材料，按要求如实填写，并采用送递、邮寄或者其他适当方式，与其他相关材料一并递交发证机构。采取网上申请的，收货人应当先到发证机构申领用于企业身份认证的电子钥匙。申请时，登录相关网站，进入相关申领系统，按要求在线如实填写自动进口许可证申请表等材料，同时向发证机构提交有关材料。

申请内容正确且形式完备的，发证机构收到后应当予以签发自动进口许可证，最多不超过10个工作日。

（四）报关规范

（1）自动进口许可证有效期为6个月，但仅限公历年度内有效。

（2）原则上实行"一批一证"管理，对部分货物也可实行"非一批一证"管理。实行"非一批一证"管理的，在有效期内可以分批次累计报关使用，但累计使用不得超过6次。同一进口合同项下，收货人可以申请并领取多份自动进口许可证。

（3）对实行"一批一证"的自动进口许可证管理的大宗、散装货物，其溢装数量在货物总量3%以内的原油、成品油、化肥、钢材4种货物予以免证，其他货物溢装数量在货物总量5%以内的予以免证；对"非一批一证"的大宗散装货物，每批货物进口时，按其实际进口数量核扣自动进口许可证额度数量，最后一批货物进口时，应按该自动进口许可证实际剩余数量的允许溢装上限，即在5%（原油、成品油、化肥、钢材在溢装上限3%）以内计算免证数额。

经验小谈5—3

我司因开展业务需要，计划进口一批钢材的货样。该类钢材属自动进口许可管理货物，请问以货样形式进口是否能够免领自动进口许可证？

答：根据《货物自动进口许可管理办法》第十二条第3项：货样广告品、实验品进口，每批次价值不超过5 000元人民币的，可以免领自动进口许可证。

五、固体废物进口管理

国家禁止进口不能用作原料的固体废物，限制进口可以用作原料的固体废物。

（一）废物的分类

我国《固体废物污染环境防治法》管理范围内的废物包括工业固体废物、城市生活垃圾、危险废物、液态废物以及置于容器中的气态废物。

（二）管理范围

生态环境部会同国家发展改革委员会、商务部、海关总署制定、调整并公布了《限制进口类可用做原料的废物目录》及《自动进口许可管理类可用做原料的废物目录》，未列入上述两个目录的固体废物禁止进口。

视频

固体废物

（三）办理程序

废物进口单位或者废物利用单位直接向生态环境部提出废物进口申请，由环境保护部审查批准,取得其签发的"自动许可进口类可用做原料的固体废物进口许可证"(以下统称为废物进口许可证)后才可组织进口。

进口废物运抵口岸后,海关凭生态环境部签发的废物进口许可证及其他必要单证受理报验。经审核未发现不符合环境保护要求的,海关凭有效废物进口许可证办理通关手续;对不符合环境保护要求的,海关会同地方环保部门依法对废物进行处理。

(四)报关规范

第一,向海关申报进口列入《限制进口类可用做原料的废物目录》和《自动进口许可管理类可用做原料的废物目录》中的废物,报关单位应主动向海关提交有效的废物进口许可证。

第二,对于未列入《限制进口类可用做原料的废物目录》《自动进口许可管理类可用做原料的废物目录》或虽列入上述目录但未取得有效废物进口许可证的废物,一律不得进口或存入保税仓库。

第三,废物进口许可证实行"非一批一证"管理。

第四,进口的废物不能转关(废纸除外),只能在口岸海关办理申报进境手续。

六、进口关税配额管理

关税配额管理是一种相对数量的进口限制,对外贸易经营者经国家批准取得关税配额证后,允许按照关税配额税率征税进口,如超出限额,则按照配额外税率征税进口。

(一)实施进口关税配额管理的农产品

(1)管理部门:商务部及国家发展和改革委员会。

(2)管理范围:小麦、稻谷和大米、玉米、棉花、食糖、羊毛及毛条等。

(3)管理措施:海关凭商务部、国家发展和改革委员会各自授权机构向最终用户发放的加盖"商务部农产品进口关税配额证专用章"或"国家发展和改革委员会农产品进口关税配额证专用章"的"农产品进口关税配额证"办理验放手续。

加工贸易进口需在进口关税配额证上注明"加工贸易"。由境外进入保税仓库、保税区、出口加工区的上述农产品,不需要提交"农产品进口关税配额证",海关按现行规定验放并实施监管。从保税仓库、保税区、出口加工区出库或出区进口的关税配额农产品,海关凭进口关税配额证按规定办理进口手续。

(4)报关规范:实行"一证多批"。"农产品进口关税配额证"的有效期为每年1月1日至当年12月31日。如需要延期,应向原发证机构申请办理换证,但延期最迟不得超过下一年2月底。进口关税配额证正面内容不得更改,如需更改,应到发证部门换发新证。

(二)实施进口关税配额管理的工业品

(1)管理部门:商务部负责全国化肥的配额管理工作。商务部的化肥进口关税配额管理机构负责管辖范围内化肥进口关税配额的发证、统计、咨询和其他授权工作。

(2)管理范围:尿素、磷酸氢二铵、复合肥这三种农用肥料。

(3)管理措施:申请单位应当在每年10月15日至10月30日向商务部提出化肥关税配额的申请。

(4)报关规范:关税配额内化肥进口时,海关凭进口单位提交的"化肥进口关税配额证明"按配额内税率征税,并验放货物。

七、野生动植物种进出口管理

我国是《濒危野生动植物种国际贸易公约》的成员国。我国进出口管理的濒危物种包括该公约的成员国(地区)应履行保护义务的物种,以及为保护我国珍稀物种而自主保护的物种。

濒危物种进出口管理是依据《进出口野生动植物种商品目录》和"濒危野生动植物种国际贸易公约允许进出口证明书"(以下简称"公约证明")、"中华人民共和国濒危物种进出口管理办公室野生动植物允许进出口证明书"(以下简称"非公约证明")或"非《进出口野生动植物种商品目录》物种证明"(以下简称"物种证明")的形式,对该目录列明的依法受保护的珍贵、濒危野生动植物及其产品实施的进出口限制管理。

凡进出口列入《进出口野生动植物种商品目录》中的野生动植物或其产品,必须严格申报和审批,并在进出口报关前取得国家濒危物种进出口管理办公室或其授权的办事处签发的公约证明、非公约证明或物种证明后,向海关办理进出口手续。野生动植物种进出口管理的范围及报关规范如表5-7所示。

表5-7 野生动植物种进出口管理的范围及报关规范

证件＼项目	管理范围划分	报关规范
非公约证明	列入《进出口野生动植物种商品目录》中属于我国自主规定管理的野生动植物及其产品	"一批一证"制
公约证明	列入《进出口野生动植物种商品目录》中属于《濒危野生动植物种国际贸易公约》成员国(地区)应履行保护义务的物种	"一批一证"制
物种证明	对于进出口列入《进出口野生动植物种商品目录》中除适用"公约证明""非公约证明"物种以外的其他野生动植物及相关货物或物品和含野生动植物成分的纺织品,均须事先领物种证明	1. 一次使用的"物种证明"有效期自签发之日起不得超过6个月 2. 多次使用的"物种证明"只适用于同一物种、同一货物类型、在同一报关口岸多次进出口的野生动植物;多次使用的"物种证明"有效期截至发证当年12月31日;持证者需于1月31日之前将上一年度使用多次"物种证明"进出口有关野生动植物标本的情况汇总上报给发证机关

同步案例5-3   杭州海关查获檀香紫檀制品

2018年7月30日,经浙江省林产品质量检测站鉴定,杭州海关此前在空港渠道查获的一件重21.15千克的木质工艺品为檀香紫檀制品。这是杭州海关近年来在杭州空港口岸查获的重量最大的一件紫檀制品。

案例评析

这件紫檀制品是杭州海关隶属萧山机场海关关员在一名由柬埔寨入境的旅客行李箱内发现的。

杭州海关隶属萧山机场海关旅检一科关员高国峰介绍:"以前我们也查获了不少檀香紫檀制品,但是像这种20多公斤重的近年来还是第一次查获。"

八、进出口药品管理

进出口药品管理是我国进出口许可管理制度的重要组成部分,属于国家限制进出口管理范畴,实行分类和目录管理。国家食品药品监督管理局会同国务院对外贸易主管部门对相关药品依法制定并调整管理目录,以签发许可证件的形式对其进出口加以管制。

药品必须经由国务院批准的允许药品进口的口岸进口。进口药品须取得国务院药品监督管理部门核发的《进口药品注册证》(或者《医药产品注册证》)，或者《进口药品批件》后，方可向货物到岸地口岸药品监督管理部门办理进口备案手续。对准予进口备案的，口岸药品监督管理部门发给《进口药品通关单》；进口单位持《进口药品通关单》向海关申报，海关凭口岸药品监督管理部门出具的《进口药品通关单》，办理进口药品的报关验放手续。

目前，允许进口药品的口岸城市共19个，即北京、天津、上海、大连、青岛、成都、武汉、重庆、厦门、南京、杭州、宁波、福州、广州、深圳、珠海、海口、西安、南宁。

药品通关流程　　　　　　　　视频：“聪明药”不会让你更聪明！

(一)精神药品进出口管理

1. 管理范围

列入《精神药品管制品种目录》的药品，包括精神药品及其标准品、对照品，如肾上腺素、咖啡因、去氧麻黄碱等的进出口。对于列入《精神药品管制品种目录》的药品可能存在的盐、脂、醚，虽未列入该目录，但仍属于精神药品管制范围。

2. 管理证件

精神药品进出口准许证。其仅限在该证注明的口岸海关使用，并实行“一批一证”制度。

(二)麻醉药品进出口管理

1. 管理范围

列入《麻醉药品管制品种目录》中的麻醉药品，包括鸦片类、可卡因类、大麻类、合成麻醉药类及其他易成瘾的药品、药用植物及其制剂。对于列入《麻醉药品管制品种目录》中的麻醉药品可能存在的盐、脂、醚，虽未列入该目录，但仍属于麻醉药品管制范围。

2. 管理证件

麻醉药品进出口准许证。其仅限在该证注明的口岸海关使用，并实行“一批一证”制度。

(三)兴奋剂进出口管理

1. 管理范围

列入《兴奋剂目录》中的药品，包括蛋白同化制剂品种、肽类激素品种、麻醉药品品种、刺激剂(含精神药品)品种、药品类易制毒化学品品种、医疗用毒性药品品种、其他品种共7类。

2. 管理证件

对于《兴奋剂目录》中的“其他品种”，海关暂不按照兴奋剂实行管理。根据《蛋白同化制剂、肽类激素进出口管理办法(暂行)》的相关规定，国家对进出口蛋白同化制剂和肽类激素分别实行“进口准许证”和“出口准许证”管理。

(四)一般药品进出口管理

1. 管理范围

进口列入《进口药品目录》中的药品；进口列入《生物制品目录》中的商品；首次在我国境内销售的药品；进口暂未列入《进口药品目录》中的原料药的单位，必须遵守《进口药品管理办法》中的各项有关规定，主动到各口岸药品检验所报验。

2. 管理证件

申领"进口药品通关单","进口药品通关单"仅限在该单注明的口岸海关使用,并实行"一批一证"制度。

提示:海关总署、国家药品监督管理局决定对"进口药品通关单"等7种监管证件实施电子数据联网核查:

(1)在全国范围内实施麻精药品进出口准许证(包括麻醉药品进口准许、麻醉药品出口准许、精神药物进口准许、精神药物出口准许),进口医疗器械备案/注册证(包括医疗器械注册证、第一类医疗器械备案凭证),以及"进口特殊用途化妆品卫生许可批件""进口非特殊用途化妆品卫生许可批件"电子数据与进出口货物报关单电子数据的联网核查。

(2)2019年4月1日起,在全国范围内推广实施"进口药品通关单""药品进口准许证""药品出口准许证"电子数据与进出口货物报关单电子数据的联网核查。药品监督管理部门根据相关法律法规的规定签发上述证件,将证件电子数据传输至海关,海关在通关环节进行比对核查,并按规定办理进出口手续。联网核查实施前已签发的证件,企业可凭纸质证件在有效期内向海关办理进出口手续。

"单一窗口"标准版用户手册(药品进出口准许证(蛋白同化制剂肽类激素))

报关企业按照海关通关作业无纸化改革的规定,可采用无纸方式向海关申报。因海关和药品监督管理部门审核需要,或计算机管理系统、网络通信故障等原因,可以转为有纸报关作业或补充提交纸质证件。企业可登录中国国际贸易"单一窗口"查询证件电子数据传输状态。

(3)药品监督管理部门根据相关法律法规的规定签发上述证件,将证件电子数据传输至海关,海关在通关环节进行比对核查,并按规定办理进出口手续。联网核查实施前已签发的证件,企业可凭纸质证件在有效期内向海关办理进出口手续。

"单一窗口"标准版用户手册(通关无纸化协议签约)

(4)报关企业按照海关通关作业无纸化改革的规定,可采用无纸方式向海关申报。因海关和药品监督管理部门审核需要,或计算机管理系统、网络通信故障等原因,可以转为有纸报关作业或补充提交纸质证件。

九、美术品进出口管理

(一)管理范围

(1)艺术创作者以线条、色彩或者其他方式创作的具有审美意义的造型艺术作品,包括绘画、书法、雕塑、摄影等作品,以及艺术创作者许可并签名的、数量在200件以内的复制品。

(2)批量临摹的作品、工业化批量生产的美术品、手工艺品、工艺美术产品、木雕、石雕、根雕、文物等均不纳入美术品范围进行管理。

(3)我国禁止含有以下内容的美术品进出境:违反《宪法》确定的基本原则的;危害国家统一、主权和领土完整的;泄露国家秘密、危害国家安全或者损害国家荣誉和利益的;煽动民族仇恨、民族歧视,破坏民族团结或者侵害民族风俗习惯的;宣扬或者传播邪教迷信的;扰乱社会秩序,破坏社会稳定的;宣扬或者传播淫秽、色情、赌博、暴力、恐怖或者教唆犯罪的;侮辱或者诽谤他人、侵害他人合法权益的;蓄意篡改历史、严重歪曲历史的;危害社会公德或者有损民族优秀文化传统的;我国法律、行政法规和国家规定禁止的其他内容。

（二）管理部门和办理程序

经营美术品进出口的企业必须在商务部门备案登记，向进出口口岸所在地省、自治区、直辖市文化行政部门提出申请。文化行政部门应当自受理申请之日起 15 日内做出决定。批准的，发给批准文件；不批准的，应书面通知申请人并说明理由。

（三）报关规范

（1）批准文件不得擅自更改。

（2）批准文件不得伪造、涂改、出租、出借、出售或者以其他任何形式转让。

（3）同一批已经批准进口或者出口的美术品复出口或复进口，进出口单位可持原批准文件正本到原进口或者出口口岸海关办理相关手续。

十、其他货物进出口管理

（一）黄金及其制品进出口管理

根据《中华人民共和国中国人民银行法》《中华人民共和国海关法》和《国务院对确需保留的行政审批项目设定行政许可的决定》，中国人民银行、海关总署制定了《黄金及黄金制品进出口管理办法》，自 2015 年 4 月 1 日起施行。

"单一窗口"标准版用户手册（黄金及黄金制品进出口准许证）

（1）使用证件：黄金及其制品进出口准许证，它是《黄金及其制品进出口管理目录》中的货物合法进出口的证明文件。法人、其他组织以下列贸易方式进出口黄金及黄金制品的，应当办理"中国人民银行黄金及黄金制品进出口准许证"（以下简称准许证）：

①一般贸易；

②加工贸易转内销及境内购置黄金原料以加工贸易方式出口黄金制品的；

③海关特殊监管区域、保税监管场所与境内区外之间进出口的。

中国人民银行、海关总署联合公告 2016 年第 9 号《关于黄金及黄金制品进出口准许证事宜》，黄金及黄金制品进出口业务频繁的法人可以按照《黄金及黄金制品进出口管理办法》的条件和审批流程，申请"非一批一证"准许证。

实行"非一批一证"的准许证可以在有效期内、不超过规定数量和批次报关使用。具体做法是：海关在准许证正本背面"海关验放签注栏"内逐笔签注核减进（出）口的数量，报关批次最多不超过 12 次。"非一批一证"准许证自签发之日起 6 个月内有效，逾期自行失效。

在"非一批一证"准许证允许进（出）口的数量、批次未使用完之前，海关留存每次已签注的"非一批一证"准许证复印件。"非一批一证"准许证允许进（出）口的数量、批次核扣完毕，由海关收存。"非一批一证"准许证未使用过或未使用完毕的，被许可人应在准许证有效期届满后 10 个工作日内将证件交回核发机构。

实行"非一批一证"准许证管理试点海关为北京、上海、广州、南京、青岛、深圳海关。

实行"非一批一证"准许证管理试点后，中国人民银行及其分支机构将对核发的准许证使用情况加强监督管理。"非一批一证"准许证的被许可人，应在"非一批一证"准许证有效期届满后 10 个工作日内将黄金及黄金制品进出口情况（包括批次、验放日期、实际进出口数量等）报送中国人民银行及其分支机构。

进出口"其他金化合物（HS 编码 2843300090）""镶嵌钻石的黄金制首饰及其零件（HS 编码 7113191100）"的，免予办理"中国人民银行黄金及黄金制品进出口准许证"。

个人、法人或者其他组织因公益事业捐赠进口黄金及黄金制品的，应当办理"中国人民银行黄金及黄金制品进出口准许证"。

个人携带黄金及黄金制品进出境的管理规定,由中国人民银行会同海关总署制定。

(2)主管及发证部门:中国人民银行是黄金及黄金制品进出口主管部门,对黄金及黄金制品进出口实行准许证制度。列入《黄金及黄金制品进出口管理目录》的黄金及黄金制品进口或出口通关时,应当向海关提交中国人民银行及其分支机构签发的"中国人民银行黄金及黄金制品进出口准许证"。中国人民银行会同海关总署制定、调整并公布《黄金及黄金制品进出口管理目录》。

(3)适用范围:《黄金及黄金制品进出口管理目录》中的黄金及其制品,主要包括氰化金、氰化金钾(含金40%)、其他金化合物、非货币用金粉、非货币用半制成金、非货币用未锻造金、货币用未锻造金(包括镀铂的金)、金的废碎料、镶嵌钻石的黄金制首饰及其零件、镶嵌濒危物种制品的金首饰及零件、其他黄金制首饰及其零件、金制工业实验室用制品等。

(4)报关规范:提供有效的黄金及其制品进出口准许证。

(二)音像制品进口管理

(1)使用证件:音像制品进口批准单,它是音像制品合法进口的证明文件。

(2)主管及发证部门:新闻出版总署。

(3)适用范围:音像制品成品。

(4)报关规范:由指定单位经营,未经指定的任何单位或个人均不得从事音像制品成品进口业务,但可以委托进口。

 经验小谈 5—4

委托朋友帮忙从日本邮寄过来了几十盘光盘,海关要征税,但是税额较大,请问我可以申请放弃或者不要光盘了吗?

答:您好! 根据《中华人民共和国海关进出境印刷品及音像制品监管办法》第二十条,下列进出境印刷品及音像制品,由海关按照放弃货物、物品依法予以处理:①收货人、货物所有人、进出境印刷品及音像制品所有人声明放弃的;②在海关规定期限内未办理海关手续或者无人认领的;③无法投递又无法退回的。

(三)有毒化学品进出口管理

(1)使用证件:有毒化学品环境管理放行通关单,它是列入《中国禁止或严格限制的有毒化学品名录》中的化学品合法进出口的证明文件。

(2)主管及发证部门:生态环境部。

(3)适用范围:列入《中国禁止或严格限制的有毒化学品名录》中的化学品。

(4)报关规范:提供有毒化学品环境管理放行通知单。

(四)农药进出口管理

(1)使用证件:进出口农药登记证明,它是列入《进出口农药管理名录》中的农药合法进出口的证明文件。

(2)主管及发证部门:农业部农药检定所。

(3)适用范围:列入《进出口农药管理名录》中的农药。

(4)报关规范:实行"一批一证"制,既可作农药又可作工业原料的商品如果以工业原料进出口,则改凭农业部签发的"非农药登记管理证明"验放。

（五）兽药进口管理

（1）使用证件：兽药进口通关单，它是列入《进口兽药管理目录》中的兽药合法进出口的证明文件。

知识链接

许可证件管理

（2）适用范围：列入《进口兽药管理目录》的兽药。

（3）报关规范：实行"一单一关"，在 30 日有效期内只能一次性使用。

（4）"进口兽药通关单"通关作业联网无纸化。

自 2016 年 11 月 1 日起，按照《兽药进口管理办法》（农业部、海关总署令第 2 号）有关规定，进口单位向农业部、地方兽医行政管理部门申领"进口兽药通关单"，经审核批准后，农业部、地方兽医行政管理部门将签发的"进口兽药通关单"电子数据通过"兽药监管证件联网核查系统"传输至海关。试运行期间，农业部、地方兽医行政管理部门同时核发纸质"进口兽药通关单"。

报关企业按照海关通关作业无纸化改革的规定，可采用无纸方式向海关申报。海关通过联网核查方式验凭"进口兽药通关单"电子数据并办理报关手续。以无纸方式申报的企业可以免予交验纸质"进口兽药通关单"。

为提高无纸化应用效率，适应计算机管理系统自动化处理需求，进口单位、报关单位在向农业部、地方兽医行政管理部门申领"进口兽药通关单"以及向海关办理报关手续时，"进口兽药通关单"与进口货物报关单的货物计量单位应当一致，"进口兽药通关单"与进口货物报关单的报关/进口口岸代码前两位应当一致。

监管证件

因海关和农业部门审核需要、计算机管理系统故障、其他管理部门需要验凭纸质"进口兽药通关单"等原因，可以转为有纸报关作业或补充提交纸质"进口兽药通关单"。

应知考核

一、单项选择题

1. 保障措施是对外贸易救济措施的一种方式，其实施期限最长不得超过（　　）。

A. 200 天　　　　　B. 4 个月　　　　　C. 4 年　　　　　D. 10 天

2. 国务院商务主管部门应当自收到规定的文件之日起（　　）个工作日内，对技术进出口合同进行登记，颁发技术进出口合同登记证。

A. 2　　　　　B. 3　　　　　C. 5　　　　　D. 7

3. 反补贴、反倾销是针对（　　）而采取的措施。

A. 进口产品激增的情况　　　　　B. 价格歧视

C. 国别歧视　　　　　D. 数量

4. 对于限制出口货物管理，国家规定有数量限制的出口货物，实行（　　）。

A. 许可证件管理　　B. 配额管理　　C. 自动出口管理　　D. 禁止出口管理

5. 自动进口许可证有效期为（　　）。原则上实行"一批一证"管理，对"非一批一证"管理，在有效期内，可以分批次累计报关使用，但累计使用不得超过（　　）。

A. 1 年；12 次　　B. 6 个月；6 次　　C. 6 个月；12 次　　D. 9 个月；6 次

6. 实行进口许可证管理的货物是（　　）。

A. 汽车及其底盘　　B. 易制毒化学品　　C. 消耗臭氧层物质　　D. 监控化学品

7. 任何单位以任何方式进出口列入《精神药品管制品种目录》的药品，均须取得（　　）核发的"精神药品进出口准许证"，该证实行"一批一证"制度。

A. 国家食品药品监督管理局　　　　　　B. 商务部

C. 卫生部　　　　　　　　　　　　　　D. 生态环境部

8. 以下列入《自动进口许可管理货物目录》的货物中,可免交自动进口许可证的是( )。

A. 用于在北京开展的 3G 手机研讨会使用的从国外进口仪器、设备

B. 用于加工贸易项下进口并复出口的原油

C. 外商投资企业作为投资进口的旧机电产品

D. 每批次价值超过 5 000 元人民币的进口货样广告品

9. 下列选项中,( )属于我国限制进口商品。

A. 虎骨　　　　　B. 成品油　　　　　C. 汽车　　　　　D. 抗生素

10. 下列进出口许可证中,实行"非一批一证"管理的是( )。

A.《濒危野生动植物国际贸易公约》允许进出口证明

B. 精神药品进口准许证

C. 两用物项和技术出口许可证

D. 进口废物批准证书

二、多项选择题

1. 下列选项中,属于对外贸易管制目的的有( )。

A. 实现国家政治目的或军事目标　　　　B. 推行本国的外交政策

C. 行使国家职能　　　　　　　　　　　D. 保护发展本国经济

2. 下列选项中,属于贸易管制所涉及的法律渊源的有( )。

A. 宪法　　　　　　　　　　　　　　　B. 行政法规

C. 地方性法规、规章　　　　　　　　　D. 相关的国际条约

3. 下列选项中,属于国家禁止出口的有( )。

A. 犀牛角、虎骨、麝香　　　　　　　　B. 硅砂、石英砂

C. 劳改产品、木炭　　　　　　　　　　D. 商业性出口的红豆杉

4. 下列选项中,实行"非一批一证"的有( )。

A. 两用物项和技术进口许可证　　　　　B. 两用物项和技术出口许可证

C. 非公约证明　　　　　　　　　　　　D. 废物进口许可证

5. 下列选项中,属于国家禁止进口的有( )。

A. 四氯化碳　　　　B. 犀牛角、虎骨　　　C. 氯酸钾、硝酸铵　　D. 旧衣服

三、判断题

1.《货物自动进口许可管理办法》属于法律。　　　　　　　　　　　　( )

2. 属于禁止进口技术的,领取许可证后可以进口。　　　　　　　　　　( )

3. 我国货物限制出口按照其限制方式可划分为出口配额限制、出口非配额限制。( )

4. 我国限制出口技术实行目录管理和许可证管理。　　　　　　　　　　( )

5. 保障措施的对象是针对价格歧视这种不公平贸易行为。　　　　　　　( )

6. 自临时反补贴措施决定公告规定实施之日起,不超过 4 个月。　　　　( )

7. 甘草制品出口的报关口岸指定为天津海关、大连海关。　　　　　　　( )

8. 出口许可证最长不得超过 6 个月,且有效期截止时间不得超过当年 12 月 31 日。（　　）

9. 两用物项和技术进口许可证实行"一批一证"制和"一证一关"制。（　　）

10. 货样广告品、实验品进口,每批次价值不超过 5 000 元人民币的,可以免交自动进口许可证。（　　）

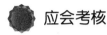 **应会考核**

■ 观念应用

9 月 7 日,天津某薄膜有限公司(中美合资企业,投资总额 1 350 万美元)进口一批设备,委托天津翱翔国际货运代理有限公司办理进口报验、报关。报验时提供的单据和信息均为新设备,而天津出入境检验检疫局检验人员检验时发现引进设备多为二手设备。

请问:

(1)天津某薄膜有限公司和天津翱翔国际货运代理有限公司是否都应当承担法律责任?

(2)根据我国对外贸易管理制度,国家对该批货物应当实行什么管理措施?

■ 技能应用

天津远洋进出口公司向美国某商行出口一批厚板材(HS 编码 4407999099),合同号为 08-H-26-099,规格 20mm×30mm×300mm,厚度大于 6mm,总数量 15m³,单价是每立方米 USD300.00,FOB 天津新港,8 月份装运,采用不可撤销即期信用证付款。企业代码:1201×××××××。

任务一:根据上述条件填写出口许可证。

任务二:向发证机关申领上述出口许可证时,应提交哪些材料?

任务三:发证机关在确认材料无误的前提下,需要多少个工作日才发证?

中华人民共和国出口许可证

EXPORT LICENCE OF THE PEOPLE'S REPUBLIC OF CHINA　No. 628765

1. 出口商(Exporter)				3. 出口许可证号(Export Licence No.)		
2. 发货人(Consignor)				4. 出口许可证有效期截止日期(Export Licence Expiry Date)		
5. 贸易方式(Terms of Trade)				8. 出口最终目的国(Country/Region of Purchase)		
6. 合同号(Contract No.)				9. 付款方式(Payment)		
7. 报关口岸(Place of Clearance)				10. 运输方式(Mode of Transport)		
11. 商品名称(Description of Goods)　　　商品编码(Code of Goods)						
12. 规格、等级(Specification)	13. 单位(Unit)	14. 数量(Quantity)	15. 单价(Unit Price)	16. 总价(Amount)	17. 总价折美元(Amount in USD)	
18. 总计(Total)						
19. 备注(Supplementary Details)		20. 发证机关签章(Issuing Authority's Stamp & Signature)				
		21. 发证日期(Licence Date)				

中华人民共和国商务部监制

■ 案例分析

8月,广州同安医药进出口有限公司欲从德国进口一批去氧麻黄碱药品,通过查询得知该药品被列入《精神药品管制品种目录》。该公司在办理进口报关手续前应向哪些部门取得哪些特殊单证才能顺利报关?

 项目实训

【实训项目】

初识报关与对外贸易管制。

【实训情境】

9月,大连嘉宏报关行收到辽宁省粮食进出公司出口500吨玉米(HS编码10059000)的报关委托,预计出口时间为2018年年底。

【实训要求】

任务一:公司经理要求赵昂查证一下,玉米是否属于许可管理范围内的货物,如果是,要求辽宁省粮食进出口公司提供相关的许可证件。

任务二:出口许可证的管理方式和有效期。

任务三:向发证机构申请上述许可证时,应提供哪些材料?

请对上述任务做出操作分析。

【实训结果】

撰写"初识报关与对外贸易管制"的实训报告。

"初识报关与对外贸易管制"实训报告					
项目实训班级:		项目小组:		项目组成员:	
实训时间:　　年　　月　　日		实训地点:		实训成绩:	
实训目的:					
实训步骤:					
实训结果:					
实训感言:					
不足与今后改进:					
项目组长评定签字:			项目指导教师评定签字:		

项目六

海关监管货物报关程序

○ **知识目标：**

理解：保税港区货物报关程序。

熟知：转关运输货物申报单证的法律效力、转关程序；进出境快件的概念。

掌握：海关监管货物分类、报关的基本程序；一般进出口货物的报关程序；电子账册管理下保税加工货物的报关；出口加工区货物的报关；保税物流货物管理的要点；保税仓库和出口监管仓库货物的报关；保税物流中心和园区存放货物的范围和期限、管理要点、报关程序；减免税货物报关；暂准进出境货物报关；跨境贸易电子商务通关监管、跨境贸易电子商务企业通关流程指引。

○ **技能目标：**

能够办理--般进出口货物的报关；能够办理电子账册和电子化手册管理下保税加工货物的报关；能够办理出口加工区货物的报关；能够办理保税仓库和出口监管仓库货物的报关；能够办理保税物流中心和园区货物的报关；能够办理保税区和保税港区货物的报关；能够办理减免税货物的报关；能够办理暂准进出境货物的报关；能够办理转关运输货物的报关；能够具备办理跨境贸易电子商务企业通关的能力。

○ **素质目标：**

通过本项目的学习，培养和提高学生在特定业务情境中分析问题与决策设计的能力；具备认真、严谨的工作作风和自主规划的创新能力。

○ **项目引例：**

"两步申报"落实"放管服"

2019年6月12日，国务院常务会议提出"继续简化一体化通关流程，实施进口概要申报、完整申报'两步申报'通关模式改革，大幅压缩通关时间"。在"两步申报"通关模式下，企业将105个申报项目分为两步分别申报。第一步概要申报，对于不涉及进口禁限管制、检验或检疫的货物，企业只需申报9个项目，确认2个物流项目；对于涉及进口禁限管制、检验或检疫的，分别增加申报2个和5个项目，应税的须选择符合要求的担保备案编号。如果货物无须查验，即可提离；涉税货物已经提交税款担保的，或须查验货物海关已完成查验的，也可以提离。第二步完整申报，企业在规定时间内补充申报其他项目，办理缴纳税款等通关手续。

○ **引例导学：**

"两步申报"是在保留原有申报模式的基础上增加的一种高效便捷、灵活开放的通关模式。海关"两步申报"的主要目标是落实国务院"放管服"改革要求，满足企业对进口货物快速通关的需求，进一步提升口岸通关效率，持续优化营商环境。

○ 知识支撑：

任务一　一般进出口货物报关

一、海关监管货物

海关监管货物是指应当接受海关监管的货物。进口货物：进境—办结海关手续；出口货物：申报—装运出境；过境、转运、通运货物：进境—出境。

海关监管货物包括一般进出口货物、保税货物（保税加工货物和保税物流货物）、减免税货物、暂准进出境货物（原状复运进出境）和其他进出境货物（继续运往境外）。

为了"放管服"改革优化营商环境，推进"双随机、一公开"监管与信用监管、重点监管等结合，推行"互联网＋监管"。信用监管是指以信用为基础的海关新型监管模式，是将企业信用管理嵌入海关监管全过程，使信用在海关监管中发挥引领作用。通过构建大数据平台，归集信用记录，建立完善的信用管理制度和标准，实现对企业信用状况的分级分类，并据此实施差别化管理，对诚信守法企业实施通关便利措施，对违法失信企业实施严密监管。建立以进出口企业为单元、以信用管理为基础的监管模式，实现海关监管工作由"以货物为单元"管理向"以企为本，由企及物"管理的历史性变革。

二、报关程序概述

（一）报关程序的概念和类型

报关程序是指进出口货物收发货人、运输工具负责人、物品所有人或其代理人按照海关规定，办理货物、运输工具、物品进出境及相关海关事务的手续和步骤。

不同类别进出境货物的报关程序如表 6—1 所示。

表 6—1　　　　　　　　　　　不同类别进出境货物的报关程序

货物类别	前期阶段	进出境阶段	后续阶段
一般进出口货物	无	进出口申报	无
保税进出口货物	加工贸易备案和申领登记手册	配合查验	保税货物核销申请
减免税货物	减免税货物备案登记和申领减免税证明	缴纳税费	解除海关监管申请
暂准进出境货物	暂准进出境备案申请	提取或装运货物	暂准进出境货物销案申请

（二）电子报关及电子通关系统

第一，电子报关。它是进出口货物收发货人或其代理人通过计算机系统，向海关传送报关单电子数据，并备齐随附单据的申报方式。

一般情况：采用纸质报关单和电子数据报关单形式向海关申报；先向海关计算机系统发送电子数据报关单，收到海关计算机系统返回的表示接受申报的信息后，打印纸质报关单。

特殊情况：可以先纸质申报，后电子数据补报。

特定条件：单独使用电子数据报关单向海关申报，保存纸质报关单证。

第二，电子通关系统。其包括海关 H883/EDI 通关系统、海关 H2000 通关系统和中国电子口岸系统。

三、预约通关:互联网＋海关

为适应全国通关一体化改革,进一步落实企业通关便利优惠措施,营造良好的营商环境,在新的通关模式下,通过"互联网＋海关"一体化网上办事平台或"中国国际贸易单一窗口"提供更加便利的预约通关服务。

预约通关"互联网＋海关"一体化网上办事网址:http://online.customs.gov.cn。

"单一窗口"
标准版用户手
册(预约通关)

中国国际贸易单一窗口网址:https://www.singlewindow.cn。

(一)受理情形

一般信用及以上信用级别的进出口收发货人或其代理人,遇下列情形之一,须在海关正常办公时间以外办理通关业务的,可向海关提出预约通关申请:

(1)国家紧急救灾救援物资、危险货物;

(2)鲜活、冷冻、易变质腐烂的须紧急通关的货物;

(3)其他确有需要紧急验放的货物。

(二)预约时限

预约时限如图6-1所示。

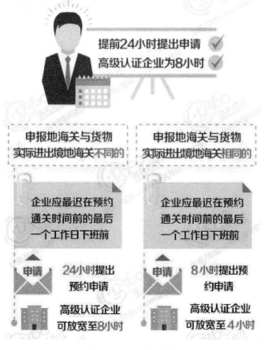

图6-1　预约时限

(三)办理流程

1. 企业提交申请

企业登录"互联网＋海关"一体化网上办事平台或"中国国际贸易单一窗口",进入预约通关功能模块,按要求填写"预约通关申请单"。

2. 申请材料系统自动校验

企业提交申请后,由预约通关信息化系统自动校验申请。

3. 申请材料审核

系统自动校验通过后,将申请材料提交海关相关部门进行审核。各部门均审核通过后,企业预约通关即申请成功。

4. 申请结果查询

预约通关信息化系统通过短信的方式将海关审核意见通知企业联系人,同时企业也可登录预约通关信息化系统查询海关相关部门的审核意见。

5. 通关结果反馈

企业预约成功并顺利完成通关后,须在预约时间结束后的5日内通过预约通关信息化系统反馈本次预约通关的完成情况,逾期未反馈的将暂停该企业预约通关资质。

(四)预约通关业务流程

预约通关业务流程如图6—2所示。

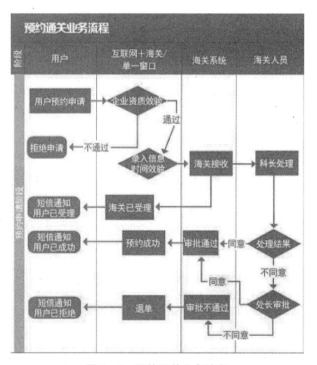

图6—2 预约通关业务流程

四、一般进出口货物概述

(一)一般进出口货物的概念

一般进出口货物是指在进出口环节缴纳了应征的进出口税费并办结了所有必要的海关手

续,海关放行后不再进行监管,可以直接进入生产和消费领域流通的进出口货物。一般贸易是国际贸易中的一种交易方式。以一般贸易方式进出口的货物可以是一般进出口货物,也可以是保税货物或减免税货物等。一般进出口货物可以以一般贸易方式进口,也可以以别的贸易方式进口。

(二)基本特征

一般进出口货物具有的基本特征有:①进出境环节缴纳进出口税费;②进出口时提交相关的许可证件;③海关放行即办结海关手续。

(三)范围

实际进出口的货物(不再复出进口),除减免税货物外,都属于一般进出口货物。其主要包括以下货物:

(1)一般贸易进出口货物。

(2)转为实际进口的原保税货物、转为实际进口式出口暂准进出境货物、转为实际出口的暂准出境货物。

(3)易货贸易、补偿贸易进出口货物。

(4)不批准保税的寄售代销贸易货物。

(5)因承包工程项目而进出口的货物。

(6)驻华商业机构进出口陈列用的样品。

(7)外国旅游者小批量订货出口的商品。

(8)随展览品进出境的小卖品、展卖品。

(9)免费提供的进口货物。其包括外商在经贸活动中赠送的物品、免费提供的试车材料,以及我国在境外的企业、机构向国内单位赠送的进口货物。

五、申报概述

(一)申报地点

进口申报地点如表6-2所示。

表6-2 进口申报地点

货物类型	申报地点	授权
一般进口货物	进境地海关	无
转关进口货物	指运地海关	海关同意
转为实际进出口的保税/特定减免税/暂准进出境货物	货物所在地主管海关	无

出口申报地点如表6-3所示。

表6-3 出口申报地点

货物类型	申报地点	授权
一般出口货物	出境地海关	无
转关出口货物	启运地海关	海关同意

(二)申报期限

申报期限如表6-4所示。

表 6—4 申报期限

货物类型	申 报 期 限
一般进口货物	自运输工具申报进境之日起 14 日内(从第二天开始算)
进口集中申报货物	自运输工具申报进境之日起 1 个月内申报
注意:自运输工具申报进境之日起超过 3 个月仍未申报的货物,作变卖处理;不宜长期保存的货物,可提前处理。	

出口货物的发货人除海关特准的以外,应当在货物运抵海关监管区后、装货的 24 小时以前向海关申报。

为进一步优化营商环境,促进贸易便利化,提升通关整体效能,海关总署决定对进口货物分段实施准入监管,加快口岸验放。

1. 货物准予提离

进口货物属于下列情形之一的,凭海关通知准予提离进境地口岸海关监管区:①无海关检查要求的。②仅有海关口岸检查要求且已完成口岸检查的。其中,进境地口岸海关监管区内不具备检查条件的,收货人可向海关申请在监管区外具备检查条件的特定场所或场地实施转场检查。③仅有海关目的地检查要求的。④既有海关口岸检查又有目的地检查要求,已完成口岸检查,或经进口货物收货人或其代理人(简称"收货人")申请在进境地口岸合并实施且已完成相关检查的。

2. 货物准予销售或使用

进口货物准予提离后,由企业自行运输和存放,凭海关放行通知准予销售或使用。其中,属于下列情形的,需办结海关相关手续方可放行:①有海关目的地检查要求的,海关已完成检查。②属于监管证件管理的,海关已核销相关监管证件。③须进行合格评定的,海关已完成合格评定程序。

3. 其他有关事项

收货人销售或使用进口货物依法应当办理其他手续的,按照相关规定办理。

注意:检查是指海关在进境环节对进口货物依法实施的检疫、查验或商品检验作业。其中,口岸检查由进境地主管海关在进境地口岸实施,目的地检查由目的地主管海关在目的地实施。自 2019 年 11 月 15 日起实施。

(三)申报日期

申报日期如表 6—5 所示。

表 6—5 申报日期

申报情况	申 报 日 期
正常申报	收到"接受申报"报文或"现场交单"或"放行交单"通知
计算机检查遭退单	为再次申报被接受日
人工审核需修改	为海关原接受申报的日期
先纸质后补报电子数据或只纸质申报	为海关工作人员在报关单上作登记处理的日期

注意:①企业做加工贸易业务,须先到属地海关办手册,加工贸易手册设立:海关自接受企业申报之日起 5 个工作日完成。特别提示:5 个工作日,法定假日休息日顺延。②业务有变化

时,须到属地海关改手册,加工贸易手册变更:海关自接受企业申报之日起 5 个工作日完成。③产品出口后手册核销,加工贸易手册核销:海关自受理企业报核之日起 30 日内予以核销。特别提示:手册核销 30 个自然日。④产品不出口转国内销售,加工贸易内销征税:海关自接受企业申报之日起 5 个工作日完成内销征税核批手续。⑤剩余料件,加工贸易余料结转:海关自接受企业申报之日起 5 个工作日完成余料结转手续。⑥加工贸易外发、异地加工:海关自接到企业申报之日起 5 个工作日完成备案、变更、异地手册设立手续。⑦加工贸易货物抵押:符合抵押条件的,海关自接受企业申报之日起 5 个工作日完成抵押备案手续。特别提示:来料加工不得抵押。

(四)滞报金

第一,滞报日期,如表 6—6 所示。

表 6—6　　　　　　　　　　　　　　　滞报日期

申报情况	起　征　日
申报成功	以运输工具申报进境日的第 15 天为起始日
计算机检查遭退单	经进口货物收货人申请并经海关同意,滞报金的征收,以自撤销原电子数据报关单之日起第 15 天为起始日
超 3 个月未申报	海关作变卖处理,收货人申请发还余款的,要扣除相关的费用(如仓储费等),滞报金的征收,以运输工具自申报进境日起第 15 天为起始日

若起征日遇节假日,则顺延至其后的第一个工作日。

第二,滞报金。按天 0.05%(万分之五)计算到元,不足 1 元的部分免予征收,50 元起征。其公式为:

$$滞报金 = 完税价格 \times 0.5\text{‰} \times 滞报天数$$

做中学 6—1

国内某公司从法国购进瓶装葡萄酒一批,货物于 3 月 6 日(星期四)进境,该公司于 3 月 28 日向海关发送数据申报,同日,海关审核通过接受申报。已知该批货物的成交价格为 CIF 国内某口岸 852 636.00 欧元,其适用的外汇折算价为 1 欧元=7.660 4 元人民币。计算应征滞报金。

计算过程:

(1)运用货物完税价格审定的方法,结合合同及发票内容,按照成交价格的定义及条件所述要求全面对申报价格进行审查认定,经审查未发现不符合成交价格法规确定完税价格,审定 CIF 价格为 852 636.00 欧元。

(2)根据滞报金管理规定确定滞报天数。货物进境日期为 3 月 6 日(星期四),法定申报时间 14 天,即 3 月 20 日(自 3 月 7 日起算含 3 月 7 日连加 14 天)前申报均不滞报。自 3 月 21 日(星期五)开始计算滞报期间,3 月 28 日海关接受申报,起、止日均计算为滞报期间,共滞报 8 天。

(3)根据汇率适用规定,计算完税价格:完税价格=852 636.00×7.660 4
　　　　　　　　　　　　　　　　　=6 531 532.814 4(元)

(4)计算应征滞报金:应征滞报金金额=进口货物完税价格×滞报天数×0.5‰
　　　　　　　　　　　=6 531 532.814 4×8×0.5‰=26 126.131(元)

自 2020 年 1 月 17 日起,海关业务现场不再打印滞报金票据,进口货物收货人缴纳进口货物滞报金后可通过国际贸易"单一窗口"标准版、"互联网＋海关"自行打印版式《中央非税收入统一票据》。

同步案例 6—1

西安某公司进口了一批价值 5 000 美元的货物,由法国巴黎的戴高乐机场启运,2018 年 10 月 3 日至西安申报进境。该公司 10 月 24 日去西安海关申报,并在当日收到回执。请问该公司是否应该缴纳滞报金?如果需要缴纳,应缴纳多少?(注:美元汇率为 1 美元＝6.36 元人民币,18 日为周六。)

案例评析

六、申报步骤

(一)准备申报单证

(1)报关单(证)。包括进出口报关单、ATA 单证册、保税区进出境货物核注清单等。

(2)基本单证。包括商业单据(如商业发票、装箱单等)和货运单据(如进口货物提货单、出口货物装货单等)。

"单一窗口"标准版用户手册(海关原产地证)

(3)特殊单证。包括减免税证明、加工贸易登记手册、原产地证明、进出口许可证、贸易合同、进出口货物报关单等。

基本单证和特殊单证合称为随附单证。

(二)申报前看货取样

进口货物的收货人向海关申报前,因确定货物品名、规格、型号、归类等原因,可以书面向海关提出查看货物或提取货样,海关开具取样记录与清单,海关关员与取样人同时签字确认。法检货物,尚须取得检验检疫许可证明。

(三)申报

1. 报关单电子数据申报

企业在申报前应做如下准备:

第一,确认舱单信息。企业可在海关总署网站在线服务大厅查询(http://www.customs.gov.cn)。企业获得舱单后,通过申报平台,就可以按一体化方式进行报关。

第二,选择申报口岸。企业可以在自己的经营单位注册地申报,也可以到货物所在地申报。在货物所在地,可以到口岸申报,也可以到集中报关点申报。

(1)报关单电子数据预录入。

①预录入。报关单数据预录入是指报关人员按照《报关单填制规范》填制并复核完毕报关单草单后,自行或交由报关现场的预录入单位将报关单草单数据通过 QP 系统进行录入,形成电子数据报关单。

②预录入数据的审核。报关人员在报关单数据预录入后,应认真核查所申报的内容是否规范、准确,随附的单据、资料是否与所申报的内容相符,交验的各种单据是否正确、齐全、有效。

其审核步骤为:

a. 进入报关单申报系统后,按照报关单号码查找拟审核的报关单,打印报关单校对稿(报关单复核联),进行审核。

b. 报关单校对稿审核完成后,按照上述步骤进入报关单申报系统,查找拟审核报关单,并对审核出的错误点进行修改,确认无误后保存数据。

c. 报关单数据修改并保存后,单击审核申报按钮(或申报确认按钮),完成报关单审核申报(或确认填报)操作。

(2)报关单电子数据发送。报关单电子数据发送后,除接到海关不接受申报的信息外,申报单位原则上不能再对已发送电子数据做出修改。在报关电子数据发送前,需特别注意因电子数据申报不实而可能引起的有关法律责任。

(3)报关单电子数据申报结果查询。

①查询海关计算机系统发布的信息。在审单作业过程中,报关人员可以通过海关设置在报关或预录入大厅的显示屏幕和自助终端、短信息及 EDI 通关系统等手段了解审单等作业环节的处理过程及结果,以保证能及时办理通关手续。

海关计算机系统对报关单电子数据进行审核后,根据通道判别情况,自动对外发送处理结果,主要有:

a. 等待处理。通知报关人员审单中心正在对报关单数据进行审核或正在等待审核,请继续等待处理结果。

b. 现场交单。通知报关人员有关报关单电子数据已通过计算机审核,请报关人员立即向隶属海关现场接单审核/征收税费环节递交纸质报关单及随附单据。

c. 放行交单。通知报关人员有关报关单电子数据已通过计算机审核,请报关人员立即携带所有纸质单证前往隶属海关放行环节办理交单和放行手续。

对于未通过规范性审核的,海关将通知报关人员,并将电子报关单数据退回,请报关人员按海关要求修改报关单电子数据后重新进行电子申报。

企业电子申报后,系统按预先设定的参数设定、通道决策等控制条件,对电子数据报关单进行规范性、逻辑性审核。如进入专业审单通道的,由区域审单中心进行专业化审单作业。

如果不进入审单中心,或是已经审结的,进入“现场作业平台”,按照跨关区的流程进行报关作业,可以在属地完成所有的作业流程,或者企业选择到口岸完成所有的通关流程。

②查询海关审单中心发布的信息。报关人员在海关审单中心对报关单电子数据进行审核的过程中或审核结束后,可以查询其对外发送的处理结果,主要有:

a. 请修改报关数据。通知报关人员申报有错误,按规定办理报关单数据修改、删除手续。

b. 等待处理。通知报关人员审单中心正在对有关数据进行审核或正在等待审核,请继续等待处理结果。

c. 与海关联系。通知报关人员审单中心需要进一步了解有关情况。

d. 现场交单。通知报关人员有关报关单电子数据已通过计算机审核,请报关人员立即向隶属海关现场接单审核/征收税费环节递交纸质报关单及随附单证。

e. 办理放行交单手续。通知报关人员有关报关单电子数据已通过审单中心审核,请报关人员立即携带所有纸质单证前往隶属海关放行环节办理交单和放行手续。

电子数据申报作业流程如图 6-3 所示。

2. 现场交单

(1)纸质单证的整理。审单中心通过电子数据报关单审核后,报关人员应打印纸质报关单,向海关递交的纸质报关单内容应当与电子数据报关单一致。每份正式的纸质“进(出)口货物报关单”下方加盖申报单位的报关专用章。应递交的报关单证主要有进(出)口货物报关单、运输单据、发票、装箱单、合同、许可证件、提货单、加工贸易手册、征免税证明等。

在实际工作中,纸质单证的装订看似简单,但需要注意文件顺序及便于放行后撤单等细

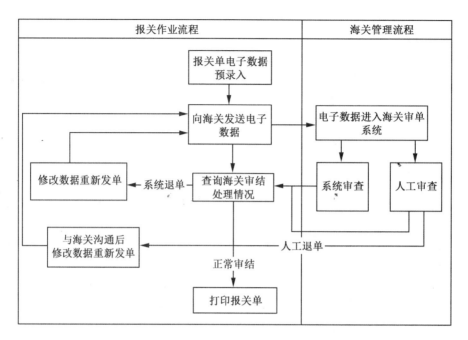

图6-3 电子数据申报作业流程

节。例如,发票、箱单等文件页数较多时,需要注意每页文件的先后顺序,便于海关人工审单;如放行后,需要领取提货单或许可证等文件,要注意装订技巧便于撤回单证,避免重新装订文件造成的工作效率降低。

(2)递交纸质单证。

①正式递交。海关审结电子数据报关单后,报关人员应当自接到海关"现场交单"或"放行交单"通知之日起10日内,持打印的纸质报关单,备齐规定的随附单证并签名盖章,到海关递交书面单证办理相关海关手续。这里的"10日内"是指10个自然日,非10个工作日。报关人员超过10日未到报关现场递交报关单证,电子数据报关单将被海关删除,原申报单据无效。货物如想继续通关,报关人员需重新进行电子数据报关单申报。如非必要,报关人员应尽可能在10日内交单,以免原申报单据被海关撤销后重新申报产生滞报。

②特殊情况逾期提交。在实际工作中,报关人员由于多种原因在接到交单通知后不能立即备好相关单证,出现延迟,若确因节假日或转关运输等其他特殊原因需要逾期向海关递交书面单证并办理相关海关手续的,报关人员应当事先向海关提出书面申请说明原因,经海关核准后在核准的期限内办理。

逾期交单需要具备两个条件:一是须事先申请并经海关核准。其中,进出口货物收发货人自行报关的,由收发货人在申请书上签章;委托报关企业报关的,由报关企业和进出口货物收发货人双方共同在申请书上签章。二是海关核准延期交单最长期限为30个自然日。超过海关核准时限仍不能完成交单的,海关将按照规定将该单删除。

③查询海关审单处理信息。

a. 接单处理完成。通知报关人员海关单证审核已完成,可以进入缴纳税费或放行流转环节。如接单处理完成后,长时间未进入下一环节,报关人员需要到海关现场查询原因。

b. 缴纳税费。通知报关人员到海关领取各类税费缴款书,并缴纳税费。

c. 已放行。通知报关人员到海关办理放行手续。现场交单作业流程如图 6－4 所示。

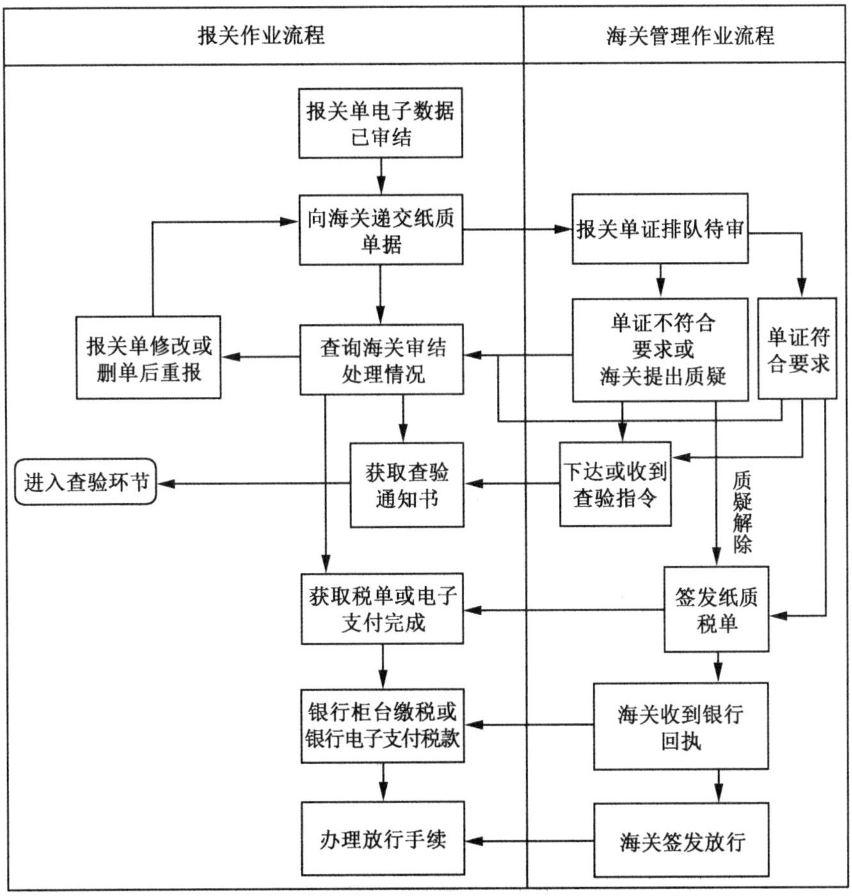

图6－4　现场交单作业流程

(四)海关事务担保与放行前删、改单

进出境报关过程中海关事务担保①要包括以下两类:一是进出口货物收发货人或其代理人在办结商品归类、估价和提供有效报关单证等海关手续前,向海关提供与应纳税款相适应的担保,申请海关提前放行货物;二是进出口货物收发货人或其代理人申请办理特定海关业务的,应按照海关要求提供担保。

国家对进出境货物、物品有限定性规定,应当提供许可证件而不能提供的,以及法律、行政法规规定不得担保的其他情形,海关不予办理担保放行。

1. 申请提前放行货物的担保

在货物进出境通关过程中,海关对报关人的申报提出质疑或确认报关人申报需要补充相关单证,报关人无法在短期内满足海关要求但需要海关先行放行货物时,可向海关提出担保申请。其主要包括以下情形:①进出口货物的商品归类、完税价格、原产地尚未确定的;②有效报关单证尚未提供的;③在纳税期限内税款尚未缴纳的;④滞报金尚未缴纳的;⑤其他海关手续

---

① 所谓海关事务担保,是指与海关管理有关的当事人在向海关申请从事特定的经营业务或者办理特定的海关手续时,其本人或海关认可的第三人以向海关提交现金、实物或者保证函等财产、权利,保证在一定期限内履行其承诺义务的法律行为。

尚未办结的。

办理此类担保的作业流程如下:

(1)担保申请。报关人按照海关的要求,填写担保申请,并提供货物报关单证,包括发票装箱单合同、许可证件及相关说明材料。所有报关单证和担保申请,需要盖有经营单位公章,以保证文件的有效性。必要时,需要向海关提交真实、合法有效的财产,或者权利凭证及海关要求的其他材料。

(2)海关审核。报关人向海关递交担保申请后,进入海关审核流程,如有不符合海关担保规定或需要补充提供单证或变更相关单证等情形,以及海关最终决定的担保方式及金额,海关审核将告知申请单位。

(3)办理担保验放手续。按照海关确定的担保方式及金额提供保证金或保证函后,即可办理货物放行手续。

2. 申请办理特定海关业务的担保

适用某些海关监管方式通关时,海关通关流程要求报关人先行办理担保手续。常见的情形主要包括:货物、物品暂时进出境,货物进境修理和出境加工,租赁货物进口,将海关监管货物暂时存放在海关监管区外等。

"单一窗口"标准版用户手册(货物申报篇)上

办理此类担保的作业流程基本同上。涉及行政许可的业务须先办理行政许可审批,海关核准后再进入正常的担保程序。

3. 放行前删、改单

根据规定,海关接受进出口货物申报后,报关单证及其内容不得修改或者撤销,但符合规定条件的除外,进(出)口货物报关单的修改或者撤销,应当遵循修改优先原则;确实不能修改的,予以撤销。

(1)范围。在进出口货物放行前删、改的主要情形如表6-7所示。

"单一窗口"标准版用户手册(货物申报篇)下

表6-7 进出口货物报关单修改和撤销情形及相关规定

	进出口货物报关单修改或撤销的情形	向海关提供的材料	要求
客观原因(进出口货物收发货人或其代理人申请修改或撤销)	出口货物放行后,由于装运、配载等原因造成原申报货物部分或者全部退关、变更运输工具的	进出口货物报关单修改/撤销表;退关、变更运输工具证明材料	当事人向海关提交符合规定,并且齐全有效的,海关应当及时进行修改或者撤销
	进出口货物在装载、运输、存储过程中发生溢短装,或者由于不可抗力造成灭失、短损等,导致原申报数据与实际货物不符的	进出口货物报关单修改/撤销表;海关或者相关部门出具的证明材料	
	由于办理退补税、海关事务担保等其他海关手续而需要修改或者撤销报关单数据的	进出口货物报关单修改/撤销表;签注海关意见的相关材料	
	根据贸易惯例先行采用暂时价格成交、实际结算时按商检品质认定或者国际市场实际价格付款方式需要修改申报内容的	进出口货物报关单修改/撤销表;全面反映贸易实际状况的发票、合同、提单、装箱单等单证,并如实提供与货物买卖有关的支付凭证以及证明申报价格真实、准确的其他商业单证、书面资料和电子数据	
	已申报进口货物办理直接退运手续,需要修改或者撤销原进口货物报关单的	进出口货物报关单修改/撤销表;进口货物直接退运表或者责令进口货物直接退运通知书	
	由于计算机、网络系统等技术原因导致电子数据申报错误的	进出口货物报关单修改/撤销表;计算机、网络系统运行管理方出具的说明材料	

续表

	进出口货物报关单修改或撤销的情形	向海关提供的材料	要求
主观原因	由于报关人员操作或者书写失误造成申报内容需要修改或者撤销的	当事人应当向海关提交进出口货物报关单修改/撤销表和下列材料:(1)可以证明进出口货物实际情况的合同、发票、装箱单或者载货清单等相关单证、证明文书;(2)详细情况说明;(3)其他证明材料	海关未发现报关人员存在逃避海关监管行为的,可以修改或者撤销报关单。不予修改或者撤销的,海关应当及时通知当事人,并且说明理由(注:进出口货物报关单修改或者撤销后,纸质报关单和电子数据报关单要保持一致)
海关主动要求(海关发现并通知修改或撤销)	电子数据报关单退回,并详细说明修改的原因和要求	按照海关退单提示要求作业	报关人员应当按照海关要求进行修改后重新提交,不得对报关单其他内容进行变更
	向当事人制发"进出口货物报关单修改/撤销确认书",通知当事人要求修改或撤销的内容	按照海关制发确认书要求作业	报关人员应当在5日内对进出口货物报关单修改或者撤销的内容进行确认,确认后海关完成对报关单的修改或者撤销
海关直接撤销	(1)海关将电子数据报关单退回修改,当事人未在规定期限内重新发送的 (2)海关审结电子数据报关单后,当事人未在规定期限内递交纸质报关单的 (3)出口货物申报后未在规定期限内运抵海关监管场所的 (4)海关总署规定的其他情形		

（2）管辖。

①原则是"谁审结谁修撤"。

②接单现场统一负责受理报关单数据修改、撤销的申请。

③对红通道审结的报关单,由审单部门进行审批和修撤,涉及跨关区的,由接单现场负责联系异地审单中心。

④绿通道报关单电子数据由接单现场处理。

（3）作业手续。

①当事人申请修改或撤销报关单的作业。当事人应填写"进(出)口货物报关单修改/撤销表"(见样例6—1)向海关提出申请,同时还需要根据不同的情况提交相应的资料,申请经海关批准后即可进行报关单修改或撤销操作。

样例6—1　　　　　　　　进出口货物报关单修改/撤销表

编号:　　海关〔　年〕　号

报关单编号		报关单类别	□进口　□出口	
经营单位名称		具体事项	□修改　□撤销	
报关单位名称				
修改/撤销内容				

	报关单数据项	项号	原填报内容	应填报内容
重点项目	商品编号			
	商品名称及规格型号			
	币制			
	单价			
	总价			
	原产国(地区)/最终目的国(地区)			
	贸易方式(监管方式)			
	成交方式			

续表

其 他 项 目				

修改或者撤销原因：
□出口货物放行后，由于装运、配载等原因造成原申报货物部分或者全部退关、变更运输工具的；
□进出口货物在装载、运输、存储过程中因溢短装、不可抗力的灭失、短损等原因造成原申报数据与实际货
    物不符的；
□由于办理退补税、海关事务担保等其他海关手续需要修改或者撤销的；
□根据贸易惯例先行采用暂时价格成交、实际结算时按商检品质认定或者国际市场实际价格付款方式需
    要修改申报内容的；
□已申报进口货物办理直接退运手续时，需要修改或者撤销原进口货物报关单的；
□由于计算机、网络系统等方面的原因导致电子数据申报错误的；
□由于报关人员操作或者书写失误造成所申报的报关单内容有误的。
其他需要说明的情况：
兹声明以上理由和内容无讹，随附证明资料真实有效，如有虚假，愿承担法律责任。

单位印章
年　月　日

海关意见：

海关印章
年　月　日

②海关要求报关人修改或撤销报关单的作业。海关向经营单位或相关报关企业出具"进
（出）口货物报关单修改/撤销确认书"（见样例6—2），通知要求修改或者撤销的内容；报关人
应在5日内对进（出）口货物报关单修改或者撤销的内容进行确认，确认后由海关完成对报关
单的修改或撤销。

样例6—2　　　　　　　　　**进出口货物报关单修改/撤销确认书**

报关单编号		申报日期	
经营单位名称		报关单位名称	
修改或撤销原因			
原填报内容			
修改内容			

经营单位或报关单位确认：

　　　　　同意　　海关对上述报关单内容进行修改/撤销。
报关人员卡号：
报关人员签名：

经营单位或报关单位印章
年　月　日

经验小谈 6—1　　　　**申请预裁定时间有何规定**

海关预裁定管
理暂行办法

知识链接

海关预裁定
办理流程

我司准备进口一批货物,听报关行说现在进口前可以向海关申请预裁定,想了解一下对于申请预裁定的时间海关有何规定。

答:根据海关总署令第 236 号《关于公布〈中华人民共和国海关预裁定管理暂行办法〉的令》第七条,申请人应当在货物拟进出口 3 个月之前向其注册地直属海关提出预裁定申请。特殊情况下,申请人确有正当理由的,可以在货物拟进出口前 3 个月内提出预裁定申请。

经验小谈 6—2

您好,我司委托报关行申报了一批进口货物,但是我司发现申报的单价有误,可以申请修改报关单吗?

答:根据《中华人民共和国海关进出口货物报关单修改和撤销管理办法》第七条,由于报关人员操作或者书写失误造成申报内容需要修改或者撤销的,当事人应当向海关提交《进出口货物报关单修改/撤销表》和下列材料:①可以反映进出口货物实际情况的合同、发票、装箱单、提运单或者载货清单等相关单证;②详细情况说明以及相关证明材料。海关未发现报关人员存在逃避海关监管行为的,可以修改或者撤销报关单。不予修改或者撤销的,海关应当及时通知当事人,并且说明理由。

七、配合查验

(一)配合查验准备

1. 了解海关查验作业方式分类

海关实施查验可以全部查验,也可以抽查。按照操作方式,查验可以分为人工查验和机检查验、开箱查验等方式。

2. 企业选择查验地点

企业根据物流实际需求,在现场作业平台自主选择在口岸或属地海关监管场所实施查验。对选择在口岸海关查验的,口岸海关会依据申报地海关布控指令对货物实施查验,录入查验结果,查验结果信息口岸海关和属地海关互通共享。

对选择转运分流,在申报地海关实施查验的,企业获知查验后,应向申报地海关提出申请。

3. 确认海关查验时间与具体地点

(1)海关指定查验时间、地点的情形:此时海关查验一般安排在海关监管区内的指定场地进行。报关人员在接受海关查验前,应确认待查验货物的准确位置及堆放地点。当海关通知查验时,报关人员应及时到达指定的查验作业区配合海关查验。如果超过规定时间又无合理理由的,海关将径行查验。①

(2)企业预约查验时间地点的情形:报关人员收到查验通知后,应首先到查验场地办理查验货物进场手续,在确认货物抵达查验场地后,向海关预约查验时间。因货物易受温度、静电粉尘等自然因素的影响,或者对于拆装环境有特殊要求的货物(例如食品、精密仪器等),可向

---

① 必须有监管场所经营人或者运输工具负责人到场,并在查验记录上签名确认。可以径行查验的情形有:涉嫌违规走私的;查验时,收发货人或其代理人未到场的。

海关提出申请,要求海关关员到监管区外海关确认的地点实施查验。

为便利企业,关检"三个"模式下进出口货物,可请海关及检验检疫人员同时进行查验。

4. 掌握货物及装箱明细等信息

报关人员在配合海关实施查验前应与收发货人确认货物相关信息、装箱明细等内容。例如:

(1)了解货物的包装、重量、体积情况,拆箱或开拆包装,是否需要安排特殊机力设备或人力;

(2)货物包装或标签,是否印刷有货物成分含量组成、原产地信息等;

(3)机械设备上是否有铭牌标识或技术参数;

(4)装箱清单与实际货物对应的方式等。

5. 评估查验可能产生的货损风险

因进出口货物所具有的特殊属性,容易因开启、搬运不当等原因导致货物损毁,报关人员需要与收发货人在查验实施前详细确认。

6. 其他准备

为确保查验过程中及时回答海关提出的询问,报关人员需要详细了解申报货物的结构组成、成分含量、工作原理等,并准备相关资料,如产品说明书、品牌授权书、预归类建议书等。

为了不延误取样送检货物的通关效率,报关人员应按照海关取样送检的有关规定,准备好有关产品的成分说明书等资料,以及符合取样准备的取样瓶、袋子、相应取样工具等并及时通知收发货人。如遇有危险品或不具备条件现场取样的,应及时向海关提出申请。

(二)配合查验实施

1. 提前向海关说明待查货物情况

因进出口货物所具有的特殊属性,容易因开启、搬运不当等原因导致货物损毁,需要查验人员在查验过程中予以特别注意,进出口货物收发货人成其代理人应当在海关实施查验前声明。

2. 搬移、开拆和重封查验货物

在配合海关查验的过程中,应负责完成查验货物的搬移、开拆和重封工作。

3. 提供资料、回答询问

如海关查验需要,报关人员应提供必要的资料并如实回答海关人员的询问。因此,当海关通知货物需要查验时,报关人员须提前备齐相关资料,如装箱单、产品说明书、品牌授权书或其他有助于说明货物性质、数(重)量、产地等的资料,向海关解释说明,如实回答海关的询问。

4. 协助海关取样

海关为了确定进出口货物的属性、成分、含量、结构、品质、规格等事项,而需要采取化验手段对进出口货物进行剖析或对其某些指标进行核验时,需要提取货物送验。货样的化验一般由海关化验中心和委托化验机构负责。

海关取样时,收发货人或者其代理人应当到场协助,负责搬移货物、开拆和重封货物的包装,并在"中华人民共和国海关进出口货物化验取样记录单"上签字确认。收发货人或者其代理人拒不到场或者海关认为必要时,可以径行取样,存放货物的海关监督场所经营人、运输工具负责人应当到场协助,并在取样记录单上签字确认。样品一式两份,一份送抵海关化验中心或者委托化验机构,另一份留存海关备查。

海关对进出口货物取样化验的,收发货人或者其代理人应当按照海关要求及时提供样品的相关单证和技术资料,并对其真实性和有效性负责。因货物取样送检而提供的技术资料涉及商业机密的,报关人员应事先声明,要求海关保守其商业秘密。

(三)确认查验记录

查验结束后,海关查验人员如实填写查验记录并签名。陪同查验的进出口货物收发货人或其代理人也应在查验记录单上签名确认。进出口货物收发货人对海关查验结论有异议的,经海关同意可提出货物复验要求。

对于查验实货与申报相符的货物,查验记录经海关关员和陪同人员签字后,已缴纳税费的货物可直接由海关查验部门放行,或将查验记录及报关单证转至现场通关部门放行。

海关在查验进出口货物时造成被查验货物损坏的,由海关按照相关规定承担赔偿责任。

(四)申请凭担保先予放行货物

对于已取样待送验的货物,若急于放行货物,可视情况向海关申请先期放行货物,由海关决定是否同意办理担保放行手续。如同意,一般应采取保证金或保证函方式验放。

(五)化验证书出具

海关对进出口货物的属性、成分、含量、结构、品质、规格等进行测试化验后做出鉴定结论,除特殊情况外,海关化验中心和委托化验机构应当自收到送验样品之日起15日内做出鉴定结论,并出具"中华人民共和国海关进出口货物化验鉴定书"(以下简称"化验鉴定书")。除特殊情况外,海关化验中心会在"化验鉴定书"签发次日,将"化验鉴定书"相关信息通过海关门户网站等途径对外公布。报关人员也可要求海关提供纸本"化验鉴定书"。

(六)化验复验申请

收发货人或其代理人对鉴定结论有异议的,可以自鉴定结论公布之日起15日内向送验海关提出复验①申请,并说明理由。送验海关将复验申请转送海关化验中心。海关化验中心应当在收到复验申请之日起15日内对送验样品重新化验,出具"中华人民共和国海关进出口货物鉴定书(复验)",并按规定公布鉴定结论。收发货人或其代理人、送验海关对同一样品只能提出一次复验申请。配合查验作业流程如图6—5所示。

八、缴纳税费

目前,海关征收的税费以纳税义务人缴纳方式区分,主要有两种方式:柜台支付和电子支付。

(一)银行柜台缴纳作业

海关税款传统的缴纳方式为柜台支付。海关做出征税决定后,纳税义务人在指定银行通过柜台缴纳税款。流程如下:

1. 签收海关填发的税款缴款书

海关填发税款缴款书后,纳税义务人或其代理报关人员办理签收手续。

海关税款缴款书一式六联。第一联为收据联,由银行收款签章后交缴款单位或者纳税义务人;第二联为付款凭证联,由缴款单位开户银行作为付出凭证;第三联为收款凭证联,由收款国库作为收入凭证;第四联为回执联,由国库盖章后退回海关财务部门;第五联为报查联,由国库收款后,关税专用缴款书退回海关,海关代征税专用缴款书送当地税务机关;第六联为存根

---

① 查验和复验不得为同一关员。有下列情况之一的,海关可以对已查验货物进行复验:①经初次查验未能查明货物的真实属性,需要对已查验货物的某些性状做进一步确认的;②货物涉嫌走私违规,需要重新查验的;③进出口货物收发货人对海关查验结论有异议,提出复验要求并经海关同意的;④其他海关认为必要的情形。

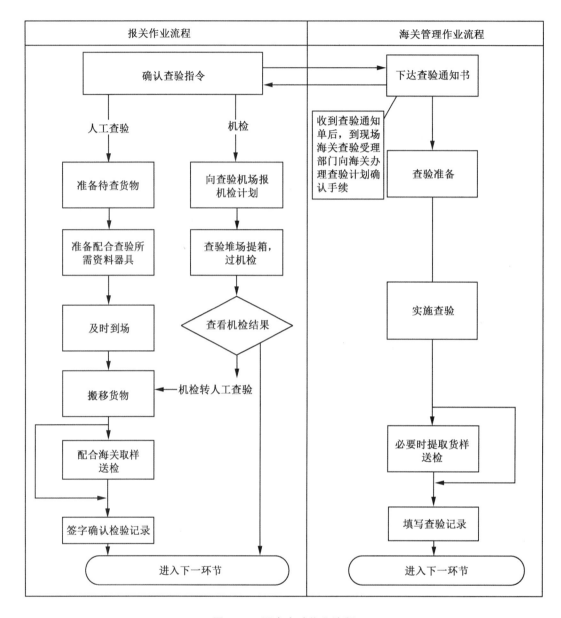

图 6—5　配合查验作业流程

联,由填发单位存查。

缴纳税款前不慎遗失税款缴款书的,可以向填发海关提出补发税款缴款书的书面申请。海关自接到纳税义务人的申请之日起 2 个工作日内审核确认并予以补发。

2. 前往指定银行缴纳税款

相关人员盖妥已在银行备案的法人及财务负责人印鉴后,到银行柜台现场办理缴税手续。缴款期限为自海关填发税款缴款书之日起 15 日内。逾期缴纳税款的,海关将自缴款期限届满之日起至缴清税款之日止,按日加收滞纳税款万分之五的滞纳金。滞纳金缴款书的格式与税款缴款书相同。

3. 税款缴款书送交填发海关验核

在指定银行缴纳税款后,相关人员应当及时将盖有证明银行已收讫税款的业务印章的税款缴款书第一联原件送交填发海关验核,海关据此办理核注及货物放行等后续手续。

报关人员缴纳税款后遗失税款缴款书的,可以自缴纳税款之日起一年内向填发海关提出确认其已缴清税款的书面申请,海关经审查核实后,将予以确认,但不再补发税款缴款书。

(二)电子支付系统缴纳作业

为进一步提高海关信息化管理水平,提升税收征管效率,顺应中国人民银行对第三方支付规范管理的要求,自 2010 年 9 月起,海关总署在全国推行电子支付系统。电子支付系统是由海关业务系统、中国电子口岸系统、商业银行系统和第三方支付系统四部分组成的进出口环节税费缴纳的信息化系统。

1. 资格取得

参与电子支付业务的进出口企业,经直属海关关税部门在海关业务系统中备案后,可以参与电子支付业务。中国电子口岸的入网用户,取得企业法人卡及操作员卡,具备联网办理业务条件的报关人员,可以参与电子支付业务。

2. 支付税费种类

电子支付以税单为单位。对同份报关单所发生的税费,报关人员可全部选择电子支付,也可部分选择电子支付。通过电子支付可以缴纳进出口关税、反倾销税、反补贴税、进口环节代征税、缓税利息、滞纳金、保证金和滞报金。

3. 电子支付基本流程

(1)企业查询并发送预扣指令。进(出)口货物报关单通过电子审结后,海关业务系统自动向中国电子口岸和支付平台发送税费信息。企业可登录中国电子口岸或支付平台查询税费信息,并通过支付平台向商业银行发送税费预扣指令。

(2)海关打印税单并发送实扣通知。现场海关收到支付平台转发的银行税费预扣成功回执后,即为企业办理税单打印手续,同时海关业务系统通过支付平台自动向商业银行转发税费实扣通知。

在电子支付税单打印前,需复审重新计征税费的,海关业务系统自动向中国电子口岸和支付平台发送新的税费信息。

(3)银行实际扣款。税单打印成功后,银行接收支付平台转发的实扣通知并做实扣操作。

(4)海关核注税费。现场海关收到实扣成功回执后,海关业务系统自动核注税费,核注日期为税费实扣成功日期。

(5)海关放行。在现场海关放行环节,若电子支付的税费已预扣成功,且税单已打印,或在无纸化通关模式下,电子支付税费已预扣成功,现场海关即可办理放行手续,报关人员即可提取或装运进出口货物。

4. 电子支付下报关单修改及撤销处理

(1)报关单修改。

①税单未打印的,可以修改报关单。若修改后税费产生变化的,应重新计算税费,海关业务系统自动发送新的税费信息及预扣撤销指令。

②税单已打印未核注的,不能修改报关单。

③税单已打印已核注的,可以修改报关单。

(2)报关单撤销。

①税单未打印的,可以撤销报关单,海关业务系统自动发送预扣撤销指令。

②税单已打印的,原则上不能撤销报关单。确需撤销报关单的,直属海关应在税单核注后次日,在海关业务系统中对电子支付的税费信息进行异常数据处理,再进行报关单撤销操作。

5. 重复缴税处置

报关人员对同份税单采用了电子支付和柜台支付,造成重复支付的,在税单核注后,现场海关按退税(费)的程序进行处理。

电子支付缴纳税费作业流程如图6-6所示。

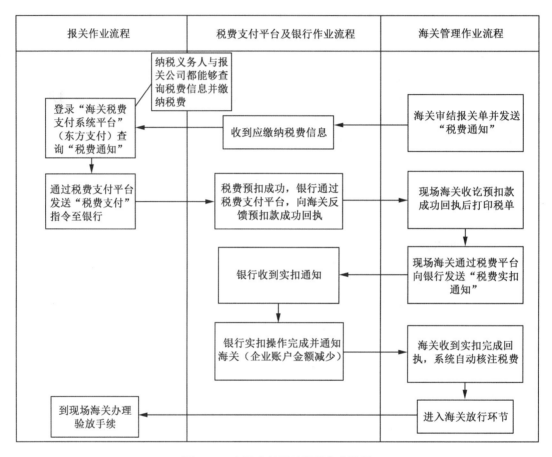

图6-6　电子支付缴纳税费作业流程

九、提取货物/装运货物

(一)获取货物放行信息

1. 货物放行凭证

报关人员在向海关办理进出口货物电子数据申报、纸质单证提交、配合海关查验货物、缴纳进出口税费(或提供担保)等手续后,在海关放行窗口领取加盖海关放行章的进口货物提货凭证或出口货物装运凭证,以及(或)通过电子口岸、报关现场电子信息系统等获取电子放行信息。

2. 场站放行信息

目前,全国主要港口海关与监管场站对进出口货物放行操作已逐步改为凭电子放行指令作业形式。以往传统放行模式有:纸质放行形式(监管场站凭签盖海关放行章的提货单或装运单作业),双轨①放行形式(监管场站凭签盖海关放行章的提货单、装运单及电子放行指令操作)。

对于无须查验的货物,由申报地海关放行。对于海关确定查验的货物,查验情况正常的,由查验地海关放行;查验发现涉嫌侵犯知识产权的,由查验地海关放行;其他查验不正常需后续处理的,由申报地海关完成后续处理并放行。

知识产权海
关备案流程

(二)提取货物/装运货物作业

1.进口提货作业

(1)确认船舶到港信息。确认船舶到港信息后,货主或其代理人方可持提货单交场站办理相应手续。

(2)码头交费。提取货物前,需按照要求缴纳相应费用,并办妥场站所有手续。同时,按照车辆情况和码头提货计划表,预约提货时间。

(3)持出卡口证明,将进口货物运离海关卡口。纸质放行模式下,报关人员凭盖有海关放行章的提货凭证,换发场站签发出卡口证明。凭出卡口证明,将进口货物运离海关监管卡口。在一体化通关方式下,凭属地海关电子放行信息办理货物出场(库、区)手续,实现卡口自动核放。

在办理上述手续过程中,如发现海关放行信息有误,应立即与验放海关联系,妥善解决。

如仅凭电子放行指令操作,上述操作将无须出示海关纸质放行单据。

进口货物提取作业流程如图6—7所示。

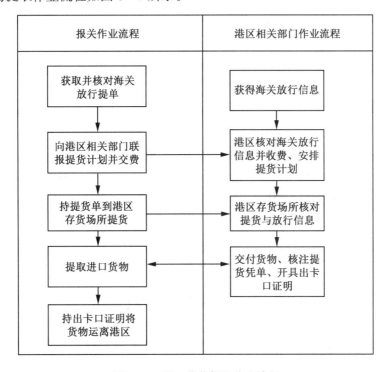

图6—7　进口货物提取作业流程

―――――――――――

①　双轨意为同时凭纸质及电子放行指令作业。

2. 出口装货作业

（1）获取海运出口货物运抵管理信息。根据海关规定,海关对申报出口货物实行运抵报告管理,否则不得办理货物放行手续。出口单位应向监管场所确认货物运抵报告已发送。

（2）场站实际装运货物。出口货物放行后,报关人员凭海关签发放行单（或电子放行指令）到场站,由场站安排出口货物装运。

海关放行后,因故未实际全部或部分装运,需到海关办理退关或报关单修改手续。

出口货物运抵、装货作业流程如图6-8所示。

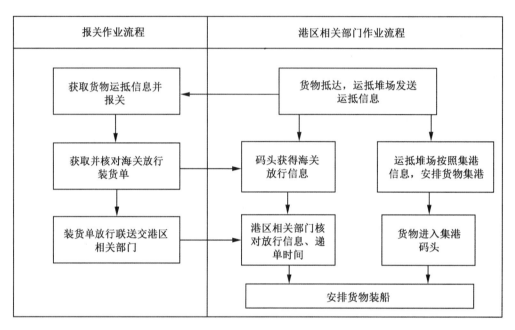

图6-8   出口货物运抵、装货作业流程

  小贴士6-1   **海关放行与结关的区别,放行≠结关**

海关放行是指海关对进出口货物做出结束海关进出境现场监管的决定,它分为结关式放行和非结关式放行。结关是指办结所有的海关手续,海关不再监管。

一般进出口货物放行即为结关;保税货物、减免税货物、暂准进出境货物、部分其他进出境货物放行时并未办完所有的海关手续,海关在一定期限内还需对其进行监管,这类货物进出境现场放行不等于结关。

任务二   保税加工货物报关

一、金关工程二期简介

总署金关工程二期项目是国务院批准的"十二五"期间国家电子政务的重大信息化工程,建设内容覆盖海关工作的各主要方面,包括通关管理系统、加工和保税管理系统、企业进出口信用管理系统等20个系统。2018年2月2日起,金关二期保税担保管理系统在全国范围全面推广应用。2018年6月30日,全国所有海关特殊监管区域、保税监管场所已全面推广应用金关二期海关特殊监管区域管理系统、保税物流管理系统。

金关二期海关特殊监管区域系统是金关二期保税管理系统的组成部分,从功能上看涵盖现有H2010系统中的所有特殊区域相关功能,并增加了分送集报、保税货物流转等功能。

金关二期海关特殊区域管理系统

1. 进出区管理

①申报模式:使用核注清单管理。②核批模式:对各类货物调拨、保税展示交易、临时进出区等业务需要通过申报表进行业务核准和总量控制。③业务功能:具备分送集报、外发加工、简单加工、保税展示交易、出区检测、出区维修、模具外发等业务,其他功能待后期开发。④担保模式:支持企业或海关手工录入,但无"银行担保账户"功能。⑤跨关区保税货物流转:支持特殊区域、物流中心、保税仓库、出口监管仓库、加工贸易手(账)册等各类保税监管账册间货物的流转。

2. 账册管理

①账册模式:物流账册为记账式+累计式;加工账册为备案式。区内免税设备使用物流账册管理,上线后将取代H和HD账册。②备案模式:账册不区分项号级和料号级,可实现料号级备案。③核销模式:加工账册可以支持单耗式核销、工单式核销、耗料式核销三种方式。其中,耗料式核销、工单式核销功能尚未启用。④核注凭证:使用核注清单核注账册。

3. 卡口及风险管理

①过卡模式:支持单式卡口和复式卡口;支持车牌识别、集装箱号识别、IC卡识别;支持一车一单、一单多车、一车多单。②过卡货物:一线、二线进出区货物,非报关货物(主要指依靠核注清单进出区的监管货物),卡口登记货物(主要指放弃退税货物及基建物资等);空车需凭核放单过卡。③放行模式:二线入区货物可通过过卡动作触发报关单自动放行。④卡口控制:可使用总署统一版智能化卡口系统提供的插件模板控制卡口硬件设施,如抬杆等。

二、保税加工货物概述

(一)概念

保税加工货物是经海关批准,未办理纳税手续进境,在境内加工、装配后复运出境的货物。保税货物不完全等同于加工贸易货物,经海关批准准予保税进口的加工贸易货物才是保税加工货物。

(二)形式

(1)来料加工:境外企业提供料件,经营企业无须付汇进口,按境外企业要求进行加工、装配,收取加工费,成品运出境。

(2)进料加工:经营企业付汇购买料件,成品复运出境。

来料加工与进料加工的区别如表6—8所示。

知识链接

加工贸易监管有关事宜的公告视频

海关加工贸易业务如何办理?这个动画告诉你

表6—8　　　　　　　　　　　来料加工和进料加工的区别

形式 项目	来料加工	进料加工
原料	由境外厂商提供,不需要通过外汇购买	由我方企业用外汇从国外购买原料
交易	进出口为一笔有关联的交易	两笔货,多笔交易

续表

形式　　　　项目	来料加工	进料加工
双方关系	双方为委托加工关系	双方为买卖关系
货物处理	货物未发生所有权的转移,由委托方决定加工品种和技术要求	货物发生了所有权的转移,企业自定加工要求
利润	企业不负责产品销售,只收取加工费	企业自行销售,自负盈亏

(三)特征

(1)料件进口。暂缓缴纳进口关税及进口环节海关代征税;除国家另有规定外,免予交验进口许可证。

(2)成品出口。如全部使用进口料件,成品出口无须缴纳关税;如使用国产料件,按国产料件比例征收关税;凡属许可证管理的,必须交验出口许可证。

(3)进出境海关现场放行并未结关。

(四)范围

(1)专为加工、装配出口产品而从国外进口且海关准予保税的原材料、零部件、元器件、包装物料、辅助材料(简称料件)。

(2)用进口保税料件生产的成品、半成品。

(3)在保税加工生产过程中产生的副产品、残次品、边角料和剩余料件。

(五)管理

1. 基本内容

海关对保税加工进口料件实施保税管理,建立了一整套管理制度对保税加工全过程进行管理。海关保税加工管理主要包括保税加工企业管理,保税加工电子化手册、电子账册设立管理,保税加工货物进出通关管理,保税加工中后期核查管理,保税加工核销结案管理。

(1)保税加工企业管理。保税加工企业,包括保税加工经营企业和加工企业。经营企业是指负责对外签订加工贸易进出口合同的各类进出口企业和外商投资企业,以及经批准获得来料加工经营许可的对外加工装配服务公司;加工企业是指接受经营企业委托,负责对进口料件进行加工或者装配,并且具有法人资格的生产企业,以及由经营企业设立的虽不具有法人资格,但是实行相对独立核算并已经办理工商营业证(执照)的工厂。开展保税加工业务,经营企业和加工企业必须向海关办理注册登记手续。除另有规定外,经营企业应按规定办理海关事务担保。

保税加工的经营企业与加工企业,可以是同一家企业,也可以不是同一家企业。

(2)保税加工电子化手册、电子账册设立管理。目前,海关对保税加工备案分为以加工贸易合同为单元的电子化手册和以企业为单元的电子账册两种形式。

根据我国相关规定,企业开展保税加工须经商务主管部门审批,商务主管部门审批后,保税加工经营企业须通过设立电子化手册或者电子账册等形式向海关报备,报备的内容主要包括进口料件、出口成品、加工单耗等数据。

(3)保税加工货物进出通关管理。保税加工货物是指加工贸易项下适用保税制度进行管理的进口物料、生产制成品,以及加工过程中产生的边角料、残次品、副产品等。

①料件,即专为加工、装配出口产品而从境外进口且海关准予保税的原辅材料、零部件、元

器件、包装物料。

②制成品,即用进口保税料件生产的成品、半成品等。

③边角料,即保税加工企业从事加工复出口业务,在海关核定的单位耗料量(以下简称单耗)内、加工过程中产生的、无法再用于加工该合同项下出口制成品的数量合理的废、碎料及下脚料。例如,铁棒切削加工过程中产生的铁屑,服装裁剪加工过程中产生的布条,家具制造业及其他木材加工活动中产生的刨花、锯末及碎木片等。

④残次品,即保税加工企业从事加工复出口业务,在生产过程中产生的有严重缺陷或者达不到出口合同标准,无法复出口的制品(包括完成品和未完成品)。

⑤副产品,即保税加工企业从事加工复出口业务,在加工生产出口合同规定的制成品(即主产品)过程中同时产生的,且出口合同未规定应当复出口的一个或者一个以上的其他产品。

保税加工货物在进出境通关时,须向海关申报保税加工手册编号等备案信息。料件进境时无须办理缴纳税费手续,除国家另有规定外,属于国家对进口有限制性规定的,免予向海关提交进口许可证件,货物经海关放行可以提取。出口制成品属于应当征收出口关税的,应按照有关规定缴纳出口关税,属于国家对出口有限制性规定的,应当向海关提交出口许可证件。

(4)保税加工中后期核查管理。在保税加工货物生产过程中或生产完成后,海关按照相关规定到加工企业对保税加工货物的进、出、转、存及生产的全过程进行核查。

(5)保税加工核销结案管理。保税加工经营活动完成后,经营企业须在规定的时间内向海关申请报核,经海关核销,办结全部海关手续后,海关结束对保税加工货物的监管。

 小贴士 6—2　　　　　**加工贸易单耗申报**

加工贸易单耗申报是指加工贸易企业进行备案时,在货物出口、深加工结转、内销及报核前填写"中华人民共和国海关加工贸易单耗申报单"向海关如实申报加工贸易单耗的行为。

单耗,是指加工贸易企业在正常加工条件下加工单位成品所耗用的料件量。单耗包括净耗和工艺损耗。

净耗,是指在加工后,料件通过物理变化或者化学反应存在或者转化到单位成品中的量。

工艺损耗,是指因加工工艺原因,料件在正常加工过程中除净耗外所必需的耗用,但不能存在或者转化到成品中的量,包括有形损耗和无形损耗。

工艺损耗率,是指工艺损耗占所耗用料件的百分比。

上述几个概念之间的关系可用公式表示如下:

$$单耗＝净耗÷(1－工艺损耗率)$$

 经验小谈 6—3

我司是加工贸易企业,由于企业内部整改,无法按时向海关申报单耗,请问可以延后申报单耗吗?

答:根据《中华人民共和国海关加工贸易单耗管理办法》第十四条,加工贸易企业应当在成品出口、深加工结转或者内销前如实向海关申报单耗。加工贸易企业确有正当理由无法按期申报单耗的,应当留存成品样品以及相关单证,并在成品出口、深加工结转或者内销前提出书面申请,经主管海关批准的,加工贸易企业可以在报核前申报单耗。

职场指南

容易混淆的加工贸易业务

经验小谈 6—4

我司从事加工贸易,其中一部分材料在生产过程中由于破损而增加了损耗,可以计入工艺损耗吗?

答:根据《中华人民共和国海关加工贸易单耗管理办法》第十六条,下列情况不列入工艺损耗范围:

(1)因突发停电、停水、停气或者其他人为原因造成保税料件、半成品、成品的损耗;

(2)因丢失、破损等原因造成保税料件、半成品、成品的损耗;

(3)因不可抗力造成保税料件、半成品、成品灭失、损毁或者短少的损耗;

(4)因进口保税料件和出口成品的品质、规格不符合合同要求,造成用料量增加的损耗;

(5)因工艺性配料所用的非保税料件所产生的损耗;

(6)加工过程中消耗性材料的损耗。

 经验小谈 6—5

我司是加工贸易企业,最近我司在整改过程中发现之前申报的一批货物单耗有问题,但是该批货物已经内销,不知道我司是否还可以申请单耗变更?

答:根据《中华人民共和国海关加工贸易单耗管理办法》第十七条变更或者撤销手续,但下列情形除外:①保税成品已经申报出口的;②保税成品已经办理深加工结转的;③保税成品已经申请内销的;④海关已经对单耗进行核定的;⑤海关已经对加工贸易企业立案调查的。

 经验小谈 6—6

您好,我司是加工贸易企业,我司加工的一批货物,海关给出了单耗核定,但是我司有不同意见,可以向海关申请复核吗?

答:根据《中华人民共和国海关加工贸易单耗管理办法》第二十六条,加工贸易企业对单耗核定结果有异议的,可以向作出单耗核定海关的上一级海关提出书面复核申请,上一级海关应当自收到复核申请后 45 日内作出复核决定。

 经验小谈 6—7

我司是加工贸易企业,因为仓库发生火灾导致我司的部分边角料被烧毁,不知道如何向海关核销?

答:根据《中华人民共和国海关关于加工贸易边角料、剩余料件、残次品、副产品和受灾保税货物的管理办法》第九条,加工贸易受灾保税货物(包括边角料、剩余料件、残次品、副产品)在运输、仓储、加工期间发生灭失、短少、损毁等情事的,加工贸易企业应当及时向主管海关报告,海关可以视情派员核查取证。除不可抗力因素外,加工贸易企业因其他经海关审核认可的正当理由导致加工贸易保税货物在运输、仓储、加工期间发生灭失、短少、损毁等情事的,海关凭有关主管部门出具的证明文件和保险公司出具的保险赔款通知书,按照规定予以计征税款和缓税利息后办理核销手续。本款所规定的受灾保税货物对应的原进口料件,属于进口许可证件管理范围的,企业应当按照规定取得有关进口许可证件。海关对有关进口许可证件电子数据进行系统自动比对验核。本办法第四条、第六条、第七条规定免于提交进口许可证件的除外。

2. 监管模式

海关对保税加工的监管实施"物理围网"和"非物理围网"两种监管模式。

(1)物理围网模式。物理围网是指由海关对专门划定区域内开展保税加工业务实施封闭式管理。目前,主要适用于出口加工区、保税港区、综合保税区等海关监管的特殊区域企业开展加工贸易。在该模式下,海关对保税加工企业实行联网监管,以企业为海关监管单元,以核查企业电子底账作为海关监管的主要手段,不实行银行保证金台账管理等海关事务担保措施。

(2)非物理围网模式。非物理围网是指海关针对经营企业的不同情况分别以电子化手册和电子账册作为海关监管手段的管理模式。非物理围网相对于物理围网而言,也称为信息围网模式,该模式针对经营企业的不同情况分别实行"电子账册＋联网核查"管理或者电子化手册管理。

海关对符合联网监管条件的企业实施电子账册管理,以"电子底账＋联网核查"的模式进行管理,该模式以企业作为监管单元,按照生产能力备案。

海关对以电子化手册作为海关监管手段的保税加工企业,以"电子化手册＋自动核算"的模式进行管理,以保税加工手册作为监管单元,实行银行保证金台账管理等海关事务担保措施。

(3)电子化手册。电子化手册以合同管理为基础,实行电子身份认证,在加工贸易手册备案、通关、核销、结案等环节采用"电子手册＋自动核算"的模式取代纸质手册,并通过与其他相关管理部门的联网逐步取消其他的纸质单证作业,实现纸质手册电子化,最终实现"电子申报、网上备案、无纸通关、无纸报核"。电子化手册备案的前提是海关建立以企业为单元的备案资料库,企业以备案资料库内的数据为基础进行电子化手册备案,这是电子化手册备案模式与传统纸质手册备案模式的主要区别。

"单一窗口"
标准版用户
手册(加工贸易手册)

(4)电子账册。电子账册是海关以企业为管理单元,为联网企业建立电子底账的一种新型监管模式。联网企业只设立一个电子账册。海关根据联网企业的生产情况和海关的监管需要确定核销周期,并按照该核销周期对实行电子账册管理的联网企业进行核销。当前,许多跨国公司和国外大型企业已将具有更高技术水平、更大增值含量的加工制造环节和研发机构转移到我国。为进一步促进加工贸易转型升级,充分利用信息技术等现代化手段,建立适应现代企业生产和物流发展的监管模式,电子账册联网监管模式已成为加工贸易监管方式改革和创新的方向。

职场指南

以企业为单元加工贸易监管改革试点

需要指出的是,传统的电子化手册和电子账册管理方式均采用BOM[①]核销方式。近4年来,在上海自贸区保税监管制度创新措施中,"工单核销"成为替代传统BOM核销的一个创新模式。目前,工单核销模式正由上海自贸区向全国海关进行复制推广,预计在不久的将来,电子化手册、电子账册企业都将采用该核销方式。同时,在国务院简政放权与"放、管、服"改革的推动下,我国海关自2014年开始简化了加工贸易审批手续,特别是加工贸易手册的行政审批

---

① 物料清单(Bill of Material,BOM),是指产品所需零部件明细表及其结构。具体而言,物料清单是构成父项装配件的所有子装配件、零件和原材料的清单,也是制造一个装配件所需要每种零部件的数量的清单。物料清单表明了产品→部件→组件→零件→原材料之间的结构关系,以及每个组装件包含的下属部件(或零件)的数量和提前期(Lead Time)。

被备案报备所取代。

经验小谈 6－8　　　　　**新监管模式的加工贸易企业**

我司想申请成为新监管模式的加工贸易企业,请问针对外发加工有没有新的要求?

答:海关总署公告 2018 年第 59 号《关于全面推广以企业为单元加工贸易监管改革》第二条第(一)项第 3 款外发加工规定:企业开展外发加工业务时,不再报送收发货清单,同时应保存相关资料、记录备查。

三、电子账册管理下的保税加工货物报关

(一)电子账册管理概述

1. 电子账册管理的概念

电子账册管理是加工贸易联网监管中海关以加工贸易企业整体加工贸易业务为单元对保税加工货物进行监管的一种模式。海关为联网企业建立电子底账,联网企业只设立一个电子账册。根据联网企业的生产情况和海关的监管需要确定核销周期,并按照该核销周期对实行电子账册管理的联网企业进行核销。

2. 电子账册管理的特点

电子账册管理的特点包括:(1)一次审批,不对加工贸易合同逐票审批;(2)分段备案,先备案进口料件,生产成品出口前(包括深加工结转)再备案成品及申报实际单损耗;(3)滚动核销,180 天报核一次;(4)控制周转,根据企业能力控制总额;(5)联网核查,通过计算机网络办理审批、备案、变更等手续;(6)实行保证金台账制;(7)全额保税;(8)凭电子身份认证卡实现全国口岸的通关。

3. 电子账册的建立

(1)联网监管的申请和审批。加工贸易经营企业申请联网监管须具备的条件有:(1)在中国境内具有独立法人资格,并具备加工贸易经营资格,在海关注册的生产型企业;(2)守法经营,资信可靠,内部管理规范,对采购、生产、库存、销售等实施全程计算机管理;(3)能按照海关监管要求提供真实、准确、完整并具有被核查功能的数据。联网监管的申请和审批步骤如图 6－9 所示。

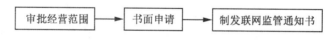

图 6－9　联网监管的申请和审批步骤

第一步:审批经营范围。企业在向海关申请联网监管前,应当先向企业所在地商务主管部门办理前置审批手续,由商务主管部门对申请联网监管企业的加工贸易经营范围依法进行审批。

第二步:书面申请。商务主管部门审批同意后,加工贸易企业向所在地直属海关提出书面申请,并提供联网监管申请表、企业进出口经营权批准文件、企业上一年度经审计的会计报表、工商营业执照复印件、经营范围清单(含进口料件和出口制成品的品名及 4 位数的 HS 编码)以及海关认为需要的其他单证。

第三步:制发联网监管通知书。主管海关在接到加工贸易企业电子账册管理模式的联网

监管申请后,对申请实施联网监管企业的进口料件、出口成品的归类和商品归并关系进行预先审核和确认。经审核符合联网监管条件的,主管海关制发"海关实施加工贸易联网监管通知书"。

(2)加工贸易业务的申请和审批。联网企业的加工贸易业务由商务主管部门审批。商务主管部门总体审定联网企业的加工贸易资格、业务范围和加工生产能力。

商务主管部门收到联网企业的申请后,对非国家禁止展开的加工贸易业务予以批准,并签发"联网监管企业加工贸易业务批准证"。加工贸易业务的申请和审批步骤如图6-10所示。

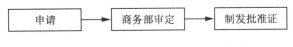

图6-10　加工贸易业务的申请和审批步骤

第一步:申请。加工贸易经营企业向商务部门提出申请。

第二步:商务部审定。商务部门审定加工贸易资格、业务范围和加工生产能力。

第三步:制发批准证。商务部门签发联网监管批准证。

(3)建立商品归并关系和电子账册。联网企业以商务主管部门批准的加工贸易经营范围、年生产能力等为依据,建立电子账册取代纸质手册。电子账册包括加工贸易"经营范围电子账册"和"便捷通关电子账册"。"经营范围电子账册"用于检查控制"便捷通关电子账册"进出口商品的范围,不能直接报关。"便捷通关电子账册"用于加工贸易货物的备案、通关和核销。电子账册编码为12位。"经营范围电子账册"第一、二位标记代码为"IT",因此"经营范围电子账册"也称"IT账册";"便捷通关电子账册"第一位标记代码为"E",因此"便捷通关电子账册"也称"E账册"。

电子账册是在商品归并关系确定的基础上建立起来的,没有商品归并关系就不能建立电子账册,所以联网监管的实现依靠商品归并关系的确立。

建立商品归并关系是指海关与联网企业根据监管的需要按照中文品名、HS编码、价格、贸易管制等条件,将联网企业内部管理的"料号级"商品与电子账册备案的"项号级"商品归并或拆分,建立一对多或多对一的对应关系(见表6-9)。

表6-9　　　　　　　　　　　　　　　　商品归并关系

归并前料件				归并后料件			
货号	料件名称	HS编码	计量单位	序号	料件名称	HS编码	计量单位
screw1	1mm螺丝	76161000	个	1	螺丝	76161000	个
screw2	5mm螺丝	76161000	个				
screw3	7mm螺丝	76161000	个				
screw4	8mm螺丝	76161000	个				
screw5	8mm铝螺丝	76161000	个	2	铝螺丝	76161000	个

资料来源:中国电子口岸数据中心。

(二)报关程序

1. 备案

备案内容如表6-10所示,备案变更如表6-11所示。

表 6—10   备案内容

备案账册	备案内容	备案方法
经营范围电子账册(IT)	(1)经营单位名称及代码;(2)加工单位名称及代码;(3)批准证件编号;(4)加工生产能力;(5)加工贸易进口料件和成品范围(商品编码前4位)	企业凭主管部门的批准件通过网络向海关办理手续
便捷通关电子账册(E)	(1)企业基本情况表,包括经营单位及代码、加工企业及代码、批准证编号、经营范围账册号、加工生产能力等 (2)料件、成品部分,包括归并后的料件、成品的名称、规格、商品编码、备案计量单位、币制、征免方式等 (3)单耗关系,包括成品版本号,对应料件的净耗、损耗等	企业通过网络向海关办理手续 备注:其他部分可同时申请备案,也可分阶段申请备案,但料件必须在进口前备案,成品和单耗关系最迟在相关成品出口前备案;电子账册进口料件加上剩余料件的金额、数量,不得超过最大周转金额和最大周转数量。一般每个企业只能申请建立一份

表 6—11   备案变更

备案账册	备案变更	备案方法
经营范围电子账册	经营范围、加工能力等变更	经商务主管部门批准后,企业可通过网络向海关申请,海关予以审核通过,并收取商务主管部门出具的"联网监管企业加工贸易业务批准证变更证明"等材料
便捷通关电子账册	最大周转金额、核销期限等变更	企业向海关提交申请,海关批准后直接变更;账册的基本情况表内容、料件成品等发生变化,未超出经营范围和加工能力的,可通过网络由海关直接审批

2. 进出口报关

(1)进出境货物报关。

①报关清单的生成。使用"便捷通关电子账册"办理报关手续,企业应先根据实际进出口情况,从企业管理系统导出料号级数据生成归并前的报关清单,通过网络发送到电子口岸。报关清单应按照加工贸易合同填报监管方式,进口报关清单填制的总金额不得超过电子账册最大周转金额的剩余值,其余项目的填制参照报关单填制规范。

②报关单的生成。联网企业进出口保税加工货物,应使用企业内部的计算机,采用计算机原始数据形成报关清单,报送中国电子口岸。电子口岸将企业报送的报关清单根据归并原则进行归并,并分拆成报关单后发送回企业,由企业填报完整的报关单内容后,通过网络向海关正式申报。

③报关单的修改、撤销。不涉及报关清单的报关单内容可直接进行修改,涉及报关清单的报关单内容修改必须先修改报关清单,再重新进行归并。

报关单经海关审核通过后,一律不得修改,必须进行撤销重报。带报关清单的报关单撤销后,报关清单一并撤销,不得重复使用。报关单放行前进行修改,不涉及报关单表体内容的,经海关同意可直接修改报关单;涉及报关单表体内容的,企业必须撤销报关单重新申报。

经验小谈 6—9

您好,我司申报了一批出口货物,申报后发现币值有错误,但是海关要布控,请问我司还可以申请修改报关单吗?

答:您好!根据《中华人民共和国海关进出口货物报关单修改和撤销管理办法》第十条,海关已经决定布控、查验以及涉嫌走私或者违反海关监管规定的进出口货物,在办结相关手续前不得修改或者撤销报关单及其电子数据。

④填制报关单的要求。其包括:实际申报内容与备案底账一致;进口报关单总金额不得超过电子账册最大周转金额的剩余值;备案号为"便捷通关电子账册"号E×××××;其他按保税加工货物来填。

⑤申报方式的选择。联网企业可以根据需要和海关规定分别选择有纸、无纸两种方式申报。

(2)经主管海关批准,联网监管企业可按月度集中办理内销手续。缓税利息计息日为上次核销之日。

3.报核和核销

实施滚动核销,以180天为一个报核周期。

(1)企业报核。其包括:①预报核。自电子账册本次核销周期到期之日起30天内,将本核销期内申报的所有电子账册进出口报关数据按海关要求的内容,包括报关单号、进出口岸、扣减方式、进出标志等以电子报文形式向海关申请报核。②正式报核。企业预报核通过海关审核后,以预报核海关核准的报关数据为基础,准确、详细地填报本期保税进口料件的应当留存数量、实际留存数量等内容,以电子数据形式向海关正式申请报核。

(2)海关核销。其目的是掌握企业在某个时段所进口的各项保税加工料件的使用、流转、损耗情况,确认是否符合以下平衡关系:

$$进口保税料件(含深加工结转)=出口成品折料(含深加工结转出口)+内销料件$$
$$+内销成品折料+剩余料件+损耗-退运成品折料$$

 经验小谈6—10

我司正在做申请出境加工账册的准备工作,请问材料齐全递交给海关后,多长时间可以有审核结果?

答:根据海关总署公告2016年第69号《关于出境加工业务有关问题的公告》第六条第二款,企业提交单证齐全有效的,主管海关应自接受企业账册设立申请之日起5个工作日内完成出境加工账册设立手续。账册核销期为1年。

四、电子化手册管理下保税加工货物的报关程序

(一)电子化手册管理简介

电子化手册管理是以企业的单个加工贸易合同为单元实施联网监管的保税货物监管模式。

1.特点

其包括:①以合同(订单)为单元进行管理;②企业通过计算机网络向商务主管部门和海关

申请办理合同审批和备案、变更手续等;③实施银行保证金台账制度①;④加工贸易货物进口时全额保税;⑤凭身份认证卡实现全国口岸报关。

2. 电子化手册的建立

其与电子账册建立的程序相同,同样要经过加工贸易经营企业的联网监管申请和审批、加工贸易业务的申请和审批、电子化手册三个步骤。

(二)报关程序

1. 备案

电子化手册的备案分为按合同常规备案和分段式备案两种。按合同常规备案除不申领纸质手册以外,其他要求同纸质手册管理基本一样。分段式备案是指将电子化手册的相关内容分为合同备案和通关备案两部分分别备案,通关备案的数据建立在合同备案数据的基础上。合同备案的内容包括三部分:表头数据、料件表、成品表。

2. 进出口报关

(1)进出境报关。①报关清单的生成;②报关单的生成;③报关单的修改、撤销。异地报关的报关单被退单,且涉及修改表体商品信息的,应由本地企业从清单开始修改,并重新上传报关单,异地下载后重新申报;如仅需修改表头数据,则可在异地直接修改报关单表头信息后,直接向海关申报。

(2)深加工结转报关。深加工结转是指加工贸易企业将用保税进口料件加工的产品转至另一加工贸易企业进一步加工后复出口的经营活动。属于进口许可证件管理的,企业还应当按照规定取得有关进口许可证件。海关对有关进口许可证件电子数据进行系统自动比对验核。其程序包括计划备案、收发货登记、结转报关三个环节。

第一,计划备案——先出后入。其包括:①转出企业在申请表中填写本企业的转出计划并签章,向转出地海关备案;②转出地海关备案后,留存申请表第一联,其他三联退转出企业交转入企业;③转入企业自转出地海关备案之日起 20 日内,持其他三联填制本企业的内容,向转入地海关办理报备手续;④转入地海关审核后,将第二联留存,第三、四联交转入、转出企业凭以办理结转收发货登记及报关手续。

 做中学 6—2

北京加工贸易企业 A 进口料件生产半成品后转给南京加工贸易企业 B 继续深加工,最终产品由 B 企业出口。A、B 企业都需要向海关提交加工贸易保税货物深加工结转申请表,办理计划备案。请问该如何办理?

---

①　海关总署公告 2018 年第 18 号《关于保证金台账"实转"管理事项转为海关事务担保事项有关手续的公告》。为落实国务院取消加工贸易银行保证金台账制度(以下简称保证金台账)有关要求,现就保证金台账"实转"管理事项转为海关事务担保事项的有关办理要求公告如下,自 2018 年 2 月 13 日起实施:

(1)保证金台账"实转"管理事项转为海关事务担保事项后,企业缴纳保证金的情形、金额等仍按照商务部、海关总署 2015 年 63 号公告执行。

(2)企业办理担保业务可采用保证金或保函等形式。对于同一笔业务应采用同一种形式提供担保。

(3)以保函形式办理担保业务时,企业应向海关提交银行或者非银行金融机构的保函正本,海关向企业制发收据。保函担保期限应为手册有效期届满后 80 天。

(4)以保证金形式办理担保业务时,企业应按海关开具的"海关交(付)款通知书",以人民币缴纳保证金,将应征保证金款项交至海关指定的代保管款账户。资金到账后海关向企业开具"海关保证金专用收据"。

(5)因手册变更导致担保金额增加或担保期限延长的,由海关依法为企业办理担保内容变更手续。

(6)手册核销结案后,企业可向海关办理担保退还手续。担保形式为保函的,企业应凭保函收据到海关办理保函退还手续。担保形式为保证金的,企业应凭"海关交(付)款通知书"编号、"海关保证金专用收据"(退款联)以及加盖企业财务专用章的合法收据,到海关财务部门办理保证金退还手续。

分析：第一步：应由 A 企业填写申请表向转出地海关办理备案。

第二步：A 企业所在地海关备案后，留存申请表第一联，其他三联退给 A 企业，由其交 B 企业。

第三步：B 企业自 A 企业所在地海关备案之日起 20 日内，持其他三联填制本企业的内容，向 B 企业所在地海关办理报备手续。

第四步：B 企业所在地海关审核后，将第二联留存，第三、四联交转入、转出企业凭以办理结转收发货登记及报关手续。

第二，收发货登记。其包括：①转入、转出企业办理结转计划申报后，按照双方海关核准后的申请表进行实际收发货；②转入、转出企业每批次收发货记录应当在保税货物实际结转登记表上如实登记，并加盖企业结转专用名章；③结转货物退货的，转出、转入企业按实际退货情况在登记表中登记，同时注明"退货"字样，并各自加盖企业结转专用名章。

第三，结转报关——先入后出。转入、转出企业实际收发货后，应当按照规定办理结转报关手续：①转出、转入企业分别在转出地、转入地海关办理结转报关手续（实际收发货后的 90 天内），可分批或集中报关；②转入企业凭申请表、登记表等单证向转入地海关办理结转进口报关手续，在结转报关后的第二个工作日内通知转出企业；③转出企业自接到通知之日起 10 日内，凭申请表、登记表等单证向转出地海关办理结转出口报关手续；④结转进口、出口报关的申报价格为结转货物的实际成交价格；⑤一份结转进口报关单对应一份结转出口报关单，两份报关单的申报序号、商品编号、数量、价格和手册号应当一致；⑥结转货物分批报关的，企业应同时提供申请表和登记表的原件和复印件。

（3）其他保税货物报关。其他保税货物是指履行加工贸易合同过程中产生的剩余料件、边角料、残次品、副产品、受灾保税货物。其处理方式包括内销、结转、退运、放弃、销毁等。除销毁处理外，其他处理方式都必须填制报关单报关。有关报关单是企业报核的必要单证。

第一，内销报关。海关特殊监管区域外加工贸易保税进口料件或者制成品如需转内销的，海关依法征收税款和缓税利息。进口料件涉及许可证件管理的，企业还应当向海关提交相关许可证件。

加工贸易项下关税配额农产品办理内销手续时，海关验核贸易方式为"一般贸易"的关税配额证原件或关税配额外优惠关税税率配额证原件（以下简称一般贸易配额证），按关税配额税率或关税配额外暂定优惠关税税率计征税款和缓税利息。无一般贸易配额证的，按关税配额外税率计征税款和缓税利息。

开展加工贸易业务的企业，凭商务主管部门或海关特殊监管区域管委会出具的有效期内的"加工贸易企业经营状况和生产能力证明"到海关办理加工贸易手（账）册设立（变更）手续，海关不再验核相关许可证件，并按"加工贸易企业经营状况和生产能力证明"中列明的税目范围（即商品编码前 4 位）进行手册设立（变更）。涉及禁止或限制开展加工贸易商品的，企业应在取得商务部批准文件后到海关办理有关业务。

知识链接

加工贸易企业经营状况及生产能力证明

为进一步优化营商环境，便利优惠贸易协定项下自海关特殊监管区域和保税监管场所［以下统称"区域（场所）"］内销货物享受优惠关税待遇，自 2020 年 1 月 1 日起，海关总署决定调整优惠贸易协定项下进出区域（场所）货物申报要求：

①对于出区域（场所）内销时申请适用协定税率或者特惠税率的进口货物，除本公告第三条规定的情形外，在货物从境外入区域（场所）时，其收货人或者代理人（以下统称"进口人"）不

再需要按照《中华人民共和国海关进出口货物报关单填制规范》中有关优惠贸易协定项下进口货物填制要求(以下简称"优惠贸易协定项下报关单填制要求")填报进口报关单或者进境备案清单。

②上述货物出区域(场所)内销时,进口人应按照优惠贸易协定项下报关单填制要求填报进口报关单,并可自行选择"通关无纸化"或"有纸报关"方式申报原产地单证。选择"通关无纸化"方式申报的,进口人应当按照海关总署公告 2017 年第 67 号附件规定办理;选择"有纸报关"方式申报的,进口人应按现行规定提交纸质原产地证据文件。

③《中华人民共和国政府和新西兰政府自由贸易协定》和《中华人民共和国政府和澳大利亚政府自由贸易协定》项下实施特殊保障措施的农产品出区域(场所)内销申请适用协定税率的,进口人仍应当在有关货物从境外首次入区域(场所)时按照优惠贸易协定项下报关单填制要求填报进口报关单或者进境备案清单,并以"通关无纸化"方式申报原产地单证。

④预录入客户端的"海关特殊监管区域原产地"功能模块自 2019 年 12 月 31 日 18:00 起停止使用。对于 2019 年 12 月 31 日 18:00 前通过该功能模块录入并已部分使用的原产地证据文件电子数据在原产地证据文件有效期内仍可以继续使用;尚未使用的,数据将被删除,进口人按照规定在内销时重新申报。

⑤内销时货物实际报验状态与其从境外入区域(场所)时的状态相比,超出了相关优惠贸易协定所规定的微小加工或处理范围的,不得享受协定税率或者特惠税率。

原产地单证是指原产地证据文件、商业发票、运输单证和未再加工证明等单证。原产地证据文件是指相关优惠贸易协定原产地管理办法所规定的原产地证书和原产地声明。

 小贴士 6—3

经批准允许转内销的保税加工货物属进口许可证管理的,企业还应按规定向海关补交进口许可证件;对于剩余料件,金额占实际进口料件总额 3%以下及总值在 1 万元人民币以下(含 1 万元)的,免审批、免许可证。

内销报关注意事项如表 6—12 所示。

表 6—12   内销报关注意事项

货物类型	征税数量	完税价格	缓税利息
剩余料件	按申报数量计征	进料加工:以原进口成交价格为基础,原进口成交价不能确定的,以接受内销申报的同时或大约同时进口的、与料件相同或类似的货物的进口成交价格为参考	要征税的,需加征缓税利息
制成品	根据单耗关系折算耗用掉的保税进口料件数量计征		计息期限为:起始日为内销料件或制成品所对应的加工贸易合同项下首批料件进口之日,终止日为海关填发税款缴款书之日
残次品		来料加工:以接受内销申报的同时或大约同时进口的、与料件相同或类似的货物的进口成交价格为基础	
副产品	申报时实际状态的数量计征	内销价	
边角料	按申报数量计征	内销价	免缓税利息

经批准正常的转内销征税,适用海关接受申报办理纳税手续之日实施的税率。内销商品属关税配额管理而在办理纳税手续时又没有配额证的,应当按该商品配额外适用的税率缴纳进口税。

第二,结转。加工贸易企业向海关申请将剩余料件结转到另一个加工贸易合同使用。结转的条件:同一经营单位、同样进口料件、同一加工形式。申请结转提交的单证:企业申请剩余料件结转书面材料、企业拟结转的剩余料件清单、海关按规定须收取的其他单证和材料。

符合规定的,海关会做出准予结转的决定,并向企业签发加工贸易剩余料件结转联系单,由企业在转出手册的主管海关办理出口报关手续,在转入手册的主管海关办理进口报关手续。

第三,退运。加工贸易企业因故申请将剩余料件、边角料、残次品、副产品等保税加工货物退运出境的,应持登记手册等有关单证向口岸海关报关,办理出口手续,留存有关报关单证,准备报核。

第四,放弃。企业放弃剩余料件、边角料、残次品、副产品等交由海关处理,须提交书面申请。对符合规定的,海关将做出准予放弃的决定,开具加工贸易企业放弃加工贸易货物交接单,企业凭以在规定的时间内将放弃的货物运至指定仓库,并办理报关手续,留存有关报关单证以备报核。下列情形不准放弃:①申请放弃的货物属于国家禁止或限制进口的货物;②申请放弃的货物属于对环境造成污染的;③法律、行政法规、规章规定不予放弃的其他情形。

第五,销毁。被海关做出不予结转决定或不予放弃决定的加工贸易货物或因知识产权等原因企业要求销毁的加工贸易货物,企业可以向海关提出销毁申请,海关经核实同意销毁的,由企业按规定销毁,必要时海关可以派员监督销毁。货物销毁后,企业应当收取有关部门出具的销毁证明材料,以备报核。

第六,受灾保税加工货物的报关。加工贸易企业应在灾后7日内向海关书面报告,企业在规定的核销期内报核时,应当提供下列证明材料:

①商务主管部门的签注意见;

②有关检验检疫证明文件或者保险公司出具的保险赔款通知书;

③企业在规定的核销期内报核时,应当提供保险公司出具的保险赔款通知书和海关认可的其他有效证明文件。

"单一窗口"
标准版用户
手册(信用
保险)

受灾保税货物的处理如表6—13所示。

表6—13　　　　　　　　　　　受灾保税货物的处理

情　况		处　理　方　法
不可抗力	①货物灭失,无价值的	由海关审定,予以免税
	②货物失去原有价值,但可再利用的	按审定的货物价格纳税并交缓税利息,对应的进口料件属于关税配额管理的,按关税配额税率征收
	③受灾保税货物内销	如属进口许可证件管理的,免予交验许可证件
非不可抗力		按原进口货物成交价格审定完税价征税
		属于关税配额管理但无配额证的,按配额外税率征税
		原进口料件内销,属于许可证管理的,应交验进口许可证件

(4)报核和核销。电子化手册采用的是以合同为单元的管理方式,一个企业可以有多本电子化手册。海关根据加工贸易合同的有效期限确定核销日期,对实行电子手册管理的联网企业进行定期核销管理。

五、出口加工区进出货物的报关程序

(一)出口加工区概述

1. 概念

国务院批准在我国境内设立的、由海关对保税加工进出口货物实行封闭式监管的特定区域。

2. 功能

出口加工区的主要功能是保税加工,以及在此基础上拓展保税物流及研发、检测、维修等业务。其内设出口加工企业、仓储物流企业以及经海关核准专门从事区内货物进出的运输企业。

3. 管理

第一,设施。设置隔离设施、闭路电视监控系统,设立卡口,建立符合海关监管要求的电子计算机管理数据库,并与海关实行计算机联网,进行电子数据交换。

第二,货物。出口加工区货物管理如表6-14所示。

表6-14　　　　　　　　　　　　　出口加工区货物管理

货物流向	报关	许可证	出口退税	税费
境内区外入区	出口报关	交	入区:可以办理 (除基建物资)	交
与境外之间	进口报关 电子账册 管理	免 (除另有规定外)	—	入境:加工贸易货物全额保税;无台账;自用生产、管理所需设备、物资,免税;交通车辆和生活用品不免
备注	国家禁止进出口的货物,不得进出加工区。因国内技术无法达到产品要求,需将国家禁止出口或统一经营的商品运至加工区内进行某项工序加工的,应报商务主管部门批准,海关比照出料加工管理方法进行监管,其运入加工区的货物,不予签发出口退税报关单			

第三,其他。不准开展商业零售、转口贸易,不得在加工区居住,不得建立营业性的生活消费设施。除安全人员和企业值班人员外,其他人不得居住在加工区内。

(二)报关程序

出口加工区内企业在进出口货物前,应向主管海关申请建立电子账册。出口加工区电子账册包括"加工贸易电子账册(H账册)"和"企业设备电子账册"。出口加工区进出境货物和进出区货物通过电子账册办理报关手续。

出境加工,是指我国境内符合条件的企业将自有的原辅料、零部件、元器件或半成品等货物委托境外企业制造或加工后,在规定的期限内复运进境并支付加工费和境外料件费等相关费用的经营活动。出境加工是一种国际通行的业务和做法,其主要特点为:"两头在内、中间在外",有助于企业在更广阔的全球化市场范围内进行产业结构调整和资源优化配置。

企业开展出口加工业务,需要满足的条件:信用等级为一般认证及以上企业;不涉及国家禁止、限制进出境货物;不涉及国家应征出口关税货物。同时,企业有下列情形之一的,不得开展出境加工业务:涉嫌走私、违规,已被海关立案调查、侦查,且案件尚未审结的;未在规定期限内向海关核保已到期出境加工账册的。

开展出境加工业务的企业,应向其所在地海关办理账册设立手续,并提交下列单证:出境加工合同;生产工艺说明;相关货物的图片或样品等;海关需要收取的其他证件和材料。企业提交齐全有效的,主管海关应自接受企业账册设立申请之日起5个工作日内完成出境加工账册设立手续,账册核销期为1年。

办理出境加工账册设立手续时,企业应如实申报进出口口岸、商品名称、商品编号、数量、规格型号、价格和原产地等;使用境外料件的,还应如实申报使用境外料件的数量、金额。账册设立内容发生变更的,企业应在账册有效期内办理变更手续。

出境加工账册按以下方式进行核销:

第一,出境加工账册采取企业自主核报、自动核销模式,企业应于出境加工账册核销期结束之日起 30 日内向主管海关核报出境加工账册。

第二,出境加工货物因故无法按期复运进境的,企业应及时向主管海关书面说明情况,海关据此核扣复运进境商品数量。

第三,对逾期不向海关核报的出境加工账册,海关可通过电子公告牌等方式联系企业进行催核;催核后仍不核报的,海关可直接对账册进行核销。

第四,对账册不平衡等异常情况,企业应作出说明并按具体情况办结相应海关手续后予以核销;需要删改报关单的,企业应按《中华人民共和国海关进出口货物报关单修改和撤销管理办法》(海关总署令第 220 号)办理。

1. 出口加工区与境外之间进出货物的报关

出口加工区企业从境外运进货物或运出货物到境外,由收发货人或其代理人填写进、出境货物核注清单,向出口加工区海关报关。对于跨关区进出境的出口加工区货物,除邮递物品、个人随身携带物品、跨越关区进口车辆和出区在异地口岸拼箱出口的货物外,可以按照转关运输中的直转转关方式办理转关。对于同一直属海关关区内的出口加工区进出境货物,可以按照直通式报关。

(1)境外货物运入出口加工区的报关程序(见图 6—11)。

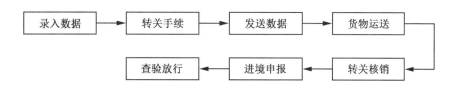

图 6—11　境外货物运入出口加工区的报关程序

第一步:录入数据。在口岸海关,企业录入申报数据。

第二步:转关手续。在口岸海关物流监控部门,企业持"进口转关货物申报单""汽车载货登记簿"办理转关。

第三步:发送数据。口岸海关向出口加工区海关发送转关申报电子数据,并对运输车辆进行加封。

第四步:货物运送。货物运抵出口加工区。

第五步:转关核销。在出口加工区海关,企业办理转关核销手续。出口加工区海关物流监管部门核销"汽车载货登记簿",并向口岸海关发送核销电子回执。

第六步:进境申报。在出口加工区海关,企业录入"出口加工区进境货物核注清单",提交运单、发票、装箱单、电子账册编号、相应的许可证件等。

第七步:查验放行。出口加工区海关审核单证,进行必要的查验,办理放行,签发有关核注清单证明联。

(2)出口加工区货物运往境外的报关程序(见图 6—12)。

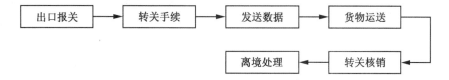

图 6—12　出口加工区货物运往境外的报关程序

第一步:出口报关。在出口加工区海关,企业录入核注清单,提交运单、发票、装箱单、电子账册编号等。

第二步:转关手续。在出口加工区海关物流监控部门,企业持"出口加工区出境货物核注清单""汽车载货登记簿"办理出口转关。

第三步:发送数据。出口加工区海关审核同意企业转关申请后,向口岸海关发送转关申报电子数据,并对运输车辆进行加封。

第四步:货物运送。货物运抵出境地海关。

第五步:转关核销。出境地海关核销"汽车载货登记簿",并向出口加工区海关发送转关核销电子回执。

第六步:离境处理。货物离境后,出境地海关核销清洁载货清单并反馈出口加工区海关,出口加工区海关凭以签发有关核注清单证明联。

2. 出口加工区与境内区外其他地区之间进出货物的报关

(1)出口加工区货物运往区内境外(先进口报关后出口报关)。

①程序。在出口加工区海关办理的手续如图6—13所示。

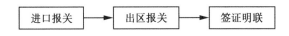

图6—13　出口加工区货物运往区内境外报关的程序

第一步:进口报关。区外企业录入进口货物报关单,凭发票、装箱单、相应许可证件等单证向出口加工区海关办理进口报关手续。

第二步:出区报关。区内企业填制"出境货物核注清单",凭发票、装箱单、电子账册编号等向出口加工区海关办理出口报关手续。

第三步:签证明联。放行货物后,海关向区外企业签发报关单付汇证明联;向区内企业签发核注清单收汇证明联。

②税收和许可证件。其管理办法如表6—15所示。

表6—15　　　　　　　　　　　税收和许可证件管理办法

货物	处理方法	税收管理	许可证管理
加工贸易制成品	内销	以接受内销申报的同时或大约同时进口的相同或类似货物的进口成交价格为基础确定完税价格	按照对区外其他加工贸易货物内销的相关规定办理
副产品	内销	区外企业按内销价格缴纳有关税费,免缴税利息	属于许可证管理的,需提交
边角料废品	内销	海关按照报验状态归类后适用的税率和审定的价格计征税款	免予提交许可证件
	以处置方式销毁的	按照对区外其他加工贸易货物内销的相关规定办理	属于禁止进口的固体废物需出区进行利用或者处置的,区内企业持处置单位的"危险废物经营许可证"复印件以及出口加工区管委会和所在地地(市)级环保部门的批准文件向海关办理有关手续
	以其他方式销毁的	海关予以免税	凭出口加工区管委会的批件,向主管海关办理出区手续,并免予验核进口许可证件

续表

货物	处理方法	税收管理	许可证管理
残次品	内销	按成品(内销价格)征收进口关税和进口环节代征税	属于进口许可证件管理的应提交;属于《法检目录》内的,经出入境检验检疫机构按照国家技术规范的强制性要求检验合格后,方可内销

注意:边角料、残次品、废品等原则上应复运出境。如出区内销,应按照对区外其他加工贸易货物内销的相关规定办理。

 经验小谈 6-11

我司在加工贸易生产过程中会产生一些边角料,无法内销也没有厂家回收,只能当废品销毁掉,请问如果申请放弃这批边角料可以自己销毁吗?

答:根据《海关关于加工贸易边角料、剩余料件、残次品、副产品和受灾保税货物的管理办法》第十一条,加工贸易企业因故无法内销或者退运的边角料、剩余料件、残次品、副产品或者受灾保税货物,由加工贸易企业委托具有法定资质的单位进行销毁处置,海关凭相关单证、处置单位出具的接收单据和处置证明等资料办理核销手续。

③委托加工。出口加工区内企业在需要时,可将有关模具、半成品运往区外进行加工,经加工区主管海关的关长批准,由接受委托的区外企业,向加工区主管海关缴纳与货物应征关税和进口环节增值税等值的保证金或银行保函后方可办理出区手续。加工完毕后,加工产品应按期(一般为 6 个月)运回加工区,区内企业向加工区主管海关提交运出加工区时填写的"委托区外加工申请书"及有关单证,办理验放核销手续。加工区主管海关办理验放核销手续后,应退还保证金或撤销保函。

④维修、测试、检验和展示。出口加工区区内企业经主管海关批准,可在境内区外进行产品的测试、检验和展示活动。测试、检验和展示的产品,应比照海关对暂时进口货物的管理规定办理出区手续。区内使用的机器、设备、模具和办公用品经主管海关批准可运往境内区外维修、测试或检验,但不得用于境内区外加工生产和使用,并自运出之日起 60 天内运回区内,特殊情况应于届满前 7 天申请,最多可延期 30 天。

(2)境内区外货物运入出口加工区(先出口报关后进口报关)。

在出口加工区海关办理的手续如图 6-14 所示。

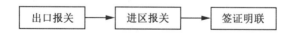

图 6-14 境内区外货物运入出口加工区的报关程序

第一步:出口报关。区外企业录入出口货物报关单,凭购销合同(协议)、发票、装箱单等单证向出口加工区海关办理出口报关手续。

第二步:进区报关。区内企业填制"进境货物核注清单",凭购销发票、装箱单、电子账册编号等向出口加工区海关办理进区报关手续。

第三步:签证明联。查验放行货物后,海关向区外企业签发报关单付汇证明联;向区内企业签发核注清单收汇证明联。

提示:从境内区外进入加工区供区内企业使用的国产机器、设备、原材料、零部件、元器件、包装物料以及建造基础设施、加工企业和行政管理部门生产、办公用房所需合理数量的国产基建物资等,按照对出口货物的管理规定办理出口报关手续,海关签发出口货物报关单退税证明联(除不予退税的基建物资外)。境内区外企业依据出口货物报关单退税证明联向税务部门申请办理出口退(免)税手续。

(3)出口加工区货物出区深加工结转。

它是指出口加工区内企业经海关批准并办理相关的手续,将本企业加工生产的产品直接或者通过保税仓库转入其他出口加工区、保税区等海关特殊监管区域及区外加工贸易企业进一步加工后复出口的经营活动。出口加工区深加工结转的注意事项如表6—16所示。

表6—16   出口加工区深加工结转的注意事项

项目	转入其他海关特殊监管区域	转入非其他海关特殊监管区域
批复	转出企业凭出口加工区管委会的批复;转入企业凭其所在区域管委会的批复	转出企业凭出口加工区管委会的批复;转入企业凭商务主管部门的批复
许可证	无表述	属于加工贸易项下进口许可证件管理商品的,企业提交许可证件
结转手续办理地点	转出、转入企业分别在自己的主管海关办理	转出、转入企业在转出地主管海关办理
注意:对转入特殊监管区域的深加工结转货物,除特殊情况外,比照转关运输方式办理结转手续。不能比照转关运输方式办理结转手续的,在向主管海关提供相应的担保后,由企业自行运输。		

出口加工区结转货物报关程序如图6—15所示。

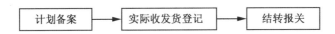

图6—15   出口加工区结转货物报关程序

第一步:计划备案。转入企业在"海关出口加工区货物出区深加工结转申请表"中填写本企业的转入计划,凭申请表向转入地海关备案。转出企业自转入地海关备案之日起30日内向主管海关备案。

第二步:实际收发货登记。转出、转入企业办理结转备案后,凭双方海关核准的申请表进行实际收发货。

转出企业的每批次发货记录应当在一式三联的"出口加工区货物实际结转情况登记表"上如实登记,转出地海关在"卡口"签注登记表后,货物出区。

第三步:结转报关。转入、转出企业每批实际收、发货后,可以凭申请表和转出地卡口海关签注的登记表分批或集中办理报关手续;转入、转出企业每批实际收、发货后应当自实际收、发货之日起30日内办结该批货物的报关手续,转入企业填报结转进口报关单,转出企业填报结转出口核注清单,一份结转进口报关单对应一份结转出口核注清单。

六、综合保税区

2019年海关总署在综保区实施"四自一简"监管改革:①在综保区内实施"四自一简"监管制度,综保区内企业(以下简称"企业")可自主备案、合理自定核销周期、自主核报、自主补缴税款,海关简化业务核准手续。②海关认定的企业信用状况为一般信用及以上的企业可适用"四自一简"模式。③企业设立电子账册时,可自主备案商品信息。除系统判别转由人工审核的,系统自动备案。④企业可根据实际经营情况,自主确定核销周期。核销周期原则上不超过一年,企业核销盘点前应当告知海关。⑤企业可自主核定保税货物耗用情况,并向海关如实申报,自主办理核销手续。企业对自主核报数据负责并承担相应法律责任。⑥企业可按照"自主申报、自行缴税(自报自缴)"方式对需要缴税的保税货物自主补缴税款。⑦简化业务核准手续,企业可一次性办理分送集报、设备检测、设备维修、模具外发等备案手续。需办理海关事务担保的业务,企业按照有关规定办理。⑧企业有下列情形之一的,海关可暂停其适用"四自一简"模式:不再符合②所述业务开展条件的;涉嫌走私被立案调查、侦查的。

(一)综合保税区开展保税研发业务

为贯彻落实《国务院关于促进综合保税区高水平开放高质量发展的若干意见》(国发〔2019〕3号)的要求,加快综合保税区(以下简称"综保区")创新升级,促进综保区保税研发业态发展,综保区内企业(以下简称"区内企业")以有形料件、试剂、耗材及样品(以下统称"研发料件")等开展研发业务。

(1)区内企业具备以下条件的,可开展保税研发业务:

①经国家有关部门或综保区行政管理机构批准开展保税研发业务;

②海关认定的企业信用状况为一般信用及以上;

③具备开展保税研发业务所需的场所和设备,能够对研发料件和研发成品实行专门管理。

(2)除法律、行政法规、国务院的规定或国务院有关部门依据法律、行政法规授权作出的规定准许外,不得开展国家禁止进出口货物的保税研发业务。

区内企业开展保税研发业务不按照加工贸易禁止类目录执行。

(3)区内企业开展保税研发业务,应当设立专门的保税研发电子账册,建立包含研发料件和研发成品等信息的电子底账。

(4)研发料件、研发成品及研发料件产生的边角料、坏件、废品等保税研发货物(以下简称"保税研发货物"),区内企业按照以下方式申报:

①研发料件从境外入区,按照监管方式"特殊区域研发货物"(代码5010)申报,运输方式按照实际进出境运输方式申报;研发料件从境内(区外)入区,按照监管方式"料件进出区"(代码5000)申报,运输方式按照"其他"(代码9)申报。

②研发成品出境,按照监管方式"特殊区域研发货物"(代码5010)申报,运输方式按照实际进出境运输方式申报;研发成品进入境内(区外),按照监管方式"成品进出区"(代码5100)申报,运输方式按照"其他"(代码9)申报。

③研发料件进入境内(区外),按照监管方式"料件进出区"(代码5000)申报,运输方式按照"其他"(代码9)申报。

④研发料件产生的边角料、坏件、废品等,退运出境按照监管方式"进料边角料复出"(代码0864)或"来料边角料复出"(代码0865)申报,运输方式按照实际进出境运输方式申报;内销按照监管方式"进料边角料内销"(代码0844)或"来料边角料内销"(代码0845)申报,运输方式按照"其他"(代码9)申报。

(5)保税研发货物销往境内(区外)的,区外企业按照实际监管方式申报,运输方式按照"综合保税区"(代码Y)申报。企业应当按照实际报验状态申报纳税,完税价格按照《中华人民共和国海关审定内销保税货物完税价格办法》(海关总署令第211号)第九条、第十条的规定确定。

(6)研发料件产生的边角料、坏件、废品运往境内(区外)的,区内企业按照综保区关于边角料、废品、残次品的有关规定办理出区手续。属于固体废物的,区内企业应当按照《固体废物进口管理办法》(环境保护部、商务部、发展改革委、海关总署、质检总局联合令第 12 号)有关规定办理出区手续。

(7)区内企业可将研发成品运往境内(区外)进行检测。研发成品出区检测期间不得挪作他用,不得改变物理、化学形态,并应当自运出之日起 60 日内运回综保区。因特殊情况不能如期运回的,区内企业应当在期限届满前 7 日内向海关申请延期,延长期限不得超过 30 日。

(8)保税研发电子账册核销周期最长不超过一年,区内企业应当如实申报库存、研发耗用等海关需要的监管数据,并根据实际研发情况办理报核手续。

(9)区内企业有下列情形之一的,海关可暂停其保税研发业务:

①不再符合②③所述业务开展条件的;

②未能将出区检测的研发成品按期运回综保区的;

③未能在规定期限内将保税研发货物按照有关规定处置的;

④涉嫌走私被立案调查、侦查的。

(二)综合保税区内企业承接境内(区外)企业委托加工业务

为贯彻落实《国务院关于促进综合保税区高水平开放高质量发展的若干意见》(国发〔2019〕3 号)的要求,加快综合保税区(以下简称"综保区")创新升级,支持在综保区内的企业(以下简称"区内企业")承接境内(区外)企业(以下简称"区外企业")委托加工业务,统筹利用国际国内两个市场、两种资源。

(1)"委托加工",是指区内企业利用监管期限内的免税设备接受区外企业委托,对区外企业提供的入区货物进行加工,加工后的产品全部运往境内(区外),收取加工费,并向海关缴纳税款的行为。

委托加工货物包括委托加工的料件(包括来自境内区外的非保税料件和区内企业保税料件)、成品、残次品、废品、副产品和边角料。

(2)除法律、行政法规、国务院的规定或国务院有关部门依据法律、行政法规授权作出的规定准许外,区内企业不得开展国家禁止进出口货物的委托加工业务。

(3)区内企业开展委托加工业务,应当具备以下条件:

①海关认定的企业信用状况为一般信用及以上;

②具备开展该项业务所需的场所和设备,对委托加工货物与其他保税货物分开管理、分别存放。

(4)区内企业开展委托加工业务,应当设立专用的委托加工电子账册。

(5)委托加工用料件原则上由区外企业提供,对需使用区内企业保税料件的,区内企业应当事先如实向海关报备。

(6)委托加工用非保税料件由境内(区外)入区时,区外企业申报监管方式为"出料加工"(代码 1427),运输方式为"综合保税区"(代码 Y);区内企业申报监管方式为"料件进出区"(代码 5000),运输方式为"其他"(代码 9)。

(7)境内(区外)入区的委托加工用料件属于征收出口关税商品的,区外企业应当按照海关规定办理税款担保事宜。

(8)委托加工成品运往境内(区外)时,区外企业申报监管方式为"出料加工"(代码 1427),运输方式为"综合保税区"(代码 Y)。委托加工成品和加工增值费用分列商品项,并按照以下要求填报:

①商品名称与商品编号栏目均按照委托加工成品的实际名称与编码填报；

②委托加工成品商品项数量为实际出区数量,征减免税方式为"全免";

③加工增值费用商品项商品名称包含"加工增值费用",法定数量为0.1,征减免税方式为"照章征税"。

区内企业申报监管方式为"成品进出区"(代码5100),运输方式为"其他"(代码9),商品名称按照委托加工成品的实际名称填报。

加工增值费用完税价格应当以区内发生的加工费和保税料件费为基础确定。其中,保税料件费是指委托加工过程中所耗用全部保税料件的金额,包括成品、残次品、废品、副产品、边角料等。

(9)由境内(区外)入区的委托加工剩余料件运回境内(区外)时,区外企业申报监管方式为"出料加工"(代码1427),运输方式为"综合保税区"(代码Y),区内企业申报监管方式为"料件进出区"(代码5000),运输方式为"其他"(代码9)。

(10)委托加工产生的边角料、残次品、废品、副产品等应当运回境内(区外)。保税料件产生的边角料、残次品、废品、副产品属于固体废物的,应当按照《固体废物进口管理办法》(环境保护部、商务部、发展改革委、海关总署、质检总局联合令第12号)办理出区手续。

(11)委托加工电子账册核销周期最长不超过一年,区内企业应当按照海关监管要求,如实申报企业库存、加工耗用等数据,并根据实际加工情况办理报核手续。

(12)区内企业有下列情形之一的,海关可暂停其委托加工业务:

①不再符合②、③所述业务开展条件的;

②未能在规定期限内将委托加工产生的边角料、残次品、废品、副产品等按照有关规定处置的;

③涉嫌走私被立案调查、侦查的。

(三)境外进入综合保税区食品检验放行

对境外进入综合保税区的食品实施"抽样后即放行"监管。

(1)综合保税区内进口的食品,需要进入境内的,可在综合保税区进行合格评定,分批放行。凡需要进行实验室检测的,可在满足以下条件的基础上抽样后即予以放行:

①进口商承诺进口食品符合我国食品安全国家标准和相关检验要求(包括包装要求和储存、运输温度要求等);

②进口商已建立完善的食品进口记录和销售记录制度并严格执行。

(2)经实验室检测发现安全卫生项目不合格的,进口商应按照《食品安全法》的规定采取主动召回措施,并承担相应的法律责任。

(四)境外进入综合保税区动植物产品检验项目实行"先入区、后检测"

动植物产品是指从境外进入综合保税区后再运往境内区外,及加工后再运往境内区外或出境,依据我国法律法规规定应当实施检验检疫的动植物产品(不包括食品)。

检验项目包括动植物产品涉及的农(兽)药残留、环境污染物、生物毒素、重金属等安全卫生项目。

 经验小谈6—12

您好;我司从事牛肉进出口业务,听同行说综合保税区动植物产品实行"先入区、后检测",

是进入到综保区后再进行检验检疫吗？

答："先入区、后检测"监管模式按以下规则执行：动植物产品在进境口岸完成动植物检疫程序后，对需要实施检验的项目，可先行进入综合保税区内的监管仓库，海关再进行有关检验项目的抽样检测和综合评定，并根据检测结果进行后续处置。

（五）简化综合保税区进出区管理

简化综合保税区进出区管理是指允许对境内入区的不涉出口关税、不涉贸易管制证件、不要求退税且不纳入海关统计的货物、物品，实施便捷进出区管理模式。

（1）适用便捷进区管理模式的货物、物品具体范围如下：

①区内的基础设施、生产厂房、仓储设施建设过程中所需的机器、设备、基建物资；

②区内企业和行政管理机构自用的办公用品；

③区内企业所需的劳保用品；

④区内企业用于生产加工及设备维护的少量、急用物料；

⑤区内企业使用的包装物料；

⑥区内企业使用的样品；

⑦区内企业生产经营使用的仪器、工具、机器、设备；

⑧区内人员所需的生活消费品。

上述货物、物品可不采用报关单、核注清单方式办理进区手续；如需出区，实行与进区相同的便捷管理模式。区内企业做好便捷进出区的日常记录，相关情况可追溯。

（2）区内企业有下列情形之一的，海关可暂停办理上述货物、物品简化进出区手续：

①超出规定范围，擅自通过便捷管理模式进出区的；

②未如实办理货物、物品便捷进出区的；

③涉嫌走私被立案调查、侦查的。

（3）区内增值税一般纳税人资格试点业务、区内企业承接境内（区外）企业委托加工业务、仓储货物按状态分类监管等业务，按照有关规定执行。

（六）综合保税区艺术品进出口审批及监管手续

艺术品是指《艺术品经营管理办法》（文化部令第 56 号）所规定的艺术品。所称艺术品展览、展示，是指以艺术品销售、商业宣传为目的的各类展示活动。所称艺术品进出口经营活动，是指艺术品从境内区外进出综合保税区的实质性进出口行为。

开展艺术品保税存储的，在综合保税区与境外之间进出货物的申报环节，文化和旅游行政部门不再核发批准文件，海关不再验核相关批准文件。

在区内外开展艺术品展览、展示及艺术品进出口等经营活动的，凭文化和旅游行政部门核发的批准文件办理海关监管手续。对同一批艺术品，文化和旅游行政部门核发的批准文件可以多次使用。

（七）综合保税区内开展保税货物租赁和期货保税交割业务

1. 保税货物租赁

"租赁企业"是指在综合保税区内设立的开展租赁业务的企业或者其设立的项目子公司。

"承租企业"是指与租赁企业签订租赁合同，并按照合同约定向租赁企业支付租金的境内区外企业。

租赁企业应当设立电子账册，如实申报租赁货物进、出、转、存等情况。

租赁货物进出综合保税区时，租赁企业和承租企业应当按照现行规定向海关申报。承租企业对租赁货物的进口、租金申报纳税、续租、留购、租赁合同变更等相关手续应当在同一海关办理。

租赁货物自进入境内(区外)之日起至租赁结束办结海关手续之日止,应当接受海关监管。

租赁进口货物需要退回租赁企业的,承租企业应当将租赁货物复运至综合保税区内,并按照下列要求申报:

①原申报监管方式为"租赁贸易"(代码"1523")的租赁进口货物,期满复运至综合保税区时,监管方式申报为"退运货物"(代码"4561");

②原申报监管方式为"租赁不满一年"(代码"1500")的租赁进口货物,期满复运至综合保税区时,监管方式申报为"租赁不满一年"(代码"1500");

③运输方式按照现行规定申报。

租赁进口货物需要办理留购的,承租企业应当申报进口货物报关单。对同一企业提交的同一许可证件项下的租赁进口货物,企业可不再重新出具许可证件。

租赁企业发生租赁资产交易且承租企业不发生变化的,承租企业应当凭租赁变更合同等相关资料向海关办理合同备案变更、担保变更等相关手续。

企业可以根据需要,向综合保税区海关按照以下方式办理申报手续:

①综合保税区内租赁企业间发生资产交易的情况:承租企业及变更前的租赁企业向海关申报办理退运回区相关手续;租赁企业按照相关管理规定办理保税货物流转手续;承租企业及变更后的租赁企业向海关申报租赁进口货物出区手续。

②租赁企业与境外企业发生资产交易的情况:承租企业或租赁企业可以采取形式申报、租赁货物不实际进出境的通关方式办理进出境申报手续,运输方式填报"其他"(代码"9")。

③对同一许可证件项下的租赁进口货物,企业可不再重新出具许可证件。

保税货物由综合保税区租赁至境外时,租赁企业应当向海关申报出境备案清单,监管方式为"租赁贸易"(代码"1523")或者"租赁不满一年"(代码"1500"),运输方式按实际运输方式填报。

租赁货物由境外退运至综合保税区时,租赁企业应当向海关申报进境备案清单,监管方式为"退运货物"(代码"4561")或者"租赁不满一年"(代码"1500"),运输方式按实际运输方式填报。

租赁企业开展进出口租赁业务时,租赁货物应当实际进出综合保税区。对注册在综合保税区内的租赁企业进出口飞机、船舶和海洋工程结构物等不具备实际入区条件的大型设备,可予以保税,由海关实施异地委托监管。

租赁货物进入境内(区外)时,海关认为必要的,承租企业应当提供税款担保。经海关核准,承租企业可以使用"海关租赁货物保证书"(参考模板详见附件1)办理租赁进口货物海关担保手续。

有关租赁进口货物其他规定,按照《中华人民共和国海关进出口货物征税管理办法》(海关总署令第124号,根据海关总署令第198号、218号、235号修改)执行。

2. 期货保税交割

期货保税交割,是指指定交割仓库内处于保税监管状态的货物作为交割标的物的一种销售方式。

综合保税区内的期货保税交割业务应当在国务院或国务院期货相关管理机构批准设立的交易场所(以下简称"期交所")开展。期交所开展期货保税交割业务应当与海关实现计算机联网,并实时向海关提供保税交割结算单、保税标准仓单、保税标准仓单质押等电子信息。

开展期货保税交割业务的货物品种应当为经国务院期货相关管理机构批准开展期货保税交割业务的期交所上市品种。

综合保税区内仓储企业开展期货保税交割业务,应当具备以下条件:

①具备期交所认可的交割仓库资质;

②海关认定的企业信用状况为一般信用及以上;

③建立符合海关监管要求的管理制度和计算机管理系统,能够对期货保税交割有关的采购、存储、使用、损耗和进出口等信息实现全程跟踪,并如实向海关联网报送物流、仓储、损耗及满足海关监管要求的其他数据;

④具备开展该项业务所需的场所和设备,能够对期货保税交割货物实施专门管理。

期交所应当将开展期货保税交割业务的货物品种及指定交割仓库向海关总署备案。

交割仓库应当通过设立电子账册开展期货保税交割业务。

综合保税区内货物参与期货保税交割的,应当按照规定向海关申报,并在进出口货物报关单、进出境货物备案清单、保税核注清单的备注栏注明"期货保税交割货物"。

期货保税交割完成后,应当按照以下要求进行申报:

①需提货出境的,交割仓库应当凭期交所出具或授权出具的"保税交割结算单"(参考模板详见附件2)和"保税标准仓单清单"(参考模板详见附件3)等交割单证(以下简称"交割单证")作为随附单证向海关办理货物出境申报手续。

②需提货至境内(区外)的,进口货物的收货人或者其代理人应当凭期交所出具或授权出具的交割单证等作为随附单证向海关办理货物进口申报手续,并按照规定缴纳进口环节税款。

③需提货至其他海关特殊监管区域或保税监管场所的,按照保税间货物流转向海关办理申报手续。

申报时应当在进出口货物报关单、进出境货物备案清单、保税核注清单的备注栏注明"期货保税交割货物"及保税交割结算单号。

保税标准仓单持有人(以下简称"仓单持有人")需要开展保税标准仓单质押业务的,仓单持有人应当委托交割仓库向主管海关办理仓单质押备案手续,并提供"保税标准仓单质押业务备案表"(详见附件4)。

交割仓库应当对货物做好质押标记。

仓单持有人需要解除质押的,应当委托交割仓库向主管海关申请办理仓单质押解除手续,并提交解除质押协议和"保税标准仓单质押业务解除备案表"(详见附件5)。解除质押时,同一质押合同项下的仓单不得分批解除。

| 附件1　海关租赁货物保证书 | 附件2　保税交割结算单 | 附件3　保税标准仓单清单 | 附件4　保税标准仓单质押业务备案表 | 附件5　保税标准仓单质押业务解除备案表 |

七、加工贸易"放管服"改革

为全面落实党中央、国务院关于扩大高水平开放、深化"放管服"改革的决策部署,海关总署研究决定对部分加工贸易业务办理手续进行精简和规范:

1. 手册设立(变更)一次申报,取消备案资料库申报

企业通过金关二期加贸管理系统办理加工贸易手册设立(变更)时,不再向海关申报设立备案资料库,直接发送手册设立(变更)数据,海关按规定对企业申报的手册设立(变更)数据进行审核并反馈。

2. 账册设立(变更)一次申报,取消商品归并关系申报

企业通过金关二期加贸管理系统办理加工贸易账册设立(变更)时,不再向海关申报归并关系,由企业根据自身管理实际,在满足海关规范申报和有关监管要求的前提下,自主向海关申报有关商品信息。企业内部管理商品与电子底账之间不是一一对应的,归并关系由企业自行留存备查。

3. 外发加工一次申报,取消外发加工收发货记录

简化外发加工业务申报手续,企业通过金关二期加贸管理系统办理加工贸易外发加工业务时,应在规定的时间内向海关申报"外发加工申报表",不再向海关申报外发加工收发货登记,实现企业外发加工一次申报、收发货记录自行留存备查。企业应如实填写并向海关申报"外发加工申报表",对全工序外发的,应在申报表中勾选"全工序外发"标志,并按规定提供担保后开展外发加工业务。

4. 深加工结转一次申报,取消事前申请和收发货记录

简化深加工结转业务申报手续,海关对加工贸易深加工结转业务不再进行事前审核。企业通过金关二期加贸管理系统办理加工贸易深加工结转业务时,不再向海关申报"深加工结转申报表"和收发货记录,应在规定的时间内直接向海关申报保税核注清单及报关单办理结转手续,实现企业深加工结转一次申报、收发货记录自行留存备查。企业应于每月15日前对上月深加工结转情况进行保税核注清单及报关单的集中申报,但集中申报不得超过手(账)册有效期或核销截止日期,且不得跨年申报。

5. 余料结转一次申报,不再征收风险担保金

简化余料结转业务申报手续,海关对加工贸易余料结转业务不再进行事前审核。企业通过金关二期加贸管理系统办理加工贸易余料结转业务时,不再向海关申报"余料结转申报表",企业应在规定的时间内向海关申报保税核注清单办理余料结转手续,实现企业余料结转一次申报。取消企业办理余料结转手续需征收担保的相关规定,对同一经营企业申报将剩余料件结转到另一加工企业的、剩余料件转出金额达到该加工贸易合同项下实际进口料件总额50%及以上的、剩余料件所属加工贸易合同办理两次及两次以上延期手续的等情形,企业不再提供担保。

6. 内销征税一次申报,统一内销征税申报时限

优化加工贸易货物内销征税手续,企业通过金关二期加贸管理系统办理加工贸易货物内销业务时,直接通过保税核注清单生成内销征税报关单,并办理内销征税手续,不再向海关申报"内销征税联系单"。统一区外加工贸易企业集中办理内销征税手续申报时限,符合条件集中办理内销征税手续的加工贸易企业,应于每月15日前对上月内销情况进行保税核注清单及报关单的集中申报,但集中申报不得超过手(账)册有效期或核销截止日期,且不得跨年申报。

7. 优化不作价设备监管,简化解除监管流程

企业通过金关二期加贸管理系统办理不作价设备手册设立等各项手续,根据规范申报要求上传随附单证进行在线申报。简化不作价设备解除监管流程,对于监管期限已满的不作价设备,企业不再向海关提交书面申请等纸质单证,通过申报监管方式为"BBBB"的设备解除监管专用保税核注清单,向主管海关办理设备解除监管手续。保税核注清单审核通过后,企业如有需要,可自行打印解除监管证明。不作价设备监管期限未满,企业申请提前解除监管的,由企业根据现有规定办理复运出境或内销手续。

8. 创新低值辅料监管,纳入保税料件统一管理

将低值辅料纳入加工贸易手(账)册统一管理。企业使用金关二期加贸管理系统,将低值辅料纳入进口保税料件申报和使用,适用加工贸易禁止类、限制类商品目录等相关管理政策,实现低值辅料无纸化、规范化管理。海关停止签发"低值辅料登记表",之前已经签发的企业可正常执行完毕。

任务三　保税物流货物报关

一、保税物流货物概述

(一)概念

保税物流货物是指经海关批准未办理纳税手续进境,在境内进行分拨、配送或储存后复运出境的货物,也称为保税仓储货物。已办结海关出口手续尚未离境,经海关批准存放在海关保税监管场所或特殊监管区域的货物,带有保税物流货物的性质。

(二)特征

保税物流货物的特征包括:(1)进境时暂缓缴纳进口关税及进口环节税,复运出境免税,内销应该缴纳进口关税和环节税,不征收缓税利息;(2)进出境时一般免予交验进出口许可证;(3)进境海关现场放行不是结关。

(三)范围

(1)经批准进境存入海关保税监管场所,存储后转口境外的货物。

(2)已办理海关出口手续尚未离境,海关批准存放在海关保税监管场所或特殊监管区域的货物。

(3)经海关批准进入海关保税监管场所或特殊监管区域的加工贸易货物,供应国际航行船舶和航空器的油料、物料和维修用零部件,供维修外国产品所进口寄售的零配件,外商进境暂存货物。

(4)海关批准存放在海关保税监管场所或特殊监管区域的其他未办结海关手续的进境货物。

(四)管理

保税物流货物的监管模式有两大类:一类是非物理围网监管模式,包括保税仓库、出口监管仓库;另一类是物理围网监管模式,包括保税物流中心、保税物流园区、保税区、保税港区。

(1)设立审批。保税物流货物必须存放在经过法定程序审批设立的专用场所或特殊区域。海关审批:保税仓库、出口监管仓库、保税物流中心。国务院审批:保税物流园区、保税区、保税港区。

（2）准入保税。按批准存放范围准予货物进入监管场所或者区域,不符合规定存放范围的货物不准存入。

（3）纳税暂缓。进境时不办理纳税手续,运离时才办理。

（4）监管延伸。进境货物从进境地海关监管现场,已办结海关出口手续尚未离境的货物从出口申报地海关现场,延伸到专用监管场所或者特殊监管区域。监管时间如表6-17所示。

表6-17 监管时间

货物类型	存放时间	延长时间
保税仓库	1年	1年
出口监管仓库	6个月	6个月
保税物流中心	2年	1年
保税物流园区、保税区、保税港区	—	

（5）运离结关。除外发加工和暂准运离（维修、测试、展览等）需要继续监管以外,每一批货物运离专用监管场所或者特殊监管区域,都必须根据其实际流向办结海关手续。

二、保税仓库货物报关程序

（一）概述

1. 概念

保税仓库是指经海关批准设立的专门存放保税货物及其他未办结海关手续货物的仓库。其类型、经营和服务如表6-18所示。

表6-18 保税仓库类型、经营和服务

仓库类型	经 营	服 务
公用型保税仓库	主营仓储业务的中国境内独立企业法人	保税仓储服务
自用型保税仓库	由特定的中国境内独立企业法人经营	仅存储本企业自用的保税货物
专用型保税仓库	—	存储具有特定用途或特殊种类的商品
注意:除以上类型外,还有液体危险品保税仓库、备料保税仓库、寄售维修保税仓库和其他专用保税仓库。液体危险品保税仓库是指符合国家关于危险化学品存储规定的,专门提供石油、成品油或者其他散装液体危险化学品保税仓储服务的保税仓库。		

2. 功能

保税仓库的功能是仓储,只能存放进境货物。存放货物的范围包括:（1）加工贸易进口货物;（2）转口货物;（3）供应国际航行船舶和航空器的油料、物料和维修用零部件;（4）供维修外国产品所进口寄售的零配件;（5）外商进境暂存货物;（6）未办结海关手续的一般贸易进口货物;（7）经海关批准的其他未办结海关手续的进境货物。

保税仓库不得存放国家禁止进境的货物,未经批准的影响公共安全、公共卫生或健康、公共道德或秩序的国家限制进境货物以及其他不得存入保税仓库的货物。

 做中学 6-3

香港A公司在宝安、东莞均设有工厂,国外的原材料到香港码头后,由福汉兴国际有限公司安排香港车提柜并经福田保税区一号通道拖运至福汉兴仓库存放。待国内工厂需要用料时,派国内厂家的理货员到福汉兴仓库指定需要的货品,填报好准确的报关文件后,由国内车辆经福田保税区二号通道直接报关进口或转关至东莞海关拆关。

分析:①能节省可观的仓租和拖车费用;②报关员无须出境而确保报关数据准确无误。

3. 设立

(1)申请设立保税仓库的企业应当具备的条件:经工商行政管理部门注册登记,具有企业法人资格;具有专门存储保税货物的营业场所。

(2)保税仓库应当具备的条件:符合海关对保税仓库布局的要求;具备符合海关监管要求的隔离设施、监管设施和办理业务必需的其他设施;具备符合海关监管要求的保税仓库计算机管理系统并与海关联网;具备符合海关监管要求的保税仓库管理制度;公用保税仓库面积最小为 2 000 平方米,液体保税仓库容积最小为 5 000 立方米,寄售维修保税仓库面积最小为 2 000 平方米。

(3)申请设立保税仓库时应提交的材料。

首次申请:保税仓库申请书;申请设立的保税仓库位置图及平面图;维修协议(申请设立寄售维修型保税仓库的,应当提供经营企业与外商的维修协议)。

延续申请:保税仓库延期申请书。

变更申请:保税仓库变更申请书;仓库地理位置及平面图等有关资料(仅变更仓库地址和仓储面积提供)。

注销申请:经营企业出具的保税仓库注销申请(申请书应当包括对保税仓库库存货物的处理情况)。

**保税仓库
申请书**

保税仓库设立的受理部门是主管海关的报税监管部门。其办理步骤如图 6-16 所示。

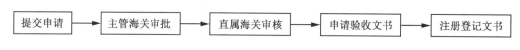

图 6-16　保税仓库设立的办理步骤

(二)保税仓库办理流程

1. 许可的申请、受理、审查、决定

(1)申请人向仓库所在地主管海关递交申请材料,海关应当场或在 5 个工作日内决定是否受理:对申请材料不齐全或者不符合法定形式的,应当场或者在签收申请材料后 5 个工作日内一次告知申请人需补正的全部内容;决定受理的,制发"海关行政审批受理单";决定不予受理的,制发"中华人民共和国×××海关行政许可申请不予受理通知书"。

(2)主管海关受理申请后,于受理之日起 20 个工作日内审查完毕,填写"海关保税仓库/出口监管仓库审批表",将初审意见和相关材料报直属海关,必要时主管海关可派员到仓库现场进行验核。

(3)直属海关应自收到仓库所在地主管海关报送的审查意见之日起 20 个工作日内做出决定。批准设立的,制发"中华人民共和国×××海关准予行政许可决定书(保税仓库项目)";不予批准的,制发"中华人民共和国×××海关不予行政许可决定书(保税仓库项目)"。

(4)申请人应当自海关出具批准文件之日起 1 年内向仓库所在地主管海关书面申请对保税仓库的验收,无正当理由逾期未申请验收或者验收不合格的,该许可决定书自动失效。

(5)仓库主管海关自接到企业书面申请及随附相关材料之日起 10 日内进行实地验收,填写"海关保税仓库/出口监管仓库勘验记录表"并将相关材料报直属海关审核。申请验收时的保税仓库应当符合申请条件的相关要求。

(6)直属海关自收到主管海关报送材料之日起 10 日内审核完毕,必要时可会同仓库主管地海关进行实地核实。对验收合格的仓库,直属海关核发"保税仓库注册登记证书",批准开展相关业务。对验收不合格的,海关应书面告知申请人。

(7)直属海关应按照行政许可要求出具批准文件,由仓库主管海关将批准文件转交企业。

2. 许可的变更

保税仓库需变更名称、地址、仓储面积等事项的,企业应向仓库所在地主管海关提交相关资料,由仓库所在地主管海关受理,报直属海关审批。

对其中变更仓库地址、仓储面积的,海关应根据企业申请,在批准变更 1 年内、新库址开展业务前,按规定进行重新验收。海关认为必要时应下库核实变更事项。

企业申请变更单证齐全、有效,且仓库地址、面(容)积、库位等变更后仍达到保税仓库应具备条件的,主管海关应填写"海关保税仓库/出口监管仓库审批表",并随附企业申请资料报送直属海关审批。直属海关审核准予变更的,应予以批注,并将有关材料交仓库主管海关留存。保税仓库注册变更后,仓库主管海关告知企业。

3. 许可的延续

"保税仓库注册登记证书"的有效期为 3 年。

仓库经营企业申请延续的,应在注册登记证书有效期届满 30 个工作日前向仓库主管海关提交相关资料。

海关应当在注册登记许可有效期届满前做出是否准予延续的决定:仓库主管海关在收到申请后填写"海关出口监管仓库/保税仓库审批表",并于 15 个工作日内将审核意见报直属海关,直属海关在 15 个工作日内做出是否准予延续的决定。直属海关审核准予延续的,应予以批注,并将有关材料交仓库主管海关留存。

4. 许可的注销

保税仓库终止保税仓储业务的,由保税仓库经营企业提出书面申请,经海关审核后,交回"保税仓库注册登记证书",并办理注销手续。

仓库主管海关核实保税仓库无库存货物及其他遗留问题后,应填制"海关保税仓库/出口监管仓库审批表",并随附企业相关材料报直属海关审批。直属海关审核准予注销的,应予以批注,并将有关材料交仓库主管海关留存。

(三)保税仓库管理

其一,保税仓库所存货物的储存期限为 1 年。需要延长储存期限的,应向主管海关申请延期,经海关批准可以延长,延长期限最长不超过 1 年;延期后货物存储超过 2 年的,由直属海关审批。

其二,保税仓库所存货物是海关监管货物,未经海关批准并按规定办理有关手续,任何人不得出售、转让、抵押、质押、留置、移作他用或者进行其他处置。

其三,货物在仓库储存期间发生损毁或者灭失,除不可抗力的原因外,保税仓库应当依法向海关缴纳损毁、灭失货物的税款,并承担相应的法律责任。

其四,保税仓库货物经主管海关批准后可以进行分级分类、分拆分拣、分装、计量、组合包装、打膜、加刷或刷贴运输标志、改换包装、拼装等辅助性简单加工。

其五,保税仓库经营企业应于每月初5个工作日之前向海关提交月报关单报表、库存总额报表及其他海关认为必要的月报单证,将上个月仓库货物入、出、转、存、退等情况以计算机数据和书面形式报送仓库主管海关。

（四）保税仓库货物的报关程序

1. 进仓报关

进仓报关内容如表6—19所示。

表6—19   进仓报关内容

项　目	内　容
报关海关	经营企业在仓库主管海关办理报关手续。经主管海关批准,也可直接在进境口岸海关办理报关手续
许可证管理	除易制毒化品、监控化学品、消耗臭氧层物质外,免领进口许可证件
报关方式	仓库主管海关与进境口岸海关不是同一直属关区的,按照"提前报关转关"的方式办理,或者按照"直接转关"的方式,先到口岸海关转关,货物运到仓库后,向主管海关申报,验放入仓
	仓库主管海关与进境口岸海关是同一直属关区的,经直属海关批准,可不按照转关运输方式办理,由经营企业直接在口岸海关办理报关手续,口岸海关放行后,企业自行提取货物入仓

 经验小谈 6—13

我司有批料件存放在保税仓库快1年了,请问保税仓库存放货物是否有时间限制?

答:根据《海关对保税仓库及所存货物的管理规定》第二十四条,保税仓储货物存储期限为1年。确有正当理由的,经海关同意可予以延期;除特殊情况外,延期不得超过1年。

2. 出仓报关

保税仓库货物出仓可能出现出口报关和进口报关两种情况,可以逐一报关,也可以集中报关。

第一,出口报关。保税仓库出仓复运出境货物,应当按照转关运输方式办理出仓手续。仓库主管海关和口岸海关是同一直属海关的,经直属海关批准,可以不按照转关运输方式,由企业自行提取货物出仓到口岸海关办理出口报关手续。

第二,进口报关。保税仓库货物出仓运往境内其他地方转为正式进口的,需经主管海关保税监管部门审核同意。转为正式进口的同一批货物,要填制两份报关单:一份用于办结出仓报关手续,填制出口货物报关单;另一份办理进口申报手续,按照实际进口监管方式,填制进口货物报关单。进口手续大体分为:(1)用于加工贸易的,按加工贸易货物的报关程序办理报关;(2)可以享受特定减免税的,按特定减免税监管制度办理报关;(3)进入国内市场的,按一般进口货物办理报关;(4)寄售维修零部件申请在保修期内免税出仓的,办理进口报关手续,填制进口货物报关单。贸易方式填"无代价抵偿货物",并确认免税出仓的维修件在保修期内且不超过原设备进口之日起3年,维修件由外商免费提供,更换下来的零部件应合法处理。

第三,集中报关。针对出库批量少、批次频繁的货物,经海关批准可以办理定期集中报关手续。

3. 流转报关

保税仓库与其他海关特殊监管区域或其他海关保税监管场所往来流转的货物,一般按照转关运输的有关规定办理报关手续(同一直属关区的,经批准可以不按转关办理)。

保税仓库货物转往其他保税仓库的,应当各自在其主管海关报关,报关时先办理进口报关,再办理出口报关。

提示:在不同海关特殊监管区域之间调拨、转让的货物,填写对方的海关名称和代码。

三、出口监管仓库

(一)概念

出口监管仓库是指经海关批准设立,对已办结海关出口手续的货物进行存储、保税物流配送、提供流通性增值服务的海关专用监管仓库。出口配送型仓库是指存储以实际离境为目的的出口货物仓库。国内结转型仓库是指存储用于国内结转的出口货物仓库。海关行政审批一个窗口现场办理/海关行政审批网上办理平台(网址 http://online.customs.gov.cn/)。

 小贴士 6-4 **出口监管仓库——出口配送或进口结转**

东莞的某加工厂将昌运仓库作为一个成品集货基地,生产出来的电器产品出口申报至昌运仓库存放,待世界各地有需求时,由码头提取空柜至昌运仓库装货,不仅可以申报出境,也可以用国内车辆实现进口结转,非常灵活方便。

(二)功能

出口监管仓库的功能只有仓储,主要用于存放出口货物。允许(禁止)存入出口监管仓库的货物如表 6-20 所示。

表 6-20 允许(禁止)存入出口监管仓库的货物

允许存放	禁止存放
1. 一般贸易出口货物	1. 国家禁止进出境货物
2. 加工贸易出口货物	2. 未经批准的国家限制进出境货物
3. 从其他海关特殊监管区域、场所转入的出口货物	3. 海关规定不得存放的货物
4. 其他已办结海关出口手续的货物。出口配送型仓库还可以存放为拼装出口货物而进口的货物	

 小贴士 6-5 **出口监管仓库——"转厂"简单化**

东莞某加工厂和宝安某电子厂都是来料加工厂。宝安某电子厂生产的成品如电阻要卖给东莞厂家做料件,以往办理这种跨关区的"转厂",手续很烦琐。在它们选择了昌运监管仓库后,一切都简单化了:宝安厂申报出口交货至昌运出口监管仓库视同出境,再用东莞加工厂的手册办理货物的进口手续,货物的运输可由国内车辆完成。这样不仅复杂问题简单化了,还节省了开支。

(三)设立

(1)申请设立出口监管仓库的经营企业应当具备的条件:①已经在工商行政管理部门注册登记,具有企业法人资格;②具有进出口经营权和仓储经营权;③具有专门存储货物的场所,其中出口配送型仓库的面积不得小于 2 000 平方米,国内结转型仓库的面积不得小于 1 000 平方米。

（2）出口监管仓库应当具备的条件：①申请设立的出口监管仓库应当符合海关对出口监管仓库布局的要求；②具有符合海关监管要求的隔离设施、监管设施和办理业务必需的其他设施；③具有符合海关监管要求的计算机管理系统，并与海关联网；④建立出口监管仓库的章程、机构设置、仓储设施及账册管理等仓库管理制度。

（3）申请设立出口监管仓库时应提交的材料。

首次申请：①出口监管仓库申请书；②仓库地理位置示意图及平面图。

延续申请：出口监管仓库延期申请书。

变更申请：①出口监管仓库变更申请书；②仓库地理位置及平面图等有关资料（仅变更仓库地址和仓储面积提供）。

出口监管仓
库申请书

注销申请：经营企业出具的出口监管仓库注销申请（申请书应当包括对出口监管仓库库存货物的处理情况）。

（四）出口监管仓库办理流程

1. 许可的申请、受理、审查、决定

（1）申请人向仓库所在地主管海关递交申请材料，海关当场或在5个工作日内决定是否受理；对申请材料不齐全或者不符合法定形式的，应当场或者在签收申请材料后5个工作日内一次告知申请人需补正的全部内容；决定受理的，制发"海关行政审批受理单"；决定不予受理的，制发"中华人民共和国×××海关行政许可申请不予受理通知书"。

（2）主管海关受理申请后，于受理之日起20个工作日内审查完毕，填写"海关保税仓库/出口监管仓库审批表"，将初审意见和相关材料报直属海关，必要时主管海关可派员到仓库现场进行验核。

（3）直属海关应自收到仓库所在地主管海关报送的审查意见之日起20个工作日内做出决定。批准设立的，制发"中华人民共和国×××海关准予行政许可决定书（出口监管仓库项目）"；不予批准的，制发"中华人民共和国×××海关不予许可决定书（出口监管仓库项目）"。

（4）申请人应当自海关出具批准文件之日起1年内向仓库所在地主管海关书面申请对出口监管仓库的验收，无正当理由逾期未申请验收或者验收不合格的，该许可决定书自动失效。

（5）仓库主管海关自接到企业书面申请及随附相关材料之日起10日内进行实地验收，填写"海关保税仓库/出口监管仓库勘验记录表"，并将相关材料报直属海关审核。申请验收时的出口监管仓库应当符合申请条件的相关要求。

（6）直属海关自收到主管海关报送材料之日起10日内审核完毕，必要时可会同仓库主管地海关进行实地核实。对验收合格的仓库，直属海关核发"出口监管仓库注册登记证书"，批准开展相关业务；对验收不合格的仓库，海关应书面告知申请人。

（7）直属海关应按照行政许可要求出具批准文件，由仓库主管海关将批准文件转交到企业。

2. 许可的变更

出口监管仓库需变更名称、地址、仓储面积等事项的，企业应向仓库所在地主管海关提交相关资料，由仓库所在地主管海关受理，报直属海关审批。

对其中变更仓库地址、仓储面积的，海关应根据企业申请，在批准变更1年内、新库址开展业务前，按规定进行重新验收。海关认为必要时应下库核实变更事项。

变更申请材料齐全、有效且仓库地址、面（容）积、库位等变更后仍达到出口监管仓库应具备条件的,主管海关应填制"保税仓库/出口监管仓库审批表",并随附企业申请资料报送直属海关审批。直属海关审核准予变更的,应予以批注,并将有关材料交仓库主管海关留存。出口监管仓库注册变更后,仓库主管海关告知企业。

3. 许可的延续

"出口监管仓库注册登记证书"的有效期为 3 年。

仓库经营企业申请延期的,应在注册登记证书有效期届满 30 个工作日前向仓库主管海关提交相关资料。

海关应当在注册登记许可有效期届满前做出是否准予延期的决定:仓库主管海关在收到申请后填写"海关出口监管仓库/保税仓库审批表",并于 15 个工作日内将审核意见报直属海关,直属海关在 15 个工作日内做出是否准予延期的决定。直属海关审核准予延期的,应予以批注,并将有关材料交仓库主管海关留存。

4. 许可的注销

出口监管仓库有下列情形之一的,海关注销其注册登记,并收回"出口监管仓库注册登记证书":

(1)无正当理由逾期未申请延期审查或者延期审查不合格的;

(2)仓库经营企业书面申请变更出口监管仓库类型的;

(3)仓库经营企业书面申请终止出口监管仓库仓储业务的;

(4)丧失设立出口监管仓库设立条件的;

(5)法律、法规规定的应当注销行政许可的其他情形。

仓库主管海关核实出口监管仓库无库存货物及其他遗留问题后,应填制"海关保税仓库/出口监管仓库审批表",并随附相关材料报直属海关审批。直属海关审核同意后,注销"出口监管仓库注册登记证书"。仓库主管海关应收回"出口监管仓库注册登记证书",并于注销之日起 10 日内上交直属海关。

(五)管理

(1)出口监管仓库必须专库专用,不得转租、转借给他人经营,不得下设分库。

(2)出口监管仓库经营企业应当如实填写有关单证、仓库账册,真实记录并全面反映其业务活动和财务情况,编制仓库月度进、出、转、存情况表和年度财务会计报告,并定期报送主管海关。

(3)出口监管仓库所存货物的期限为 6 个月,特殊情况需要延长的,不得超过 6 个月。货物储存期满之前,仓库经营者应当通知发货人或其代理人办理货物的出境或进口手续。

(4)出口监管仓库所存货物是海关监管货物,未经海关批准并按规定办理有关手续,任何人不得出售、转让、抵押、质押、留置、移作他用或者进行其他处置。

(5)货物在仓库储存期间发生损毁或者灭失,除不可抗力原因外,出口监管仓库应当依法向海关缴纳损毁、灭失货物的税款,并承担相应的法律责任。

(6)经主管海关同意,可以在出口监管仓库内进行品质检验、分级分类、分拣分装、印刷运输标志、改换包装等流通性增值服务。

 小贴士 6—6　　　　出口监管仓库——简单加工

东莞某电子公司需将国内产的充电器和香港产的电池组合成一种礼品包装。其中,国内工厂办理出口报关将充电器交至昌运出口监管仓库,香港的电池则经皇岗入境存仓,国内的工人在昌运仓库将两种物品按要求包装在一起,再装入货柜拖至香港码头上船。全部包装由国内人工完成,为客户节省了人工开支。

(六)出口监管仓库货物的报关程序

1. 进仓报关

进仓报关事项及管理方法如表6—21所示。

表6—21　　　　　　　　　　　　进仓报关事项及管理方法

事　项	管　理　方　法
单证	出口货物存入出口监管仓库时,发货人或其代理人应当向主管海关申报,提交出口货物报关单和仓库经营企业填制的"出口监管仓库货物入仓清单"
许可证	按照国家规定应当提交出口许可证
税收	按照国家规定缴纳出口关税
出口退税	经批准享受入仓即退税政策的出口监管仓库,海关在货物入仓办结出口报关手续后予以签发出口货物报关单退税证明联;不享受这一政策的仓库,海关在货物实际离境后签发出口货物报关单证明联
报关单填制	运输方式:监管仓库(代码为1)(用于境内存入出口监管仓库货物)

办理入库货物手续,需要向海关提交下列单证:(1)发货人填写的入库委托书;(2)发货人填写的入库清单;(3)入库申报单。

2. 出仓报关

(1)出口报关。出仓出口报关事项及管理方法如表6—22所示。

表6—22　　　　　　　　　　　　出仓出口报关事项及管理方法

事　项	管　理　方　法
地点	仓库经营者向主管海关申报;出仓货物出境口岸不在仓库主管海关的,经海关批准,既可以在口岸所在地海关办理相关手续,也可以在主管海关办理相关手续
方式	仓库经营企业提交其填制的"出口监管仓库货物出仓清单"和其他必需的单证进行报关
出口退税	入仓时没有签发出口货物报关单退税证明联的,出仓离境后海关按规定签发出口货物报关单退税证明联
报关单填制	运输方式:监管仓库(代码为1)(用于出口监管仓库退仓货物)

(2)进口报关。用于加工贸易的,按照保税加工货物报关;用于减免税用途的,按照减免税货物报关;进入国内市场的,按照一般进口货物报关。

(3)办理出库手续。出口监管仓库货物办理出库手续,需要向海关提交下列单证:①货物所有人或其代理人提交的出库委托书;②仓库经营单位填写的出库申请书;③出库申报单。

3. 结转报关

经转入、转出方所在地主管海关批准,并按照转关运输的规定办理相关手续后,出口监管仓库之间,出口监管仓库与保税区、出口加工区、珠海园区、保税物流园区、保税港区、保税物流中心、保税仓库等特殊监管区域和保税监管场所之间可以进行货物流转。

4. 更换报关

对已存入出口监管仓库但因质量等原因要求更换的货物,经仓库所在地海关批准,可以进行更换。被更换货物出仓前,更换货物应当先行入仓,并要求与原货物的商品编码、品名、规格型号、数量和价值相同。

四、保税物流中心货物报关程序

(一)概述

1. 概念

保税物流中心是经海关批准,由中国境内一家企业法人经营,多家企业进入并从事保税仓储物流业务的海关监管场所。

2. 功能

保税物流中心的功能是保税仓库和出口监管仓库功能的叠加,既可以存放进口货物,也可以存放出口货物,还可以开展多项增值服务(见表6-23)。

表6-23　　　　　　　　　　　　　保税物流中心的功能

存放货物的范围	可开展的业务	不得开展的业务
1. 国内出口货物 2. 转口货物和国际中转货物 3. 外商暂存货物 4. 加工贸易进出口货物 5. 供应国际航行船舶和航空器的物料、维修用零部件 6. 供维修外国产品所进口寄售的零配件 7. 未办结海关手续的一般贸易进口货物 8. 经海关批准的其他未办结海关手续的货物	1. 保税存储进出口货物及其他未办结海关手续的货物 2. 对所存货物开展流通性简单加工和增值服务 3. 全球采购和国际分拨、配送 4. 转口贸易和国际中转业务 5. 经海关批准的其他国际物流业务	1. 商业零售 2. 生产和加工制造 3. 维修、翻新和拆解 4. 存储国家禁止进出口的货物,以及危害公共安全、公共卫生或者健康、公共道德或者秩序的国家限制进出口的货物 5. 存储法律、法规明确规定不能享受保税政策的货物 6. 其他与物流中心无关的业务

3. 设立

(1)保税物流中心(A型)设立审批。

①物流中心经营企业应当具备下列资格条件:工商行政管理部门注册登记,具有独立的企业法人资格;具有专门存储货物的营业场所;具有符合海关监管要求的管理制度。

②物流中心经营企业申请设立物流中心应当具备下列条件:符合海关对物流中心的监管规划建设要求;公用型物流中心的仓储面积(含堆场),东部地区不小于4 000平方米,中西部地区、东北地区不小于2 000平方米;自用型物流中心的仓储面积(含堆场),东部地区不小于2 000平方米,中西部地区、东北地区不小于1 000平方米;物流中心为储罐的,容积不小于5 000立方米;建立符合海关监管要求的计算机管理系统,提供供海关查阅数据的终端设备,并按照海关规定的认证方式和数据标准与海关联网;设置符合海关监管要求的隔离设施、监管设施和办理业务必需的其他设施。

③申请时应提交的材料。

首次申请:申请书、物流中心地理位置图和平面规划图,所列材料须加盖企业印章。

延续申请:保税物流中心(A型)延期申请书。

变更申请:保税物流中心(A型)变更申请书;物流中心地理位置图、平面规划图(仅需在变更物流中心地址和仓储面积/容积时提供)。

注销申请:经营企业出具的保税物流中心(A型)注销申请(申请书应当包括对保税物流中心库存货物的处理情况)。

④保税物流中心(A型)设立审批办理流程。

物流中心的申请、受理、审查、决定:企业申请设立物流中心,由主管海关受理,报直属海关审批;企业自直属海关出具批准其筹建物流中心文件之日起1年内向海关申请验收,由主管海关按照《中华人民共和国海关对保税物流中心(A型)的暂行管理办法》的规定进行审核验收;物流中心验收合格后,由直属海关向企业核发"保税物流中心(A型)注册登记证书";获准设立物流中心的企业确有正当理由未按时申请验收的,经直属海关同意可以延期验收,除特殊情况外,延期不得超过6个月。

获准设立物流中心的企业无正当理由逾期未申请验收或者验收不合格的,视同其撤回设立物流中心的申请。

物流中心的延续:"保税物流中心(A型)注册登记证书"有效期为3年;物流中心经营企业申请延期的,应当在"**保税物流中心(A型)注册登记证书**"每次有效期届满30日前办理延期手续,由主管海关受理,报直属海关审批;直属海关对审查合格的物流中心经营企业准予延期3年,并换发或签注"保税物流中心(A型)注册登记证书"。

物流中心的变更:物流中心需变更经营单位名称、地址、仓储面积(容积)等事项的,主管海关受理企业申请后,报直属海关审批。

物流中心的注销:物流中心经营企业因故终止业务的,由物流中心提出书面申请,主管海关受理后报直属海关审批,办理注销手续并交回"保税物流中心(A型)注册登记证书"。

办结时限:主管海关自受理之日起20个工作日,直属海关接到材料之日起20个工作日,特殊情况可以延长10个工作日。

企业申请进入保税物流中心的办理步骤如图6—17所示。

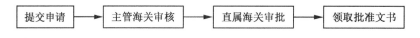

图6—17 企业申请进入保税物流中心的办理步骤

企业申请进入保税物流中心应当向所在地主管海关提交书面申请,提供能够证明上述条件已经具备的有关文件。主管海关受理后报直属海关审批。直属海关对经批准的企业核发"保税物流中心企业注册登记证书"。中心内企业需要变更有关事项的,由主管海关受理后报直属海关审批。

(2)保税物流中心(B型)设立审批。

①设立物流中心应当具备下列条件:物流中心仓储面积,东部地区不小于5万平方米,中西部地区、东北地区不小于2万平方米;符合海关对物流中心的监管规划建设要求;选址在靠近海港、空港、陆路交通枢纽及内陆国际物流需求量较大,交通便利,设有海关机构且便于海关集中监管的地方;经省级人民政府确认,符合地方经济发展总体布局,满足加工贸易发展对保税物流的需求;建立符合海关监管要求的计算机管理系统,提供供海关查阅数据的终端设备,并按照海关规定的认证方式和数据标准,通过"电子口岸"平台与海关联网,以便海关在统一平台上与国税、外汇管理等部门实现数据交换及信息共享;设置符合海关监管要求的隔离设施、监管设施和办理业务必需的其他设施。

②物流中心经营企业应当具备下列资格条件:经工商行政管理部门注册登记,具有独立企业法人资格;具备对中心内企业进行日常管理的能力;具备协助海关对进出物流中心的货物和

中心内企业的经营行为实施监管的能力。

③申请时应提交的材料。

首次申请：申请书；省级人民政府意见书；物流中心所用土地使用权的合法证明及地理位置图、平面规划图；所列材料须加盖企业印章。

延续申请：保税物流中心(B型)延期申请书。

变更申请：企业申请书；省级人民政府或其授权的市级人民政府关于变更事项的意见书；物流中心所用土地使用权的合法证明(在变更中心地址、面积及所有权时提供)；地理位置图、平面规划图(在变更中心地址、面积时提供)。

注销申请：经营企业出具的保税物流中心(B型)注销申请(申请书应当包括对保税物流中心库存货物的处理情况)。

④保税物流中心(B型)设立审批办理流程。

物流中心的申请、受理、审查、决定：设立物流中心的申请由直属海关受理，报海关总署审批；海关总署收到申请后提出办理意见并转送财政部、税务总局和外汇局会审，达成一致意见后由四部门联合批复；企业自海关总署出具批准其筹建物流中心文件之日起1年内向海关总署申请验收，由海关总署会同财政部、税务总局和外汇局等部门或者委托被授权的机构按照本办法的规定进行审核验收；物流中心验收合格后，由海关总署向物流中心经营企业核发"保税物流中心(B型)注册登记证书"；获准设立物流中心的企业确有正当理由未按时申请验收的，经海关总署同意可以延期验收。

获准设立物流中心的企业无正当理由逾期未申请验收或者验收不合格的，视同其撤回设立物流中心的申请。

物流中心的延续："保税物流中心(B型)注册登记证书"的有效期为3年；物流中心经营企业申请延期的，应当在"保税物流中心(B型)注册登记证书"每次有效期届满30日前办理延期手续，由直属海关受理，报海关总署审批，并提交相关材料；海关总署对审查合格的物流中心经营企业准予延期3年，并换发或签注"保税物流中心(B型)注册登记证书"。

物流中心的变更：物流中心需变更名称、地址、面积及所有权等事项的，由直属海关受理报海关总署审批。其他变更事项报直属海关备案。

物流中心的注销：物流中心经营企业因故终止业务的，物流中心经营企业向直属海关提出书面申请，经海关总署会同有关部门审批后，办理注销手续并交回"保税物流中心(B型)注册登记证书"。

"单一窗口"标准版用户手册(保税物流管理申报篇)

办结时限：无特别说明的，直属海关自受理之日起20个工作日，海关总署联合三部门接到材料之日起45个工作日，特殊情况可以延长15个工作日。

4. 管理

自2018年7月1日起，企业在特殊监管区域管理系统、保税物流管理系统设立保税底账后，办理海关特殊监管区域间、海关特殊监管区域与保税物流中心(B型)间以及保税物流中心(B型)间的保税货物流转(设备结转)适用以下规定：

转入、转出企业应对保税货物流转(设备结转)情况协商一致后，按照海关总署公告2018年第23号文件要求报送保税核注清单，其中下列栏目应符合本公告要求：

(1)清单类型填报普通清单；

(2)关联清单编号由转出企业填报对应转入企业的进口保税核注清单编号；

"单一窗口"标准版用户手册(保税货物流转)

（3）关联备案编号填写对方手（账）册备案号；

（4）设备结转时，监管方式应填"设备进出区"（监管方式代码5300）。

转入、转出保税核注清单按10位商品编码进行汇总比对，商品编码比对一致且法定数量相同的，双方核注清单比对成功；系统比对不成功的，按双方核注清单商品编码前8位进行汇总比对，商品编码比对一致且法定数量相同的，转人工比对。商品编码比对不一致或法定数量不同的，对转出保税核注清单予以退单，由转入转出双方协商，并根据协商结果对保税核注清单进行相应修改或撤销。

流转双方对同一商品的商品编码协商不一致时，应按转入地海关依据商品归类的有关规定认定的商品编码确定。

转入、转出保税核注清单均已审核通过的，企业进行实际收发货，并按相关要求办理卡口核放手续。

按照《关于启用保税核注清单的公告》（海关总署公告2018年第23号）中关于简化保税货物报关手续的规定，流转双方企业可不再办理报关申报手续。对报关申报有特殊要求的从其规定。

（二）保税物流中心进出货物的报关程序

1. 物流中心与境外之间进出货物的报关

物流中心与境外之间进出货物的报关事项与管理方法如表6—24所示。

表6—24　　　　　　物流中心与境外之间进出货物的报关事项与管理方法

事项	管　理　方　法
地点	物流中心主管海关；物流中心与口岸不是同一主管海关的，经主管海关批准，可以在口岸海关办理相关手续
许可证	除实行出口被动配额管理和我国参加或者缔结的国际条约及国家另有明确规定的以外，不实行进出口配额、许可证件管理
税收	属于规定存放范围内的货物免税；中心内企业进口自用的办公用品、交通运输工具、生活消费品，以及物流中心开展综合物流服务所需进口的机器、装卸设备、管理设备等，按照进口货物的有关规定和税收政策办理相关手续
出口退税	不享受这一政策的仓库，海关在货物实际离境后签发出口货物报关单
报关单填制	监管方式：保税物流中心进出境货物6033

2. 物流中心与境内之间进出货物的报关

（1）出中心。

第一，出中心进入关境内其他地区。物流中心货物进入境内其他地区视同进口，按照货物进入境内的实际流向和实际状态办理进口报关手续；属于许可证件管理的商品，企业还应当取得有效的许可证件，海关对有关许可证件电子数据进行系统自动比对验核。

从保税物流中心进入境内用于在保修期限内免费维修有关外国产品并符合无代价抵偿货物有关规定的零部件或者用于国际航行船舶和航空器的物料或者属于国家规定可以免税的货物，免征进口关税和进口环节代征税。

第二，出中心运往境外。物流中心货物出中心运往境外填制出口货物报关单，办理出口报关手续。具体手续同保税仓库和出口监管仓库货物运往境外的报关手续一样。

（2）进中心。货物从境内进入物流中心视同出口，办理出口报关手续，报关事项及管理方法如表 6-25 所示。

表 6-25　　　　　　　　　货物从境内进入物流中心的报关事项及管理方法

事 项	管 理 方 法
关税	如需缴纳出口关税的,应当按照规定纳税
许可证	属于许可证件管理的商品,应出具出口许可证件
出口退税	签发:从境内运入物流中心已办结报关手续的货物或者从境内运入物流中心供中心内企业自用的国产机器设备、装卸设备、管理设备、检测检验设备等以及转关出口货物,海关签发出口退税报关单证明联。不签:从境内运入物流中心的下列货物,海关不签发出口退税报关单证明联:①供中心内企业自用的生活消费品、交通运输工具;②供中心内企业自用的进口的机器设备、装卸设备、管理设备、检测检验设备等;③物流中心之间,物流中心与出口加工区、保税物流园区和已实行国内货物入仓环节出口退税政策的出口监管仓库等海关特殊监管区域或者海关保税监管场所往来的货物

五、保税物流园区货物的报关程序

(一)概念

保税物流园区是指经国务院批准,在保税区规划面积内或者毗邻保税区的特定港区内设立的、专门发展现代国际物流的海关特殊监管区域。

(二)功能

保税物流园区允许开展的业务如表 6-26 所示。

表 6-26　　　　　　　　　　　保税物流园区允许开展的业务

允许的业务	1. 存储进出口货物及其他未办结海关手续的货物 2. 对所存货物开展流通性简单加工和增值服务 3. 国际转口贸易 4. 国际采购、分销和配送 5. 国际中转 6. 商品展示 7. 经海关批准的其他国际物流业务

(三)管理

保税物流园区是海关监管的特定区域。园区与境内其他地区之间应当设置符合海关监管要求的卡口、围网隔离设施、视频监控系统及其他海关监管所需的设施。海关在园区派驻机构,依照有关法律、行政法规,对进出园区的货物、运输工具、个人携带物品及园区内相关场所实行 24 小时监管。

1. 禁止的项目

保税物流园区禁止的业务如表 6-27 所示。

表 6-27　　　　　　　　　　　保税物流园区禁止的业务

禁止的业务	1. 除安全人员和相关部门、企业值班人员外,其他人员不得在园区内居住 2. 园区内设立仓库、堆场、查验场和必要的业务指挥调度操作场所,不得建立工业生产加工场所和商业性消费设施 3. 不得开展商业零售、加工制造、翻新、拆解及其他与园区无关的业务 4. 法律、法规禁止进出口的货物、物品不得进出园区

2. 企业管理

保税物流园区行政机构及其经营主体、在园区内设立的企业等单位的办公场所应当设置在园区规划面积内、围网外的园区综合办公区内。海关对区内企业实行电子账册监管制度和计算机联网管理制度。园区行政管理机构或其经营主体应当在海关指导下通过电子口岸建立供海关、园区企业及其他相关部门进行电子数据交换和信息共享的计算机公共信息平台。

园区企业应建立符合海关监管要求的电子计算机管理系统,提供海关查阅数据的终端设备,按照海关规定的认证方式和数据标准与海关进行联网。园区企业需依照法律、行政法规的规定,规范财务管理,设置符合海关监管要求的账簿、报表,记录本企业的财务状况和有关进出园区货物、物品的库存、转让、转移、销售、简单加工、使用等情况,如实填写有关单证、账册,凭合法、有效的凭证记账核算。

3. 物流管理

园区内设立仓库、堆场、查验场和必要的业务指挥调度操作场所。园区货物不设储存期限。但园区企业自开展业务之日起,应当每年向园区主管海关办理报核手续。园区主管海关应当自受理报核申请之日起 30 日内予以"核库"。企业有关账册、原始数据应当自"核库"结束之日起至少保留 3 年。

经主管海关批准,园区企业可以在园区综合办公区专用的展示场所举办商品展示活动。展示的货物应当在园区主管海关备案,并接受海关监管。园区内货物可以自由流转。园区企业转让、转移货物时,应当将货物的具体品名、数量、金额等有关事项向海关进行电子数据备案,并在转让、转移后向海关办理报核手续。未经海关许可,园区内企业不得将所存货物抵押、质押、留置、移作他用或者进行其他处置。

4. 特殊情况的处理

第一,除法律、行政法规规定不得声明放弃的货物外,园区企业可以申请放弃货物。放弃的货物由主管海关依法提取变卖,变卖收入由海关按照有关规定处理。依法变卖后,企业凭放弃该批货物的申请和园区主管海关提取变卖该货物的有关单证办理核销手续;确因无使用价值无法变卖并经海关核准的,由企业自行处理,园区主管海关直接办理核销手续。放弃货物在海关提取变卖前所需的仓储费用等,由企业自行承担。

第二,因不可抗力造成园区货物损坏、损毁、灭失的,园区企业应当及时书面报告园区主管海关,说明理由并提供保险、灾害鉴定部门的有关证明。经主管海关核实确认后,按照表 6-28 所列的规定处理。

表 6-28　　　　　　　　　　　　　不可抗力造成损失的处理

情 况	处 理 方 法
货物灭失,或者完全失去使用价值的	海关予以办理核销和免税手续
进境货物损坏、损毁,失去原使用价值但可再利用的	园区企业可以向园区主管海关办理退运手续
	如不退运出境并要求运往区外的,由区内企业提出申请,并经主管海关核准,根据受灾货物的使用价值估价、征税后运往园区外
区外进入园区的货物损坏、损毁,失去原使用价值但可再利用的	需向出口企业进行退换的,可以退换为与损坏货物同一品名、规格、数量、价格的货物,并向园区主管海关办理退运手续

第三,因保管不善等非不可抗力因素造成货物损坏、损毁、灭失的,按表 6-29 所列的规定办理。

表6—29   非不可抗力造成损失的处理

情　况	处　理　方　法
对于从境外进入园区的货物	园区企业应当按照一般进口货物的规定,以货物进入园区时海关接受申报之日适用的税率、汇率,依法向海关缴纳损毁、灭失货物原价值的关税、进口环节增值税和消费税
对于从区外进入园区的货物	园区企业应当重新缴纳因出口而退还的国内环节有关税收,海关据此办理核销手续

(四)保税物流园区进出货物的报关程序

1.保税物流园区与境外进出货物

(1)境外货物运入园区。境外运入园区货物的报关事项及管理方法如表6—30所示。

表6—30   境外运入园区货物的报关事项及管理方法

事　项	管　理　方　法
单证	备案清单
许可证	除法律、行政法规另有规定外,境外运入园区的货物不实行许可证管理
税收	下列货物保税:①园区企业为开展业务所需的货物及其包装物料;②加工贸易进口货物;③转口贸易货物;④外商暂存货物;⑤供应国际航行船舶和航空器的物料、维修用零部件;⑥进口寄售货物;⑦进境检测、维修货物及其零部件;⑧看样订货的展览品、样品;⑨未办结海关手续的一般贸易货物;⑩经海关批准的其他进境货物
	下列货物免税:①园区基础设施建设项目所需的设备、物资等;②园区企业为开展业务所需的机器、装卸设备、仓储设施、管理设备及其维修用消耗品、零配件及工具;③园区行政机构及其经营主体、企业自用的合理数量的办公用品

(2)园区货物运往境外。园区运往境外货物的报关事项及管理方法如表6—31所示。

表6—31   园区运往境外货物的报关事项及管理方法

事　项	管　理　方　法
单证	备案清单
许可证	除法律、行政法规另有规定外,园区运往境外的货物不实行许可证管理
税收	除法律、法规另有规定外,免征出口关税
退运	进境货物未经流通性简单加工,原状退运出境的,园区企业可以向园区主管海关申请退运手续

2.保税物流园区与境内区外进出货物

(1)园区货物运往区外视同进口:①进入国内市场的,按一般进口货物报关,提供相关许可证件,缴纳税款;②用于加工贸易的,按加工贸易保税货物报关,提供加工贸易登记手册,继续保税;③用于可以享受减免税的企业、地区或用途的,按减免税货物报关,提供"进出口货物征免税证明"和相应证件,免缴进口税款;④检测维修的机器、设备和办公用品等不得留在区外使用,并自运出之日起60日内运回区内,特殊情况下,应在期满前10日内,以书面形式向园区主管海关申请延期,延长期限不超过30日。

(2)区外货物运入园区视同出口。程序:区内企业或区外发货人向园区主管海关办理出口申报手续,照章纳税和提交许可证件。报关单填制:贸易方式按实际监管填报,运输方式填报"0非保税区"。出口退税:用于出口退税的出口货物报关单证明联的签发手续,按照下列规定办理:

第一,从区外运入园区,供区内企业开展业务的国产货物及其包装材料,由区内企业或者区外发货人及其代理人填写出口货物报关单,海关按照对出口货物的有关规定办理,签发出口货物报关单退税证明联;货物从异地转关进入园区后,启运地海关在收到园区主管海关确认转关货物已进入园区的电子回执后,签发出口货物报关单证明联。

第二,从区外运入园区,供区内行政管理机构及其经营主体和区内企业使用的国产基建物资、机器、装卸设备、管理设备等,海关按照对出口货物的有关规定办理,除了国家取消出口退税的基建物资外,其他的予以签发出口货物报关单退税证明联。

第三,从区外运入园区,供区内行政管理机构及其经营主体和区内企业使用的生活消费品、办公用品、交通运输工具等,海关不予签发出口货物报关单退税证明联。

第四,对于从区外进入园区的原进口货物、包装物料、设备、基建物资等,区外企业应当向海关提供上述货物或者物品的清单,按照出口货物的有关规定办理申报手续,海关不予签发出口货物报关单证明联,原已缴纳的关税、进口环节增值税和消费税不予退还。

(3)保税物流园区与其他特殊监管区域、保税监管场所之间往来货物。海关对于园区与海关其他特殊监管区域或者保税监管场所之间往来的货物,继续实行保税监管,不予签发"出口货物报关单"证明联。但货物从未实行国内货物入区、入仓环节出口退税制度的海关特殊监管区域或者保税监管场所转入园区的,按照货物实际离境的有关规定办理申报手续,由"转出地"海关签发"出口货物报关单"证明联。

"单一窗口"标准版用户手册(出口退税外贸版)

园区与海关其他特殊监管区域、保税监管场所之间的货物交易、流转,不征收进出口环节和国内流通环节的有关税收。

六、保税区货物的报关程序

(一)保税区货物概述

1. 概念

保税区是指经国务院批准在中华人民共和国境内设立的由海关进行监管的特定区域。

2. 功能

保税区具有出口加工、转口贸易、商品展示、仓储运输等多种功能。

 小贴士6—7　　　国内产品与国外产品的简单装配

美国某大型电脑销售公司分别从广州、深圳、中山、东莞等地的六家加工工厂购买电脑机箱、显示器、键盘等电脑组件,然后装配并包装为整机后在美国本土销售。由于六家工厂均属加工企业,所生产产品受海关监管,因此不能在国内非海关监管区域完成组装工序。以前都是分别出口至香港完成组装后再运抵美国或分别直运美国再进行组装,但由于中国香港、美国的人工费很高,这样一来大幅增加了成品的成本。后来该公司指令这六家工厂全部将产品运抵保税区,利用保税区廉价的劳动力资源完成装配包装和解决加工企业出口手册核销的问题,再以整机出口至美国,大大降低了成本。

3. 保税区的管理

保税区与境内其他地区之间应设置符合海关监管要求的隔离设施。

第一,禁止事项。除安保人员外,其他人员不得在保税区居住;国家禁止进出口的货物、物品,不得进出保税区;国家明令禁止进出口的货物和列入《加工贸易禁止类商品目录》的商品在保税区内也不准开展加工贸易。

第二,物流管理。区内设立的企业,必须向海关办理注册手续;区内企业必须依照国家有关法律、行政法规的规定设置账簿、编制报表,凭合法、有效凭证记账并进行核算,记录有关进出保税区货物和物品的库存、转让、转移、销售、加工、使用和损耗等情况;区内企业必须与海关实行电子计算机联网,进行电子数据交换。

从非保税区进入保税区的货物,按照出口货物办理相关手续。区内转口贸易货物可以在区内仓库或者区内其他场所进行分级、挑选、印刷运输标志、改换包装等简单加工。

第三,加工贸易管理。保税区加工贸易货物报关管理方法如表6—32所示。

表6—32　　　　　　　　　　保税区加工贸易货物报关管理方法

项　目	管　理　方　法
许可证	除易制毒化学品、监控化学品、消耗臭氧层物质要提供进出口许可证件,生产激光光盘要由主管部门批准外,其他加工贸易料件免交验许可证件
台账	区内企业开展加工贸易,不实行保证金台账制度
税收	区内企业将区内加工的制成品及其在加工过程中产生的边角料运往境外时,应当按照国家有关规定向海关办理手续,除法律、行政法规另有规定外,免征出口关税
货物处理	货物如发生了所有权的转移,企业自定加工要求
其他保税货物处理	区内企业将加工贸易料件及制成品、副产品、残次品、边角料运往非保税区时,应办理进口报关手续,依法纳税,免缓税利息

(二)保税区进出货物的报关程序

1. 进出境报关

(1)方式。进出境报关采用报关制和备案制相结合的运行机制。①属自用的,采用报关制,填写进出口货物报关单;②属非自用的,包括加工出口、转口、仓储和展示,采取备案制,填写进出境货物核注清单,即保税区内企业的加工贸易料件、转口贸易货物、仓储货物进出境,由收货人或其代理人填写进出境货物核注清单向海关报关;③对保税区内企业进口自用合理数量的机器设备、管理设备、办公用品及工作人员所需自用合理数量的应税物品及货样,由收货人或其代理人填写进口货物报关单向海关报关。

中华人民共和国海关进境货物核注清单如样例6—3所示,中华人民共和国海关出境货物核注清单如样例6—4所示。

样例 6-3

进口保税核注清单

仅供核对使用

打印时间：2019/09/10 13:54:52

预录入统一编号	DLHZ0910191000013905	清单编号	QD0910191000006399	手（账）册编号	T0910W000014	清单申报日期	2019/07/26
经营企业编码	2102263K900	经营企业社会信用代码	91210242792014979K	经营企业名称	大连悦丰万鑫国际物流有限公司	企业内部编号	
加工企业编码	2102263K900	加工企业社会信用代码	91210242792014979K	加工企业名称	大连悦丰万鑫国际物流有限公司	录入日期	2019/07/26
申报单位代码	2102263K900	申报单位社会信用代码	91210242792014979K	申报单位名称	大连悦丰万鑫国际物流有限公司	清单进出卡口状态	完全过卡
料件、成品标志	料件	监管方式	区内物流货物	运输方式	水路运输	流转类型	非流转类
进（出）境关别	连大窑湾	主管海关	连保税港	核扣标志	已核扣		
录入单位代码	2102263K900	录入单位社会信用代码	91210242792014979K	录入单位名称	大连悦丰万鑫国际物流有限公司	报关标志	报关
报关类型	对应报关	报关单类型	进境备案清单	清单类型	普通清单	报关单申报日期	2019/07/31
对应报关单编号	090202019110000070610	对应报关单申报单位代码	2102263K900	对应报关单申报单位名称	大连悦丰万鑫国际物流有限公司	对应报关单申报单位社会信用代码	91210242792014979K
关联手册编号		关联清单编号		关联手（账）册备案号			
关联报关单境内收发货人代码		收发货人名称				社会信用代码	
关联报关单生产销售（消费使用）单位代码		单位名称				社会信用代码	
关联报关单申报单位代码		申报单位名称				社会信用代码	
启运国（地区）/运抵国（地区）	柬埔寨	备注					

表体

商品序号	备案序号	商品料号	商品编码	商品名称	规格型号	原产国（地区）	最终目的国（地区）	申报单价	申报总价	币制	申报数量	申报单位	法定数量	法定单位	法定第二数量	法定第二单位	征免方式	单耗版本号
1	2963	FLD01	1905310000	饼干	小麦面粉、黄油、糖粉、植物油、纯净水等	中国		19.3440	18667	美元	965	件	7671.50	千克			全免	

第1页、共2页

| 2 | 2964 | FDL02 | 1904100000 | 薯片 | 膨化、阴凉干燥处保存、开封后尽快食用 | 中国 | | 10.3524 | 3913.2 | 美元 | 378 | 件 | 1271.40 | 千克 | | | 全免 | |

简单加工清单料件表体

商品序号	备案序号	商品料号	商品编码	商品名称	规格型号	原产国（地区）	最终目的国（地区）	申报单价	申报总价	币制	申报数量	申报单位	法定数量	法定单位	法定第二数量	法定第二单位	征免方式	单耗版本号

集报清单—出入库单信息

序号	出入库单编号

保税电商清单—电商清单信息

序号	电商清单编号

样例 6-4

出口保税核注清单

仅供核对使用

打印时间：2019/09/10 13:53:38

预录入统一编号	DLHZ0910191E000022829	清单编号	QD0910191E00001053	手（账）册编号	T0910W000014	清单申报日期	2019/09/02
经营企业编码	2102263K900	经营企业社会信用代码	91210242792014979K	经营企业名称	大连悦丰万鑫国际物流有限公司	企业内部编号	
加工企业编码	2102263K900	加工企业社会信用代码	91210242792014979K	加工企业名称	大连悦丰万鑫国际物流有限公司	录入日期	2019/09/02
申报单位代码	2102263K900	申报单位社会信用代码	91210242792014979K	申报单位名称	大连悦丰万鑫国际物流有限公司	清单进出卡口状态	完全过卡
料件、成品标志	料件	监管方式	区内物流货物	运输方式	水路运输	流转类型	非流转类
进（出）境关别	连大窑湾	主管海关	连保税港	核扣标志	已核扣	申报表编号	
录入单位代码	2102263K900	录入单位社会信用代码	91210242792014979K	录入单位名称	大连悦丰万鑫国际物流有限公司	报关标志	报关
报关类型	对应报关	报关单类型	出境备案清单	清单类型	普通清单	报关单申报日期	2019/09/03
对应报关单编号	090202019010041783	对应报关单申报单位代码	2102263K900	对应报关单申报单位名称	大连悦丰万鑫国际物流有限公司	对应报关单申报单位社会信用代码	91210242792014979K
关联手册编号		关联清单编号		关联手（账）册备案号			
关联报关单境内收发货人代码		收发货人名称				社会信用代码	
关联报关单生产销售（消费使用）单位代码		单位名称				社会信用代码	
关联报关单申报单位代码		申报单位名称				社会信用代码	
启运国（地区）/运抵国（地区）	朝鲜	备注					

表体

商品序号	备案序号	商品料号	商品编码	商品名称	规格型号	原产国（地区）	最终目的国（地区）	申报单价	申报总价	币制	申报数量	申报单位	法定数量	法定单位	法定第二数量	法定第二单位	征免方式	单耗版本号
1	2963	FLD01	1905310000	饼干	小麦面粉、黄油、糖粉、植物油、纯净水等	柬埔寨	朝鲜	19.3440	18667	美元	965	件	7671.50	千克			全免	

第1页、共2页

| 2 | 2964 | FDL02 | 1904100000 | 薯片 | 膨化、阴凉干燥处保存、开封后尽快食用 | 柬埔寨 | 朝鲜 | 10.3524 | 3913.2 | 美元 | 378 | 件 | 1271.40 | 千克 | | | 全免 | |

简单加工清单料件表体

商品序号	备案序号	商品料号	商品编码	商品名称	规格型号	原产国（地区）	最终目的国（地区）	申报单价	申报总价	币制	申报数量	申报单位	法定数量	法定单位	法定第二数量	法定第二单位	征免方式	单耗版本号

集报清单—出入库单信息

序号	出入库单编号

保税电商清单—电商清单信息

序号	电商清单编号

(2)许可证。保税区与境外之间进出的货物,除易制毒化学品、监控化学品、消耗臭氧层物质等国家规定的特殊货物外,不实行进出口许可证件管理,免交验许可证件。

"单一窗口"标准版用户手册(出口许可证申请)

(3)税收。从境外进入保税区的下列货物免税:①区内生产性的基础设施建设项目所需的机器、设备和其他基建物资,予以免税;②区内企业自用的生产、管理设备和自用合理数量的办公用品及其所需的维修零配件,生产用燃料,建设生产厂房、仓储设施所需的物资、设备,除交通车辆和生活用品外,予以免税;③保税区行政管理机构自用合理数量的管理设备和办公用品及其所需的维修零配件,予以免税。免税进入保税区的进口货物,海关按照减免税货物进行监管。

2.进出区报关

(1)保税加工货物进出区。

第一,进区报出口。单证:手册或账册、出口报关单。许可证:提供有关的许可证件。关税:应税缴税。出口退税:不签退税证明联。出口报关单填制:贸易方式按实际监管方式填报;运输方式填报:0(非保税区运入保税区货物和保税区退区货物)。

保税区退区货物是指原已向海关办理出口报关手续从非保税区运入保税区后,经海关核准转为非保税区使用的货物。

第二,出区报进口。按不同的流向填写进口货物报关单:

①出区进入国内市场的,按一般进口货物报关,填写进口货物报关单,提供有关证件。

保税加工货物内销征税完税价格的确定如表6-33所示。

表6-33 保税加工货物内销征税完税价格的确定

类 型	完 税 价 格
进口料件或制成品(包括残次品)	以接受内销申报的同时或者大约同时进口的相同或者类似货物的进口成交价格为基础确定完税价格
进料加工制成品中,如果含有从境内采购的料件	以制成品所含有的从境外购入的料件的原进口成交价格为基础确定完税价格
来料加工制成品中,如果含有从境内采购的料件	以接受内销申报的同时或者大约同时进口的与料件相同或者类似货物的进口成交价格为基础确定完税价格
边角料或者副产品	内销价格

②出区用于加工贸易的,按加工贸易货物报关。

③出区用于可以享受减免税企业的,按减免税货物报关。

(2)进出区外发加工。保税区企业货物外发到区外加工,或区外企业货物外发到保税区加工,需经主管海关核准。

第一,进区。进区提交外发加工合同向保税区海关备案,加工出区后核销,不填写进出口货物报关单,不缴纳税费。

第二,出区。出区需由区外加工贸易经营企业在其所在地海关办理加工贸易备案手续,需要建立银行保证金台账的,应当设立台账;加工期限最长为6个月,情况特殊,经海关批准可以延长,延长的最长期限是6个月;备案后按加工贸易货物出区进行报关。

(3)设备进出区。不管是施工设备还是投资设备,进出区均须向保税区海关备案,不填写报关单,不缴纳出口税,海关不签发报关单退税证明联;设备是从国外进口已征进口税的,不退进口税;设备退出区外,也不必填写报关单申报,但要报保税区海关销案。

 小贴士 6—8   保税区(物流园)与保税区之间转关

某工厂在苏州物流园设有保税仓库,其供应商货物却存放于深圳福田保税区仓库。供应商要供货给这家工厂,送货到苏州物流园的保税仓库,于是安排货物从福田保税区转关到苏州物流园的保税仓库,工厂再根据生产需要分批从苏州物流园报关进口。

七、保税港区货物的报关程序

(一)概念

保税港区是指经国务院批准,设立在国家对外开放的口岸港区和与之相连的特定区域内,具有口岸、物流、加工等功能的海关特殊监管区域。

(二)功能

保税港区内可以开展下列业务:(1)存储进出口货物和其他未办结海关手续的货物;(2)对外贸易,包括国际转口贸易;(3)国际采购、分销和配送;(4)国际中转;(5)检测和售后服务维修;(6)商品展示;(7)研发、加工、制造;(8)港口作业;(9)经海关批准的其他业务。

(三)管理

保税港区享受的税收和外汇管理政策为:国外货物入港区保税;货物出港区进入国内销售按货物进口的有关规定办理报关手续,并按货物的实际状态征税;国内货物入港区视同出口,实行退税;港区内企业之间的货物交易不征收增值税和消费税。

(1)禁止事项。保税港区内不得居住人员;除保障保税港区人员正常工作、生活的非营利性设施外,区内不得建立商业性生活消费设施和开展商业零售业务;国家禁止进出口的货物、物品,不得进出保税港区;不得开展高耗能、高污染和资源性产品及列入《加工贸易禁止类商品目录》商品的加工贸易业务。

(2)物流管理。申请在区内开展维修业务的企业,应当具有法人资格,并在海关登记备案。区内货物可以自由流转;保税港区内货物不设存储期限,但是存储超过 2 年的,应该向海关备案;经海关核准,区内企业可以办理集中申报手续。

(3)加工贸易管理。区内企业开展加工贸易,不实行保证金台账制度和合同核销制度,海关对保税港区内加工贸易货物不实行单耗标准管理。

(4)特殊情况处理。

第一,放弃货物。区内企业申请放弃的货物,经海关及有关主管部门核准后,由保税港区主管海关依法提取变卖,变卖收入由海关按照有关规定处理,但法律、行政法规和海关规章规定不得放弃的货物除外。

第二,因不可抗力造成保税港区货物损坏、损毁、灭失的,区内企业应当及时书面报告保税港区主管海关,说明理由并提供保险、灾害鉴定部门的有关证明。经主管海关核实确认后,按照表 6—34 的规定处理。

表 6—34   保税港区货物因不可抗力受损的处理方法

情 况	处 理 方 法
货物灭失,或者完全失去使用价值的	海关予以办理核销和免税手续

续表

情　况	处　理　方　法
进境货物损坏、损毁,失去原使用价值但可再利用的	区内企业可以向保税港区主管海关办理退运手续。如不退运出境并要求运往区外的,由区内企业提出申请,经主管海关核准,根据受灾货物的使用价值估价、征税后运出港区外
区外进入保税港区的货物损坏、损毁,失去原使用价值但可再利用的	需向出口企业进行退换的,可以退换为与损坏货物同一品名、规格、数量、价格的货物,并向保税港区主管海关办理退运手续

第三,因保管不善等非不可抗力因素造成货物损坏、损毁、灭失的,按表6－35的规定办理。

表6－35　　　　　　　　　　保税港区货物因非不可抗力受损的处理方法

情　况	处　理　方　法
对于从境外进入保税港区的货物	区内企业应当按照一般贸易进口货物的规定,以货物进入保税港区时海关接受申报之日适用的税率、汇率,依法向海关缴纳损毁、灭失货物原价值的关税、进口环节增值税和消费税
对于从区外进入保税港区的货物	保税港区企业应当重新缴纳因出口而退还的国内环节有关税费,海关据此办理核销手续
从区外进入保税港区供保税港区行政管理机构和区内企业使用的生活消费用品和交通运输工具	海关不予签发出口货物报关单证明联
从区外进入保税港区的原进口货物、包装物料、设备等	按照出口货物的有关规定办理申报手续,海关不予签发出口货物报关单证明联,原已缴纳的关税、进口环节税不予退还

(四)进出保税港区货物的报关程序

1. 保税港区与境外之间进出货物

保税港区与境外之间进出货物的报关事项及管理方法如表6－36所示。

表6－36　　　　　　　保税港区与境外之间进出货物的报关事项及管理方法

事　项	管　理　方　法
地点	保税港区主管海关,口岸海关(经批准)
单证	实行备案制管理;提供进出境货物备案清单
税收	进区:下列产品免征进口关税和进口环节海关代征税:①区内生产性的基础设施建设项目所需的机器、设备和建设生产厂房、仓储设施所需的基建物资;②区内企业生产所需的机器、设备、模具及维修用零配件;③区内企业和行政管理机构自用合理数量的办公用品 注:供区内企业和行政管理机构自用的交通运输工具、生活消费品,按照进口货物的有关规定办理报关手续,并征收进口关税和进口环节代征税 出境:免出口税
许可证	除另有规定外,不实行进出口配额、许可证件管理 注:对于同一配额、许可证项下的货物,海关在进区环节已经验核配额、许可证件的,在出境环节不再验核配额、许可证

2. 保税港区与区外非特殊监管区域或场所之间进出货物

区内企业或者区外进出口货物收发货人按照进出口货物的规定向保税港区海关办理申报

手续。

(1)出区。出区不同种类货物报关管理方法如表 6—37 所示。

表 6—37 出区不同种类货物报关管理方法

货物种类	管 理 方 法
一般贸易货物	直接进入生产消费领域的,按一般进口货物报关;属于优惠贸易协定项下的货物,符合海关总署相关原产地管理规定的,按协定税率或者特惠税率办理海关征税手续;符合保税或者特定减免税条件的,按保税货物或者减免税货物报关
加工贸易货物	成品、残次品、副产品按进口货物办理报关手续;内销时按实际状态征税,交配额和许可证;边角料、副产品、包装物料等按照出区实际状态征税,免配额和许可证
出区展示货物	比照暂准进境货物管理
出区检测、维修货物	区内使用的机器、设备、模具和办公用品比照进境修理货物 注:模具应当留存样品或者图片资料;不得在区外用于加工生产和使用;自运出之日起 60 日内运回保税港区;因特殊情况不能如期运回的,在期限届满前 7 日内,以书面形式向海关申请延期,延长期限不得超过 30 日
出区外发加工货物	模具、原材料、半成品等外发加工,凭承揽加工合同或者协议、承揽企业营业执照复印件和区内企业签章确认的承揽企业生产能力状况等材料,向保税港区主管海关办理外发加工手续;委托区外企业加工的期限不得超过 6 个月

(2)进区。进区货物管理方法如表 6—38 所示。

表 6—38 进区货物管理方法

货物种类	管 理 方 法
国产货物	①国产货物及其包装物料:按照对出口货物的有关规定办理报关,签发出口货物报关单证明联 ②区内行政管理机构和企业使用的国产基建物资、机器、装卸设备、管理设备、办公用品等:除取消出口退税的基建物资外,海关按照对出口货物的有关规定办理相关手续,签发出口货物报关单证明联 注:货物转关出口的,启运地海关收到保税港区主管海关确认转关货物已进入保税港区的电子回执后,签发出口货物报关单证明联
原进口货物	对于原进口货物、包装物料、设备、基建物资等,区外企业应当向海关提供上述货物或者物品的清单,按照出口货物的有关规定办理申报手续,海关不予签发出口货物报关单证明联,原已缴纳的关税、进口环节海关代征税不予退还

3. 保税港区与其他海关特殊监管区域或者保税监管场所之间进出货物

(1)海关对于保税港区与其他海关特殊监管区域或者保税监管场所之间往来的货物,实行保税监管,不予签发用于办理出口退税的出口货物报关单证明联。但货物从未实行国内货物入区(仓)环节出口退税制度的海关特殊监管区域或者保税监管场所转入保税港区的,视同货物实际离境,由转出地海关签发出口货物报关单证明联。

(2)保税港区与其他海关特殊监管区域或者保税监管场所之间的流转货物,不征收进出口环节的有关税收。

经验小谈 6—14

我司想要在当地综保区内设立一家企业从事维修业务,请问综保区内对于从事保税维修业务的企业有什么要求?

答：根据《海关保税港区管理暂行办法》第三十二条，申请在保税港区内开展维修业务的企业应当具有企业法人资格，并在保税港区主管海关登记备案。在保税港区内开展保税维修业务的企业，海关按照相关规定进行监管。

任务四　减免税货物报关

一、减免税货物概述

（一）概念

减免税货物是指海关根据国家的政策规定准予减**免税**进境，使用于特定地区、特定企业、特定用途的货物。

（二）范围

减免税货物的范围如表6—39所示。

表6—39　　　　　　　　　　　　　　减免税货物的范围

货物类型	概　念	举　例
特定地区	我国关境内由行政法规规定的某一特别限定区域，享受减免税优惠的进口货物只能在这一特别限定的区域内使用	保税区、出口加工区等特定区域进口生产性的基础设施建设项目所需的机器、设备和其他基建物资等予以免税
特定企业	由国务院制定的行政法规专门规定的企业，享受减免税优惠的进口货物只能由这些专门规定的企业使用	外商投资企业进口减免税货物
特定用途	国家规定可以享受减免税优惠的进口货物只能用于行政法规专门规定的用途	外商投资项目投资额度内进口的自用设备；国内属国家重点鼓励发展产业的投资项目进口的自用设备；科研机构及学校进口的专用科研用品；残疾人专用品及残疾人组织和单位进口的货物

（三）基本特征

(1)特定条件下减免关税。

(2)进口申报应当提交进口许可证件。外资企业和香港、澳门、台湾同胞及华侨的投资企业，进口本企业自用的机器设备，免交许可证；外商投资企业在投资总额内进口，涉及机电产品自动进口许可管理的，免交许可证。

(3)进口后在特定的海关监管期限内接受海关监管。[①] 其包括：①船舶、飞机为8年；②机动车辆为6年；③其他货物为3年。减免税货物在海关监管年限内为海关监管货物。除自用外，未经海关允许，不得以任何形式转让、出售、出租或移作他用。

　经验小谈6—15

我司有一批减免税设备已经过了海关监管期限，请问我司需不需要到海关申请解除监管的证明？

----

① 海关总署公告2017年第51号《关于调整进口减免税货物监管年限的公告》规定，监管年限自货物进口放行之日起计算。

答:根据《海关进出口货物减免税管理办法》第四十二条:减免税货物海关监管年限届满的,自动解除监管。减免税申请人需要海关出具解除监管证明的,可以自办结补缴税款和解除监管等相关手续之日或者自海关监管年限届满之日起1年内,向主管海关申请领取解除监管证明。海关审核同意后出具"中华人民共和国海关进口减免税货物解除监管证明"。

(四)海关监管要求

(1)减免税申请、审批、税款担保和后续管理业务等相关手续应当由进口货物减免税申请人或其代理人办理。进口货物减免税申请人应当包括具有独立法人资格的企事业单位、社会团体、国家机关,符合规定的非法人分支机构,经海关总署审查确定的其他组织。

(2)减免税申请人面临下列情形之一的,可以向海关申请凭税款担保先予办理货物放行手续:①主管海关按照规定已经受理减免税备案或者审批申请,尚未办理完毕的;②有关进口税收优惠政策已经国务院批准,具体实施措施尚未明确,海关总署已确认减免税申请人属于享受该政策范围的;③其他经海关总署核准的情况。但是,应当提供许可证而不能提供的,以及法律、行政法规规定不得担保的其他情形,进出口地海关不得办理减免税货物凭税款担保放行手续。

(3)在海关监管年限内,减免税申请人应当自进口减免税货物放行之日起,在每年的第一季度向主管海关递交"减免税货物使用状况报告书",报告减免税货物使用状况。在海关监管年限及其后3年内,海关可以对减免税申请人进口和使用减免税货物情况实施稽查。

(4)减免税货物转让给进口同一货物享受同等减免税优惠待遇的其他单位的,不予恢复减免税货物转出申请人的减免税额度,减免税货物转入申请人的减免税额度按照海关审定的货物结转时的价格、数量或者应缴税款予以扣减。

减免税货物因品质或者规格原因原状退运出境,减免税申请人以无代价抵偿方式进口同一类型货物的,不予恢复其减免税额度;未以无代价抵偿方式进口同一类型货物的,减免税申请人自原减免税货物退运出境之日起3个月内向海关提出申请,经海关批准,可以恢复其减免税额度。

二、减免税货物的报关程序

第一步:登录系统

1. 登录"单一窗口"标准版(见图6—18)

网址:https://www.singlewindow.cn。

(1)建议使用谷歌浏览器或IE11、win7及以上操作系统。

(2)客户端控件下载。

注意:首次使用"卡介质"方式登录"单一窗口",需下载安装客户端控件;安装过程中,需关闭360安全管家、防火墙、杀毒软件等,安装完成后重启电脑,开机时注意电脑右下角是否有"服务启动成功"的提示。

(3)选择"卡介质"登录/账号登录。

①在减免税模块中,如用户需上传随附单据或进行申报,则需使用操作员IC卡;仅查询或录入暂存可不插卡。

②在减免税后续模块中,仅查询或录入暂存可不插卡,但为了保证正常操作减免税后续业务数据,登录的用户账号必须已经成功绑定电子口岸IC卡,否则系统可能给予"您无权限操作该数据"等提示;连接的电子口岸IC卡或Ukey必须与当前登录使用的用户账号所绑定IC卡

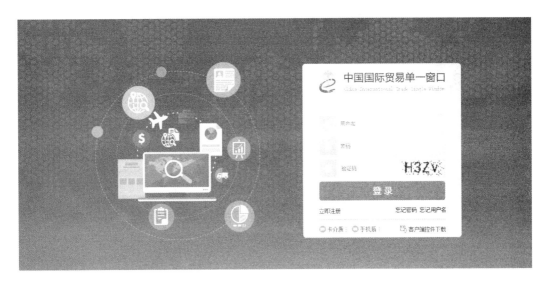

图 6—18

一致,否则系统可能给予"当前卡号××××与用户注册信息卡号××××不一致,无法进行申报"等提示。

2. 选择功能模块

选择"标准版应用"功能中可以看到"货物申报"模块。点击下面的"减免税"(见图6—19)。

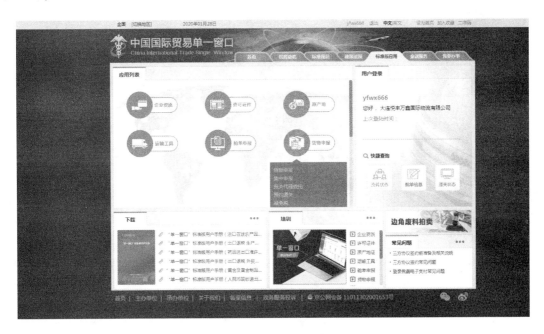

图 6—19

第二步:减免税业务的办理

1. 减免税申请(见图6—20、图6—21)

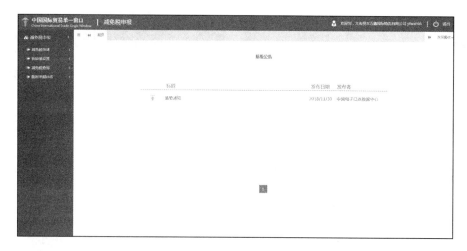

图 6—20

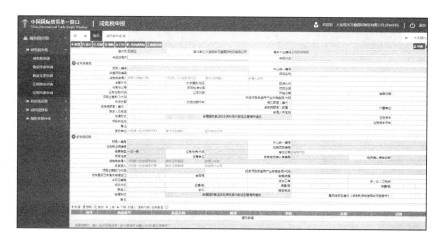

图 6—21

该菜单下可进行项目和免表①的录入,申报完毕后点击"申报",等待海关审核。

注意:申报方式为无纸时,需要上传随附单据。点击减免税申报界面上方"随附单据"按钮,系统将会提示上传随附单据。只允许上传后缀名为 PDF 的文件,单个文件大小不能超过 4MB,每页不能超过 200KB。

用户可以对当前暂存状态的减免税申请进行打印操作。

打印之前用户可以对填写的信息进行预览,点击"打印预览"按钮。将会跳转至预览界面。

注意:记录所填的预录入编号,可在减免税查询模块查询使用。

2.减免税查询

实现减免税申请、征免税备案变更申请、征免税备案作废申请、征免税证明修改申请、征免税证明作废申请、数据的状态查询、查看明细、打印功能及补传政策项目和征免税证明附件功能(见图 6—22～图 6—26)。

---

① 减免税申请:一次录入的征免税备案和免表的申请数据。征免税备案申请(项目):减免税申请中的征免税备案数据。征免税备案申请(备案):减免税申请中的征免税备案数据。征免税证明申请(免表):减免税申请中的征免税证明申请。

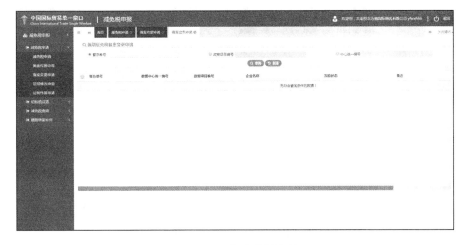

图 6—22 备案变更申请

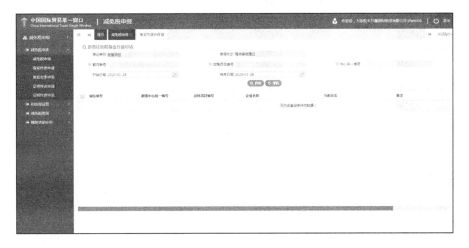

图 6—23 备案作废申请

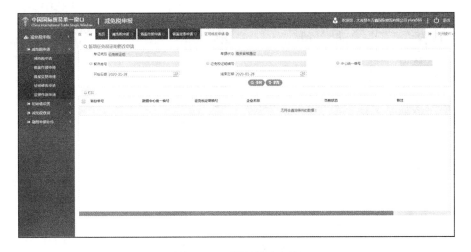

图 6—24 证明修改申请

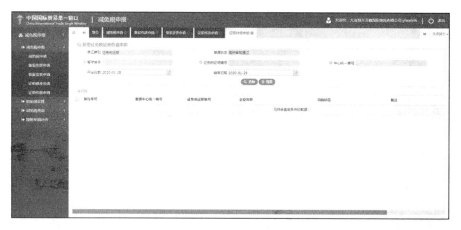

图6—25 证明作废申请

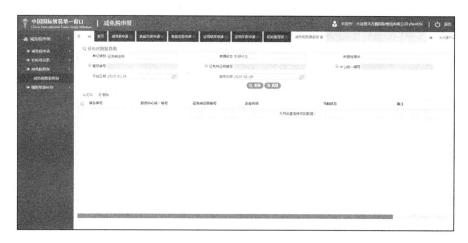

图6—26 备案数据查询

3. 随附单据补传

实现企业政策项目补传随附单据的功能(见图6—27),在客户端提供政策项目补传界面,由用户查询到待补传的政策项目后,补传随附单据向海关申报。

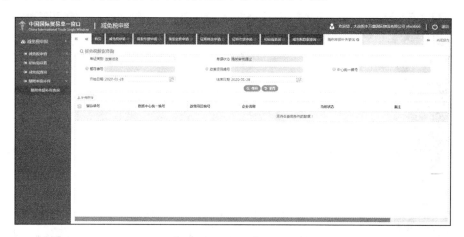

图6—27 随附单据补传

第三步:减免税后续业务办理

1. 减免税后续申请

包括减免税后续管理工作中的贷款抵押、异地监管、解除监管、货物结转、货物退运、年报管理、主体变更、货物补税和税款担保等功能模块的录入、申报、打印等功能。

2. 减免税后续查询

可查询减免税后续管理的贷款抵押、贷款抵押延期、异地监管、解除监管、货物结转、货物退运、年报管理、主体变更、货物补税和税款担保等功能模块的数据。注意开始日期和结束日期期间范围不能超过 30 天。

3. 减免税后续下载

可将减免税后续管理的抵押贷款、贷款抵押延期、异地监管、解除监管、货物结转、货物退运、年报管理、主体变更、货物补税和税款担保等数据下载到"单一窗口"系统内。

功能亮点:可下载"单一窗口"与原预录入系统(QP)内申报过的减免税后续管理数据。录入上述条件后,直接点击"开始下载"按钮,系统查找并下载数据后弹出成功的提示。下载完毕,用户可进入减免税后续查询菜单进行查询等操作。

减免税货物的报关程序包括三个阶段:减免税申请无纸化和审批(货物进口之前的前期阶段);进出口报关;后续处理和解除监管(后续阶段)。

减免税申报
功能流程

(一)减免税备案和审批

1. **减免税申请无纸化**

"单一窗口"标准版减免税申报功能于 2019 年 6 月 10 日上线。

(1)除海关总署有明确规定外,减免税申请人或者其代理人(以下简称申请人)可通过"单一窗口"客户端减免税申报系统向海关提交减免税申请表及随附单证资料电子数据,无须以纸质形式提交。

①海关根据审核需要要求提供纸质单证资料的,申请人应予提供。

②随附单证资料的电子扫描或转换文件要符合格式标准。

③办理减免税申请无纸化操作的规范见相应的文件说明。

(2)申请人可在首次办理进口货物减免税手续时一并向海关提交涉及主体资格、项目资质、免税进口额度(数量)等信息(以下简称政策项目信息)相关材料,无须提前单独向海关办理政策项目备案。

①申请人登录"单一窗口"向海关提交申请材料时,应通过"减免税申请"功能模块提交。

②申请人首次填报政策项目信息时,对征免性质为 789 的,应将"国家鼓励发展的内外资项目确认书"(以下简称项目确认书)中编号填入申请表;无项目确认书的,将海关提供的项目编号填入。

其他征免性质的政策项目编号由系统自动生成。

③申请人为同一政策或项目进口货物办理减免税手续时,应将该政策项目信息编号填入所有申请表中。

"单一窗口"
标准版用
户手册(减
免税)

2. **办理减免税申请无纸化操作的规范**

(1)在满足海关减免税确认的前提下,申请人可简化上传随附单证:

①随附单证中涉及申请人主体资格、免税额度(数量)以及进口商业发票等,应全文上传。

②进口合同页数较多的,含有买卖双方及进口代理人的基本信息,进口货物的名称、规格

型号、技术参数、单价及总价、生产国别,合同随附的供货清单,运输方式及付款条件,价格组成条款,双方签字等内容的页面应当上传。

进口合同有电子文本的,可上传合同的 PDF 格式文件,同时上传纸质合同的第一页和所有签章页。

进口合同为外文的,应将以下条款翻译成中文,并将翻译文本签章扫描上传:合同或协议标题;买卖双方、进口代理人的名称及相互之间关系;买卖双方的权利及义务;货物的名称、规格型号及技术参数、数量、单价、总价、生产国别或制造商、包装等;与货物价格及运输相关的条款(如采购条款、定价及支付条款、运输交付条款、保险条款等);合同或协议授权事项(如经销协议的授权经销区域及授权范围、合同或协议授予的权利及义务);合同或协议的终止条款;与商品数量及其价格有关的合同附件(如各型号零部件等的数量及价格清单等);买卖双方、代理人的签字人及签字日期;其他与减免税审核确认有关的条款。

③进口货物相关技术资料和说明文件中,属于判定该货物能否享受优惠政策的内容应当上传。

(2)通过"无纸申报"方式办理减免税手续的,申请人应按以下要求妥善保管纸质单证资料备海关核查:

①有专用库房或者独立区域;

②有专门的档案管理人员;

③按照征免税证明编号单独成档,分年度保存;

④建立索引,便于查找。

有关纸质单证资料的保管期限,为自向海关申请之日起,至进口货物海关监管年限结束再延长 3 年;与政策项目信息有关纸质单证资料的保管期限,为自向海关申请之日起,至该政策或项目最后一批进口货物海关监管年限结束再延长 3 年。

申请人以"无纸申报"方式办理减免税手续,有遗失、伪造、变造相关单证档案等情形的,暂停申请人"无纸申报"。

(二)进出口报关

其包括进出口货物征免税证明①和许可证件(特殊情况除外)。

做中学 6—4

中日合资某北方纺织品公司委托某贸易公司进口清纱器 20 台,总值 1 000万元。其中投资建厂用 10 台,转售给国内某国有企业 10 台。清纱器运至进口口岸后,大连某贸易公司按外商投资企业进口物资进行减免税申报,但遭到海关的拒绝。请问海关拒绝是否合理,为什么?

分析:海关的拒绝是合理的。只有提交征免税证明才可以按减免税货物申报。

"单一窗口"标准版用户手册(减免税后续)

---

① 海关总署公告 2017 年第 19 号《关于在通关环节免予提交纸质"中华人民共和国海关进出口货物征免税证明"的公告》为进一步便利减免税申请和货物通关,海关总署决定,对通过中国电子口岸 QP 预录入客户端减免税申报系统申请办理减免税手续并通过了海关审核的,收发货人或受委托的报关企业在进口通关环节无须提交纸质"中华人民共和国海关进出口货物征免税证明"(以下简称征免税证明)第二联(即送海关凭以减税联)。

自 2017 年 4 月 26 日起,收发货人或受委托的报关企业在申报进口上述征免税证明所列货物时,无须提交纸质征免税证明或其扫描件。如果征免税证明电子数据与申报数据不一致,海关需要验核纸质单证的,有关企业应予以提供。

进口货物申报时,收发货人或受委托的报关企业应按规定将征免税证明编号填写在进口货物报关单"备案号"栏目中。征免税证明编号可通过中国电子口岸 QP 预录入客户端减免税申报系统查询。减免税申请人如需要纸质征免税证明留存的(即申请单位留存的第三联),可在该征免税证明有效期内向主管海关申请领取。

(三)后续处理和解除监管

1. 后续处理

(1)变更使用地点。在海关监管期限内,减免税货物应当在主管海关核准的地点使用。变更需申请办理异地监管手续,海关批准后才可以移出主管海关管辖地。

(2)结转。在海关监管期限内,减免税申请人将进口减免税货物转让给进口同一货物享受同等减免税优惠待遇的其他单位的,应当按照规定办理减免税货物结转手续(如图6-28所示)。

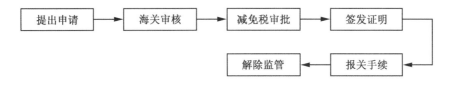

图6-28 减免税货物结转手续办理步骤

第一步:提出申请。转出申请人向转出地海关提出申请。

第二步:海关审核。转出地海关审核同意后,通知转入地主管海关。

第三步:减免税审批。转入申请人向转入地海关申请办理减免税审批手续。

第四步:签发证明。转入地海关审核无误后,签发征免税证明。

第五步:报关手续。转出、转入申请人分别在主管海关办理出口、进口报关手续。

第六步:解除监管。转出地海关办理转出减免税货物的解除监管手续;转入地主管海关在剩余监管年限内对结转减免税货物继续实施后续监管,监管期满后申请解除监管,签发"减免税进口货物解除监管证明"。

(3)转让。在海关监管年限内,减免税申请人将进口减免税货物转让给不享受进口税收优惠政策或者进口同一货物不享受同等减免税优惠待遇的其他单位的,应当事先向减免税申请人主管海关申请办理减免税货物补缴税款和解除监管手续。

(4)移作他用。在海关监管年限内,减免税申请人需要将减免税货物移作他用的,应当事先向主管海关提出申请。经海关批准,减免税申请人可以按照海关批准的使用地区、用途、企业将减免税货物移作他用。其包括以下情形:①将减免税货物交给减免税申请人以外的其他单位使用的;②未按照原定用途、地区使用减免税货物的;③未按照特定地区、特定企业或者特定用途使用减免税货物的其他情形。

除海关总署另有规定外,按照上述第一款规定将减免税货物移作他用的,减免税申请人还应当按照移作他用的时间补缴相应税款。移作他用时间不能确定的,应当提交相应的税款担保,税款担保不得低于剩余监管年限应补缴税款总额。

(5)变更、终止。在海关监管年限内,减免税申请人发生分立、合并、股东变更、改制等情形的,权利、义务承受人应当自营业执照颁发之日起30日内,向原减免税申请人的主管海关报告主体变更情况及原减免税申请人进口减免税货物的情况。经海关审核,需要补征税款的,承受人应当向原减免税申请人主管海关办理补税手续;可以继续享受减免税待遇的,承受人应当按照规定申请办理减免税备案变更或者减免税货物结转手续。

在海关监管年限内,因破产、改制或者其他情形导致减免税申请人终止,没有承受人的,原减免税申请人或者其他依法应当承担关税及进口环节海关代征税缴纳义务的主体应当自资产清算之日起 30 日内向海关申请办理补税和解除监管手续。

(6)退运、出口。减免税申请人持出口货物报关单向主管海关办理原减免税货物的解除监管手续。办理步骤如图 6—29 所示。

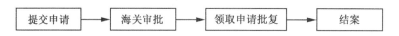

图 6—29　减免税货物解除监管手续的办理步骤

(7)贷款抵押。在海关监管年限内,减免税申请人要求以减免税货物向金融机构办理贷款抵押的,应当向主管海关提出书面申请,不得以减免税货物向金融机构以外的公民、法人或其他组织办理贷款抵押。减免税申请人以减免税货物向境内金融机构办理贷款抵押的,应当向海关提供下列形式的担保:(1)与货物应缴纳税款等值的担保金;(2)境内金融机构提供的相当于货物应缴税款的保函;(3)减免税申请人、境内金融机构共同向海关提交的"进口减免税货物贷款抵押承诺保证书"。

减免税申请人以减免税货物向境外金融机构抵押的,应提交与货物应缴纳税款等值的保证金或者境内金融机构提供的相当于货物应缴税款的保函。

减免税申请人以减免税货物向金融机构办理贷款抵押的步骤如图 6—30 所示。

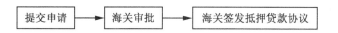

图 6—30　以减免税货物向金融机构办理贷款抵押的步骤

2.解除监管

(1)自动解除监管。特定减免税进口货物监管期届满时,减免税申请人不必向海关申领"减免税进口货物解除监管证明",有关减免税货物自动解除监管,可以自行处理。

(2)申请解除监管。

①期满申请解除监管。监管期届满,减免税申请人需要"减免税进口货物解除监管证明"的,可以自监管年限届满之日起 1 年内,持有关单证向海关申请领取。海关应当自接到特定减免税申请人的申请之日起 20 日内核实情况,并填发"减免税进口货物解除监管证明"。办理步骤如图 6—31 所示。

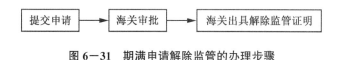

图 6—31　期满申请解除监管的办理步骤

②监管期限内申请解除监管。减免税货物在海关监管期限内,因特殊原因出售、转让、放弃或者企业破产清算的,原"进出口货物征免税证明"的申请人办理有关进口货物的结关手续后,应当向原签发征免税证明的海关提出解除监管申请,主管海关经审核批准后,签发"减免税进口货物解除监管证明"。

经验小谈 6-16

我司是纺织类生产型企业,有一批减免税设备还在海关监管年限内,现我司想将这批设备抵押给银行贷款,请问是否需经海关同意?

答:根据《海关进出口货物减免税管理办法》第三十一条,在海关监管年限内,减免税申请人要求以减免税货物向金融机构办理贷款抵押的,应当向主管海关提出书面申请。经审核符合有关规定的,主管海关可以批准其办理贷款抵押手续。减免税申请人不得以减免税货物向金融机构以外的公民、法人或者其他组织办理贷款抵押。

注意:

《海关法》第五十七条规定:特定地区、特定企业或者有特定用途的进出口货物,可以减征或者免征关税;依照前款规定减征或者免征关税进口的货物,只能用于特定地区、特定企业或者特定用途,未经海关核准并补缴关税,不得移作他用。

《进出口货物减免税管理办法》第二十六条规定:在进口减免税货物的海关监管年限内,未经海关许可,减免税申请人不得擅自将减免税货物转让、抵押、质押、移作他用或者进行其他处置。

《中华人民共和国海关行政处罚实施条例》第十八条第一款规定:未经海关许可,擅自将海关监管货物开拆、提取、交付、发运、调换、改装、抵押、质押、留置、转让、更换标记、移作他用或者进行其他处置的,处货物价值5%以上30%以下罚款,有违法所得的,没收违法所得。

由于《海关法》及《进出口货物减免税管理办法》等相关法律法规中并没有针对何谓"移作他用"或者"进行其他处置"行为作具体的阐述,导致实践中许多企业对此问题产生了不同的认识和误解,以致在使用特定减免税设备时,经常发生被海关认定为构成"移作他用"或者"进行其他处置"行为。这些行为多表现为未经海关批准,擅自将特定减免税设备进行对外出租、出借,或在集团公司内部企业之间调拨、挪用,或将减免税设备由总公司调入分公司使用等。

 小贴士 6-9 擅自改变特定减免税设备的用途

某外商投资饮料生产企业拟定了以生产果汁饮料、茶饮料和饮用水为主要产品的《可行性研究报告》,报主管商务部门审批后,取得的《国家鼓励发展的内外资项目确认书》中的"项目产业政策审批条目"核定为"果蔬饮料的开发、加工",此后该企业以特定减免税方式进口了价值近400万美元的灌装生产设备。但上述设备投产后,由于果蔬类饮料国内市场销路不畅,该企业在未经海关批准的情况下,将灌装设备用于生产瓶装纯净水。随后,海关稽查部门在对该企业特定减免税设备使用情况核查过程中发现上述问题,遂对其立案调查,并认定该企业的转产行为已构成将特定减免税设备"移作他用"的违规行为,依照《海关行政处罚实施条例》作出了罚款的处罚决定,同时责令其补缴设备"移作他用"期间的应缴税款。

因此,企业在使用特定减免税货物进行生产经营时,一定要特别注意严格遵守《国家鼓励发展的内外资项目确认书》中核定的"项目产业政策审批条目"相关内容,否则很可能会因违反"特定用途"原则,而被海关认定为将特定减免税货物"移作他用"。

 小贴士 6-10 擅自改变使用主体和使用地区

某境外企业先后在上海、宁波等地设立10家外商投资企业。2017年7月至2019年8月间,其中的4家外商投资企业根据国外母公司的统一部署,在未经海关许可的情况下,将合计

79台特定减免税食品加工设备调拨给其他6家子公司使用。最终,上述行为被海关认定为构成将特定减免税设备移作他用的违规行为,对上述4家公司处以罚款并责令其补办结转手续。

类似的案例还经常发生于企业及分支机构之间,例如企业因各种原因,未经海关许可,将特定减免税货物交由其设立的分公司使用。在海关执法实践中,企业的上述擅自调拨、挪用特定减免税货物的行为,通常都会涉嫌违反"特定地区"或者"特定企业"这两个原则,进而被海关认定为构成将特定减免税货物"移作他用"而加以处罚。

 小贴士 6—11   **涉嫌"进行其他处置"的情形**

从海关的执法实践来看,未经海关批准,擅自将特定减免税货物进行改装、报废、毁损等行为,都可能会被海关认定为构成"进行其他处置"。此外,在实践中还有一些较为特殊的问题,也存在被认定为构成"进行其他处置"的风险。

例如,某中外合资企业在投资总额内进口了一批免税设备,该批设备处于海关监管期限内。随后,该企业申请减少投资总额和注册资本并获得审批机关批准,并随之办理了工商变更登记手续。但在后来的海关稽查中,认定该企业减少投资总额的行为导致其之前免税进口的设备价值超出了现有的投资总额,超出部

**减免税货物
相关附件**

分不符合享受减免税政策的有关规定,从而要求企业针对超出部分,按照审批部门批复其减少投资总额的日期确定折旧年限补缴税款,并办理解除监管手续。

任务五　暂准进出境货物报关

一、暂准进出境货物概述

(一)概念

暂准进境货物是指为了特定的目的,经海关批准暂时进境,按规定的期限原状复运出境的货物。暂准出境货物是指为了特定的目的,经海关批准暂时出境,按规定的期限原状复运进境的货物。

(二)特征

(1)有条件暂时免予缴纳税费。暂准进出境货物在向海关申报进出境时,不必缴纳进出口税费,但收发货人需要向海关提供担保。

(2)免予提交进出口许可证件。但是,涉及公共道德、公共安全、公共卫生所实施的进出境管理制度的暂准进出境货物应当凭许可证件进出境。

(3)规定期限内按原状复运进出境。暂准进出境货物应自进境或者出境之日起6个月内复运出境或者复运进境;经收发货人申请,海关可以延长期限。

(4)按货物实际使用情况办结海关手续。在规定期限内,由货物的收发货人根据货物的不同情况向海关办理核销结关手续。

(三)范围

第一类:经海关批准暂时进出境时,纳税义务人应缴纳税款的保证金或提供其他担保暂不纳税,并按规定期限复运进境(出境)的暂准进出境货物。其范围如下:(1)在展览会、交易会、会议及类似活动中展示或者使用的货物;(2)文化、体育交流活动中使用的表演、比赛用品;

（3）进行新闻报道或者摄制电影、电视节目使用的仪器、设备及用品；（4）开展科研、教学、医疗活动使用的仪器、设备及用品；（5）上述四项所列活动中使用的交通工具及特种车辆；（6）货样；（7）慈善活动使用的仪器、设备及用品；（8）供安装、调试、检测设备时使用的仪器及工具；（9）盛装货物的容器；（10）旅游用自驾交通工具及用品；（11）工程施工中使用的设备、仪器及用品；（12）海关批准的其他暂时进出境货物。

第二类：指除第一类以外的暂准进出境货物。本项目对此类暂准进出境货物不作介绍。

二、暂准进出境货物报关程序

（一）使用 ATA 单证册的暂准进出境货物

1. ATA 单证册概述（见表 6－40）

一图看懂
ATA单证册

表 6－40　　　　　　　　　　　　ATA 单证册介绍

项目	内　　　容
概念	暂准进口单证册，简称 ATA 单证册，是指世界海关组织通过的《货物暂准进口公约》及其附约 A 和《ATA 公约》中规定使用的、用于替代各缔约方海关暂准进出口货物报关单和税费担保的国际性通关文件
格式	一份 ATA 单证册一般由 8 页 ATA 单证组成：一页绿色封面单证、一页黄色出口单证、一页白色进口单证、一页白色复出口单证、两页蓝色过境单证、一页黄色复进口单证、一页绿色封底
适用	按照进口目的划分，适用 ATA 单证册的货物有以下几类： （1）在各类国际博览会、交易会、展览会、国际会议及类似活动上陈列或使用的物品；（2）以寻求境外供货订单为目的向客户展示或演示的商业样品；（3）各类专业人员使用的专业设备，例如赴境外报道、录制节目、摄制影片所需的出版、音像广播、摄影设备，赴境外安装、调试机器所需的各种测量仪器，医务人员所需的医疗器械，演员、乐团、剧团所需的演出服装、道具等；（4）用于货物内外包裹，或用于货物卷绕、系缚及其他目的的已经使用或准备使用的包装物品；（5）海员在履行海上任务时使用的物品，包括文化、体育、休养、宗教或体育活动的用品；（6）用于科学研究和教育的的仪器装置、设备及其配件等；（7）用于教学或职业培训的各种设置、仪器、设备及其零配件等；（8）各类私人车辆；（9）私用航空器和游艇；（10）各种促进旅游的宣传物品、小礼品、音像制品等；（11）货运集装箱；（12）各类商用车辆。 不适用 ATA 单证册的货物一般有：（1）易腐烂或易消耗的物品；（2）以销售为进口目的的货物；（3）打算赠送的货物；（4）以加工或维修为进口目的的货物。 为支持我国举办北京 2022 年冬奥会和冬残奥会等体育活动，依据有关物资暂准进口的国际公约规定，海关自 2020 年 1 月 1 日起，接受"体育用品"用途的暂时进境 ATA 单证册。对用于体育比赛、体育表演及训练等所必需的体育用品，可以使用 ATA 单证册办理暂时进境海关手续。
语言	我国海关只接受中文或者英文填写的 ATA 单证册
出证担保	中国国际商会是我国 ATA 单证册的担保协会和出证协会
管理机构	海关总署在北京设立 ATA 单证册核销中心，负责对 ATA 单证册的进出境凭证进行核销、统计和追索
有效期限	ATA 单证册有效期是指 ATA 单证册本身持续有效的期限。该期限由出证机构打印在 ATA 单证册封面和各式凭证的 G 栏 c）项内。 一般情况下，ATA 单证册自签发之日起 1 年内有效，但这并不是单证册项下货物可以在境外停留的时间。 ATA 单证册项下暂时进境货物申请延长期限超过 ATA 单证册有效期的，ATA 单证册持证人应当向原出证机构申请续签 ATA 单证册。
追索	未能按照规定复运出境或过境的，ATA 单证册核销中心向中国国际商会提出追索

2. 报关程序

(1)进出口申报。持 ATA 单证册向海关申报进出境货物(展览品),不需要向海关提交进出口许可证件,也不需要另外提供担保。但进出境货物受公共道德、公共安全、公共卫生、动植物检疫、濒危野生动植物保护、知识产权保护等限制的,收发货人或其代理人应当向海关提交相关的进出口许可证件。申报步骤如图 6—32 所示。

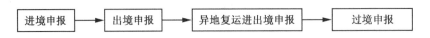

图 6—32   持 ATA 单证册向海关申报进出境货物的步骤

第一步:进境申报。中国国际商会出证,收货人或其代理人向展会主管海关提交 ATA 单证册、提货单等资料。海关签注白色进口单证,留存白色正联,其余退还。

第二步:出境申报。发货人或其代理人向出境地海关提交国家主管部门的批准文件、ATA 单证册、装货单等单证。海关签注绿色封面单证和黄色出口单证,留存黄色单证正联,其余退还。

第三步:异地复运进出境申报。持证人持主管地海关签章的海关单证向复运出境、进境地海关办理手续。货物复运出境、进境后,主管地海关凭复运出境、进境地海关签章的单证办理核销结案。

第四步:过境申报。过境货物承运人或其代理人持 ATA 单证册向海关申报将货物通过我国转运至第三国参展的,不填报关单。海关签注两份蓝色过境单证,留存蓝色单证正联,其余退还。

(2)结关。其包括:①正常结关。持证人在规定期限内将进境展览品、出境展览品复运出境、进境,海关在白色复出口单证和黄色复进口单证上分别签注,留存单证正联,退还其存根联和 ATA 单证册其他各联给持证人,正式核销结关。②非正常结关。其管理办法如表 6—41 所示。

表 6—41   非正常结关管理办法

情 况	管 理 办 法
复运出境时,未核销、签注的	ATA 单证册核销中心凭另一缔约国海关在 ATA 单证上签注的该批货物从该国进境或复运进境的证明,或者我国海关认可的能够证明该批货物已经实际离开我国境内的其他文件,作为货物已经从我国复运出境的证明,对 ATA 单证册予以核销
	持证人向海关缴纳调整费。但在我国海关发出"ATA 单证册追索通知书"前,持证人凭其他国海关出具的货物已运离我国关境的证明,要求予以核销单证册的,海关免收调整费
因不可抗力受损	无法原状复运出境、进境的,持证人应及时向主管海关报告,凭有关部门出具的材料办理复运出境、进境手续
	灭失或失去使用价值,经海关核实后可以视为货物已经复运出境、进境
因非不可抗力受损	灭失或受损,持证人应当按照货物进出口地有关规定办理海关手续

(二)其他暂准进出境货物

1. 范围

上述的 12 项暂准进出境货物,除使用 ATA 单证册报关的货物、不使用 ATA 单证册报关的展览品、集装箱箱体外,其余均按照其他暂准进出境货物监管。

2. 期限

有效期为6个月,经主管海关批准可延期,延期最多不超过3次,每次不超过6个月。国家重点工程、国家科研项目使用的暂准进出境货物,在18个月延长期届满后仍需要延期的,由主管地直属海关报海关总署审批。

3. 管理

第一,暂准进出境申请和审批(由货物收发货人提出,如图6-33所示)。"货物暂时进/出境申请批准决定书"见样例6-5。

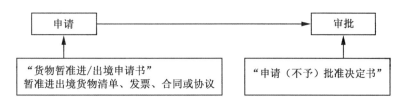

图6-33　暂准进出境申请和审批

样例6-5

中华人民共和国海关

货物暂时进/出境申请批准决定书

(1)＿＿＿＿＿＿＿＿＿＿

　　经审核,你单位"货物暂时进/出境申请书"(2)＿＿＿＿＿＿的申请,符合《中华人民共和国海关法》及《中华人民共和国海关暂时进出境货物管理办法》的有关规定,决定予以批准。

　　　　　　　　　　　　　　　　　　　　＿＿＿＿＿＿＿(3)海关(盖章)

　　　　　　　　　　　　　　　　　　　　＿＿＿年＿＿＿月＿＿＿日

填写规范说明:

(1)被告知单位名称;

(2)单位暂时进出境申请书编号;

(3)海关名称。

第二,延期申请和审批(见图6-34)。

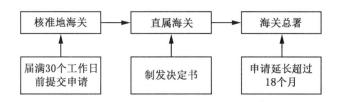

图6-34　暂准进出境延期申请和审批

4. 进出境申报

第一,进境申报。单证:主管部门签发的暂时进境的批准文件、进口货物报关单、商业及货运单据。许可证:除特殊情况外,一般可以豁免进口许可证件。税款:免缴纳进口税,但要提供担保。

第二，出境申报。单证：主管部门签发的暂时出境的批准文件、出口货物报关单、货运及商业单据等。许可证：除了易制毒化学品、监控化学品、消耗臭氧层物质、有关核出口等属出口管制条例管制的商品或国际公约管制商品外，不需交验许可证件。

第三，异地复运出境、进境申报。货物复运出境、进境后，主管地海关凭复运出境、进境地海关签章的海关单证办理核销结案手续。

第四，结关。不同情况下的结关管理如表6—42所示。

表6—42　各种情况下的结关管理

情　况	管　理
复运进出境	收发货人或其代理人留存由海关签章的复运进出境的报关单准备报核
转为正式进出口	收发货人在货物复运出境、进境期限届满30个工作日前向主管地海关申请，经主管地直属海关批准，按规定办理正式进口或出口报关纳税手续
放弃	货物所有人向海关声明放弃的，由海关按规定处理
不可抗力	无法原状复运出境、进境的，收发货人应及时向主管海关报告，凭证明文件办理复运出境、进境手续
	灭失或者失去使用价值的，经海关核实后可以视为货物已经复运出境、进境
非不可抗力	展品收发货人按货物进出口有关规定办理海关手续
丢失、被窃	海关按照进口同类货物征收进口税

收发货人向海关提交经海关签章的进出口货物报关单，或者处理放弃货物的有关单据，以及有关其他单证，申请报核。海关经审核，情况正常的，退还保证金或办理其他担保销案手续，予以结关。

提示：海关总署公告2018年第12号《关于发布〈中华人民共和国海关暂时进出境货物管理办法〉格式文书及有关报关单填制规范的公告》。

一、收发货人或其代理人申报货物暂时进出境的报关单填制规范

（一）"监管方式"栏

应当填报"暂时进出货物（2600）"或者"展览品（2700）"。

（二）"标记唛码及备注"栏

1. 根据《管理办法》第三条第一款所列项目，应当填报暂时进出境货物类别，如：暂进六、暂出九。

2. 根据《管理办法》第十条规定，应当填报复运出境或者复运进境日期，期限应当在货物进出境之日起6个月内，如：20180815前复运进境，20181020前复运出境。

3. 根据《管理办法》第七条，向海关申请对有关货物是否属于暂时进出境货物进行审核确认的，应当填报"中华人民共和国××海关暂时进出境货物审核确认书"编号，如：＜ZS海关审核确认书编号＞，其中英文为大写字母，＜＞为英文半角；无此项目的，无须填写。

上述内容在"标记唛码及备注"栏内依次填报，项目间用"/"分隔，前后均不加空格。

二、收发货人或其代理人申报货物复运进境或者复运出境的报关单填制规范

货物办理过延期的，应当在报关单"标记唛码及备注"栏填报"货物暂时进/出境延期办理单"的海关回执编号，如：＜ZS海关回执编号＞，其中英文为大写字母，＜＞为英文半角；无此项目的，无须填写。

任务六　其他进出境货物报关

一、过境、转运、通运货物

(一)过境货物

1. 概念

它是指从境外启运,在我国不论是否换装运输工具,通过陆路运输,继续运往境外的货物。

2. 范围

其包括:(1)准予过境的货物:与我国签有过境货物协议、铁路联运协议的国家的过境货物;同我国签有过境货物协定的国家收、发货的过境货物;未与我国签有过境货物协定但经国家商务、运输主管部门批准,并向入境地海关备案后准予过境的货物。(2)禁止过境的货物:来自或运往我国停止或禁止贸易的国家和地区的货物;各种武器、弹药、爆炸物及军需品;各种烈性毒药、麻醉品和毒品;我国法律、行政法规禁止过境的货物、物品。

3. 海关对过境货物的监管要求

第一,海关对过境货物监管的目的:防止过境货物滞留境内,或将境内货物混装出境,以及防止禁止过境货物从我国过境。

第二,海关对过境货物经营人的要求:(1)过境货物经营人应当持主管部门的批准文件和工商行政管理部门颁发的营业执照向海关主管部门申请办理注册登记手续;(2)运输工具具有海关认可的加封条件或装置;(3)应当保护海关封志完整,不得开启或损毁。

第三,海关对过境货物监管的其他规定:(1)民用爆炸品、医用麻醉品应取得海关总署的批准;(2)伪报货名、国名,运输我国禁止货物的,依法扣留;(3)海关可以实施检查,相关人员应到场;(4)如果在境内发生毁损或灭失(不可抗力除外),必须向出境地海关补交进口关税。

4. 过境货物报关程序

(1)进出境报关。过境货物经营人或报关企业的报关步骤如图6—35所示。

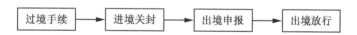

图6—35　过境货物经营人或报关企业报关的步骤

第一步:过境手续。向海关提交过境货物报关单和运单、转载清单、载货清单、发票、装箱单等。

第二步:进境关封。进境地海关审核无误后,在提运单上加盖"海关监管货物"戳记,将报关单和过境清单制作关封后加盖"海关监管货物"专用章,并把上述单证退还给企业。

第三步:出境申报。货物出境需要向出境地海关申报,递交关封和其他单证。

第四步:出境放行。出境地海关审核单证、关封和货物,确认无误后,加盖放行章,监管货物出境。

(2)过境期限。过境货物的过境期限为6个月,因特殊原因,可以向海关申请延期,经海关同意后,最长可延长3个月,超过规定期限3个月不过境的,海关可提取变卖。

(3)境内暂存和运输。①过境货物进境后因换装运输工具等原因需卸下储存时,应经海关批准并在监管下入海关指定或同意的仓库或场所。②过境货物应当按照运输主管部门规定的线路运输;没有规定的,由海关指定。③海关可根据情况派员押运过境。

(二)转运货物

1. 定义

它是指由境外启运,通过我国境内设立海关的地点换装运输工具,直接继续运往境外,不通过境内陆路运输的货物。

2. 条件

它包括:(1)持转运或联运提货单的;(2)载货清单上注明是转运货物的;(3)持普通提货单,但启运前向海关声明转运的;(4)误卸进口货物,承运方提供证明的;(5)因特殊原因申请转运,获海关批准的。

3. 海关对转运货物的监管要点

其包括:(1)目的:防止混卸进口和混装出口。(2)处理:存放期间不得开拆、改换包装或进行加工。(3)期限:3个月,超过规定期限的,海关可提取变卖。(4)海关有权进行查验。

4. 转运货物的报关程序

其包括:(1)承运人持进口载货清单申报进境;(2)经海关同意,在指定地点换装运输工具;(3)在规定时间内出境。

(三)通运货物

1. 定义

它是指从境外启运,不通过我国境内陆路运输,运进境后由原运输工具载运出境的货物。

2. 通运货物的报关程序

其包括:(1)运输工具的负责人持"船舶进口报告书"或"进口载货舱单"申报;(2)在运输工具抵、离境时对申报的货物予以核查,需倒装货物时,应向海关申请并在其监管下进行。

过境、转运、通运货物的区别如表6—43所示。

表6—43   过境、转运、通运货物的区别

项目 \ 货物	过境货物	转运货物	通运货物
运输形式	通过我国境内陆路运输	不通过我国境内陆路运输	原装载运输工具进出境
是否换装运输工具	不论是否换装	换装	不换装
期限	6个月,可延长3个月	3个月	无表述

经验小谈6—17

您好,公司网络出现故障,导致无法向海关报送电子舱单信息,由于时间紧迫,可以向海关申请提交纸质材料吗?

答:根据《中华人民共和国海关进出境运输工具舱单管理办法》第四条,进出境运输工具负责人、无船承运业务经营人、货运代理企业、船舶代理企业、邮政企业以及快件经营人等舱单电子数据传输义务人(以下统称"舱单传输人")应当按照海关备案的范围在规定时限向海关传输舱单电子数据。海关监管作业场所经营人、理货部门、出口货物发货人等舱单相关电子数据传输义务人应当在规定时限向海关传输舱单相关电子数据。对未按照本办法规定传输舱单及相

关电子数据的,海关可以暂不予办理运输工具进出境申报手续。因计算机故障等特殊情况无法向海关传输舱单及相关电子数据的,经海关同意,可以采用纸质形式在规定时限向海关递交有关单证。

二、货样、广告品

(一)概述

1. 概念

货样是指专供订货参考的进出口货物样品;广告品是指进出口用以宣传有关商品内容的广告宣传品。

2. 分类

货样、广告品 A:有进出口经营权的企业价购或售出的货样、广告品。货样、广告品 B:没有进出口经营权的企业(单位)进出口及免费提供进出口的货样、广告品。

(二)报关程序

1. 货样、广告品报关的证件管理(见表 6—44)

表 6—44　　　　　　　　　　　货样、广告品报关的证件管理

货物项目	管理	条　　件
进口	非许可证	货样、广告品 A 凭经营权申报
		1 000 元人民币以下的货样、广告品 B,凭其主管司局级以上单位证明申报;1 000 元人民币以上的,凭省级商务主管部门审批证件申报
	许可证	进口属于许可证管理的货样、广告品,凭许可证申报
	自动进口许可证	属于自动进口许可证管理的机电产品和一般商品,每批次价值 5 000 元人民币以下的,免领自动进口许可证
		旧机电产品按旧机电产品进口规定办理
	出口许可证	免交:货样每批次 3 万元人民币以下 交:货样每批次 3 万元人民币以上;两用物项和技术的货样或试验用样品

2. 货样、广告品报关的税收管理

每次总值在 400 元人民币及以下的,免征;400 元人民币以上的,超出部分征收超出部分关税和进口环节代征税。

三、租赁货物

(一)租赁货物概述

1. 概念

租赁是指所有权和使用权之间的一种借贷关系,即由资产所有者(出租人)按契约规定,将租赁物件租给使用人(承租人),使用人在规定期限内支付租金并享有租赁物件使用权的一种经济行为。跨越国境(地区)的租赁就是国际租赁,而以国际租赁方式进出境的货物,即为租赁进出口货物。

2. 范围

租赁分为金融租赁和经营租赁,两种租赁货物的区别如表6—45所示。

表6—45　　　　　　　　　　两种租赁货物的区别

方式	性质	最终流向	期满处置方式	租金和总价关系
金融租赁	融资性质	不复运出境	届满转让给承租人	大于货价
经营租赁	服务性质	复运出境	归原所有人	小于货价

(二)租赁货物的报关程序

《进出口关税条例》规定,对于租赁货物,以海关审定的租金作为完税价格缴税。纳税人可选择分期按租金缴税,也可选择一次性缴税。一次性缴税可以海关审定的租金总额作为完税价格,也可以把审定的货价作为完税价格。也就是说,计税方式有三种:分期租金、货价、租金总额。

1. 金融租赁进口货物的报关程序

金融租赁进口货物由于租金大于货价,纳税义务人会选择一次性按货价缴纳税款或者按租金分期缴纳税款,不可能选择按租金总额缴纳税款。

第一,按货物的完税价格缴纳税款。进口时,收货人或其代理人按进口货物的实际价格向海关申报。(1)单证:租赁合同、相关的进口许可证和其他单证。(2)税款:按海关审查确定的货物完税价格计算税款数额,缴纳进口关税和进口环节海关代征税。(3)监管:海关现场放行后,不再对货物进行监管。

第二,按租金分期交税。收货人或其代理人在租赁货物进口时按照第一期应当支付的租金和货物的实际价格分别填制报关单向海关报关。(1)单证:租赁合同、相关的进口许可证和其他单证。(2)税款:按海关审查确定的第一期租金的完税价格计算税款数额,缴纳进口关税和进口环节海关代征税。每期付租金后15日内按支付的租金提交各种单证申报缴税,直到最后一期租金支付完毕。(3)监管:海关现场放行后,对货物继续监管。届满前30日,办理结关手续,将租赁进口货物退运出境;如不退运出境,以残值转让,则应当按照转让价格审查确定完税价格计征进口关税和进口环节海关代征税。

2. 经营租赁进口货物的报关程序

经营租赁进口货物由于租金小于货价,货物在租赁期期满后应当返还出境,纳税义务人只会选择按租金缴纳税款,不会选择按货物的实际价格缴纳税款。管理方法同上。

四、加工贸易不作价设备

(一)概述

1. 概念

加工贸易不作价设备是指与加工贸易经营企业开展加工贸易(包括来料加工、进料加工及外商投资企业履行产品出口合同)的境外厂商,免费(无须境内加工贸易经营企业付汇,也无须,用加工费或差价偿还),向经营单位提供的加工生产所需设备。

加工贸易不作价设备既包括来料加工项下进口的不作价设备,也包括进料加工项下进口的不作价设备。加工贸易进口设备必须是不作价的,可以由境外厂商免费提供,也可以向境外厂商免费借用(临时进口不超过半年的单件的模具、机器除外)。进口设备的一方不能以任何方式、任何途径,包括用加工费扣付、出口产品减价等来偿付提供设备的一方设备价款或租金。

2. 范围

加工贸易境外厂商免费提供的不作价设备,如果属于国家禁止进口商品和《外商投资项目不予免税的进口商品目录》所列商品,海关不能受理加工贸易不作价设备申请。除此以外的其他商品,加工贸易企业可以向海关提出加工贸易不作价设备免税进口的申请。

3. 特征

加工贸易不作价设备与保税加工货物进境后虽然都用于加工贸易生产,但有明显的区别:前者是加工贸易生产设备,进境后使用时一般不改变形态,国家政策不强调复运出境;后者是加工贸易生产料件,进境后使用时一般会改变形态,国家政策强调加工后复运出境。

加工贸易不作价设备与特定减免税设备都是免税进境的生产设备,但在海关管理上有明显的区别:前者按保税货物管理,后者按减免税货物管理。加工贸易不作价设备与保税加工货物、减免税货物一样,在进口放行后需要继续监管。

(二)**程序**

加工贸易不作价设备的报关程序,与保税货物、减免税货物的报关程序一样,包括备案、进口、核销三个阶段。

1. 备案

加工贸易不作价设备的备案合同应当是订有加工贸易不作价设备条款的加工贸易合同或者加工贸易协议,单独的进口设备合同不能办理加工贸易不作价设备的合同备案。为加工贸易不作价设备备案的加工贸易经营企业应当符合下列条件之一:(1)设立独立、专门从事加工贸易(不从事内销产品加工生产)的工厂或车间,并且不作价设备仅限在该工厂或车间使用;(2)对于未设立独立专门从事加工贸易的工厂或车间、以现有加工生产能力为基础开展加工贸易的项目,使用不作价设备的加工生产企业,在加工贸易合同(协议)期限内,其每年加工的产品必须是70%以上属出口产品。

加工贸易不作价设备的备案手续如下:(1)凭商务主管部门批准的加工贸易合同(协议)和批准件及"加工贸易不作价设备申请核注清单"到加工贸易合同备案地主管海关办理合同备案申请手续;(2)主管海关根据加工贸易合同(协议)、批准件和"加工贸易不作价设备申请核注清单"及其他有关单证,对照《外商投资项目不予免税的进口商品目录》,审核准予备案后,核发登记手册。

海关核发的加工贸易登记手册的有效期一般为1年,到期前,加工贸易经营企业可以向海关提出延期申请,延长期一般为1年,可以申请延长4次。加工贸易不作价设备不纳入加工贸易银行保证金台账管理的范围,因此不需要设立台账。海关可以根据情况对加工贸易不作价设备收取相当于进口设备应纳进口关税和进口环节海关代征税款金额的保证金或者银行或非银行金融机构的保证函。不在加工贸易合同或者协议中订明的单独进口的不作价设备及其零配件、零部件,海关不予备案。

2. 进口

企业凭登记手册向口岸海关办理进口报关手续,口岸海关凭登记手册验放。除国家另有规定外,加工贸易不作价设备进境时免进口关税,不免进口环节增值税,如有涉及进口许可证件管理的,可免交进口许可证件。

加工贸易不作价设备进口申报时,报关单的"贸易方式"栏填"不作价设备"(代码0320);对于临时进口(期限在6个月以内)的加工贸易生产所需的不作价模具、单台设备,按暂准进境货物办理进口手续。

3. 核销

加工贸易不作价设备自进口之日起至退运出口并按海关规定解除监管止,属海关监管货物,企业应按海关的规定保管、使用。加工贸易不作价设备的海关监管期限是根据减免税货物的海关监管期限来规定的。加工贸易不作价设备海关监管期限一般是 5 年。申请解除海关监管有两种情况:

(1)监管期内。监管期限未满,企业申请提前解除监管,主要有以下五种情况:

①结转。加工贸易不作价设备在享受同等待遇的不同企业之间结转,以及转为减免税设备的,转入和转出企业分别填进、出口货物报关单。报关单"贸易方式"栏根据报关企业所持加工贸易登记手册或征免税证明,分别选择填报"加工贸易设备结转""减免税设备结转";报关单"备案号"栏分别填报加工贸易登记手册编号、征免税证明编号或为空;报关单其他栏目按现行《报关单填制规范》关于结转货物的要求填报。

②转让。加工贸易不作价设备转让给不能享受减免税优惠或者不能进口加工贸易不作价设备的企业,必须由原备案加工贸易合同或者协议的商务主管部门审批,并按照规定办理进口海关手续,填制进口货物报关单,提供相关的许可证件,按照以下计算公式确定完税价格,缴纳进口关税:

$$完税价格 = 转让设备进口完税价格(CIF) \times \left[按加工贸易不作价设备规定条件使用月数 \div (5 \times 12) \right]$$

不足 15 天的,不计月数;超过或者等于 15 天的,按 1 个月计算。

③留用。监管期未满企业将加工贸易不作价设备移作他用或者虽未满监管期但加工贸易合同已经履约本企业留用的,必须由原备案加工贸易合同或者协议的商务主管部门审批,并按照规定办理进口海关手续,填制进口货物报关单,提供相关的许可证件,按照上述计算公式确定完税价格,缴纳进口关税。

④修理、替换。进境的加工贸易不作价设备需要出境修理或者由于质量或规格不符需要出境替换的,既可以使用加工贸易不作价设备登记手册申报出境和进境,也可以按照出境修理货物或者无代价抵偿货物办理海关进出境手续。

⑤退运。监管期内退运应当由原备案加工贸易合同或者协议的商务主管部门审批,凭批准件和加工贸易不作价设备登记手册到海关办理退运出境手续。

(2)监管期满。加工贸易不作价设备 5 年监管期满,如不退运出境,可以留用,也可以向海关申请放弃。

①留用。监管期限已满的不作价设备,要求留在境内继续使用的,企业既可以向海关申请解除监管,也可以自动解除海关监管。

②放弃。监管期满既不退运也不留用的加工贸易不作价设备,可以向海关申请放弃,海关比照放弃货物办理有关手续。放弃货物要填制进口货物报关单。

五、出料加工货物

(一)概念

出料加工货物是指我国境内企业运到境外进行技术加工后复运进境的货物。

(二)原则

只有在国内现有的技术手段无法或难以达到产品质量要求而必须运到境外进行某项工序加工的情况下,才可以开展出料加工业务;出料加工原则上不能改变原出口货物的物理形态。

完全改变原出口货物物理形态的出口加工,属于一般出口。

(三)管理

出料加工货物6个月内应当复运进境;经海关批准可以延期,延长的期限最长不得超过3个月。

(四)报关程序

第一,备案。开展出料加工的经营企业应当到主管海关办理出料加工合同的备案申请手续。海关根据出料加工的有关规定审核决定是否受理备案,受理备案的应当核发"出料加工登记手册"。

第二,进出口。(1)出境申报。单证:手册、出口货物报关单、货运单据及其他单证。属许可证管理的,免交许可证件。缴税:应征出口税,应提供担保。监管:海关可以对出料加工货物附加标志、标记或留取货样。(2)进境申报。单证:手册、进口货物报关单、货运单据及其他单证。缴税:以境外加工费、材料费、复运进境的运输及相关费用和保险费审查确定完税价格,征收进口关税和进口环节海关代征税。(3)核销。出料加工货物全部复运进境后,经营人应当向海关报核,海关进行核销,提供担保的,应当退还保证金或者撤销担保。

出料加工未在海关允许期限内复运进境的,海关按照一般进出口货物办理,将货物出境时收取的税款保证金转为税款,货物进境时按一般进出口货物征收进口关税和进口环节海关代征税。

六、无代价抵偿货物

(一)概念

无代价抵偿货物是指进出口货物在海关放行后,因残损、短少、品质不良、规格不符等原因,由进出口货物的收发货人、承运人或者保险公司免费补偿或者更换的与原货物相同或者与合同规定相符的货物。收发货人申报进出口的无代价抵偿货物,与退运出境或者退运进境的原货物不完全相符或者与合同规定不完全相符的,经收发货人说明理由,海关审核认为理由正当且税则号列未发生改变的,仍属于无代价抵偿货物的范围。

收发货人申报进出口的免税补偿或者更换的货物,其税则号列与原进出口货物的税则号列不一致的,不属于无代价抵偿货物的范围,属于一般进出口货物。也就是说,前后更换的货物税则号列必须相同。

(二)特征

许可证:免证。税费:进出口不征收关税;进出口与原货物或合同规定不完全相符的无代价抵偿货物,应按规定计算与原进出口货物的税款差额,多退少补。其中,低于原征收税款,且原进出口货物的发货人、承运人或者保险公司同时补偿货款的,海关应当退还补偿货款部分的相应税款;未补偿货款的,不予退还。

(三)报关程序

1. 因残损、品质不良或规格不符引起的无代价抵偿货物的进出口报关手续

第一,原进口货物退运出境。税费:不征收出口关税。

第二,原进口货物不退运出境,放弃交由海关处理。原进口货物的收货人愿意放弃,交由海关处理的,海关应当依法处理并向收货人提供依据,凭以申报进口无代价抵偿货物。

第三,原进口货物不退运出境也不放弃,交由海关处理的,原进口货物的收货人应当按照海关接受无代价抵偿货物申报进口之日适用的有关规定申报进口,并按照海关对原进口货物

重新估定的价格计算的税额缴纳进口关税和进口环节海关代征税,属于许可证管理的商品应提交许可证。

第四,原出口货物退运进境。原出口货物的发货人或其代理人应当办理被更换的原出口货物中残损、品质不良或规格不符货物退运进境的报关手续。被更换的原出口货物退运进境时不征收进口关税和进口环节海关代征税。

第五,原出口货物不退运进境。原出口货物的发货人应当按照海关接受无代价抵偿货物申报出口之日适用的有关规定申报出口,并按照海关对原出口货物重新估定的价格计算的税额缴纳出口关税,属于许可证管理的商品应提交许可证。

 做中学 6—5

大连某船运公司完税进口一批驳船,使用不久后发现大部分驳船油漆剥落,于是向境外供应商提出索赔,供应商同意减价 50 万美元,并应进口方的要求以等值的驳船用润滑油补偿。该批润滑油进口时应当办理的海关手续有哪些?

分析:按一般进口货物报关,缴纳进口税。

2. 申报期限

向海关申报进口无代价抵偿货物应在原进出口合同规定的索赔期内,且不超过自原货物进口之日起 3 年。

3. 无代价抵偿货物报关应提供的单证

除提交报关单和基本单证外,还需提供其他特殊单证。包括:(1)进口特殊单证,包括原进口货物报关单、原退运报关单或放弃证明或缴税证明(补偿的货物)、原进口货物缴税证明或征免税证明、索赔协议;(2)出口特殊单证,包括原出口货物报关单、原退运报关单或缴税证明(补偿的货物)、原出口货物税款缴款书、索赔协议。此外,还需要提供商品检验机构出具的原出口货物残损、短少、品质不良或规格不符的检验证明书或者其他有关证明文件。

七、进出境修理货物

(一)概念

进境修理货物是指运进境进行维护修理后复运出境的机械器具、运输工具或其他货物,以及维修这些货物需要进口的原材料、零部件。出境修理货物是指运出境进行维护修理后复运进境的机械器具、运输工具或其他货物,以及维修这些货物需要出口的原材料、零部件。原进口货物出境维修包括原进口货物在保修期内运出境修理和在保修期外运出境修理。

(二)特征

1. 进境修理货物

税费:免予缴纳进口关税和进口环节海关代征税。担保:提供担保。监管:接受海关后续监管。许可证:免予交验许可证。受理部门:海关通关管理部门。其办理步骤如图 6—36 所示。

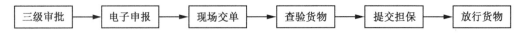

图 6—36 进境维修货物报关办理步骤

第一步：三级审批。递交以下单证：运单、发票、箱单、与供货商签订的合同、关于暂时进出口原因的详细说明、关于暂时进出口货物的技术资料与详细解释。

第二步：电子申报。

第三步：现场交单。如果审核通过，海关将制发"暂时进/出境申请批准决定书"；如果审核不通过，海关将制发"暂时进/出境申请不予批准决定书"。

第四步：查验货物。

第五步：提交担保。在货物收发货人向海关缴纳相当于税款的保证金或海关依法认可的其他担保后，准予暂时免缴关税。对于不涉税的货物，可凭收发货人或其代理人的保证函放行。

第六步：放行货物。对于保证金担保的，足额保证金到账后，海关制发海关保证金、风险担保金、抵押金专用收据，并放行货物。

2. 出境修理货物

税费：在保修期内且免费维修的，免征税；在保修期外、收费维修的，按修理费和所需材料费审定完税价格后征税。许可证：免予交验许可证。

（三）**报关程序**

1. 进境修理货物

(1)进境时。单证：维修合同或原出口合同、税款担保及其他单证。期限：自进口之日起 6 个月内，可以申请延长，最长不超过 6 个月。海关全程监管。

(2)复出境时。单证：原修理货物进口报关单(留存联或复印件)。

(3)销案时。正常销案，退还保证金或撤销担保；未复运出境的，正常进口。

2. 出境修复货物

(1)出境时。单证：维修合同或原出口合同及其他单证。期限：在境外维修限为自出境之日起 6 个月，可以申请延长，延长期限最长不超过 6 个月。

(2)复进境时。税费：申报境外实际支付的修理费和材料费，按此征收税费；超过规定期限复运进境的，按一般进口货物办理征税。

八、集装箱箱体

（一）**概念**

集装箱既是一种运输设备，又是一种货物。当货物用集装箱装载进出口时，集装箱箱体就作为一种运输设备；当一个企业购买进口或销售出口集装箱时，集装箱箱体就是普通的进出口货物。集装箱作为货物的进口是一次性的，作为运输设备是暂时进出境的。这里介绍的是通常作为运输设备暂时进出境的情况。

（二）**报关**

境内生产的集装箱及我国营运人购买进口的集装箱在投入国际运输前，营运人应当向其所在地海关办理登记手续。海关准予登记并符合规定的集装箱箱体，无论是否装载货物，海关都准予暂时进境和异地出境，营运人或其代理人无须对箱体单独向海关办理报关手续，进出境时也不受规定的期限限制。

境外集装箱箱体暂准进境的，无论是否装载货物，承运人或其代理人都应当对箱体单独向海关申报，并应当于入境之日起 6 个月内复运出境。如因特殊情况不能按期复运出境的，营运人应当向"暂准进境地"海关提出延期申请，经海关核准后可以延期，但不得超过 3 个月，逾期应向海关办理进口报关纳税手续。

九、溢卸和误卸货物

(一)概念

溢卸货物是指未列入进口载货清单、运单的货物,或者多于进口载货清单、提单或运单所列数量的货物;误卸货物是指将运往境外港口、车站或境内其他港口、车站而在本港(站)卸下的货物。

对于溢卸、误卸货物,应自运输工具卸货之日起 3 个月内办理海关手续,经申请可延期 3 个月办理。超出上述期限,海关可以依法提取作变卖处理。

(二)溢卸、误卸货物的处理方法

处理方法如表 6-46 所示。

表 6-46　　　　　　　　　　溢卸、误卸货物的处理方法

方式	办理人	处理方法
退运境外	当事人	能够提供发货人或承运人书面证明的,可以向海关申请办理直接退运。当事人免予填报报关单,凭决定书或通知书向海关办理直接退运手续
溢短相补	原收货人或其代理人	运输工具负责人或其代理人要求溢短相补的,应与短卸货物原收货人协商同意,并限于同一运输公司、同一发货人、同一品种的进口货物;非同一运输工具或非同一航次之间抵补的,限于同一运输公司、同一发货人、同一品种。其适用于无代价抵偿货物
物归"原主"	运输工具负责人或其代理人	指运境外港口、车站的误卸货物,运输工具负责人或其代理人要求运往境外的,经海关核实后按照转运货物的报关程序办理海关手续,转运境外
	原收货人或其代理人	指运境内其他港口、车站的误卸货物,既可由原收货人或其代理人向进境地海关办理申报进境手续,也可以经进境地海关同意办理转关运输手续
就地进口	原收货人或其代理人	原收货人接受的,按一般进口货物申报,提供溢卸货物证明(属于许可证件管理的,应交验许可证件)征税放行
境内销售	购货单位	原收货人不接受、运输工具负责人或其代理人要求国内销售的,办理进口申报手续

十、退运货物

退运货物是指原进出口货物因各种原因造成退运进口或退运出口的货物,包括一般退运货物和直接退运货物。

(一)一般退运货物

一般退运货物是指已办理进出口申报手续且海关已放行出口或进口,因各种原因造成退运进口或退运出口的货物。

1. 一般退运进口货物的海关手续

第一,报关。(1)原出口货物已收汇。原出口货物退运进境时,已收汇,已核销:原发货人或其代理人应填写进口货物报关单向进境地海关申报,并提供原出口货物报关单、"外汇核销

单出口退税专用联"(加盖已核销专用章)或"出口商品退运已补税证明"(税务部门出具)、保险公司证明,或承运人溢装、漏卸的证明等。(2)原出口货物未收汇。原出口货物退运进境时,若未收汇,原发货人或其代理人在办理退运手续时,应提交原出口货物报关单、外汇核销单、报关单退税证明联,同时填写进口货物报关单;若部分退运进口,海关则须在原出口货物报关单上批注退运的实际数量、金额后退回企业并留存复印件,海关核实无误后,验放有关货物进境。

第二,税收。出口货物自出口之日起1年内原状退货复运进境的,海关核实后,不予征收进口税。原出口时,已征收出口税,重新缴纳因出口而退还的国内环节税的,自缴纳出口税款之日起1年内准予退还。

2. 一般退运出口货物的海关手续

因故退运出口的进口货物,原收货人或其代理人应填写出口货物报关单,并提供原进口货物报关单、保险公司证明或承运人的证明。因品质或规格原因1年内退运出境的,免征出口关税,已收取的进口关税,1年内予以退还。

(二)直接退运货物

直接退运货物是指在进境后、办结海关放行手续前,进口货物收发货人、原运输工具负责人或其代理人(以下称当事人)申请退运境外,或者海关根据国家有关规定责令直接退运境外的全部或者部分货物。

1. 当事人申请直接退运

(1)可以退运的范围。包括:①合同执行期间国家贸易政策调整,收货人无法提供相关证件的;②属于错发、误卸货物,并且能够提供相关证明的;③收发货人一致同意退运,并能够提供双方同意退运的书面证明的;④发生贸易纠纷,能够提供法院判决书、仲裁机构仲裁决定书或者无争议的有效货物所有权凭证的;⑤货物残损或者国家检验检疫不合格,能够提供有关证明文件的。

在当事人申请直接退运前,海关已经确定查验或者认为有走私违规嫌疑的货物,不予办理退运。

(2)报关程序。

①单证:"进口货物直接退运申请书"(见样例6-6)及申请表(见样例6-7)、合同、发票、装箱清单、原报关单、提运单或载货清单。海关按照行政许可程序受理或者不予受理,受理并批准直接退运的,制发"准予直接退运决定书"(见样例6-8)。

样例6-6

进口货物直接退运申请书

海关退申(　　)号

_____海关:

我(单位)拟对进口的_____货物(详见附表)办理直接退运手续,特向贵关提出申请,请予批准。

附:进口货物直接退运申请表

(印)

年　月　日

样例 6－7

进口货物直接退运申请表

申请单位：	联系人及电话：
申请日期：	货物进口日期：
货物品名：	需何种许可证件：
数(重)量：	申请退运数(重)量：
货物查验情况：	货物存放地点：
运单号：	是否已申报(报关单号)：
申请直接退运原因：	
现场通关部门关员审核意见： 签名： 年 月 日	现场通关部门科长审核意见： 签名： 年 月 日
物流监控/查验部门意见： 签名： 年 月 日	缉私部门意见： 签名： 年 月 日
关长(或其授权人)审批意见： 签名： 年 月 日	

样例 6－8

中华人民共和国＿＿＿＿＿海关
进口货物直接退运申请受理决定书

　　　　　　　　　　　　　　　　　　海关许可(　　　)直退　　号

　　你(单位)关于＿＿＿＿＿的行政许可申请,我关于＿＿＿年＿＿＿月＿＿＿日收悉。经审查,根据《中华人民共和国海关法》和《中华人民共和国海关进口货物直接退运管理办法》的规定,我关予以受理。

　　注:行政许可申请受理序号为＿＿＿＿＿＿号。

　　　　　　　　　　　　　　　　　　　　　　　　　　　　(印)
　　　　　　　　　　　　　　　　　　　　　　　　　　　　年 月 日

　　②报关单填制:当事人办理进口货物直接退运的申报手续时,应当先填写出口货物报关单向海关申报,再填写进口货物报关单。因进口货物收发货人或承运人责任造成的错发、误卸或者溢卸,经海关批准的,免填报关单,凭决定书直接办理退运手续。许可证:经海关批准直接退运的货物,不需要交验进出口许可证或者其他监管证件。

　　③税费:免征各种税费及滞报金。进口货物直接退运的,应当从原进境地口岸退运出境,因运输原因需要改变运输方式或者由另一口岸退运出境的,应当经由原进境地海关批准后,以转关运输的方式出境。

　　2. 海关责令直接退运的货物

　　(1)范围。①进口国家禁止进口的货物,经海关依法处理后的;②违反国家检验检疫政策法规,经国家检验检疫部门处理并出具"检验检疫处理通知书"的;③未经许可擅自进口属于限制进口的固体废物原料,经海关依法处理后的;④违反国家法律法规,应当责令直接退运的其他情形。海关责令进口货物直接退运通知书如样例 6－9 所示。

样例 6-9

中华人民共和国海关
责令进口货物直接退运通知书

关退〔　　〕　号

_____：

你（单位）进口的_____存在以下第_____项情形，根据《中华人民共和国海关进出口货物直接退运管理办法》的有关规定，应当将上述货物直接退运至境外。

（一）货物属于国家禁止进口的货物，已经海关依法处理的；

（二）违反国家检验检疫政策法规，已经国家检验检疫部门处理并且出具《检验检疫处理通知书》或者其他证明文书的；

（三）未经许可擅自进口属于限制进口的固体废物，已经海关依法处理的；

（四）违反国家有关法律、行政法规，应当责令直接退运的其他情形。

当事人陈述、申辩情况：_____

当事人签章：

海关审查意见：_____

经审查，你（单位）陈述、申辩意见、理由_____，根据《中华人民共和国海关进口货物直接退运管理办法》的有关规定，现责令你（单位）在收到该通知书之日起 30 日内持有关材料到海关办理该货物的直接退运手续。

当事人不服本通知的，依照《中华人民共和国行政复议法》第九条、第十二条，《中华人民共和国行政诉讼法》第四十六条之规定，可自本通知送达之日起 60 日内向_____申请行政复议，或自本通知送达之日起 6 个月内，向_____人民法院起诉。

特此通知。

（印）

年　月　日

（2）报关手续。

①报关单填制：因进口货物收发货人或承运人责任造成的错发、误卸或者溢卸，经海关责令退运的，免填报关单，凭通知书直接办理退运手续。

②税费：免税、免滞报金，不列入海关统计。

 经验小谈 6-18

我司从国外进口了一批铁粉，货物到港后海关说要查验，并且已经取样了，我司觉得很麻烦，想申请直接退运，请问可以吗？

答：根据《海关进口货物直接退运管理办法》第五条第三款：对海关已经确定布控、查验或者认为有走私违规嫌疑的货物，不予办理直接退运。布控、查验或者案件处理完毕后，按照海关有关规定处理。

十一、退关货物

（一）概念

退关货物又称出口退关货物，是指出口货物在向海关申报出口后被海关放行，因故未能装上运输工具，发货单位请求将货物退运出海关监管区域不再出口的行为。

（二）报关程序

退关货物的报关程序为：（1）出口货物的发货人及其代理人应当在得知出口货物未装上运

输工具,并决定不再出口之日起 3 天内,向海关申请退关;(2)经海关核准且撤销出口申报后方能将货物运出海关监管场所;(3)已缴纳出口税的退关货物,可以自缴纳税款之日起 1 年内,提出书面申请,向海关申请退税;(4)出口货物的发货人及其代理人办理出口货物退关手续后,海关应对所有单证予以注销,并删除有关报关电子数据。

十二、放弃货物

(一)概念
放弃货物是指进口货物收货人或其代理人声明放弃,由海关提取依法变卖处理的货物。

(二)范围
放弃货物的范围包括:(1)没有办结海关手续的一般进口货物;(2)保税货物;(3)在监管期内的特定减免税货物;(4)暂准进境货物;(5)其他没有办结海关手续的进境货物。国家禁止或限制进口的废物、对环境造成污染的货物不得声明放弃。

(三)处理
由海关提取依法变卖处理的放弃进口货物的所得价款,在优先拨付变卖处理实际支出的费用后,再扣除运输、装卸、储存等费用。所得价款不足以支付运输、装卸、储存等费用的,按比例支付。

十三、超期未报关货物

(一)概念
超期未报关货物是指在规定期限内未办结海关手续的海关监管货物。

(二)范围
超期未报关货物包括:(1)自运输工具申报进境之日起,超过 3 个月未向海关申报的进口货物;(2)在海关批准的延长期满仍未办结海关手续的溢装、误卸货物;(3)超过规定期限 3 个月未向海关办理复运出境或者其他海关手续的保税货物;(4)超过规定期限 3 个月未向海关办理复运出境或者其他海关手续的暂准进境货物;(5)超过规定期限 3 个月未运输出境的过境、转运和通运货物。

 经验小谈 6—19

进口的货物被误卸了,我司跟外商还没有达成一致意见,该批货物在境内已经被搁置了两个多月,请问我司可以向海关申请延期申报吗?

答:根据《中华人民共和国海关关于超期未报关进口货物、误卸或者溢卸的进境货物和放弃进口货物的处理办法》第三条,由进境运输工具载运进境并且因故卸至海关监管区或者其他经海关批准的场所,未列入进口载货清单、运单向海关申报进境的误卸或者溢卸的进境货物,经海关审定确实的,由载运该货物的原运输工具负责人,自该运输工具卸货之日起三个月内,向海关办理直接退运出境手续;或者由该货物的收发货人,自该运输工具卸货之日起三个月内,向海关办理退运或者申报进口手续。前款所列货物,经载运该货物的原运输工具负责人,或者该货物的收发货人申请,海关批准,可以延期三个月办理退运出境或者申报进口手续。本条第一款所列货物,超过前两款规定的期限,未向海关办理退运出境或申报进口手续的,由海关提取依法变卖处理。

（三）处理

超期未报关进口货物由海关提取依法变卖处理。

第一,超期未报关进口货物、误卸或者溢卸的进境货物和放弃进口货物属于海关实施检验检疫的进出境商品目录范围的,海关应当在变卖前进行检验、检疫,检验、检疫的费用与其他变卖处理实际支出的费用从变卖款中支付。

第二,变卖所得价款,在优先拨付变卖处理实际支出的费用后,按照运输、装卸、储存等费用,进口关税,进口环节海关代征税,滞报金的顺序扣除相关费用和税款。所得价款并不足以支付同一顺序的相关费用的,按照比例支付。

第三,申请发还余款的,申请人应当提供证明其为该进口货物收货人的相关资料。经海关审核同意后,申请人应当按照海关对进口货物的申报规定,取得有关进口许可证件,凭有关单证补办进口申报手续。海关对有关进口许可证件电子数据进行系统自动比对验核。申报时没有有效进口许可证件的,由海关按照《中华人民共和国海关行政处罚实施条例》的规定处理。

 经验小谈 6—20

您好,我司进口的一批货物,外商发错货,由于物流原因外商想放弃该批货物,请问我司可否申请放弃该货物?

答: 根据《中华人民共和国海关关于超期未报关进口货物、误卸或者溢卸的进境货物和放弃进口货物的处理办法》第四条,进口货物的收货人或者其所有人声明放弃的进口货物,由海关提取依法变卖处理。国家禁止或者限制进口的废物、对环境造成污染的货物不得声明放弃。除符合国家规定,并且办理申报进口手续,准予进口的外,由海关责令货物的收货人或者其所有人、载运该货物进境的运输工具负责人退运出境;无法退运的,由海关责令其在海关和有关主管部门监督下予以销毁或者进行其他妥善处理,销毁和处理的费用由收货人承担,收货人无法确认的,由相关运输工具负责人及承运人承担;违反国家有关法律法规的,由海关依法予以处罚,构成犯罪的,依法追究刑事责任。

任务七　海关监管货物的特殊申报

一、进出境快件申报程序

（一）概述

进出境快件是指进出境快件运营人以向客户承诺的快速商业运作方式承揽、承运的进出境货物、物品。进出境快件运营人,是指依法注册并在海关登记备案的从事进出境快件运营业务的国际货物运输代理企业。

（二）分类

进出境快件包括:(1)文件类,包括免税且无商业价值的文件、单证、单据等;(2)个人物品类,包括自用、合理数量范围内的进出境旅客分离运输的行李和个人物品;(3)货物类,即除文件和个人物品以外的其他进出境快件。

(三)申报程序

1. 申报方式

按照海关的要求,采用纸质文件方式或电子数据交换方式向海关办理报关手续。

2. 申报时效

进境的快件,应该自运输工具申报进境之日起 14 日内向海关办理报关手续;出境的快件,应该在运输工具离境 3 小时之前向海关申报。

3. 单证

(1)文件类。运营人需要提供"进出境快件 KJ1 报关单"(见样例 6—10)、总运单副本和其他单证等。

样例 6—10   **中华人民共和国海关进出境快件 KJ1 报关单**

运营人名称:		进/出口岸:		运输工具航次:		
进/出口日期:		总运单号码:				
序号	分运单号码	名称	件数	重量(KG)	收/发件人名称	验放代码

本运营人保证: 年   月   日向   海关申报的上述货物为《中华人民共和国海关对进出境快件监管办法》中的文件类范围内的货物,并就申报的真实性和合法性向你关负法律责任。
(运营人报关专用章)   报关员: 申报日期:

以下由海关填写

海关签章: 经办关员: 日期: 查验关员: 日期:

(2)个人物品类。运营人需要提供"进出境快件个人物品申报单"(见样例 6—11)、每一进出境快件的分运单、进境快件收件人或出境快件发件人身份证复印件和其他单证等。

样例 6—11   **中华人民共和国海关进出境快件个人物品申报单**

报关单编号:

运营人名称:	进/出口岸:		运输工具航次:		进/出口日期:		总运单号码:			
序号	分运单号码	物品名称	价值(RMB)	件数	税率	税额	收/发件人姓名	国别/地区	证件号码	验放代码

本运营人保证: 年   月   日向   海关申报的上述物品为《中华人民共和国海关对进出境快件监管办法》中的个人物品类范围内的物品,并就申报的真实性和合法性向你关负法律责任。
(运营人报关专用章)   报关员: 申报日期:

以下由海关填写

海关签章: 经办关员: 日期: 查验关员: 日期:

(3)货物类。运营人需要提交的单证如表 6—47 所示。

表 6—47 货物类快件申报需要提交的单证

条 件	单 证
关税税额 50 元以下及海关准予免税的货样、广告品	提交"进出境快件 KJ2 报关单"(见样例 6—12)
征税进境的货样、广告品	提交"进出境快件 KJ3 报关单"(见样例 6—13)
其他进境的货物类快件	按进口货物的报关程序报关
出境的货样、广告品(法律、行政法规规定实行许可证管理的、应征出口关税的、需出口收汇的、需出口退税的除外)	提交 KJ2 报关单、每一出境快件的分运单、发票和海关需要的其他单证
其他出境的货物类快件	按出口货物相应的报关程序提交申报单证

样例 6—12 中华人民共和国海关进出境快件 KJ2 报关单

报关单编号:

运营人名称:		进/出口岸:		运输工具航次:		进/出境日期:		总运单号码:			
序号	分运单号码	经营单位编码	经营单位名称	货物名称	价值(RMB)	重量(KG)	件数	商品编码(HS)	收/发件人名称	验放代码	

本运营人保证: 年 月 日向 海关申报的上述货物为《中华人民共和国海关对进出境快件监管办法》中的关税税额在关税起征数额以下的进境货物和海关规定准予免税的进境货样、广告品或出境货样、广告品,并就申报的真实性和合法性向你关负法律责任。

(运营人报关专用章) 报关员: 申报日期:

以下由海关填写
海关签章: 经办关员: 日期: 查验关员: 日期:

样例 6—13 中华人民共和国海关进出境快件 KJ3 报关单

报关单编号:

运营人名称:		进/出口岸:		运输工具航次:		进/出境日期:		总运单号码:							
序号	分运单号码	经营单位编码	经营单位名称	货物名称	价值(RMB)	重量(KG)	件数	商品编码(HS)	关税税率	关税税额	增值税税率	增值税税额	消费税税率	消费税税额	收/发件人名称	验放代码

本运营人保证: 年 月 日向 海关申报的上述货物为《中华人民共和国海关对进出境快件监管办法》中的应予征税的进境货样、广告品,并就申报的真实性和合法性向你关负法律责任。

(运营人报关专用章) 报关员: 申报日期:

以下由海关填写
海关签章: 经办关员: 日期: 查验关员: 日期:

4. 查验

海关查验进出境快件时,运营人应派员到场,并负责进出境快件的搬移、开拆、封装。海关对进出境快件中的个人物品实施开拆查验时,运营人应通知进境快件的收件人或出境快件的发件人到场。收件人或发件人不能到场的,运营人应向海关提交其委托书,代理其履行义务,并承担相应的法律责任。海关认为必要时,可对进出境快件径行开验、复验或提取货样。

二、进出境货物集中申报程序

(一)概述

1. 概念

进出境货物集中申报是指经海关备案,进出口货物收发货人在同一口岸多批次进出口规定范围内的货物,可以先以进出口货物集中申报清单申报货物进出口,再以报关单集中办理海关手续的特殊通关方式。

2. 范围(见表6—48)

表6—48   集中申报的货物范围

适用集中申报的货物	不适用集中申报的收发货人	停止适用集中申报的情形
1. 图书、报纸、期刊类出版物等时效性较强的货物 2. 危险品或者鲜活、易腐、易失效等不宜长期保存的货物 3. 公路口岸进出境的保税货物	1. 涉嫌走私或者违规,正在被海关立案调查的收发货人 2. 因进出口侵犯知识产权货物被海关依法给予行政处罚的收发货人 3. 适用C类或者D类管理类别的收发货人	1. 担保情况发生变更,不能继续提供有效担保的 2. 涉嫌走私或者违规,正在被海关立案调查的 3. 进出口侵犯知识产权的货物,被海关依法给予行政处罚的 4. 海关分类管理类别被降为C类或者D类的

3. 管理

其包括:(1)备案地点。收发货人:货物所在地海关。加工贸易企业:主管地海关。(2)备案单证。"适用集中申报通关方式备案表"。(3)备案担保。收发货人申请办理集中申报备案手续的,应同时提供符合海关要求的担保,担保有效期最短不得少于3个月。(4)备案有效期。按照收发货人提交的担保有效期核定。(5)备案的变更、延期和终止。申请适用集中申报通关方式的货物、担保情况等发生变更时,收发货人应当向原备案地海关书面申请变更。

备案有效期届满可以延续。收发货人需要继续适用集中申报方式办理通关手续的,应当在备案有效期届满10日前向原备案地海关书面申请延期。收发货人在备案有效期届满前未向原备案地海关申请延期的,备案表效力终止。收发货人需要继续按照集中申报方式办理通关手续的,应当重新申请备案。

(二)申报程序

1. 电子申报(见表6—49)

表 6－49　　　　　　　　　　　　　集中申报货物电子申报内容

流向	申报时间	申报单证	退单
进口	自载运进口货物的运输工具申报进境之日起 14 日内	中华人民共和国海关进口货物集中申报清单	海关审核集中申报清单电子数据时,对保税货物核扣加工贸易手册(账册)或电子账册数据;对一般贸易货物核对集中申报备案数据
出口	在运抵海关监管区后、装货的 24 小时前	中华人民共和国海关出口货物集中申报清单	经审核,海关发现集中申报清单电子数据与集中申报备案数据不一致的,应当予以退单

2.纸质单证申报

(1)提交集中申报清单及随附单证。

①提交纸质单证的期限。收发货人应当自海关审结集中申报清单电子数据之日起 3 日内,持"集中申报清单"及随附单证到货物所在地海关办理交单验放手续。属于许可证件管理的,收发货人还应当提交相应的许可证件,海关应当在相关证件上批注并留存复印件。

收发货人未在规定期限办理相关海关手续的,海关删除集中申报清单电子数据,收发货人应当重新向海关申报。重新申报日期超过自运输工具申报进境之日起 14 日的,应当以报关单申报。

②修改或撤销集中申报清单。收发货人在以清单申报后申请修改或者撤销"集中申报清单"的,比照报关单修改和撤销的相关规定办理。

(2)报关单集中申报。

①集中申报的期限。收发货人应当对一个月内以"集中申报清单"申报的数据进行归并,填制进出口货物报关单,一般贸易货物在次月 10 日之前、保税货物在次月底之前到海关办理集中申报手续。一般贸易货物集中申报手续不得跨年度办理。

②报关单填制要求。集中申报清单归并为同一份报关单的,各清单中的进出境口岸、经营单位、境内收发货人、贸易方式(监管方式)、启运国(地区)、装货港、运抵国(地区)、运输方式栏目以及适用的税率、汇率必须一致。

"单一窗口"
标准版用户
手册(集中
申报)

各清单中规定项目不一致的,收发货人应当分别归并为不同的报关单进行申报。对确实不能归并的,应当填写单独的报关单进行申报。各清单归并为同一份报关单时,各清单中载明的商品项在商品编号、商品名称、规格型号、单位、原产国(地区)、单价和币制均一致的情况下可以进行数量和总价的合并。

③办理相应的手续。收发货人对集中申报清单申报的货物以报关单方式办理海关手续时,应当按照海关规定对涉税的货物办理税款缴纳手续。涉及许可证件管理的,应当提交海关批注过的相应许可证件。对于适用集中申报通关方式的货物,海关按照接受清单申报之日实施的税率、汇率计征税费。

④申领报关单证明联。收发货人办结集中申报海关手续后,海关按集中申报进出口货物报关单签发报关单证明联。"进出口日期"以海关接受报关单申报的日期为准。

三、海关监管货物转关申报程序

(一)转关概念

进口转关:从进境地入境,向海关申请转关,运往另一个设关地点进口报关。出口转关:货物在启运地出口报关运往出境地,由出境地海关监管出境。

(二)2018 年 1 月 1 日起,除以下 4 种情况外,海关不再接受办理转关运输

(1)多式联运货物,以及具有全程提(运)单需要在境内换装运输工具的进出口货物;

(2)满足相关条件的进口固体废物;

(3)易受温度、静电、粉尘等自然因素影响或者其他特殊原因,不宜在口岸海关监管区实施查验,且满足相关条件的进出口货物;

(4)邮件、快件、暂时进出口货物(含 ATA 单证册项下货物)、过境货物、中欧班列载运货物,市场采购方式出口货物、跨境电子商务零售进出口商品、免税品,以及外交、常驻机构和人员公用物品。

(三)转关运输的方式

转关运输的方式,包括提前报关转关、直转、中转(见表 6—50)。

表 6—50 转关运输的方式

转关方式	流向	申报地	办报关手续地
提前报关转关	进口	指运地先申报	再到进境地办理转关
	出口	货未到启运地先申报	货到监管场所后再办理转关
直转	进口	进境地办理转关	指运地办理报关
	出口	启运地报关	启运地办理转关
中转	进口	指运地办理报关	进境地办理转关
	出口	启运地办理报关	启运地办理转关

(四)转关管理

1. 转关运输的期限

第一,直转方式转关的期限。以直转方式转关的进口货物应当自运输工具申报进境之日起 14 日内向进境地海关办理转关手续,在海关限定期限内自运抵指运地之日起 14 日内,向指运地海关办理报关手续,逾期按规定征收滞报金。

第二,提前报关方式转关的期限。其包括:(1)提前报关的进口转关货物应自电子数据申报之日起 5 日内,向进境地海关办理转关手续;超过期限仍未到进境地海关办理转关手续的,指运地海关撤销提前报关的电子数据。(2)出口转关货物应于电子数据申报之日起 5 日内,运抵启运地海关监管场所,办理转关和验放等手续;超过期限的,启运地海关撤销提前报关的电子数据。

2. 转关申报单证的法律效力

转关货物申报的电子数据与书面单证具有同等的法律效力,对确实因为填报或传输错误的数据,有正当的理由并经海关同意,可做适当的修改或者撤销。对海关已决定查验的转关货物,则不再允许修改或撤销申报内容。

(五)报关程序

1. 进出口口岸

进口口岸:填货物实际进入我国关境的口岸海关的名称及代码。出口口岸:填货物实际运出我国关境的口岸海关的名称及代码。

2. 运输方式

进口转关运输货物,按载运货物抵达进境地的运输工具填报;出口转关运输货物,按载运货物驶离出境地的运输工具填报。

3. 运输工具名称

(1)进口转关货物报关单运输工具名称(见表6—51)。

表6—51 进口转关货物运输工具名称填报方法

<table>
<tr><th colspan="2">运输方式</th><th>运输工具名称</th><th>航次号</th></tr>
<tr><td rowspan="2">水路运输</td><td>①直转、提前报关</td><td>"@"+16位转关申报单预录入号(或13位载货清单号)</td><td>免予填报</td></tr>
<tr><td>②中转</td><td>进境英文船名</td><td>"@"+进境干线船舶航次</td></tr>
<tr><td rowspan="2">航空运输</td><td>①直转、提前报关</td><td>同水路运输①</td><td>免予填报</td></tr>
<tr><td>②中转</td><td>"@"</td><td>免予填报</td></tr>
<tr><td rowspan="2">铁路运输</td><td>①直转、提前报关</td><td>"@"+16位转关申报单预录入号</td><td>"@"+进出境日期[8位数字:顺序为年(4位)、月(2位)、日(2位)]</td></tr>
<tr><td>②中转</td><td>车厢编号</td><td>同上</td></tr>
<tr><td colspan="2">公路及其他运输</td><td>同水路运输①</td><td>免予填报</td></tr>
<tr><td colspan="2" rowspan="2">以上各种运输方式</td><td>如使用广东地区载货清单转关的提前报关货物,填报"@"+13位载货清单号</td><td>免予填报</td></tr>
<tr><td>其他地区提前报关货物免予填报</td><td>免予填报</td></tr>
</table>

(2)出口转关货物报关单运输工具名称(见表6—52)。

表6—52 出口转关货物运输工具名称填报方法

<table>
<tr><th colspan="3">运输方式</th><th>运输工具名称</th><th>航次号</th></tr>
<tr><td rowspan="5">水路运输</td><td colspan="2">①非中转的</td><td>"@"+16位转关申报单预录入号(或13位载货清单号)
注:多张报关单需要通过一张转关单转关的,运输工具名称字段填报"@"</td><td>免予填报</td></tr>
<tr><td rowspan="3">②中转</td><td>境内水路运输</td><td>填报驳船船名</td><td>填报驳船航次号</td></tr>
<tr><td>境内铁路运输</td><td>填报车名(主管海关4位关别代码+"TRAIN")</td><td rowspan="2">填报6位启运日期,顺序为年(2位)、月(2位)、日(2位)</td></tr>
<tr><td>境内公路运输</td><td>填报车名(主管海关4位关别代码+"TRUCK")</td></tr>
<tr><td colspan="2">铁路运输</td><td>同水路运输①的填报情况</td><td>铁路拼车拼箱捆绑出口:免予填报</td></tr>
<tr><td colspan="3">航空运输</td><td>同水路运输①的填报情况</td><td>免予填报</td></tr>
<tr><td colspan="3">其他</td><td>"@"+16位转关申报单预录入号(或13位载货清单号)</td><td>免予填报</td></tr>
</table>

上述规定以外无实际进出境的,免予填报。

4. 提运单号

(1)进口报关单"提运单号"栏应填报为:①水路运输:直转、中转填报提单号,提前报关免予填报。②铁路运输：直转、中转填报铁路运单号，提前报关免予填报。③航空运输：直转、中转填报总运单号＋"_"（下划线）＋分运单号，提前报关免予填报。④其他运输方式，本栏为空。

以上各种运输方式进境货物，在广东省内用公路运输转关的，填报车牌号。

（2）出口报关单"提运单号"栏应填报为：①水路运输：中转货物填报运单号；非中转免予填报；广东省内提前报关的转关货物填报车牌号。②其他运输方式：广东省内提前报关的转关货物填报车牌号；其他地区免予填报。

（六）进口货物的转关

1. 提前报关的转关（先在指运地报关后在进境地转关）

其包括：（1）进口货物收货人或其代理人（货主）在进境地海关办理进口货物转关手续前，向指运地海关传送进口货物报关单电子数据；（2）指运地海关提前受理电子申报，接受申报后，计算机自动生成进口转关货物申报单，传输至进境地海关；（3）收货人或其代理人在进行电子数据申报后，5 日内向进境地海关申请办理转关手续，提交进口转关货物申报单编号。

提交单证：进口转关货物核放单（在广东省内公路运输的，提交"进境汽车载货清单"，见样例 6－14）、汽车载货登记簿或船舶监管簿、提货单。

样例 6－14　　　　　　中华人民共和国海关进境汽车载货清单

（编号条形码）进境日期：　　　　　　　　　　清单编号：××××××××××××

	发货人：（盖章）		贸易性质：			
	收货人：		贸易国别（地区）：			
	合同（协议）号：		原产国别（地区）：			
	货名及规格	件数	重量	成交价格		进境地/指运地
				单价	价值	
第一联　指运地海关存						
	车辆牌号　境内： 　　　　　境外：		海关关锁号（条形码）NO.：			
	货柜箱体号 NO.：					
	上列货物总计＿＿＿件＿＿＿千克，由＿＿＿公司委托我公司承运，保证无讹。 　　此致 ＿＿＿海关 驾驶员：　　运输公司（盖章） 　　　　　海关编号＿＿＿		海关批注： 　　　　　　　　关员签名： 　　　　　　　　海关签章： 　　　　　　　　年　月　日			

2. 直转方式转关（先在进境地办转关后在指运地办报关）

其包括：（1）货物的收货人或其代理人自运输工具申报进境之日起 14 日内在进境地海关录入转关申报数据，持有关单证直接办理转关手续。提交的单证有：进口转关运输货物申报单（在广东省内公路运输的，提交"进境汽车载货清单"）和汽车载货登记簿或船舶监管簿。（2）在海关指定的时间内运抵指运地，自货物到达指运地之日起 14 日内，进口货物的收货人或代理人向指运地海关办理申报。

3. 中转转关

其包括：（1）具有全程提运单、需换装境内运输工具的中转转关货物，其收货人或其代理人向指运地海关办理进口报关手续;(2)5日内由承运人向进境地海关提交进口转关货物申报单、"进口货物中转通知书"、按指运地目的港分列的纸质舱单(空运方式提交联程运单)等单证办理货物转关手续。

(七)出口货物的转关

1. 提前报关

其包括:(1)发货人或其代理人在货物运抵启运地海关监管场所前,先向启运地海关传送出口货物报关单电子数据,由启运地海关提前受理电子申报,生成出口转关货物申报单数据,传输至出境地海关。(2)货物自电子申报之日起5日内,运抵启运地海关的监管场所并办理转关手续。提交的单证包括出口货物报关单、汽车载货登记簿或船舶监管簿;在广东省内公路运输的,提交"出境汽车载货清单"。(3)货物运抵出境地,办理出境手续。提交的单证包括启运地海关签发的出口货物报关单、出口转关货物申报单、汽车载货登记簿或船舶监管簿。

知识链接

转关作业无纸化

2. 直转方式转关

其包括:(1)发货人或其代理人在货物运抵启运地海关监管场所后,向启运地海关申报录入出口货物报关单电子数据,由启运地海关提前受理电子申报,生成出口转关货物申报单数据,传送到出境地海关。(2)在启运地办理转关手续。提交的单证包括出口货物报关单、汽车载货登记簿或船舶监管簿;在广东省内公路运输的,还应提交"出境汽车载货清单"。(3)货物到达出境地时,办理出境手续。提交的单证包括出口货物报关单、出口转关货物申报单、汽车载货登记簿或船舶监管簿。

3. 中转方式转关

其包括:(1)具有全程提运单、需换装境内运输工具的出口中转转关货物,其发货人或代理人向启运地海关办理出口报关手续;(2)由承运人或其代理人向启运地海关传送并提交出口转关货物申报单及其他单证,办理货物出口转关手续;(3)启运地海关核准后,签发"出口货物中转通知书",承运人或其代理人凭以办理出境手续。

(八)境内监管货物的转关

1. 提前申报转关

其包括:(1)由转入地货物收货人向转入地海关提前传送进口货物报关单电子数据报关;(2)转入地海关提前接受电子申报,并生成"进口转关货物申报单",向转出地海关传输;(3)收货人向转出地海关办理转关手续,提交进口转关货物核放单、汽车载货登记簿或船舶监管簿,并提供进口转关货物申报单编号。

"单一窗口"标准版用户手册(转关单)

2. 直接转关

其包括:(1)转入地货物收货人在转出地海关录入转关申报数据,直接向转出地海关办理转关手续,并提交进口转关货物申报单、汽车载货登记簿或船舶监管簿;(2)货物运抵转入地后,转入地货物收货人向转入地海关办理货物的报关手续。

任务八　跨境贸易电子通关监管

一、跨境贸易电子通关监管要求

电子商务企业或个人通过经海关认可并且与海关联网的电子商务交易平台实现跨境交易

进出境货物、物品的,接受海关监管。

电子商务企业是指通过自建或者利用第三方电子商务交易平台开展跨境贸易电子商务业务的境内企业,以及提供交易服务的跨境贸易电子商务第三方平台提供企业。

电子商务企业应提交"中华人民共和国海关跨境贸易电子商务进出境货物申报清单"(以下简称"货物清单",见样例6-15),采取"清单核放、汇总申报"的方式办理电子商务进出境货物报关手续;个人应提交"中华人民共和国海关跨境贸易电子商务进出境物品申报清单"(以下简称"物品清单",见样例6-16),采取"清单核放"的方式办理电子商务进出境物品报关手续。"货物清单""物品清单"与"进出口货物报关单"等具有同等法律效力。

样例6-15 中华人民共和国海关跨境贸易电子商务进出境货物申报清单

清单编号:××××-××××-I-×××××××××

订单编号:		进/出口口岸代码:		进/出口日期:			申报日期:		
报关企业名称:		报关企业代码:		启运国/运抵国(地区):			指运港代码:		
收发货人名称:		收发货人代码:		运费:			保费:		
经营单位名称:		经营单位代码:		监管场所代码:			航班、航次号:		
提(运)单号:		运输方式:		运输工具名称:			包装种类代码:		
许可证号:		件数:		毛重(千克):			净重(千克):		
备注:									

项号	海关商品备案编号	商品编码(税号)	商品名称/规格型号	条形码	申报数量/法定数量	申报计量单位/法定计量单位	原产国(地区)/最终目的国(地区)代码	单价	总价	币制

录入员: 录入单位: 报关员: 单位地址: 电话: 邮编:	兹声明以上申报无讹并承担法律责任 申报单位(签章) 填制日期	海关审单批注及放行日期 (签章) 审单 查验 放行

样例6-16 中华人民共和国海关跨境贸易电子商务进出境物品申报清单

清单编号:××××-××××-I-×××××××××

订单编号:			进/出境日期:		申报日期:	
进/出境口岸	申报口岸:	运输方式:	运输工具名称		包装种类:	
发件人:	发件人国别:		启运国/运抵国(地区):			
收件人:	发件人城市:		件数:		重量(千克):	
收件人国别:	收件人城市:		收件人身份证信息:		收件人电话:	

续表

备注:								
项号	税号	商品名称	规格型号	数量及单位	原产国(地区)	单价	总价	币制

录入员: 录入单位:	兹声明以上申报无讹并承担法律责任	海关审单批注及放行日期 (签章)
		审单
报关员: 单位地址: 电话: 邮编:	申报单位(签章) 填制日期	查验
		放行

备注:个人自行向海关申报时,"录入员""录入单位""报关员""单位地址""邮编""电话"无须填写。

存放电子商务进出境货物、物品的海关监管场所的经营人,应向海关办理开展电子商务业务的备案手续,并接受海关监管。未办理备案手续的,不得开展电子商务业务。

电子商务企业或个人、支付企业、海关监管场所经营人、物流企业等,应按照规定通过电子商务通关服务平台适时向电子商务通关管理平台传送交易、支付、仓储和物流等数据。

二、跨境贸易电子通关企业注册登记及备案管理

开展电子商务业务的企业,如需向海关办理报关业务,应按照海关对报关单位注册登记管理的相关规定,在海关办理注册登记。企业需要变更注册登记信息、注销的,应按照注册登记管理的规定办理。

开展电子商务业务的海关监管场所经营人应建立完善的电子仓储管理系统,将电子仓储管理系统的底账数据通过电子商务通关服务平台与海关联网对接;电子商务交易平台应将平台交易电子底账数据通过电子商务通关服务平台与海关联网对接;电子商务企业、支付企业、物流企业应将电子商务进出境货物、物品交易原始数据通过电子商务通关服务平台与海关联网对接。

电子商务企业应将电子商务进出境货物、物品信息提前向海关备案,货物、物品信息应包括海关认可的货物 10 位海关商品编码及物品 8 位税号。

三、跨境贸易电子商务进出境货物、物品通关管理

电子商务企业或个人、支付企业、物流企业应在电子商务进出境货物、物品申报前,分别向海关提交订单、支付、物流等信息。

电子商务企业或其代理人应在运载电子商务进境货物的运输工具申报进境之日起 14 日内,电子商务出境货物运抵海关监管场所后、装货 24 小时前,按照已向海关发送的订单、支付、物流等信息,如实填报"货物清单",逐票办理货物通关手续。个人进出境物品,应由本人或其代理人如实填报"物品清单",逐票办理物品通关手续。

除特殊情况外,"货物清单""物品清单""进出口货物报关单"应采取通关无纸化作业方式进行申报。

电子商务企业或其代理人应于每月 10 日前(当月 10 日是法定节假日或者法定休息日的,顺延至其后的第一个工作日,第 12 个月的清单汇总应于当月最后一个工作日前完成),将上月

结关的"货物清单"依据清单表头同一经营单位、同一运输方式、同一启运国/运抵国、同一进出境口岸，以及清单表体同一 10 位海关商品编码、同一申报计量单位、同一法定计量单位、同一币制规则进行归并，按照进、出境分别汇总形成"进出口货物报关单"向海关申报。

电子商务企业或其代理人未能按规定将"货物清单"汇总形成"进出口货物报关单"向海关申报的，海关将不再接受相关企业以"清单核放、汇总申报"方式办理电子商务进出境货物报关手续，直至其完成相应汇总申报工作。

电子商务企业在以"货物清单"方式办理申报手续时，应按照一般进出口货物有关规定办理征免税手续，并提交相关许可证件；在汇总形成"进出口货物报关单"向海关申报时，无须再次办理相关征免税手续及提交许可证件。

个人在以"物品清单"方式办理申报手续时，应按照进出境个人邮递物品有关规定办理征免税手续，属于进出境管制的物品，需提交相关部门的批准文件。

电子商务企业或个人修改或者撤销"货物清单""物品清单"，应参照现行海关进出口货物报关单修改或者撤销等有关规定办理，其中"货物清单"修改或者撤销后，对应的"进出口货物报关单"也应做相应修改或者撤销。

"进出口货物报关单"上的进出口日期以海关接受"进出口货物报关单"申报的日期为准。

电子商务进出境货物、物品放行后，电子商务企业应按有关规定接受海关开展后续监管。

四、跨境贸易电子商务进出境货物、物品物流监控

电子商务进出境货物、物品的查验、放行均应在海关监管场所内完成。

海关监管场所经营人应通过已建立的电子仓储管理系统，对电子商务进出境货物、物品进行管理，并于每月 10 日前（当月 10 日是法定节假日或者法定休息日的，顺延至其后的第一个工作日）向海关传送上月进出海关监管场所的电子商务货物、物品总单和明细单等数据。

海关按规定对电子商务进出境货物、物品进行风险布控和查验。海关实施查验时，电子商务企业、个人、海关监管场所经营人应按照现行海关进出口货物查验等有关规定提供便利，电子商务企业或个人应到场或委托他人到场配合海关查验。

电子商务企业、物流企业、海关监管场所经营人发现涉嫌违规或走私行为的，应主动报告海关。

电子商务进出境货物、物品需转至其他海关监管场所验放的，应按照现行海关关于转关货物有关管理规定办理手续。

五、跨境贸易电子商务进口业务通关模式

（一）快件清关

确认订单后，国外供应商通过国际快递将商品直接从境外邮寄至消费者手中。无海关单据。

优点：灵活，有业务时才发货，不需要提前备货。

缺点：与其他邮快件混在一起，物流通关效率较低，量大时成本会迅速上升。

适用范围：业务量较少，偶尔有零星订单的阶段。

（二）集货清关（先有订单，再发货）

商家将多个已售出商品统一打包，通过国际物流运至国内的保税仓库，电商企业为每件商品办理海关通关手续，经海关查验放行后，由电商企业委托国内快递派送至消费者手中。每笔

订单均附有海关单据。

优点：灵活，不需要提前备货，相对邮快件清关而言，物流通关效率较高，整体物流成本有所降低（对于郑州来说，集货模式不需要商检）。

缺点：需在海外完成打包操作，海外操作成本高，且从海外发货，物流时间稍长。

适用范围：业务量迅速增长的阶段，每周都有多笔订单。

（三）备货清关（先备货，后有订单）

商家将境外商品批量备货至海关监管下的保税仓库，消费者下单后，电商企业根据订单为每件商品办理海关通关手续，在保税仓库完成贴面单和打包，经海关查验放行后，由电商企业委托国内快递派送至消费者手中。每笔订单均附有海关单据。

优点：提前批量备货至保税仓库，国际物流成本最低，有订单后，可立即从保税仓库发货，通关效率最高，可及时响应售后服务要求，用户体验最佳。可通过大批量订货或提前订货降低采购成本，可逐步从空运过渡到海运以降低国际物流成本，或采用质押监管融资来解决备货引起的资金占用问题。

缺点：使用保税仓库有仓储成本，备货会占用资金。

适用范围：业务规模较大、业务量稳定的阶段。

六、跨境电子商务零售进口税收政策

跨境电子商务零售进口商品按照货物征收关税和进口环节增值税、消费税，购买跨境电子商务零售进口商品的个人作为纳税义务人，实际交易价格（包括货物零售价格、运费和保险费）作为完税价格，电子商务企业、电子商务交易平台企业或物流企业可作为代收代缴义务人。

增值税税率下调利好跨境电商零售进口

跨境电子商务零售进口税收政策适用于从其他国家或地区进口的、属于"跨境电子商务零售进口商品清单"范围内的以下商品：

（1）所有通过与海关联网的电子商务交易平台交易，能够实现交易、支付、物流电子信息"三单"比对的跨境电子商务零售进口商品；

（2）未通过与海关联网的电子商务交易平台交易，但快递、邮政企业能够统一提供交易、支付、物流等电子信息，并承诺承担相应法律责任进境的跨境电子商务零售进口商品。

不属于跨境电子商务零售进口的个人物品以及无法提供交易、支付、物流等电子信息的跨境电子商务零售进口商品，按现行有关规定执行。

视频

跨境电商保税进口

跨境电子商务零售进口商品的单次交易限值为人民币 2 000 元，个人年度交易限值为人民币 20 000 元。在限值以内进口的跨境电子商务零售进口商品，关税税率暂设为 0%；进口环节增值税、消费税取消免征税额，暂按法定应纳税额的 70% 征收。超过单次限值、累加后超过个人年度限值的单次交易，以及完税价格超过 2 000 元限值的单个不可分割商品，均按照一般贸易方式全额征税。

跨境电子商务零售进口商品自海关放行之日起 30 日内退货的，可申请退税，并相应调整个人年度交易总额。

跨境电子商务零售进口商品购买人（订购人）的身份信息应进行认证；未进行认证的，购买人（订购人）身份信息应与付款人一致。

七、跨境贸易电子商务出口业务通关模式

跨境电商零售出口也就是我们常说的 B2C(Business to Customer)出口,监管代码 9610,是指企业直接面向境外消费者开展在线销售产品和服务。

符合条件的电子商务企业或平台与海关联网,境外个人跨境网购后,电子商务企业或平台将电子订单、支付凭证、电子运单等传输给海关,电子商务企业或其代理人向海关提交申报清单,商品出境(通过海关特殊监管区域或保税监管场所一线的电子商务零售进出口商品除外)。

(一)企业管理

跨境电子商务企业、物流企业等参与跨境电子商务零售出口业务的企业,应当向所在地海关办理信息登记;如需办理报关业务,向所在地海关办理注册登记。

“单一窗口”
标准版用户
手册(跨境电
商出口篇)

(二)通关管理

1. 数据传输

跨境电子商务零售出口商品申报前,跨境电子商务企业或其代理人、物流企业应当分别通过国际贸易“单一窗口”或跨境电子商务通关服务平台向海关传输交易、收款、物流等电子信息,并对数据真实性承担相应法律责任。

2. 报关手续

跨境电子商务零售商品出口时,跨境电子商务企业或其代理人应提交“申报清单”,采取“清单核放,汇总申报”方式办理报关手续;跨境电子商务综合试验区内符合条件的跨境电子商务零售商品出口,可采取“清单核放,汇总统计”方式办理报关手续。

3. 清单核放,汇总申报

跨境电子商务零售商品出口后,跨境电子商务企业或其代理人应当于每月 15 日前(当月 15 日是法定节假日或者法定休息日的,顺延至其后的第一个工作日),将上月结关的“申报清单”依据清单表头“八个同一”规则进行归并,汇总形成“中华人民共和国海关出口货物报关单”向海关申报。

4. 八个同一

同一收发货人、同一运输方式、同一生产销售单位、同一运抵国、同一出境关别,以及清单表体同一最终目的国、同一 10 位海关商品编码、同一币制的规则进行归并。

5. 清单核放,汇总统计

允许以“清单核放,汇总统计”方式办理报关手续的,不再汇总形成“中华人民共和国海关出口货物报关单”。

6. 适用汇总统计的商品

不涉及出口征税、出口退税、许可证件管理,且单票价值在人民币 5 000 元以内的跨境电子商务 B2C 出口商品。

(三)企业主体责任

(1)从事跨境电子商务零售进出口业务的企业应向海关实时传输真实的业务相关电子数据和电子信息,并开放物流实时跟踪等信息共享接口,加强对海关风险防控方面的信息和数据支持,配合海关进行有效管理。

(2)跨境电子商务企业及其代理人、跨境电子商务平台企业应建立商品质量安全等风险防控机制,加强对商品质量安全以及虚假交易、二次销售等非正常交易行为的监控,并采取相应

处置措施。

（3）跨境电子商务企业不得进出口涉及危害口岸公共卫生安全、生物安全、进出口食品和商品安全、侵犯知识产权的商品以及其他禁限商品，同时应当建立健全商品溯源机制并承担质量安全主体责任。

（4）跨境电子商务平台企业、跨境电子商务企业或其代理人、物流企业、跨境电子商务监管作业场所经营人、仓储企业发现涉嫌违规或走私行为的，应当及时主动告知海关。

八、跨境电子商务零售进出口商品监管

（一）适用范围

跨境电子商务企业①、消费者（订购人）②通过跨境电子商务交易平台实现零售进出口商品交易，并根据海关要求传输相关交易电子数据的，接受海关监管。跨境电商零售进口，单次交易限值从人民币2 000元提高至5 000元，年度交易限值从人民币20 000元提高至26 000元。

注意：已经购买的电商进口商品属于消费者个人使用的最终商品，不得进入国内市场再次销售。

（1）禁止进境物品：①各种武器、仿真武器、弹药及爆炸物品；②伪造的货币及伪造的有价证券；③有害印刷品、数字存储内容等，如涉政治刊物、问题地图、赌博筹码等；④各种烈性毒药；⑤毒品以及其他能使人成瘾的麻醉品、精神药物；⑥带有危险性病菌、害虫及其他有害生物的动物、植物及其产品，如燕窝（罐头装燕窝除外）；⑦有碍人畜健康的、来自疫区的以及其他能传播疾病的食品、药品或其他物品，如动物源性猫粮、狗粮。

（2）禁止出境物品：①列入禁止进境范围的所有物品；②内容涉及国家秘密的各种物品；③珍贵文物及其他禁止出境的文物；④濒危的和珍贵的动植物及其种子和繁殖材料。

（二）企业管理

"单一窗口"标准版用户手册（跨境电商进口篇）

（1）跨境电子商务平台企业③、物流企业④、支付企业⑤等参与跨境电子商务零售进口业务的企业，应当依据海关报关单位注册登记管理相关规定，向所在地海关办理注册登记；境外跨境电子商务企业应委托境内代理人（以下称跨境电子商务企业境内代理人）向该代理人所在地海关办理注册登记。

企业申请流程：通过"单一窗口"申请，并向所在地海关提交"报关单位情况登记表"或"跨境电商信息登记表"，注册登记为报关企业或进出口货物收发货人。

跨境电子商务企业、物流企业等参与跨境电子商务零售出口业务的企业，应当向所在地海关办理信息登记；如需办理报关业务，向所在地海关办理注册登记。

物流企业应获得国家邮政管理部门颁发的"快递业务经营许可证"。直购进口模式下，物流企业应为邮政企业或者已向海关办理代理报关登记手续的进出境快件运营人。

---

① "跨境电子商务企业"是指自境外向境内消费者销售跨境电子商务零售进口商品的境外注册企业（不包括在海关特殊监管区域或保税物流中心内注册的企业），或者境内向境外消费者销售跨境电子商务零售出口商品的企业，为商品的货权所有人。

② "消费者（订购人）"是指跨境电子商务零售进口商品的境内购买人。

③ "跨境电子商务平台企业"是指在境内办理工商登记，为交易双方（消费者和跨境电子商务企业）提供网页空间、虚拟经营场所、交易规则、信息发布等服务，设立供交易双方独立开展交易活动的信息网络系统的经营者。

④ "物流企业"是指在境内办理工商登记，接受跨境电子商务平台企业、跨境电子商务企业或其代理人委托为其提供跨境电子商务零售进出口物流服务的企业。

⑤ "支付企业"是指在境内办理工商登记，接受跨境电子商务平台企业或跨境电子商务企业境内代理人委托为其提供跨境电子商务零售进口支付服务的银行、非银行支付机构以及银联等。

支付企业为银行机构的,应具备银保监会或者原银监会颁发的"金融许可证";支付企业为非银行支付机构的,应具备中国人民银行颁发的"支付业务许可证",支付业务范围应当包括"互联网支付"。

(2)参与跨境电子商务零售进出口业务并在海关注册登记的企业,纳入海关信用管理,海关根据信用等级实施差异化的通关管理措施。

(三)通关管理

(1)对跨境电子商务直购进口商品及适用"网购保税进口"(监管方式代码1210)进口政策的商品,按照个人自用进境物品监管,不执行有关商品首次进口许可批件、注册或备案要求。但对相关部门明令暂停进口的疫区商品和对出现重大质量安全风险的商品启动风险应急处置时除外。

适用"网购保税进口 A"(监管方式代码1239)进口政策的商品,按《跨境电子商务零售进口商品清单》(2018版)尾注中的监管要求执行。

(2)海关对跨境电子商务零售进出口商品及其装载容器、包装物按照相关法律法规实施检疫,并根据相关规定实施必要的监管措施。

(3)跨境电子商务零售进口商品申报前,跨境电子商务平台企业或跨境电子商务企业境内代理人、支付企业、物流企业应当分别通过国际贸易"单一窗口"或跨境电子商务通关服务平台向海关传输交易、支付、物流等电子信息,并对数据真实性承担相应责任。

直购进口模式下,邮政企业、进出境快件运营人可以接受跨境电子商务平台企业或跨境电子商务企业境内代理人、支付企业的委托,在承诺承担相应法律责任的前提下,向海关传输交易、支付等电子信息。

(4)跨境电子商务零售出口商品申报前,跨境电子商务企业或其代理人、物流企业应当分别通过国际贸易"单一窗口"①或跨境电子商务通关服务平台②向海关传输交易、收款、物流等电子信息,并对数据真实性承担相应法律责任。

按照上述第(3)至(4)条要求传输、提交的电子信息应施加电子签名。

(5)跨境电子商务零售商品进口时,跨境电子商务企业境内代理人或其委托的报关企业应提交"中华人民共和国海关跨境电子商务零售进出口商品申报清单"(以下简称"申报清单"),采取"清单核放"方式办理报关手续。

跨境电子商务零售商品出口时,跨境电子商务企业或其代理人应提交"申报清单",采取"清单核放,汇总申报"方式办理报关手续;跨境电子商务综合试验区内符合条件的跨境电子商务零售商品出口,可采取"清单核放,汇总统计"方式办理报关手续。

"申报清单"与"中华人民共和国海关进(出)口货物报关单"具有同等法律效力。

(6)开展跨境电子商务零售进口业务的跨境电子商务平台企业、跨境电子商务企业境内代理人应对交易真实性和消费者(订购人)身份信息真实性进行审核,并承担相应责任;身份信息未经国家主管部门或其授权的机构认证的,订购人与支付人应当为同一人。

(7)跨境电子商务零售商品出口后,跨境电子商务企业或其代理人应当于每月15日前(当月15日是法定节假日或者法定休息日的,顺延至其后的第一个工作日),将上月结关的"申报

---

① "国际贸易'单一窗口'"是指由国务院口岸工作部际联席会议统筹推进,依托电子口岸公共平台建设的一站式贸易服务平台。申报人(包括参与跨境电子商务的企业)通过"单一窗口"向海关等口岸管理相关部门一次性申报,口岸管理相关部门通过电子口岸平台共享信息数据,实施职能管理,将执法结果通过"单一窗口"反馈给申报人。

② "跨境电子商务通关服务平台"是指由电子口岸搭建,实现企业、海关以及相关管理部门之间数据交换与信息共享的平台。

清单"依据清单表头同一收发货人、同一运输方式、同一生产销售单位、同一运抵国、同一出境关别,以及清单表体同一最终目的国、同一10位海关商品编码、同一币制的规则进行归并,汇总形成"中华人民共和国海关出口货物报关单"向海关申报。

允许以"清单核放,汇总统计"方式办理报关手续的,不再汇总形成"中华人民共和国海关出口货物报关单"。

(8)"申报清单"的修改或者撤销,参照海关"中华人民共和国海关进(出)口货物报关单"修改或者撤销有关规定办理。

除特殊情况外,"申报清单""中华人民共和国海关进(出)口货物报关单"应当采取通关无纸化作业方式进行申报。

(四)税收征管

(1)对跨境电子商务零售进口商品,海关按照国家关于跨境电子商务零售进口税收政策征收关税和进口环节增值税、消费税,完税价格为实际交易价格,包括商品零售价格、运费和保险费。

(2)跨境电子商务零售进口商品消费者(订购人)为纳税义务人。在海关注册登记的跨境电子商务平台企业、物流企业或申报企业作为税款的代收代缴义务人,代为履行纳税义务,并承担相应的补税义务及相关法律责任。

(3)代收代缴义务人应当如实、准确向海关申报跨境电子商务零售进口商品的商品名称、规格型号、税则号列、实际交易价格及相关费用等税收征管要素。

跨境电子商务零售进口商品的申报币制为人民币。

(4)为审核确定跨境电子商务零售进口商品的归类、完税价格等,海关可以要求代收代缴义务人按照有关规定进行补充申报。

(5)海关对符合监管规定的跨境电子商务零售进口商品按时段汇总计征税款,代收代缴义务人应当依法向海关提交足额有效的税款担保。

海关放行后30日内未发生退货或修撤单的,代收代缴义务人在放行后第31日至第45日内向海关办理纳税手续。

(五)场所管理

(1)跨境电子商务零售进出口商品监管作业场所必须符合海关相关规定。跨境电子商务监管作业场所经营人、仓储企业应当建立符合海关监管要求的计算机管理系统,并按照海关要求交换电子数据。其中,开展跨境电子商务直购进口或一般出口业务的监管作业场所应按照快递类或者邮递类海关监管作业场所规范设置。

(2)跨境电子商务网购保税进口业务应当在海关特殊监管区域或保税物流中心(B型)内开展。除另有规定外,参照本公告规定监管。

(六)检疫、查验和物流管理

(1)对需在进境口岸实施的检疫及检疫处理工作,应在完成后方可运至跨境电子商务监管作业场所。

(2)网购保税进口业务:一线入区时以报关单方式进行申报,海关可以采取视频监控、联网核查、实地巡查、库存核对等方式加强对网购保税进口商品的实货监管。

(3)海关实施查验时,跨境电子商务企业或其代理人、跨境电子商务监管作业场所经营人、仓储企业应当按照有关规定提供便利,配合海关查验。

(4)跨境电子商务零售进出口商品可采用"跨境电商"模式进行转关。其中,跨境电子商务综合试验区所在地海关可将转关商品品名以总运单形式录入"跨境电子商务商品一批",并需随附转关商品详细电子清单。

(5)网购保税进口商品可在海关特殊监管区域或保税物流中心(B型)间流转,按有关规定办理流转手续。以"网购保税进口"(监管方式代码1210)①海关监管方式进境的商品,不得转入适用"网购保税进口 A"(监管方式代码1239)的城市继续开展跨境电子商务零售进口业务。网购保税进口商品可在同一区域(中心)内的企业间进行流转。

(七)退货管理

(1)在跨境电子商务零售进口模式下,允许跨境电子商务企业境内代理人或其委托的报关企业申请退货,退回的商品应当符合二次销售要求并在海关放行之日起 30 日内以原状运抵原监管作业场所,相应税款不予征收,并调整个人年度交易累计金额。

在跨境电子商务零售出口模式下,退回的商品按照有关规定办理有关手续。

(2)对超过保质期或有效期、商品或包装损毁、不符合我国有关监管政策等不适合境内销售的跨境电子商务零售进口商品,以及海关责令退运的跨境电子商务零售进口商品,按照有关规定退运出境或销毁。

(八)其他事项

(1)从事跨境电子商务零售进出口业务的企业应向海关实时传输真实的业务相关电子数据和电子信息,并开放物流实时跟踪等信息共享接口,加强对海关风险防控方面的信息和数据支持,配合海关进行有效管理。

跨境电子商务企业及其代理人、跨境电子商务平台企业应建立商品质量安全等风险防控机制,加强对商品质量安全以及虚假交易、二次销售等非正常交易行为的监控,并采取相应处置措施。

跨境电子商务企业不得进出口涉及危害口岸公共卫生安全、生物安全、进出口食品和商品安全、侵犯知识产权的商品以及其他禁限商品,同时应当建立健全商品溯源机制并承担质量安全主体责任。鼓励跨境电子商务平台企业建立并完善进出口商品安全自律监管体系。

消费者(订购人)对于已购买的跨境电子商务零售进口商品不得再次销售。

(2)海关对跨境电子商务零售进口商品实施质量安全风险监测,责令相关企业对不合格或存在质量安全问题的商品采取风险削减措施,对尚未销售的按货物实施监管,并依法追究相关经营主体责任;对监测发现的质量安全高风险商品发布风险警示并采取相应管控措施。海关对跨境电子商务零售进口商品在商品销售前按照法律法规实施必要的检疫,并视情发布风险警示。

(3)跨境电子商务平台企业、跨境电子商务企业或其代理人、物流企业、跨境电子商务监管作业场所经营人、仓储企业发现涉嫌违规或走私行为的,应当及时主动告知海关。

(4)涉嫌走私或违反海关监管规定的参与跨境电子商务业务的企业,应配合海关调查,开放交易生产数据或原始记录数据。

海关对违反规定,参与制造或传输虚假交易、支付、物流"三单"信息、为二次销售提供便利、未尽责审核消费者(订购人)身份信息真实性等,导致出现个人身份信息或年度购买额度被盗用、进行二次销售及其他违反海关监管规定情况的企业依法进行处罚。对涉嫌走私或违规

---

① 适用"网购保税进口"(监管方式代码1210)进口政策的城市:天津、上海、重庆、大连、杭州、宁波、青岛、广州、深圳、成都、苏州、合肥、福州、郑州、平潭、北京、呼和浩特、沈阳、长春、哈尔滨、南京、南昌、武汉、长沙、南宁、海口、贵阳、昆明、西安、兰州、厦门、唐山、无锡、威海、珠海、东莞、义乌 37 个城市(地区)。

的,由海关依法处理;构成犯罪的,依法追究刑事责任。对利用其他公民身份信息非法从事跨境电子商务零售进口业务的,海关按走私违规处理,并按违法利用公民信息的有关法律规定移交相关部门处理。对不涉嫌走私违规、首次发现的,进行约谈或暂停业务责令整改;再次发现的,一定时期内不允许其从事跨境电子商务零售进口业务,并交由其他行业主管部门按规定实施查处。

(5)在海关注册登记的跨境电子商务企业及其境内代理人、跨境电子商务平台企业、支付企业、物流企业等应当接受海关稽核检查。

经验小谈 6—21　　跨境电子商务零售统一版信息化系统

我司是一家跨境电子商务企业,已接入跨境电子商务零售统一版信息化系统,请问该系统中清单录入功能应如何操作?

答: 根据海关总署公告 2018 年第 56 号《关于跨境电子商务统一版信息化系统企业接入事宜的公告》第一条,支持提供跨境统一版系统清单录入功能。电子商务企业或其代理人可登录"互联网＋海关"一体化网上办事服务平台,使用"跨境电子商务"功能进行清单录入、修改、申报、查询等操作。

经验小谈 6—22　　　　网购保税进口的优势

现在"网购保税进口"很流行,请问"网购保税进口"比传统进口后再销售的模式有什么优势吗?

答: 根据海关总署公告 2018 年第 194 号《关于跨境电子商务零售进出口商品有关监管事宜的公告》,对跨境电子商务直购进口商品及适用"网购保税进口"(监管方式代码1210)进口政策的商品,按照个人自用进境物品监管,不执行有关商品首次进口许可批件、注册或备案要求。但对相关部门明令暂停进口的疫区商品和对出现重大质量安全风险的商品启动风险应急处置时除外。适用"网购保税进口 A"(监管方式代码1239)进口政策的商品,按《跨境电子商务零售进口商品清单》(2018 版)尾注中的监管要求执行。

跨境电商零售案例分析

应知考核

一、单项选择题

1. 在以下进出口货物中,不属于一般进出口货物的是(　　　)。

A. 不批准保税的寄售供销贸易货物

B. 救灾捐赠物资

C. 外国驻华商业机构进出口陈列用的样品

D. 随展览品进境的小卖品

2. 出口货物的申报期限为货物运抵海关监管后(　　　)。

A. 装货前的 24 小时　　　　　　　　B. 装货的 24 小时前

C. 装货前的 48 小时　　　　　　　　D. 装货的 48 小时前

3. 进口货物的收货人超过规定期限向海关申报的,滞报金的征收,以运输工具申报进境之日起( )为起始日,以( )为截止日。起始日和截止日均计入滞报期间。

A. 第 14 日;收货人申报之日   B. 第 15 日;收货人申报之日

C. 第 14 日;海关接受申报之日   D. 第 15 日;海关接受申报之日

4. 某公司生产 A 型号的显示器外壳,每个显示器外壳中所含 ABS 塑料粒子的重量为 1 千克,在生产过程中的工艺损耗率为 20%,该公司据此向海关进行单耗申报,则单耗值应报为 ( )。

A. 0.80 千克/个   B. 1.00 千克/个

C. 1.20 千克/个   D. 1.25 千克/个

5. 海关对加工贸易联网企业(电子账册模式)进行盘库核对后,发现该企业实际库存量少于电子底账核算结果,但企业提供了短缺的正当理由。对短缺部分,海关应当( )。

A. 通过正式报核审核

B. 按照实际库存量调整电子底账的当期结余数量

C. 按照内销处理

D. 移交缉私部门处理

6. 下列货物中,不是存入保税仓库的是( )。

A. 加工贸易出口货物   B. 进境转口货物

C. 供应国际航行船舶的进口油料   D. 外商进境暂存货物

7. 从境内运入物流中心的原进口货物,应当( )。

A. 办理出口报关手续,退还原进口税   B. 办理出口报关手续,不退还原进口税

C. 办理进口报关手续,退还原进口税   D. 办理进口报关手续,不退还原进口税

8. 东部地区 A 企业特定减免税进口飞机设备一套,2 年后经批准按折旧价格将其转让给同样享受特定减免税待遇的西部地区 B 企业,海关对 B 企业的这套飞机制造设备的监管期限是( )。

A. 8 年   B. 6 年   C. 5 年   D. 3 年

9. 使用 ATA 单证册报关的展览品,暂准进出境期限为自进口之日起( ),超过期限,ATA 单证册持证人可以向海关申请延期,参加展期 24 个月以上展览会的展览品,在 18 个月延长期后仍需要延期的,由( )审批。

A. 6 个月;主管地直属海关   B. 6 个月;海关总署

C. 12 个月;主管地直属海关   D. 12 个月;海关总署

10. 从境外启运,在我国境内设立海关的地点换装运输工具,不通过境内陆路运输,继续运往境外的货物是( )。

A. 通运货物   B. 转口货物   C. 过境货物   D. 转运货物

二、多项选择题

1. 货物报关的进口阶段是指进口货物收货人或其代理人根据海关对进境货物的监管要求,在货物进境时,向海关办理相关手续的过程,包括( )环节。

A. 进口申报   B. 配合查验   C. 缴纳税费   D. 提取货物

2. 目前,我国已经公布的《加工贸易禁止类商品目录》中包括的商品有( )。

A. 国家明令禁止进出口的商品   B. 为种植、养殖而进口的商品

C. 引起高能耗、高污染的商品   D. 高附加值、高技术含量的商品

3. 保税区进境的(　　)使用进出境货物核注清单报关。

A. 加工贸易料件　　　　　　　　　　B. 加工贸易设备

C. 转口贸易货物　　　　　　　　　　D. 仓储货物

4. 保税港区可以开展(　　)业务。

A. 对外贸易、国际采购、分销和配送　　B. 商品加工、制造

C. 商品展示与商业零售　　　　　　　D. 港口作业

5. 因品质或者规格原因,出口货物自出口之日起1年内原状退货复运进境,纳税义务人在办理进口申报手续时,应当按照规定提交有关单证和证明文件,经海关确认后,对退运进境的原出口货物(　　)。

A. 不予征收进口关税　　　　　　　　B. 不予征收进口环节增值税

C. 不予征收进口环节消费税　　　　　D. 不予退还原征收的出口关税

三、判断题

1. 减免税货物以外的实际进出口货物都属于一般进出口货物的范围。　　　　(　　)

2. 涉及动植物及其产品以及其他需依法提供检疫证明的货物,如需在申报前提取货样,应当按照国家的有关法律规定,向主管海关书面申请,并提供事先由检验检疫部门签发的书面批准证明。　　　　(　　)

3. 外发加工的成品必须运回本企业。　　　　(　　)

4. 电子化手册管理是海关以企业为单元对加工贸易进行联网监管的方式。　　(　　)

5. 对已存入出口监管仓库因质量等原因要求更换的货物,经仓库所在地海关批准,可以更换,更换货物入仓前,被更换货物应当先行出仓。　　　　(　　)

6. 出口货物的发货人及其代理人应当在得知出口货物未装上运输工具,并决定不再出口之日起6天内,向海关申请退关。　　　　(　　)

7. 自运输工具申报进境之日起,超过1个月未向海关申报的进口货物属于超期未报的范围。　　　　(　　)

8. 个人进出境物品,应由本人或其代理人如实填报"物品清单",逐票办理物品通关手续。
　　　　(　　)

9. 跨境贸易电子商务出口适用汇总统计的商品不涉及出口征税、出口退税、许可证件管理,且单票价值在人民币5 000元以内的跨境电子商务B2C出口商品。　　(　　)

10. 网购保税进口业务中一线入区时以报关单方式进行申报,海关可以采取视频监控、联网核查、实地巡查、库存核对等方式加强对网购保税进口商品的实货监管。　　(　　)

🔘 应会考核

■ 观念应用

河北大海成衣有限公司(海关管理类企业)从境外购进一批棉坯布(加工贸易限制类商品),用于加工出口衬衣(加工贸易允许类商品)。该企业为此向主管海关办理了电子化手册备案。由于该企业某项工艺不能达到出口合同要求,经海关批准,将半成品运至天津大益制衣公司(海关A类管理企业)加工成成品后直接由天津口岸出口。

根据上述案例,回答下列问题:

1. 海关对大海公司加工贸易业务实行电子化手册管理,其管理特点是( )。

A. 以合同(订单)为管理单元

B. 企业通过计算机网络向商务主管部门和海关申请办理合同审批、合同备案及备案变更等手续

C. 无需调度手册,凭身份证卡实现全国口岸的报关

D. 由于企业与海关实现了计算机联网,在口岸实行"无纸化"报关

2. 企业在办理电子化手册备案时,银行保证金台账应按照( )规定办理。

A. 由大海公司在大益公司所在地中国银行或者中国工商银行设立银行保证金台账

B. 由大海公司在所在地中国银行或中国工商银行设立银行保证金台账

C. 无须缴付保证金

D. 需缴付保证金,台账保证金=(进口料件关税+进口料件增值税)×50%

3. 大海公司将半成品交给大益公司加工成成品后直接出口的行为,在海关管理上称为( )。

A. 异地加工 　　　　　　　　　B. 外发加工

C. 深加工结转 　　　　　　　　D. 料件结转

4. 下列关于出口衬衣报关手续的表述中,正确的是( )。

A. 大海公司或其代理人在出口报关时必须持有纸质加工贸易手册

B. 出口报关单贸易方式代码为"0615",征免性质为"503"

C. 应向海关提交棉坯布的原进口报关单

D. 货物出口后,应向海关领取出口报关单加工贸易核销联

■ 技能应用

1. 某家纺织品加工贸易企业,从境外进口纺织用棉花,储存于本企业的保税仓库中。2016 年 9 月,因棉花自燃引起火灾烧毁库房的保税货物一批,且火灾原因已经公安部认定。

问题:

(1)加工贸易企业应当如何办理该批货物的海关手续? 该批棉花的加工贸易手册是否可以办理免税核销手续?

(2)棉花自燃能否构成不可抗力? 如果不构成不可抗力,什么条件可免税核销?

2. 4 月,大连经济技术开发区某外商投资企业终止合同或宣告破产,清算企业对仍在监管年限内的减免税进口物资决定留给合营中方继续使用。该外商投资企业的处理是否符合海关规定? 为什么?

■ 案例分析

某中外合资经营企业为生产内销产品,从德国购进生产设备一批,在海关依法查验该批进口设备时,陪同查验人员开拆包装不慎,将其中一台设备的某一部件损坏。问题:该损坏部件海关是否予以赔偿? 为什么?

 项目实训

【实训项目】

保税物流货物报关。

【实训情境】

　　大连保税区某企业进料加工,生产激光光盘出口,其中部分料件为进区国产料件。因外商要求变更合同,减少光盘出口数量,部分产品未能如约出口而出区进入国内市场或出区移作他用,在加工过程中产生的残次品、边角料也运往区外。

【实训要求】

(1)国内料件进区应如何办理?

(2)部分产品出境应如何办理?

(3)部分产品、残次品、边角料出区内销应如何办理?

【实训结果】

根据上述实训项目,撰写"保税物流货物报关"的实训报告。

"保税物流货物报关"实训报告		
项目实训班级:	项目小组:	项目组成员:
实训时间:　　年　　月　　日	实训地点:	实训成绩:
实训目的:		
实训步骤:		
实训结果:		
实训感言:		
不足与今后改进:		
项目组长评定签字:　　　　　　　　　　　项目指导教师评定签字:		

项目七

进出口税费

○ **知识目标**：

理解：船舶吨税的概念、征收范围、征收标准及其计算。

熟知：进出口货物原产地的确定；跨境电商货物出口退税。

掌握：进出口关税、进口环节的海关代征税的概念、种类，税费的征收范围、征收标准以及计算；进出口货物完税价格的审定原则、估价方法；关税税率适用原则和时间规定。

○ **技能目标**：

能够具有计算进出口税费的能力；能够根据进出口货物减免税的种类和范围，对进出口货物的税费进行缴纳和退补。

○ **素质目标**：

通过本项目的学习，培养和提高学生在特定业务情境中分析问题与决策设计的能力；具备认真、严谨的工作作风和自主规划的创新能力。

○ **项目引例**：

我国调整 859 项商品进口关税

2020 年 1 月 1 日我国调整部分商品进口关税税率后，全年将为广州海关关区 7 个地市进口企业减税约 3 亿元。今年起，我国对 859 项商品实施低于最惠国税率的进口暂定税率。其中，本次进口暂定税率调整增加国内相对紧缺或具有国外特色的日用消费品进口，新增或降低冻猪肉、冷冻鳄梨、非冷冻橙汁等商品进口暂定税率。得益于进口暂定税率的调整，韩国进口葡萄税率从 6.5% 降至 5.2%，税费减少约 20%。

○ **引例导学**：

为降低用药成本、促进新药生产，我国对用于治疗哮喘的生物碱类药品和生产新型糖尿病治疗药品的原料实施零关税。为扩大先进技术、设备和零部件进口，支持高新技术产业发展，新增或降低多元件集成电路存储器、大轴胶片原料、光刻胶用分散液、培养基等商品进口暂定税率。为鼓励国内有需求的资源性产品进口，新增或降低部分木材和纸制品进口暂定税率。那么什么是零税率？为什么要实行暂定税率？本项目将给予解答。

○ **知识支撑：**

任务一　进出口税费概述

一、关税

（一）关税的概念

关税是由海关代表国家，按照国家制定的关税政策和公布实施的税法及进出口税则，对进出关境的货物和物品征收的一种流转税。

（二）关税的因素

1. 关税征税主体

关税征税主体也称关税征收主体。根据《海关法》的规定，行使征收关税职能的国家机关是中华人民共和国海关，征收关税是海关的一项主要任务。未经法律的授权，其他任何单位和个人均无权征收关税。

2. 关税征收对象

关税征收对象也称关税征收客体，是法律规定作为征收关税的标的物，是进出一国关境的货物或物品。它是区别关税和其他税种的重要标志。

3. 关税纳税义务人

关税纳税义务人也称关税纳税人或关税纳税主体，是指依法负有直接向国家缴纳关税义务的法人或自然人。我国关税的纳税义务人是进口货物的收货人、出口货物的发货人、进出境物品的所有人。

有以下情形的相关责任人应承担缴纳税款责任：

（1）报关企业接受纳税义务人的委托，以纳税义务人的名义办理报关纳税手续，因报关企业违反规定而造成海关少征、漏征税款的，报关企业对少征或漏征税款、滞纳金与纳税义务人承担纳税连带责任。

（2）报关企业接受纳税义务人的委托，以报关企业的名义办理报关纳税手续的，报关企业与纳税义务人承担纳税的连带责任。

（3）除不可抗力外，在保管海关监管货物期间，海关监管货物损毁或者灭失的，对海关监管货物负有保管义务的人应当承担相应的纳税责任。

（4）欠税的纳税义务人，有合并、分立情形的，在合并、分立前，应当向海关报告，依法缴清税款。纳税义务人合并时未缴清税款的，由合并后的法人或者其他组织继续履行未履行的纳税义务；纳税义务人分立时未缴清税款的，分立后的法人或者其他组织对未履行的纳税义务承担连带责任。

（5）纳税义务人在减免税货物、保税货物监管期间，有合并、分立或者其他资产重组情形的，应当向海关报告。按照规定需要缴税的，应当依法缴清税款；按照规定可以继续享受减免税、保税待遇的，应当到海关办理变更纳税义务人的手续。

（6）纳税义务人在减免税货物、保税货物监管期间，有撤销、解散、破产或者其他依法终止经营情形的，应当在清算前向海关报关。海关应当依法对纳税义务人的应缴税款予以清缴。

（三）关税的分类

1. 按照货物的流向，可分为进口关税、出口关税和过境关税

（1）进口关税是指对国外转入本国的货物所征收的一种关税。一般是在货物进入国境（关境）时征收，或在货物从海关保税仓库转出，投入国内市场时征收。进口关税是当前世界各国征收关税中最主要的一种，在许多国家已不征出口关税与过境关税的情况下，它成为唯一的关税。

（2）出口关税是指对本国出口货物在运出国境时征收的一种关税。由于征收出口关税会增加出口货物的成本，不利于本国货物在国际市场的竞争，目前西方发达国家都取消了出口税。还在征收的主要是发展中国家，目的是取得财政收入与调节市场供求关系。我国目前对少数货物仍征收出口关税。

（3）过境关税是指对外国经过一国国境（关境）运往另一国的货物所征收的关税。由于过境货物对本国工农业生产和市场不产生影响，而且还可以从交通运输、港口使用、仓储保管等方面获得收入，因此目前绝大多数国家不征收过境关税，仍在征收的只有伊朗、委内瑞拉等少数国家。

2. 按照计征标准或计税方法，可分为从价税、从量税、复合税和滑准税

（1）从价税是以进口货物的完税价格作为计税依据，以应征税额占货物完税价格的百分比作为税率，货物进口时，以此税率和实际进口货物完税价格来计算应征税额。这种计税方法的优点是能合理分担税负，做到质优价高税高、质劣价低税低；缺点是计征关税的手续较为复杂。目前，我国关税的计征方法主要是采用从价税的计征方法。

（2）从量税是以进口商品的数量、重量、体积、容积等计量单位作为计税基准的一种计征关税的方法。计税时以货物的计量单位乘以每单位应纳税金额来计算应纳关税税额。这种计税方法的优点是计征方法简便，每一种进口商品的单位应税额固定；缺点是由于应税额固定，物价涨落时税额不能相应变化，关税的调控作用相对减弱。我国目前对冻鸡、啤酒、石油原油和胶卷试行从量关税。

（3）复合税是对某种进口商品混合使用从价税和从量税的一种计征关税的方法。这种采用复合税的计征方法具有较大的灵活性，对某种商品可以同时征收一定数额的从价税和从量税，或对低于某一价格进口的商品只按从价税计征关税，高于这一价格，则混合使用从价税和从量税等。复合税既具有从量税抑制低价进口商品的特点，又具有从价税税负合理、稳定的特点。我国目前采用此税率的货物包括录像机、放像机、摄像机、非家用型摄录一体机、部分数码照相机等。

（4）滑准税是一种关税税率随进口商品价格由高至低或由低至高设置计征关税的方法。某一种商品的进口价格越高，则其进口关税税率就越低；反之则相反。采用滑准税计征方法纳税的商品，能保持其国内价格的相对稳定，使其不受国际市场价格波动的影响。我国目前对关税配额外进口一定数量的棉花（税号：5201.0000）实行滑准关税。

3. 按照是否施惠，可分为普通关税和优惠关税

（1）普通关税又称一般关税，是指对与本国没有签署贸易或经济互惠等友好协定的国家或地区原产的货物征收的非优惠关税。目前，我国对少数与我国没有外交关系且不属于世界贸易组织成员的国家或地区进口货物适用普通关税；对无法判明原产地的货物适用普通税率。

（2）优惠关税是指对来自特定国家或地区的进口货物在关税方面给予优惠待遇，按照比普通关税税率低的税率征收关税。优惠关税一般有最惠国待遇关税、协定优惠关税、特定优惠关税、普通优惠关税四种。

4.按照是否根据税则征税,可分为正税和附加税

(1)正税是指按《进出口税则》中进口税率征收的关税。正税具有规范性、相对稳定性的特点。

(2)附加税是指国家由于特定需要,对货物除征收关税正税之外另行征收的关税。进口附加税一般具有临时性,包括反倾销税、反补贴税、保障措施关税、报复性关税等。只有符合反倾销、反补贴条例规定的反倾销税、反补贴税才可以征收。

二、2020年调整方案主要内容

(一)调整进口关税税率

1.最惠国税率

(1)自2020年1月1日起对859项商品(不含关税配额商品)实施进口暂定税率;自2020年7月1日起,取消7项信息技术产品进口暂定税率。

(2)对《中华人民共和国加入世界贸易组织关税减让表修正案》附表所列信息技术产品最惠国税率自2020年7月1日起实施第五步降税。

2.关税配额税率

继续对小麦等8类商品实施关税配额管理,税率不变。其中,对尿素、复合肥、磷酸氢铵3种化肥的配额税率继续实施1%的暂定税率。继续对配额外进口的一定数量棉花实施滑准税。

3.协定税率和特惠税率

(1)根据我国与有关国家或地区签署的贸易协定或关税优惠安排,除此前已经国务院批准实施的协定税率外,自2020年1月1日起,进一步降低对我国与新西兰、秘鲁、哥斯达黎加、瑞士、冰岛、新加坡、澳大利亚、韩国、智利、格鲁吉亚、巴基斯坦的双边贸易协定以及亚太贸易协定的协定税率。2020年7月1日起,按照我国与瑞士的双边贸易协定和亚太贸易协定规定,进一步降低有关协定税率。

当最惠国税率低于或等于协定税率时,协定有规定的,按相关协定的规定执行;协定无规定的,二者从低适用。

(2)除赤道几内亚外,对与我建交并完成换文手续的其他最不发达国家继续实施特惠税率。自2020年1月1日起,赤道几内亚停止享受零关税特惠待遇。

(二)出口关税税率

自2020年1月1日起继续对铬铁等107项商品征收出口关税,适用出口税率或出口暂定税率,征收商品范围和税率维持不变。

(三)税则税目

2020年税则税目维持不变,共计8 549个。

(四)进出口通关有关事项

(1)《中华人民共和国进出口税则》。

《中华人民共和国进出口税则》(2020年版)将由中国海关出版社对外发行,相关税目、税率内容可同时通过海关总署门户网站查询,供通关参考。

(2)《中华人民共和国海关进出口商品规范申报目录》。

《中华人民共和国海关进出口商品规范申报目录》(2020年版)已根据调整方案完成编制

并发布于海关总署门户网站,供通关参考。

(3)海关商品编号。

为有效实施 2020 年新增非全税目商品暂定税率,海关总署对涉及的相关海关商品编号进行了调整并编制 2020 年《进出口商品暂定税率表》发布于海关总署门户网站,便于进出口货物的收发货人、经营单位及其代理人有所对照以正确申报。

2020 年进口暂定税率等调整方案及新修改的部分本国子目注释具体内容详见财政部网站。

三、进口环节海关代征税

进口货物、物品海关放行后,进入国内流通领域,与国内货物同等对待,应征国内税。目前,由海关环节征收的国内税(即进口环节海关代征税)有增值税、消费税两种。

(一)增值税

1. 增值税的概念

增值税是以商品的生产、流通和劳务服务各个环节所创造的新增价值为课税对象的一种流转税。进口环节增值税是在货物、物品进口时,由海关依法向进口货物的法人或自然人征收的一种增值税。

2. 增值税的征纳

进口环节增值税由海关依法向进口货物的法人或自然人征收,其他环节的增值税由税务机关征收。

我国税法规定,纳税人进口货物,按照组成计税价格和规定的增值税税率计算应纳税额,不得抵扣任何税额(在计算进口环节的应纳增值税税额时,不得抵扣发生在我国境外的各种税金)。

需要注意的是,进口货物增值税的组成计税价格中包括已纳关税税额,如果进口货物属于消费税应税消费品,其组成计税价格中还要包括进口环节已纳消费税税额。

3. 增值税的征收范围和税率

(1)增值税的征收范围。

①销售货物。货物是指有形动产,包括电力、热力和气体。销售货物是指有偿转让货物的所有权。有偿是指从购买方取得货币、货物或其他经济利益。

②进口货物。进口货物是指申报进入我国海关境内的货物。确定一项货物是否属于进口货物,必须看其是否办理了报关进口手续。

③提供加工、修理修配劳务。加工是指由委托方提供原料及主要材料,受托方按照委托方的要求制造货物并收取加工费的业务。修理修配是指受托方对损伤和丧失功能的货物进行修复,使其恢复原状和功能的业务。

特别注意:上述所指加工、修理修配的对象是有形动产;单位或个体工商户聘用的员工为本单位或雇主提供加工、修理修配劳务不征增值税。

④销售服务。销售服务是指"营改增"应税服务,包括交通运输服务、邮政服务、电信服务、建筑服务、金融服务、现代服务、生活服务。

(2)增值税税率。

增值税适用税率汇总如表 7-1 所示。

表 7-1   **增值税适用税率汇总**

税率类型	税率	适 用 范 围
基本税率	13%	销售或进口货物、提供应税劳务、提供动产租赁服务
低税率	9%	销售或进口税法列举的货物
		提供交通运输服务、邮政服务、基础电信服务、建筑服务、不动产租赁服务,销售不动产,转让土地使用权
	6%	提供现代服务(租赁除外)、金融服务、生活服务、增值电信服务、销售无形资产(转让土地使用权除外)

(二)消费税

1. 消费税的概念

根据《中华人民共和国消费税暂行条例》(以下简称《消费税暂行条例》)的规定,消费税是对在我国境内从事生产、委托加工和进口应税消费品的单位和个人,就其销售额或销售数量,在特定环节征收的一种税。

2. 消费税的征纳

消费税由税务机关征收,进口环节的消费税由海关征收。进口环节消费税除国务院另有规定外,一律不得给予减税或者免税。进口环节消费税的起征额为人民币 50 元,低于 50 元免征。在中华人民共和国境内生产/委托加工和进口《消费税暂行条例》规定的消费品(以下简称"应税消费品")的单位和个人,为消费税的纳税义务人。进口的应税消费品,由纳税义务人(进口人或者其代理人)向报关地海关申报纳税。进口环节消费税的征收管理适用关税征收管理的规定。我国消费税采用从价、从量或从价/从量的方法计征。

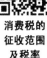

知识链接

消费税的
征收范围
及税率

3. 消费税的征收范围及税率

消费税的征收范围及税率见右侧二维码。

四、船舶吨税

(一)船舶吨税的概念

船舶吨税是海关代为对进出中国港口的国际航行船舶征收的一种税。其征收税款主要用于港口建设维护及海上干线公用航标的建设维护。

(二)船舶吨税的征收依据

我国船舶吨税的基本法律依据是 2017 年 12 月 27 日第十二届全国人民代表大会常务委员会第三十一次会议通过《中华人民共和国船舶吨税法》,该法自 2018 年 7 月 1 日起施行。凡征收了船舶吨税的船舶不再征收车船税,对已经征收车船使用税的船舶,不再征收船舶吨税。

船舶吨税按船舶净吨位和吨税执照期限征收,分为普通税额标准和优惠税额标准。优惠税率适用于与中国签有条约或协定,规定对船舶税费相互给予优惠国待遇的国家或地区的船舶;对于没有与我国签订互惠条约或协定的国家或地区的船舶适用普通税率征税。中国香港、澳门籍船舶适用船舶吨税优惠税率。吨税税目税率如表 7-2 所示。

表7—2　　　　　　　　　　　吨税税目税率表

税目（按船舶净吨位划分）	税率（元/净吨）						备　注
	普通税率（按执照期限划分）			优惠税率（按执照期限划分）			
	1年	90天	30天	1年	90天	30天	
不超过2 000净吨	12.6	4.2	2.1	9.0	3.0	1.5	拖船和非机动驳船分别按相同净吨位船舶税率的50%计征税款
超过2 000净吨,但不超过10 000净吨	24.0	8.0	4.0	17.4	5.8	2.9	
超过10 000净吨,但不超过50 000净吨	27.6	9.2	4.6	19.8	6.6	3.3	
超过50 000净吨	31.8	10.6	5.3	22.8	7.6	3.8	

吨税分1年期缴纳、90天缴纳和30天缴纳3种。缴纳期限由应税船舶负责人或其代理人自行选择。船舶吨税起征日为应税船舶进入港口当日。进境后驶达锚地的,以船舶抵达锚地之日起计算;进境后直接靠泊的,以靠泊之日起计算。应税船舶在吨税执照期满后尚未离开港口的,应当申领新的吨税执照,自上一次执照期满的次日起续缴吨税。

吨税的缴款期限为自海关填发海关船舶吨税专用缴款书之日起15日。缴款期限届满日遇星期六、星期日等休息日或者节假日的,顺延至休息日或者法定节假日之后的第一个工作日。国务院临时调整休息日与工作日的,按照调整后的情况计算缴款期限。未按期缴纳税款的,从滞纳税款之日起,按日加收滞纳税款0.5‰的滞纳金。吨税税款、滞纳金、罚款以人民币计算。

（三）免征吨税的船舶

下列船舶免征吨税:

(1)应纳税额在人民币50元以下的船舶;

(2)自境外以购买、受赠、继承等方式取得船舶所有权的初次进口到港的空载船舶;

(3)吨税执照期满后24小时内不上下客货的船舶;

(4)非机动船舶(不包括非机动驳船);

(5)捕捞、养殖渔船;

(6)避难、防疫隔离、修理、改造、终止运营或者拆解,并不上下客货的船舶;

(7)军队、武装警察部队专用或者征用的船舶;

(8)警用船舶;

(9)依照法律规定应当予以免税的外国驻华使领馆、国际组织驻华代表机构及其有关人员的船舶;

(10)国务院规定的其他船舶。

（四）船舶吨税的计算公式

吨税按船舶吨位证明中净吨位计征。其计算公式如下:

$$应纳船舶吨税税额＝船舶净吨位×适用税率(元/净吨)$$

对申报为拖船的,应按照发动机功率每1千瓦折合净吨位0.67吨进行折算。

船舶吨税的
申报

五、纳税期限及滞纳金

为保证海关做出的征税决定得到执行,保证税款及时入库,必须规定纳税义务人缴纳税款的时间限制,逾期缴纳即构成滞纳。

(一)法定滞纳期限

《关税条例》规定:"进出口货物纳税义务人,应当自海关填发税款缴款书之日起15日内向指定银行缴纳税款。"

(二)延期纳税期限

纳税义务人因不可抗力或者国家税收政策调整不能按期缴纳税款的,应当在货物进出口前向海关办理进出口申报纳税手续所在地直属海关提出延期缴纳税款的书面申请并随附相关材料,同时还应当提供缴税计划,由海关总署审核批准。

货物实际进出口时,纳税义务人要求海关先放行货物的,应当向海关提供税款担保。延期缴纳税款的期限,自货物放行之日起最长不超过6个月。

(三)滞纳金征收范围

1. 征收范围

按照规定,关税、进口环节增值税、进口环节消费税的纳税义务人或其代理人,应当自海关填发税款缴款书之日起15日内向指定银行缴纳税款,逾期缴纳的,海关在原应纳税款基础上,按日加收滞纳税款0.5‰的滞纳金。

纳税义务人在批准的延期缴纳税款期限内缴纳税款的,不征收滞纳金;逾期缴纳税款的,自延期缴纳税款期限届满之日起至缴清税款之日止按日加收滞纳税款0.5‰的滞纳金,如图7-1所示。

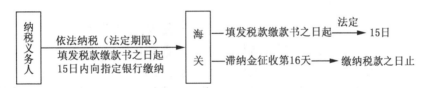

图7-1 税款滞纳金的征收

根据规定,海关对逾期缴纳税款应征收滞纳金的,还有以下几种情况:

(1)进出口货物放行后,海关发现纳税义务人违反规定造成少征或者漏征税款的,可以自缴纳税款或货物放行之日起3年内追征税款,并从缴纳税款或货物放行之日起至海关发现之日止,按日加收少征或者漏征税款0.5‰的滞纳金。(放行即结关的货物)

(2)因纳税义务人违反规定造成海关监管货物少征或者漏征税款的,海关应当自纳税义务人应缴纳税款之日起3年内追征税款,并自应缴纳税款之日起至海关发现违规行为之日止按日加收少征或者漏征税款0.5‰的滞纳金。(海关后续监管的货物)

这里所说的"应缴纳税款之日",是指纳税义务人违反规定的行为发生之日;该行为发生之日不能确定的,应当以海关发现该行为之日作为应缴纳税款之日。

(3)对于租赁进口货物,分期支付租金的,纳税义务人应当在每次支付租金后的15日内纳税,逾期办理申报手续的,海关将在征收税款外加收滞纳金,滞纳时间为申报办理纳税手续期限届满(即第16天起至申报纳税止),每天征收应纳税款0.5‰的滞纳金。

另外,对于租赁进口货物,租期届满之日起 30 日内,应办理结关手续,逾期未办结关的,海关除征收税款外将加收滞纳金,滞纳时间为租期届满后 30 日起至纳税义务人申报纳税之日止,每天征收应纳税款 0.5‰的滞纳金。

(4)暂时进出境货物未按规定期限复运进出境,且未在规定期限届满前办理纳税手续,除征收应纳税款外将加收滞纳金,滞纳时间为规定期限届满之日起至纳税义务人申报纳税之日止,每天征收金额为应纳税款的 0.5‰。

(5)海关采取强制措施时,对纳税义务人、担保人未缴纳的滞纳金应当同时强制执行。滞纳金应当从税款缴纳期限届满次日起至海关执行强制措施之日止,按日计算。

2. 征收标准

滞纳金按每票货物的关税、进口环节增值税、消费税单独计算,起征额为人民币 50 元,不足 50 元免征。其计算公式为:

$$关税滞纳金金额 = 滞纳关税税额 \times 0.5‰ \times 滞纳天数$$

$$进口环节海关代征税滞纳金金额 = 滞纳进口环节海关代征税税额 \times 0.5‰ \times 滞纳天数$$

3. 滞纳金减免

海关对未履行税款缴付义务的纳税义务人征收税款滞纳金,纳税义务人主动采取补救措施的,海关依法可以减免税款滞纳金。滞纳金减免事宜须经纳税义务人申请,并由海关总署审批。

任务二　海关预裁定制度

一、海关预裁定概述

海关预裁定制度是海关总署为了促进贸易安全与便利、优化营商环境、增强企业对进出口贸易活动的可预期性、履行我国在世界贸易组织《贸易便利化协定》的相关承诺而实施的重要便利措施。在货物实际进出口前,申请人可以就下列海关事务申请预裁定:

(1)申请主体:与拟申请事项的实际进出口活动有关并在海关注册登记的对外贸易经营者(进口货物收货人或出口货物发货人)。

(2)申请时间:在货物拟进出口 3 个月前向海关提出。

(3)申请对象:对外贸易经营者注册地直属海关。

(4)申请方式:通过"海关事务联系系统"(QP 系统)或"互联网+海关"提交,全部无纸化。

(5)申请材料:"中华人民共和国海关预裁定申请书"以及海关要求的有关材料。材料为外文的,应同时提交符合海关要求的中文译本。

(6)申请材料补正:申请人收到修改补充预裁定申请内容的"中华人民共和国海关预裁定申请补正通知书"或修改补充预裁定申请随附资料的"中华人民共和国海关预裁定申请补充材料通知书",需在 5 日内进行补正。申请人未在规定期限内提交材料进行补正的,视为未提出预裁定申请。

(7)不予受理情形:海关规章、海关总署公告已经对申请预裁定的海关事务有明确规定的;申请人就同一事项已经提出预裁定申请并且被受理的;申请的事项正在办理海关相关手续的。

(8)海关制发预裁定期限:受理之日起 60 日内。

(9)适用范围:全国海关。

知识链接

滞纳金
相关规定

(10)适用时效:3 年,对其生效前已经实际进出口的货物没有溯及力。

(11)使用:申请人进出口与"预裁定决定书"列明情形相同的货物时,应当按照"预裁定决定书"申报,并在报关单备注栏填写:"预裁定＋'预裁定决定书'编号"。

二、价格预裁定

(一)价格预裁定的概念和作用

"价格预裁定"是指海关在货物实际进口前,应企业申请,对其进口货物完税价格的相关要素、估价方法做出预裁定。

进口货物的完税价格是指海关依据《中华人民共和国海关审定进出口货物完税价格办法》(海关总署令第 213 号,以下简称《审价办法》)的相关规定,以进口货物的成交价格为基础,同时包括该货物运抵中华人民共和国境内输入地点起卸前的运输及其相关费用、保险费,而审查确定的计征进口关税时使用的计税价格。

"估价方法"主要是指进口货物的完税价格是否适用成交价格方法来确定(即进口货物价格是否符合成交价格条件)。根据《审价办法》的有关规定,对于进口货物价格不符合成交价格条件的,海关将依次按照相同货物成交价格估价方法、类似货物成交价格估价方法、倒扣价格估价方法、计算价格估价方法和合理方法来估定其完税价格。

价格预裁定的作用:实施价格预裁定对于促进贸易便利、优化营商环境具有重要意义。对于进口企业来说,通过海关价格预裁定可以在货物进口前明确进口货物的完税价格是否适用成交价格方法,以及某项价格要素是否应计入完税价格,降低企业的合规性风险,同时有利于对经营成本进行准确核算。

申请价格预裁定需要提交的材料:根据海关总署公告 2018 年第 14 号附件 1 关于价格预裁定申请书的填报说明,申请人申请对"完税价格相关要素"进行预裁定的,应提供申请预裁定背景情况说明,基本贸易单证,合同、协议或者订单,发票、信用证等付款凭证(如有)等基本材料。

例如,申请对"进口货物是否符合成交价格条件"进行预裁定,应提供基本贸易单证、货物成交情况的书面说明等。

例如,申请对"特殊关系"事项中"是否影响成交价格"进行预裁定的,应对照《审价办法》第十七条和第十八条有关规定提供详细说明,如基本贸易情况、向境内非关联方销售相同或类似货物情况、定价政策(方法)及转移定价报告、同期资料等。

又如,申请对某一合同下进口商品专利费进行预裁定的,应提供商品采购及制造工艺流程、专利费协议、专利备案文件等材料,并对照《审价办法》第十三条和第十四条规定,就"专利费是否与进口货物有关"及"专利费的支付是否构成进口货物向中华人民共和国境内销售的条件"等提供相关书面说明。

(二)海关原有的预审价制度与价格预裁定存在的区别

虽然都是在货物进口前向海关提交申请,两者还是存在本质差异的,主要包括以下四个方面:

1. 受理主体差异

预审价申请,申请人应当向进口地直属海关提出;价格预裁定申请,申请人则应当向其登记注册地直属海关提出。

2. 决定内容差异

预审价确定的是完税价格本身；而价格预裁定并不是针对货物具体完税价格的裁定，其裁定的是完税价格相关要素和估价方法，这是符合 WTO《贸易便利化协定》的。

3. 适用商品和范围差异

预审价适用商品由各直属海关自行确定，相关预审价决定原则上只适用于该关区；而价格预裁定对适用商品没有限制，且每一份预裁定决定均适用于全国海关。

4. 时间差异

两者还存在提交申请日期（预审价申请应在货物进口前 15 日之前提出，预裁定申请应在货物进口前 3 个月提出）、有效期限（预审价 90 天，预裁定 3 年）等方面差异。

（三）申请价格预裁定流程

具体流程包括：

申请人可以通过电子口岸（www. chinaport. gov. cn）登录海关事务联系系统，进入预裁定模块，选择"价格预裁定"实现申请、补正、查询、打印等各类操作（见图 7—2、图 7—3）。

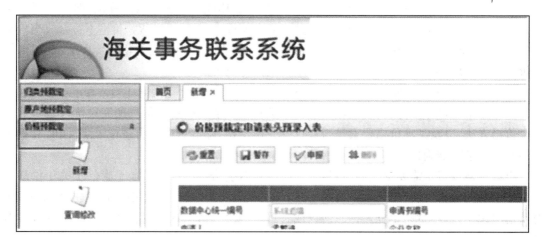

图 7—2

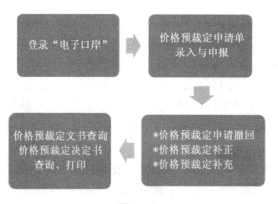

图 7—3

（1）在"价格预裁定"模块"新增"项下进行"预裁定申请书"的录入与申报操作（见图 7—4、图 7—5）。

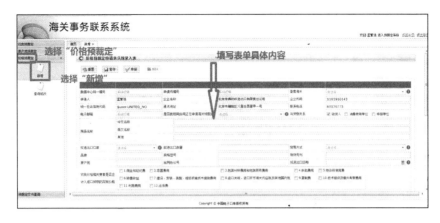

图 7—4

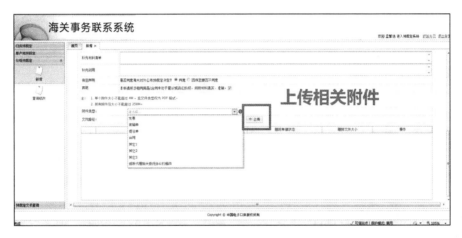

图 7—5

(2)在"价格预裁定"模块"查询修改"项下完成对"预裁定申请书"的状态查询、撤回、补正和补充(见图 7—6~图 7—9)。

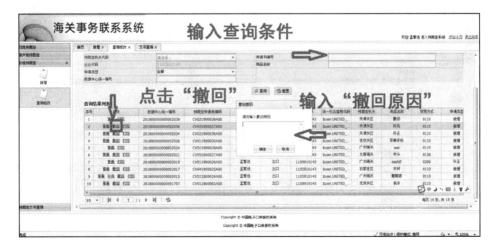

图 7—6

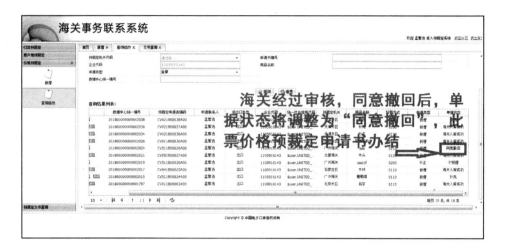

图 7—7

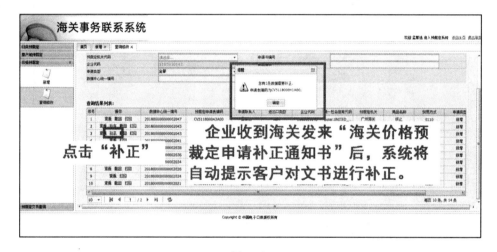

图 7—8

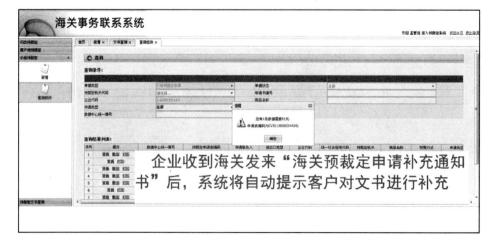

图 7—9

（3）在"预裁定文书查询"模块"文书查询"项下查询"预裁定受理决定书"等相关文书。在"决定书查询"项下查询"预裁定决定书"状态、内容及打印（见图7-10）。

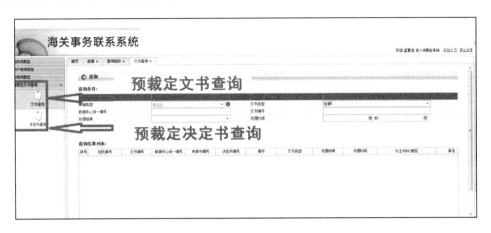

图7-10

三、进口商品样品预先归类

为促进贸易安全与便利，增强企业对进出口贸易活动的可预期性，海关总署已发布《中华人民共和国海关预裁定管理暂行办法》（海关总署令第236号，以下简称《预裁定办法》）。

进口商品样品预先归类咨询服务的申请人应当是进口货物收货人。

申请人进口以下商品样品，可向拟进口地直属海关提出预先归类咨询服务申请：①通过装运前检验等方式完成安全质量预评估的进口商品，即持有装运前质量安全预评估证明的商品；②拟进口商品的样品，即企业批量进口货物之前，提前进口少量用于法定检验目的的相同商品。

申请人申请进口商品样品预先归类咨询服务，应当通过"互联网＋海关"或"单一窗口"提交"进口商品样品预先归类咨询服务申请表"（详见表7-3），同时提交满足商品样品归类的相关资料和符合要求的相关证明材料。

表7-3　　　　　　　　　　进口商品样品预先归类咨询服务申请表

申请人基本信息	
申请人	
企业代码	
统一社会信用代码	
通信地址	
联系电话	
电子邮箱	
货物基本信息	
商品名称（中、英文）	
其他名称	

续表

拟进口日期	
拟进口口岸	
拟进口数量	
贸易方式	
商品描述（规格、型号、结构原理、性能指标、功能、用途、成分、加工方法、分析方法等）：	
随附材料清单（包括装运前检验报告、其他样品证明材料等）：	
结构式、CAS 号、图片、条形码（GTIN）、二维码、出厂商品序列号等：	
海关答复建议（本答复仅供参考，不具有法律效力）：	

海关自受理"进口商品样品预先归类咨询服务申请表"以及相关材料之日起 20 日内回复咨询结果。

预先归类咨询服务结果仅供参考。如需预先确定具有法律效力的归类事项，请按《预裁定办法》办理。

《中华人民共和国进出口税则》《进出口税则商品及品目注释》《中华人民共和国进出口税则本国子目注释》商品归类决定或相关规定发生变化的，进口商品样品预先归类咨询结果同时失效，申请人可就该商品再次提交咨询申请。

四、商品归类预裁定

办理方式：网上办理，电子口岸"海关事务联系系统"（QP 系统）或"互联网＋海关"。

办理时限：①海关应当自收到"预裁定申请书"以及相关材料之日起 10 日内审核决定是否受理该申请。②海关应当自受理之日起 60 日内制发《预裁定决定书》。

办理流程：①申请人应当在货物拟进出口 3 个月之前向其注册地直属海关提出预裁定申请。特殊情况下，申请人确有正当理由的，可以在货物拟进出口前 3 个月内提出预裁定申请。②海关应当自收到"预裁定申请书"以及相关材料之日起 10 日内审核决定是否受理该申请。申请材料不符合有关规定的，海关应当在决定是否受理前一次性告知申请人在规定期限内进行补正。③海关对申请人申请预裁定的海关事务应当依据有关法律、行政法规、海关规章以及海关总署公告作出预裁定决定。海关应当自受理之日起 60 日内制发"预裁定决定书"。需要通过化验、检测、鉴定、专家论证或者其他方式确定有关情况的，所需时间不计入本条规定的期限内。

审查标准：①预裁定的申请人应当是进口货物收货人或出口货物发货人。申请人应当在货物拟进出口 3 个月之前向其注册地直属海关提出预裁定申请。特殊情况下，申请人确有正当理由的，可以在货物拟进出口前 3 个月内提出预裁定申请。②申请人申请商品归类预裁定的，应当按要求填写并且提交"预裁定申

中华人民共和国海关预裁定申请书

请书"及保密声明。③海关应当自收到"预裁定申请书"以及相关材料之日起 10 日内审核决定是否受理该申请。海关应当自受理之日起 60 日内制发"预裁定决定书"。

有下列情形之一的,海关可以终止预裁定:①申请人在预裁定决定作出前以书面方式向海关申明撤回其申请,海关同意撤回的;②申请人未按照海关要求提供有关材料或者样品的;③由于申请人原因致使预裁定决定未能在规定的期限内作出的。

任务三 进出口完税价格的确定

一、进口货物完税价格的审定

海关确定进口货物完税价格有六种估价方法:成交价格方法、相同货物成交价格方法、类似货物成交价格方法、倒扣价格方法、计算价格方法和合理方法。这六种估价方法必须依次使用。即只有在不能使用前一种估价方法的情况下,才可以顺延使用其他估价方法。如果进口货物收货人提出要求并提供相关资料,经海关同意,可以颠倒倒扣价格方法和计算价格方法的适用顺序。

进境物品归
类表

(一)进口货物成交价格方法

成交价格方法是第一种估价方法,它建立在进口货物实际发票或合同价格的基础上,在海关估价实践中使用率最高。

1. 完税价格

《审价办法》规定:进口货物的完税价格,由海关以该货物的成交价格为基础审查确定,并应当包括货物运抵中华人民共和国境内输入地点起卸前的运输及其相关费用、保险费。运输及其相关费用中的"相关费用"主要是指与运输有关的费用,如装卸费、搬运费等属于广义的运费范畴的费用。成交价格需满足一定条件才能被海关接受。

进境物品完
税价格表

经验小谈 7-1

向海关申请预裁定的进口货物完税价格相关要素主要包括哪些项?

答:根据《海关预裁定管理暂行办法》第三条第二款,"完税价格相关要素"包括特许权使用费、佣金、运保费、特殊关系,以及其他与审定完税价格有关的要素。

经验小谈 7-2

您好,从国外进口软件光盘,海关是按照光盘的价值确定完税价格吗?

答:根据海关总署令第 213 号《中华人民共和国海关审定进出口货物完税价格办法》

第三十四条,进口载有专供数据处理设备用软件的介质,具有下列情形之一的,应当以介质本身的价值或者成本为基础审查确定完税价格:

(1)介质本身的价值或者成本与所载软件的价值分列;

(2)介质本身的价值或者成本与所载软件的价值虽未分列,但是纳税义务人能够提供介质本身的价值或者成本的证明文件,或者能提供所载软件价值的证明文件。

含有美术、摄影、声音、图像、影视、游戏、电子出版物的介质不适用前款规定。

2. 成交价格

进口货物的成交价格,是指卖方向中华人民共和国境内销售该货物时买方为进口该货物向卖方实付、应付的,并按有关规定调整后的价款总额,包括直接支付的价款和间接支付的价款。这里的"成交价格"有特定的概念,必须是调整后的实付或应付价格,并满足这一条件,它已经不完全等同于贸易中实际发生的发票或合同价格。贸易上的发票或合同价格取决于买卖双方的约定,它有可能是实付或应付价格,也有可能已经包括某些应调整的因素,还有可能已经包括运保费,其定价是自由的。

实付或应付价格是买方为购买进口货物向卖方或为卖方的利益而已付或应付的支付总额。支付可以采用多种形式,可以是直接支付,也可以是间接支付。

3. 关于"调整因素"

调整因素包括计入因素和扣除因素。

(1)计入因素,即调整因素的加项,是指符合一定条件的必须计入实付或应付价格的因素,主要包括由买方负担的以下费用:

①除购货佣金以外的佣金和经纪费。佣金主要是指买方或卖方向其代理人所支付的一种劳务费用,包括购货佣金和销售佣金。购货佣金主要是指买方向其采购代理人支付的佣金,委托人向自己的经纪人支付的从事贸易活动的劳务费用,根据《审价办法》第四条的规定也应该计入完税价格。

②与进口货物视为一体的容器费用。此类容器主要是指与货物成为一个整体,并归入同一个税则号列的容器,如酒瓶、香水瓶等。如果其价格没有包括在酒、香水的实付或应付价格中的,应该计入。

③包装材料和包装劳务费用。此类费用主要是指进口货物在包装过程中产生的一些成本和费用。

④协助的价值。可按适当比例分摊的、由买方直接或间接免费提供或以低于成本价的方式销售给卖方或有关方的、未包含在实付或应付价格之中的货物或服务的价值,具体包括:进口货物所包含的材料、部件、零件和类似货物的价值;在生产进口货物过程中使用的工具、模具和类似货物的价值;在生产进口货物过程中消耗的材料的价值;在境外进行的为生产该货物所必需的工程设计、技术研发、工艺及制图等工作的价值。

⑤特许权使用费。与该货物有关并作为卖方向中华人民共和国销售该货物的一项条件,应当由买方直接或间接支付的特许权使用费。不是作为货物价格一部分的特许权使用费,如商标使用费、专有/专利技术使用费等。与货物无关的不能计入,费用的支出与向我国销售无关的也不能计入。

特许权使用费申报及申报表

经验小谈 7—3

您好,我司在进口申报时没有支付特许权使用费,请问最迟应在什么时候向海关办理纳税手续?

答:根据海关总署公告 2019 年第 58 号《关于特许权使用费申报纳税手续有关问题的公告》,纳税义务人在货物申报进口时未支付应税特许权使用费的,应在每次支付后的 30 日内向海关办理申报纳税手续,并填写"应税特许权使用费申报表"。报关单"监管方式"栏目填报"特许权使用费后续征税"(代码 9500),"商品名称"栏目填报原进口货物名称,"商品编码"栏目填报原进口货物编码,"法定数量"栏目填报"0.1","总价"栏目填报每次支付的应税特许权使用费金额,"毛重"和"净重"栏目填报"1"。

海关按照接受纳税义务人办理特许权使用费申报纳税手续之日货物适用的税率、计征汇率,对特许权使用费征收税款。

⑥返回给卖方的转售收益。卖方直接或间接从买方对货物进口后转售、处置或使用所得中获得的收益。

上述所有应计入实付或应付价格的调整因素的价值或费用,必须同时满足三个条件:由买方负担、未包含在进口货物的实付或应付的价格中、有客观量化的数据资料。如果没有客观量化的数据资料,海关可以不采用成交价格的方法而依次使用其他估价方法估价。

(2)扣减因素,价格调整因素的减项主要包括:

①厂房、机械、设备等货物进口后的基建、安装、装配、维修和技术服务的费用。这些费用实际上是一种对劳务的支付,而不是对进口货物本身的支付。

②货物运抵境内输入地点之后的运输费用。

③进口关税和国内税。

④为在境内复制进口货物而支付的费用。

⑤境内外技术培训及境外考察费用。

此外,同时符合下列条件的利息费用不计入完税价格:

①利息费是买方为购买进口货物而融资产生的。

②有书面融资协议的。

③利息费用单独列明的。

④利率不高于当地利率水平的。

码头装卸费(THC)属于货物运抵中华人民共和国境内输入地点起卸后的运输相关费用,因此不应计入货物的完税价格。

上述费用扣除的前提条件是:必须是其能与进口货物的实付或应付价格相区分,否则不能扣除。

4. 成交价格本身须满足的条件

成交价格必须满足以下四个条件,否则不能适用成交价格方法:

(1)买方对进口货物的处置和使用不受限制,但国内法律、行政法规规定的限制,对货物转售地域的限制,对货物价格无实质影响的限制除外;

(2)货物的价格不应受到导致该货物成交价格无法确定的条件或因素的影响;

(3)卖方不得直接或间接从买方获得因转售、处置或使用进口货物而产生的任何收益,除非按照《审价办法》第四条的规定做出调整;

(4)买卖双方之间没有特殊关系,如果有特殊关系,应当符合《审价办法》第六条的规定。

有以下情形之一的,应当认定买卖双方有特殊关系:买卖双方为同一家族成员;买卖双方互为商业上的高级职员或董事;一方直接或间接地受另一方控制;买卖双方都直接或间接地受第三方控制;买卖双方共同直接或间接地控制第三方;一方直接或间接地拥有、控制或持有对方5%或以上公开发行的有表决权的股票或股份;一方是另一方的雇员、高级职员或董事;买卖双方是同一合伙的成员。

同步案例 7－1

在中国台湾纺成的纱线，运到日本织成棉织物，并进行加工。上述棉织物又被运往越南制成睡衣，后又经香港地区更换包装转销我国内地。问该货物的原产地是哪里？

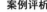

案例评析

经验小谈 7－4

我司以公式定价进口的货物因作价标准和折扣改动，在规定期限内确定不了结算价格，请问该如何处理？

答：根据海关总署公告 2015 年第 15 号《关于修订公式定价进口货物审定完税价格有关规定的公告》第九条，自货物申报进口之日起 6 个月内不能确定结算价格，海关根据《海关审定进出口货物完税价格办法》的相关规定审定完税价格。特殊情况经备案地海关同意，可延长结算期限至 9 个月。

（二）相同或类似货物成交价格方法

成交价格方法是海关估价中使用频率最高的一种估价方法，但由于种种原因，并不是所有的进口货物都能采用这一方法。对于不存在买卖关系的进口货物以及不符合成交价格条件的进口货物，就不能采用成交价格方法，而应按照顺序考虑采用相同或类似进口货物的成交价格方法。

相同或类似进口货物的成交价格方法，除了货物本身有区别以外，在其他方面的适用条件均与成交价格方法一样。据以比照的相同或类似货物应共同具备以下五个要素：一是须与进口货物相同或类似；二是须与进口货物在同一国家或地区生产；三是须与进口货物同时或大约同时进口；四是商业水平和进口数量须与进口货物相同或大致相同，如果没有相同商业水平和大致相同数量的相同或类似进口货物，可采用不同商业水平和不同数量销售的相同或类似进口货物，但必须对商业水平和数量、运输距离和方式的不同所产生的价格方面的差异做出调整，这种调整应建立在客观量化的数据资料的基础上；五是当存在两个或更多的价格时，选择最低的价格。

1. 相同货物和类似货物的概念

相同货物是指与进口货物在同一国家或地区生产的，在物理性质、质量和信誉等所有方面都相同的货物，但表面的微小差异允许存在。

类似货物是指与进口货物在同一国家或地区生产的，虽然不是在所有方面都相同，但具有类似的特征、类似的组成材料、同样的功能，并且在商业中可以互换的货物。

2. 相同或类似货物的时间要素

时间要素是指相同或类似货物必须与进口货物同时或大约同时进口，其中"同时或大约同时"为在进口货物接受申报之日的前后各 45 天以内。

3. 价格调整

采用相同或类似货物成交价格估价方法，必须使用与进口货物相同商业水平、大致相同的数量的相同或类似货物。如果没有相同商业水平和大致相同的数量，可以采用不同商业水平和不同数量销售的相同或类似进口货物，但必须对因商业水平和数量、运输距离和方式的不同所产生的价格方面的差异做出调整，调整必须建立在客观量化的数据资料的基础上。

（三）倒扣价格方法

倒扣价格方法是以被估的进口货物、相同或类似进口货物在境内销售的价格为基础估定完税价格。

1. 按用于倒扣的价格销售的货物应同时符合的条件

(1)在被估货物进口时或大约同时销售；

(2)按照进口时的状态销售；

(3)在境内第一环节销售；

(4)合计的货物销售总量最大；

(5)向境内无特殊关系方销售。

2. 倒扣价格方法的核心要素

(1)按进口时的状态销售。必须以进口货物、相同或类似进口货物按进口时的状态销售的价格为基础。如果没有按进口时的状态销售的价格，可以使用经过加工后在境内销售的价格作为倒扣的基础。

(2)时间要素。必须是在被估货物进口时或大约同时转售给国内无特殊关系方的价格，其中"进口时或大约同时"为在进口货物接受申报之日的前后各 45 天以内。这一时间范围与相同或类似货物成交价格方法的"同时或大约同时进口"的范围是一致的。如果找不到同时或大约同时的价格，可以采用被估货物进口后 90 天内的价格作为倒扣价格的基础。

(3)合计的货物销售总量最大。必须使用被估的进口货物、相同或类似进口货物以最大总量单位售予境内无特殊关系方的价格为基础估定完税价格。

3. 倒扣价格方法应扣除的费用

(1)该货物的同等级或同种类货物在境内销售时的利润和一般费用及通常支付的佣金。

(2)货物运抵境内输入地点之后的运费、保险费、装卸费及其他相关费用。

(3)进口关税、进口环节税和其他与进口或销售该货物有关的国内税。

(4)加工增值额。加工增值额主要是指如果使用经过加工后在境内转售的价格作为倒扣的基础，必须扣除这部分价值。

（四）计算价格方法

计算价格方法与前四种有很大的区别，它既不是以成交价格，也不是以在境内的转售价格作为基础，而是以发生在生产国或地区的生产成本作为基础的价格。因此，使用这种方法必须依据境外生产商提供的成本方面的资料。这种方法也是使用率最低的一种方法。

采用计算价格方法的进口货物的完税价格由下列各项目的总和构成：

(1)生产该货物所使用的原材料价值和进行装配或其他加工的费用；

(2)与向我国境内出口销售同级或同类货物相符的利润和一般费用；

(3)货物运抵中华人民共和国境内输入地点起卸前的运输及其相关费用、保险费。

（五）合理方法

合理的估价方法，实际上不是一种具体的估价方法，而是规定了使用方法的范围和原则，即运用合理方法，必须符合《审价办法》的公平、统一、客观的估价原则，必须以境内可以获得的数据资料为基础。合理方法应当是再次按顺序使用相同或类似货物成交价格方法、倒扣价格方法、计算价格方法，但采用这些方法时有合理的灵活性。

在使用合理方法估价时，禁止使用以下六种价格：

(1)境内生产的货物在境内销售的价格，也就是国内生产的商品在国内的价格；

(2)在备选价格中选择高的价格,也就是从高估价的方法;

(3)依据货物在出口地市场的销售价格,也就是出口地境内的市场价格;

(4)依据《审价办法》第十条规定之外的生产成本价格;

(5)依据出口到第三国或地区货物的销售价格;

(6)依据最低限价或武断、虚构的价格。

二、出口货物完税价格的审定

(一)出口货物的完税价格

我国《进出口关税条例》规定,对出口货物完税价格的审定原则是:出口货物的完税价格由海关以该货物向境外销售的成交价格为基础审查确定,并应包括货物运至中华人民共和国境内输出地点装载前的运输及其相关费用、保险费,但其中包含的出口关税税额应当扣除。

(二)出口货物的成交价格

出口货物的成交价格是指该货物出口销售到中华人民共和国境外时买方向卖方实付或应付的价格。出口货物的成交价格中含有支付给境外的佣金的,如果单独列明,应当扣除。

(三)不计入出口货物完税价格的税收、费用

(1)出口关税;

(2)输出地点装载后的运费及相关费用、保险费;

(3)在货物价款中单独列明由卖方承担的佣金。

(四)出口货物其他估计方法

出口货物的成交价格不能确定时,完税价格由海关依次使用下列方法估定:

(1)同时或大约同时向同一国家或地区出口的相同货物的成交价格;

(2)同时或大约同时向同一国家或地区出口的类似货物的成交价格;

(3)根据境内生产相同或类似货物的成本、利润和一般费用,境内发生的运输及其相关费用、保险费计算所得的价格;

(4)按照合理方法估定的价格。

三、海关估价中的价格质疑程序和价格磋商程序

(一)海关估价中的价格质疑程序

纳税义务人或者其代理人应自收到价格质疑通知书之日起5个工作日内,以书面形式提供相关资料或者其他证据,证明其申报价格真实、准确或者双方之间的特殊关系未影响成交价格。除特殊情况外,延期不得超过10个工作日,如图7-11所示。

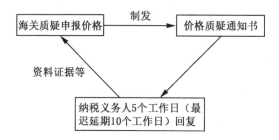

图7-11　海关估价中的价格质疑程序

（二）价格磋商程序

纳税义务人需自收到"中华人民共和国海关价格磋商通知书"之日起5个工作日内与海关进行价格磋商。如图7－12所示。

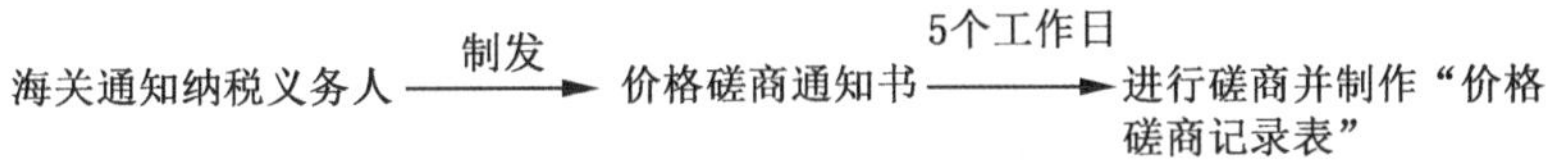

图7－12　海关估价中的价格磋商程序

（三）海关不进行价格质疑程序和价格磋商程序的情形

(1)同一合同项下分批进出口的货物，海关对其中一批货物已经实施估价的；

(2)进出口货物的完税价格在人民币10万元以下或者关税及进口环节税总额在人民币2万元以下的；

(3)进出口货物属于危险品、鲜活品、易腐品、易失效品、废品、旧品等的。

四、完税价格审定程序中海关与进出口货物收发货人之间的权利和义务

在完税价格审定程序中，海关与进出口货物收发货人之间的权利和义务，如表7－4所示。

表7－4　　完税价格审定程序中海关与进出口货物收发货人之间的权利和义务

海关		收发货人	
权利	义务	权利	义务
查阅复制权	保密的义务	要求具保放行货物的权利	如实申报的义务
询问权	举证的责任	估价方法的选择权	
查验、送验权	书面告知的义务	知情权	
检查权	具保放行货物的义务	申诉权	举证的责任
查询权			
估价权			

▶ 同步案例7－2

A公司通过香港地区X公司从G国H公司进口一套设备，合同总价为CIP中国某内地城市180万美元，合同价包括H公司派人来华进行设备安装、调试和验收的费用，但在合同中未单列出来。该设备关税税率为14％，设备5月份到货后缴纳关税约为209万元人民币(180×8.3×14％)。B公司从G国H公司进口同样一套设备，合同总价为CIF中国某港口160万美元，其中包含16万美元来华进行设备安装、调试和验收的费用。同年6月份设备到货，B公司以160万美元的成交价格向海关申报。海关受理后对其申报价格产生怀疑，要求B公司予以解释，B公司只提供了一份简单的书面说明。海关认为该说明不足以支持B公司的申报价格，于是拒绝接受160万美元的申报价格，其依据是：该套设备同上个月A公司申报的设备属同一国家和同一生产商生产的相同货物，因而参照上个月A公司申报的180万美元作为完税价格，B公司同样应缴纳关税约209万元人民币。B公司因不了解海关规定又急用该设备，无奈只好缴税提货。

案例评析

根据上述案例,请思考下列问题:

(1)A、B公司缴纳209万元关税是否合理?

(2)在实际工作中遇到类似B公司这样的问题时应如何操作?

(3)向海关解释和申诉可能要花费一定的时间,在此期间,进口商急需进口货物怎么办?

任务四　原产地的确定与税率的适用

一、原产地证

(一)概念

原产地证(CERTIFICATE OF ORIGIN)是根据相关原产地规则出具的证明出口货物原产于该国家或地区的一种证明文件,因其能证明货物的经济国籍,被形象地称为"经济护照",也是各国确定适用何种关税税率的重要证明文件之一。

非优惠原产地证书,简称CO证书,是指根据《中华人民共和国进出口货物原产地条例》和《关于非优惠原产地规则中实质性改变标准的规定》,为中国出口货物签发的原产地证书(见图7—13)。各国海关对持有一般原产地证书的货物普遍按照最惠国税率征收关税,并无其他关税减免优惠。

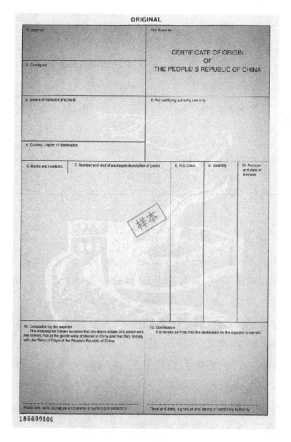

图7—13　非优惠原产地证书

普惠制原产地证书(见图 7—14),简称 FORM A 证书,普惠制是发达国家给予发展中国家出口制成品和半制成品(包括某些初级产品) 的一种普遍的、非歧视的、非互惠的关税优惠待遇。通常根据普惠制给惠国原产地规则和有关要求进行签发,它是受惠国货物出口到给惠国时享受普惠制关税优惠待遇的官方凭证。自 2015 年欧盟宣布中国普惠制毕业后,给予中国普惠制优惠的国家还有俄罗斯、白俄罗斯、乌克兰、哈萨克斯坦等国家。

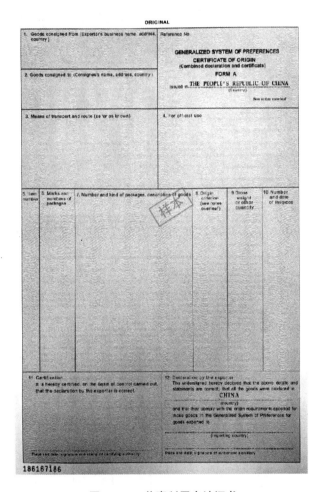

图 7—14 普惠制原产地证书

区域性优惠原产地证书(见图 7—15),是指签订有区域性优惠贸易协定(或安排) 的成员国之间享受关税减免优惠的凭证。凭区域优惠原产地证书通关,可享受其国家在自贸协定中对产品承诺的降税优惠,部分货物甚至是零关税,因此在国际贸易中被称为"有价证券"。截至目前,我国已实施的优惠贸易协定(或安排)共 18 项,其中包括 15 项自由贸易协定和 3 项优惠贸易安排。

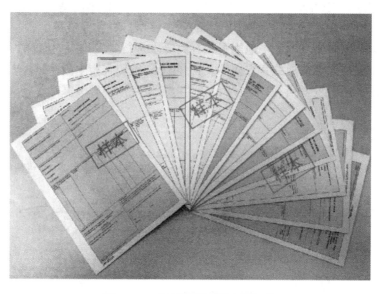

图 7－15　区域性优惠原产地证书

专用原产地证书,是指对某一特殊行业的特定产品,根据特定的原产地规则和要求出具的原产地证明书,如"烟草真实性证书"、"金伯利进程证书"(见图 7－16)、手工制品原产地证书和原产地标记证书等。

《烟草真实性证书》　　　　　　　　　《金伯利进程证书》

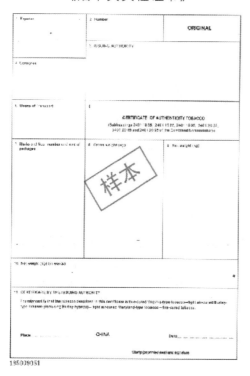

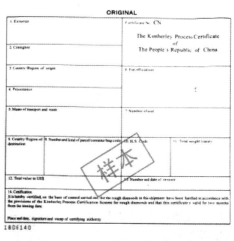

图 7－16　专用原产地证书

(二)原产地证书的作用

(1)是确定税率待遇的主要依据,是海关征收关税的重要凭证,凭借优惠原产地证书还可以享受特定的关税减免待遇。

(2)是进行贸易统计的重要依据。

(3)是实施进口数量控制、反倾销、反补贴等贸易管制措施的依据。

(4)是控制从特定国家进口货物,确定准予放行与否的依据。

(5)是货物结汇的依据。

(三)申领原产地证书的流程

第一步:企业备案。

企业登录"互联网＋海关"一体化平台(http://online. customs. gov. cn),填写企业基本信息,上传营业执照、中英文印章印模等电子文档资料。海关审核通过后,企业可进一步维护申报员信息和产品信息。

第二步:网上申请证书。

企业根据各类原产地证书填制要求,通过单一窗口或"互联网＋海关"填报证书信息,提交海关审核。企业也可通过九城、榕基等软件进行申请。

第三步:领取证书。

企业网上申报的证书信息经海关审核通过后,即可自行打印或至当地海关打印证书,并按证书上企业声明栏要求签字盖章。

海关签证人员在原产地证上签字并盖下神圣的印章,这份原产地证书就算是签发了。

提示:原产地证书申请人或代理人(以下简称"申请人")可通过国际贸易"单一窗口"(https://www. singlewindow. cn)或"互联网＋海关"一体化网上办事平台(http://online. customs. gov. cn),自行打印海关审核通过的版式化原产地证书。申请人在打印前需在国际贸易"单一窗口"或"互联网＋海关"一体化网上办事平台上传原产地证书企业声明栏所需的电子签章和申办员电子签名。

原产地证书自助打印流程

二、进口货物原产地的确定

(一)原产地规则的概念

各国为了适应国际贸易的需要,并为执行本国关税及非关税方面的国别歧视性贸易措施,必须对进出口商品的原产地进行认定。但是,货物原产地的认定需要以一定的标准为依据。为此,各国以本国立法形式制定出其鉴别货物"国籍"的标准,这就是原产地规则。

WTO 的《原产地规则协议》将原产地规则定义为:一国(地区)为确定货物的原产地而实施的普遍适用的法律、法规和行政决定。

(二)原产地规则的类别

我国现行的原产地规则有两种:一种是优惠原产地规则,另一种是非优惠原产地规则。我国现行优惠原产地规则主要是有关《亚太贸易协定》《中国—东盟合作框架协议》《港澳 CEPA》等项下进口货物的原产地的规定,用于判断进口货物是否适用这些优惠贸易协定税率时的原产地认定。我国现行非优惠原产地规则适用于优惠贸易协定以外的其他进口商品的原产地认定,如判断进口货物是否适用最惠国税率、反倾销、反补贴税率、保障措施等非双边、多边优惠的贸易政策。

(三)原产地认定标准

1. 优惠原产地认定标准

(1)完全获得标准。完全获得,即从优惠贸易协定成员国或者地区直接运输进口的货物是完全在该成员国或者地区获得或者生产的。这些货物包括:①在该成员国或者地区境内收获、采摘或者采集的植物产品;②在该成员国或者地区境内出生并饲养的活动物;③在该成员国或者地区领土或者领海开采、提取的矿产品;④其他符合相应优惠贸易协定项下完全获得标准的货物。

原产于优惠贸易协定某一成员国或者地区的货物或者材料在同一优惠贸易协定另一成员国或者地区境内用于生产另一货物,并构成另一货物组成部分的,该货物或者材料应当视为原产于另一成员国或者地区境内。

(2)税则归类改变标准。税则归类改变标准是指原产于非成员国或者地区的材料在出口成员国或者地区境内进行制造、加工后,所得货物在《商品名称及编码协调制度》中税则归类发生了改变。

(3)区域价值成分标准。区域价值成分标准是指出口货物船上交货价格(FOB)扣除该货物生产过程中该成员国或者地区非原产材料价格后,所余价款在出口货物船上交货价格(FOB)中所占的百分比。

①《亚太贸易协定》(成员国包括 6 国:孟加拉国、印度、老挝、韩国、斯里兰卡、中国)规则要求:非成员国原产的材料、零件或产物的总价值不超过 55%,即成员国的材料要达到 45%及以上,则认定原产国为受惠国。

②《中国—东盟合作框架协议》(东盟成员国包括 10 国:印度尼西亚、马来西亚、菲律宾、新加坡、泰国、文莱、越南、老挝、缅甸、柬埔寨)规则要求:非中国—东盟自由贸易区原产的材料、零件或产物的总价值不超过 60%,即原产于东盟自由贸易区的产物的成分占 40%及以上,并且最后的工序是在成员方境内完成的,则认定原产国为东盟成员国。

③《港澳 CEPA》规则要求:港澳产品的增值标准为 30%及以上,则原产地为香港、澳门地区。

④对最不发达国家特别优惠关税措施的原产地规则要求:受惠国对非该国原材料进行制造、加工后的增值部分不小于所得货物价值的 40%。

(4)制造加工工序标准。制造加工工序标准是指赋予加工后所得货物基本特征的主要工序。

(5)其他标准。除上述标准外,成员国或地区一致同意采用的确定货物原产地的其他标准。

(6)直接运输规则。直接运输是指优惠贸易协定下进口货物从该协定成员国或者地区直接运输至中国境内,途中未经过该协定成员国或者地区以外的其他国家或者地区。

原产于优惠贸易协定成员国或者地区的货物,经过其他国家或者地区运输至中国境内,不论在运输途中是否转换运输工具或者临时储存,同时符合下列条件的,视为"直接运输":

①该货物在经过其他国家或者地区时,未做除了使货物保持良好状态所必须处理以外的其他处理;

②该货物在其他国家或者地区停留的时间未超过相应优惠贸易协定规定的期限;

③该货物在其他国家或者地区作临时储存时,处于该国家或者地区海关监管之下。

2.非优惠原产地认定标准

(1)完全获得标准。以下产品视为在一国"完全获得":①该国(地区)出生并饲养的活动物;②该国(地区)野外捕捉、捕捞、收集的动物;③从该国(地区)的活动物获得的未经加工的物品;④该国(地区)收获的植物和植物产品;⑤在该国(地区)采掘的矿物;⑥在该国(地区)获得的上述①~⑤项范围之外的其他天然生成的物品;⑦在该国(地区)生产过程中产生的只能弃置或者回收用作材料的废碎料;⑧在该国(地区)收集的不能修复或者修理的物品,或者从该物品中回收的零件或者材料;⑨由合法悬挂该国旗帜的船舶从其领海以外海域获得的海洋捕捞物和其他物品;⑩由合法悬挂该国旗帜的加工船上加工上述第⑨项所列物品获得的产品;从该国领海以外享有专有开采权的海床或者海床底土获得的物品;在该国(地区)完全从上述①~项所列物品中生产的产品。

(2)实质性改变标准。实质性改变标准是指两个及两个以上国家(地区)参与生产或制造的货物,以最后完成实质性改变的国家(地区)为原产地。以税则归类改变为基本标准,税则归类不能反映实质性改变的,以从价百分比、制造或者加工工序等为补充标准。

①税则归类改变:是指产品经加工后,在《进出口税则》中4位数一级的税则归类已经改变。

②制造或者加工工序:是指在某一国家(地区)进行的赋予制造、加工后所得货物基本特征的主要工序。

③从价百分比:是指一个国家(地区)对非该国(地区)原产材料进行制造、加工后的增值部分,占所得货物价值的30%及以上。

三、优惠原产地申报要求

(一)进口货物申报要求

货物申报进口时,进口货物收货人或者其代理人应当按照海关的申报规定填制进口货物报关单,申明适用特惠税率,并同时提交有效的原产地证书、货物的商业发票正本、运输单证等其他商业单证。

有下列情形之一的,进口货物不适用协定税率或者特惠税率:

(1)进口货物收货人或其代理人在货物申报进口时没有提交符合规定的原产地证书、原产地声明,也未就进口货物是否具备原产地资格进行补充申报的;

(2)进口货物收货人或其代理人未提供商业发票、运输单证等其他商业单证,也未提交其他证明符合《优惠原产地管理规定》第十四条规定的文件的;

(3)经查验或者核查,确认货物原产地与申报内容不符,或者无法确定货物真实原产地的;

(4)其他不符合《优惠原产地管理规定》及相应优惠贸易协定规定的情形。

(二)部分优惠贸易协定申报要求

1.《亚太贸易协定》

除了按照规定提交进口货物所需的单证外,还要提交受惠国政府指定机构签发的原产地证书正本作为报关的随附单证。

2.《中国—东盟合作框架协议》

进口的时候向申报地海关申明该货物适用"中国—东盟协定税率",并提交政府指定机构签发的原产地证书正本作为报关的随附单证。

3.《港澳 CEPA》

AEO互认及
优惠贸易协
定

纳税义务人应当主动向申报海关申明该货物适用零关税税率，并提交符合 CEPA 项下规定的有效原产地证书作为报关的随附单证。

4. 对最不发达国家"特别优惠关税措施"项下受惠进口货物

应当主动向进境地海关申明有关货物享受特别优惠关税，并提交出口受惠国原产地证书签发机构签发的由该国海关于出口时加盖印章的原产地证书。

（三）出口货物申报要求

出口货物申报时，出口货物发货人应当按照海关的申报规定填制出口货物报关单，并向海关提交原产地证书电子数据或者原产地证书正本的复印件。海关认为必要时，可以对优惠贸易协定项下出口货物原产地进行核查，以确定其原产地。应优惠贸易协定成员国或者地区要求，海关可以对出口货物原产地证书或者原产地进行核查，并应当在相应优惠贸易协定规定的期限内反馈核查结果。

（四）货物申报其他要求

优惠贸易协定项下进出口货物及其包装上标有原产地标记的，其原产地标记所标明的原产地应当与依照《优惠原产地管理规定》有关规定确定的货物原产地一致。

（五）原产地证明书

原产地证明书是证明产品原产于某地的书面文件。它是受惠国的原产品出口到给惠国时享受关税优惠的凭证，同时也是进口货物是否适用反倾销、反补贴税率、保障措施等贸易政策的凭证。

1. 适用优惠原产地规则的原产地证明书

（1）《亚太贸易协定》规则的原产地证明书。原产地证书应当同时符合以下条件：由该成员国政府指定机构以手工或者电子形式签发；符合《中华人民共和国海关〈亚太贸易协定〉项下进出口货物原产地管理办法》附件所列格式，用国际标准 A4 纸印制，以英文填制；证书印章与该成员国通知中国海关的印章印模相符。

原产地证书自签发之日起 1 年内有效，不得涂改和叠印，所有未填空白之处应当予以划去，以防事后填写。

（2）《中国—东盟合作框架协议》规则的原产地证明书。原产地证书应符合的条件：由东盟成员国签证机构签发；符合规定格式，以英文填制；原产地证书、流动证明的签证机构印章、签证人员签名，与东盟成员国通知中国海关的签证机构印章、签证人员签名样本相符；所列的一项或者多项货物为同一批次的进口货物；仅有一份正本，并且具有不重复的原产地证书编号；注明确定货物具有原产地资格的依据。

进口原产地证书应由出口成员国政府指定机构签发，自证书签发之日起 1 年内有效，该协议项下进口货物原产地证书应由东盟成员国签证机构在货物转运前或者装运时签发。因不可抗力未能在货物装运前或者装运时签发的，可以在货物装运后 3 天内签发。

（3）《港澳 CEPA》的原产地证明书。原产地证书应同时符合下列条件：原产地证书具有唯一的编号；一份原产地证书只能对应同一批次输入内地的货物，列明指定的单一到货口岸，商品编码按照 8 位数级税号填写，计量单位按照实际成交计量单位填写，不得涂改及叠印，商定格式，以中文填写。

香港 CEPA 原产地证书签发机构包括：香港工贸署、香港总商会、香港印度商会、香港工业总会、香港中华厂商联合会、香港中华总商会。澳门 CEPA 原产地证书签发机构为澳门经济局。原产地证书有效期为签发之日起 120 天。

（4）对最不发达国家"特别优惠关税措施"原产地证明书。原产地证书应同时符合下列条件：由签证机构在货物出口前或者出口时签发；符合约定格式，以英文填制；与受惠国通知中国海关的印章样本相符；具有出口受惠国海关在出口时加盖的印章；所列的一项或者多项货物为同一批次的进口货物；具有不重复的原产地证书编号；注明确定货物具有原产地资格的依据；证书在有效期内。

进口原产地证书应由受惠国政府授权机构签发，证书自出口方签发之日起1年内有效。

2. 适用非优惠原产地规则的原产地证明书

（1）对适用反倾销反补贴措施的进口商品的要求。

①进口经营单位申报进口与实施反倾销措施的被诉倾销产品（以下简称被诉倾销产品）相同的货物时，应向海关提交原产地证明。

②对于进口经营单位确实无法提交原产地证明，经海关实际查验不能确定货物的原产地的，海关按与该货物相同的被诉倾销产品的最高反倾销税率或保证金征收比率征收反倾销税或现金保证金。

③对于加工贸易保税进口与被诉倾销产品相同的货物，进口经营单位在有关货物实际进口申报时，也应向海关提交原产地证明。

④对于在反倾销措施实施之前已经申报进口的加工贸易和其他保税进口货物，因故申报内销是在反倾销措施实施期间的，进口经营单位应在申报内销时向海关提交原产地证明。对于无法提交原产地证明、不能确定货物原产地的，海关按与该货物相同的被诉倾销产品的最高反倾销税率或保证金征收比率征收反倾销税或保证金。

（2）对适用保障措施的进口商品的要求。进口企业申报进口涉案产品时，不能提供不适用保障措施的国家（地区）的原产地证明或尚不应加征关税的适用保障措施的国家（地区）的原产地证明或者海关对其所提供的原产地证明的真实性有怀疑的，如经海关审核有关单证（包括合同、发票、提运单等）及对货物实际验估能够确定原产地的，应按照相关规定处理；如仍不能确定原产地，且进口企业不能进一步提供能够证明原产地的其他材料的，应在现行适用的关税税率基础上，按照相应涉案产品适用的加征关税税率加征关税。

在海关审核认定原产地期间，进口企业可在提供相当于全部税款的保证金担保后，要求先行验放货物。

原产地证明书并不是确定货物原产地的唯一标准。若海关通过查验货物或审核单证认为所提供的原产地证明书是不真实的，海关将根据原产地规则标准予以确认。

（六）对原产于台湾地区的部分进口鲜水果、农产品实施零关税

（七）原产地预确定制度

进出口货物收发货人有正当理由的，可以向直属海关申请对其将要进口的货物的原产地进行预确定。

提交申请书，并提交以下材料：

（1）申请人的身份证明文件；

（2）能说明将要进口货物情况的有关文件资料；

（3）说明该项交易情况的文件材料；

（4）海关要求提供的其他文件资料。

海关应在收到原产地预确定书面申请及全部资料之日起150日内做出原产地预确定

决定。

已做出原产地预确定决定的货物,自预确定决定做出之日起 3 年内实际进口时,与预确定决定货物相符且原产地确定标准未发生变化的,海关不再重新确定该进口货物的原产地。

四、税率及汇率适用

税率适用是指进出口货物在征税、补税或退税时选择适用的各种税率。

(一)税率适用原则

我国关税税则实行新的进口税则税率栏目。进口关税税则分设最惠国税率、协定税率、特惠税率、关税配额税率和普通税率等栏目。出口税则按进口税则列目方式确定出口税则税目,对部分出口商品实行暂定出口税率。对于原产地是中国香港、澳门和台、澎、金、马关税区的进境货物和经批准我国国货复进口需征税的,按最惠国税率征税。具体如表 7—5 所示。

表 7—5   同时有两种及以上税率可适用的进出口货物最终适用的税率汇总

适用货物	可选用的税率	最终适用的税率
进口货物	最惠国、进口暂定税率	暂定税率
	协定、特惠、进口暂定税率	从低适用税率
	同时适用国家优惠政策、进口暂定税率	按国家优惠政策进口暂定税率商品时,以优惠政策计算确定的税率与暂定税率两者取低计征关税,但不得在暂定税率基础上再进行减免
	普通、进口暂定税率	普通税率
	ITA 税率、其他税率	ITA 税率
	关税配额税率、其他税率	关税配额内适用关税配额税率,关税配额外适用其他税率
	反倾销、反补贴、保障措施、报复性关税税率	适用反倾销、反补贴、保障措施、报复性关税税率,除按《进出口税则》的税率征收关税外,另外加征的关税
出口货物	出口暂定税率、出口税率	出口暂定税率

自 2019 年 4 月 1 日起,增值税一般纳税人发生增值税应税销售行为或者进口货物,原适用 16% 税率的,税率调整为 13%;原适用 10% 税率的,税率调整为 9%。

进口税率适用:

(1)海关接受该货物申报进口之日实施的税率:一般进口货物;进口转关运输货物(适用指运地海关接受该货物申报进口之日实施的税率);经海关批准,实行集中申报的进口货物。

(2)运输工具申报进境之日实施的税率:进口货物运达前,经海关核准先行申报的;进口转关运输货物运抵指运地前,经海关核准先行申报的(适用装载该货物的运输工具抵达指运地之日实施的税率);因超过规定期限未申报而由海关依法变卖的进口货物。

(3)海关接受再次填写报关单申报办理纳税及有关手续之日实施的税率:保税货物经批准不复运出境的;保税仓储货物转入国内市场销售的;减免税货物经批准转让或者移作他用的;可暂不缴纳税款的暂时进境货物,不复运出境的;租赁进口货物,分期缴纳税款的。

提示:因纳税义务人违法规定需要追征税款的进口货物:适用违反规定的行为发生之日实施的税率;行为发生之日不能确定的,适用海关发现该行为之日实施的税率。补征或者退还进口货物税款,按照上述规定确定适用的税率。

(二)关税税率适用的时间

《关税条例》规定,进出口货物应当按照收发货人或者其代理人申报进口之日实施的税率征税。

在实际运用时应区分以下不同情况:

(1)进口货物到达前,经海关核准先行申报的,适用装载该货物的运输工具申报进境之日实施的税率。

(2)进口转关运输货物应当适用指运地海关接受该货物申报进口之日实施的税率。货物运抵指运地前,经海关核准先行申报的,应当适用装载该货物运输工具抵达指运地之日实施的税率。

(3)出口转关运输货物,应当适用启运地海关接受该货物申报出口之日实施的税率。

(4)因超过规定期限未申报而由海关依法变卖的进口货物,其税款计征应当适用装载该货物的运输工具申报进境之日实施的税率。

(5)经海关批准,实行集中申报的进出口货物,应当适用每次货物进出口时海关接受该货物申报之日实施的税率。

(6)因纳税义务人违反规定需要追征税款的进出口货物,应当适用违反规定的行为发生之日实施的税率;行为发生之日不能确定的,适用海关发现该行为之日实施的税率。

(7)已申报进境并放行的保税货物、减免税货物、租赁货物或者已申报进出境并放行的暂准进出境货物,有下列情形之一需缴纳税款的,应当适用海关接受纳税义务人再次填写报关单申报办理纳税及有关手续之日实施的税率:

①保税货物经批准不复运出境;

②保税仓储货物转入国内市场销售;

③减免税货物经批准转让或移作他用;

④可暂不缴纳税款的暂准进出境货物,经批准不复运出境或者进境的;

⑤租赁进口货物,分期缴纳税款的。

进出口货物关税的补征和退还,按照上述规定确定适用的税率。

(三)汇率适用

进出口货物的成交价格及其有关费用以外币计价的,海关按照该货物适用税率之日所适用的计征汇率折合为人民币计算完税价格。完税价格采用四舍五入法计算到分。

海关每月使用的计征汇率为上个月第三个星期三(第三个星期三为法定节假日的,顺延采用第四个星期三)中国人民银行公布的外币对人民币的基准汇率;以基准汇率币种以外的外币计价的,采用同一时间中国银行公布的现汇买入价和现汇卖出价的中间值(人民币元后采用四舍五入法保留 4 位小数)。如果上述汇率发生重大波动,海关总署认为必要时,可另行规定计征汇率,并对外公布。

任务五　进出口税费的计算、关税保证保险

一、进出口关税的计算

(一)进口关税税款的计算

1. 从价关税

(1)从价关税计算公式:

$$进口关税税额＝完税价格×法定进口关税税率$$

(2)从价关税的计算程序：

①按照归类原则确定税则归类,将应税货物归入恰当的税目税号；

②根据原产地规则,确定应税货物所适用的税率；

③根据完税价格审定办法和规定,确定应税货物的完税价格；

④根据实际汇率,将外币折算成人民币；

⑤按照计算公式正确计算应征税款。

 做中学 7—1

厦门进出口汽车有限公司向日本购进丰田某款轿车 10 辆,成交价格共为 FOB 大阪 120 000.00 美元,实际支付运费 5 000 美元,保险费 800 美元。已知汽车的规格是 4 座位,汽缸容量 2 000cc,外汇折算率为 1 美元＝6.970 0 元人民币,确定税则归类,汽缸容量 2 000cc 的小轿车归入税目税号 8703.2314；原产国日本适用最惠国税率 43.8%。要求计算进口关税。

计算过程：

审定完税价格为 125 800 美元(120 000.00＋5 000＋800)

将外币价格折算成人民币为 876 826 元

正常征收的进口关税税额＝完税价格×法定进口关税税率

　　　　　　　　　　＝876 826×43.8%

　　　　　　　　　　＝384 049.788(元)

2. 从量关税

(1)从量关税的计算公式：

　　　　进口关税税额＝商品进口数量×从量关税税额

(2)从量关税的计算程序：

①按照归类原则确定税则归类,将应税货物归入恰当的税目税号；

②根据原产地规则,确定应税货物所适用的税率；

③确定其实际进口量；

④根据完税价格审定办法、规定,确定应税货物的完税价格(计征增值税需要)；

⑤根据实际汇率,将外币折算成人民币；

⑥按照计算公式正确计算应征税款。

 做中学 7—2

柯达(厦门)有限公司从香港地区购进柯达彩色胶卷 50 400 卷(规格 135/36),成交价格为 CIF 境内某口岸 10.00 元港币/每卷,已知外币折算率为 1 港币＝1.1 元人民币,确定税则归类,彩色胶卷归入税目税号 3702.5410；原产地香港地区适用最惠国税率 155 元/平方米。要求计算进口关税。(注:1 卷＝0.057 75 平方米)

计算过程：

确定其实际进口量＝50 400×0.057 75＝2 910.6(平方米)

将外币总价格折算成人民币为 554 400.00 元(计征增值税需要)

进口关税税额＝商品进口数量×从量关税税率

　　　　　　＝2 910.6×155

　　　　　　＝451 143.00(元)

3. 复合关税

(1)复合关税的计算公式：

进口关税税额＝商品进口数量×从量关税税额＋完税价格×关税税率

(2)复合关税的计算程序：

①按照归类原则确定税则归类，将应税货物归入恰当的税目税号；

②根据原产地规则，确定应税货物所适用的税率；

③确定其实际进口量；

④根据完税价格审定办法、规定，确定应税货物的完税价格；

⑤根据汇率使用原则，将外币折算成人民币；

⑥按照计算公式正确计算应征税款。

 做中学 7-3

上海某公司从日本购进电视摄像机20台，其中有10台成交价格为CIF境内某口岸5 000美元/台，其余10台成交价格为CIF境内某口岸10 000美元/台。已知外币折算率为1美元＝6.970 0元人民币，确定税则归类，该批摄像机归入税目税号8525.3099；原产国日本适用最惠国税率，其中CIF境内某口岸5 000美元/台的关税税率为单一从价税35%；CIF境内某口岸10 000美元/台的关税税额为13 280元人民币再加3%的从价关税。要求计算进口关税。

计算过程：

审定后完税价格分别为50 000美元和100 000美元

将外币价格折算成人民币分别为348 500元和697 000元

从价进口关税税额＝完税价格×进口关税税率

＝348 500×35%

＝121 975(元)

复合进口关税税额＝商品进口数量×从量关税税额＋完税价格×关税税率

＝10×13 280＋697 000×3%

＝132 800＋20 910

＝153 710(元)

合计进口关税税额＝从价进口关税税额＋复合进口关税税额

＝121 975＋153 710

＝275 685(元)

(二)出口关税税款的计算

1. 计算公式

出口关税税额＝出口货物完税价格×出口关税税率

出口关税税额＝离岸价格÷(1＋出口关税税率)×出口关税税率

＝FOB(中国境内口岸)÷(1＋出口关税税率)×出口关税税率

2. 计算程序

(1)按照归类原则确定税则归类，将应税货物归入恰当的税目税号；

(2)根据完税价格审定办法、规定，确定应税货物的完税价格；

(3)根据汇率使用原则，将外币折算成人民币；

(4)按照计算公式正确计算应征税款。

做中学 7—4

国内某企业从广州出口去新加坡的合金生铁一批,申报出口量86吨,每吨价格为FOB广州98美元。已知外汇折算率为1美元＝6.970 0元人民币,确定税则归类,该批合金生铁归入税目税号7201.5000,税率为20%。要求计算出口关税。

计算过程:

审定离岸价格为8 428美元

将外币价格折算成人民币为58 743.16元

出口关税税额＝离岸价格÷(1＋出口关税税率)×出口关税税率

$$＝58\ 743.16÷(1＋20\%)×20\%$$
$$＝48\ 952.63×20\%$$
$$＝9\ 790.526(元)$$

二、进口环节海关代征税的计算

(一)消费税税款的计算

我国消费税采用从价/从量的方法计征。

(1)从价征收的消费税按照组成的计税价格计算,其计算公式为:

消费税组成计税价格＝进口关税完税价格＋进口关税税额/(1－消费税税率)

应纳消费税税额＝消费税组成计税价格×消费税税率

(2)从量征收的消费税的计算公式为:

应纳消费税税额＝应征消费税消费品数量×消费税单位税额

(3)同时实行从量/从价征收的消费税是上述两种征税方法之和,其计算公式为:

应纳消费税税额＝应征消费税消费品数量×消费税单位税额＋消费税组成计税价格×消费税税率

 做中学 7—5

福州某进出口有限公司进口货物一批,经海关审核其成交价格为CIF福州USD 12 800.00,按外币折算率1美元＝6.970 0元人民币,折合人民币为89 216元。已知该批货物的关税税率为20%,消费税税率为15%。要求计算应征消费税税额。

计算过程:

首先计算关税税额,然后再计算消费税税额。

关税税额计算公式为:

应征关税税额＝完税价格×关税税率

$$＝89\ 216×20\%$$
$$＝17\ 843.2(元)$$

消费税税额计算公式为:

应征消费税税额＝(完税价格＋关税税额)÷(1－消费税税率)×消费税税率

$$＝(89\ 216＋17\ 843.2)÷(1－15\%)×15\%$$
$$＝125\ 952×15\%$$
$$＝18\ 892.8(元)$$

做中学 7—6

某进出口公司进口啤酒 3 800 升,经海关审核其成交价格总值为 CIF 境内某口岸 USD 1 672.00。已知啤酒的关税税率为 3 元/升;消费税税率为:进口完税价格≥360 美元/吨的 250 元/吨,进口完税价格<360 美元/吨的 220 元/吨。外币折算率为 1 美元=6.970 0 元人民币。要求计算应征消费税额。

计算过程:

首先计算关税税额,然后再计算消费税税额。

从量关税税额计算公式为:

应征关税税额=商品进口数量×从量关税税率

　　　　　　=3 800×3

　　　　　　=11 400(元)

完税价格计算:USD1 672×6.970 0=11 653.84(元)

进口啤酒数量:3 800÷988=3.846(吨)

计算完税价格单价:1 672÷3.846=434.74(美元/吨)

(进口完税价格≥360 美元/吨)

消费税税率为 250 元/吨

从量消费税税额计算公式为:

应纳消费税税额=应征消费税消费品数量×单位税额

　　　　　　　=3.846×250

　　　　　　　=961.50(元)

(二)增值税税款的计算

我国增值税采用从价的方法计征,计算公式为:

$$增值税组成价格=进口关税完税价格+进口关税税额+消费税税额$$
$$应纳增值税税额=增值税组成价格×增值税税率$$

 做中学 7—7

某公司进口货物一批,经海关审核其成交价格为 USD1 200.00,按外币折算率 1 美元=6.970 0 元人民币,折合人民币为 8 364 元。已知该批货物的关税税率为 12%,消费税税率为 10%,增值税税率为 13%。要求计算应征增值税税额。

计算过程:

计算关税税额,计算消费税税额,再计算增值税税额。

关税税额计算公式为:

应征关税税额=完税价格×关税税率

　　　　　　=8 364×12%

　　　　　　=1 003.68(元)

消费税税额计算公式为:

应征消费税税额=(完税价格+关税税额)÷(1-消费税税率)×消费税税率

　　　　　　　=(8 364+1 003.68)÷(1-10%)×10%

　　　　　　　≈10 408.53×10%

$$≈1\,040.85(元)$$

增值税计算公式为：

应纳增值税税额＝(关税完税价格＋关税税额＋消费税税额)×增值税税率

$$=(8\,364+1\,003.68+1\,040.85)×13\%$$

$$=1\,353.108\,9(元)$$

消费税与增值税异同比较如表7—6所示。

表7—6 消费税与增值税异同

	不　　同	相　　同
征收范围	消费税征税范围目前为15种应税消费品；而增值税为所有的资产和应税劳务、应税行为	对于应税消费品既要缴纳增值税也要缴纳消费税，在某一指定的环节两个税同时征收时，从价定率方法下两者的计税依据相同
征税环节	消费税(一般)是一次性征收；而增值税在货物的每一个流转环节全部征收	
计税方法	消费税是从价征收、从量征收和复合征收，根据应税消费品选择一种计税方法；而增值税是根据纳税人选择计税方法	

(三)关税滞纳金的计算

关税滞纳金的计算公式为：

关税滞纳金金额＝滞纳的关税税额×0.5‰×滞纳天数

进口环节税滞纳金金额＝滞纳的进口环节税税额×0.5‰×滞纳天数

 做中学 7—8

国内某公司从韩国购进软玉毛石一批，已知该批货物应征关税为132 058.32元，应征进口环节消费税为503 778.04元，进口环节增值税为856 422.66元。海关于3月7日(星期五)填发海关专用缴款书，该公司于3月28日缴纳税款。计算应征滞纳金。

计算过程：

(1)确定滞纳关税税额和代征税税额。关税为132 058.32元，进口环节消费税为503 778.04元，进口环节增值税为856 422.66元。

(2)确定滞纳期间。3月7日填发海关专用缴款书，税款缴款期限截止日为3月22日，因该日为星期六，按照相关规定，顺延至其后第一个工作日，即3月24日为最后缴款期限，自3月25日起计算滞纳，该公司3月28日缴纳税款，共滞纳4天。

(3)按照公式分别计算应缴纳的关税、进口环节消费税和增值税的滞纳金。

关税滞纳金＝滞纳关税税额×滞纳天数×0.5‰

$$=132\,058.32×4×0.5‰=264.17(元)$$

进口环节消费税滞纳金＝滞纳消费税税额×滞纳天数×0.5‰

$$=503\,778.04×4×0.5‰=1\,007.56(元)$$

进口环节增值税滞纳金＝滞纳增值税税额×滞纳天数×0.5‰

$$=856\,422.66×4×0.5‰$$

$$=1\,712.85(元)$$

三、关税保证保险

(一)关税保证保险的概念

所谓的关税保证保险,是海关联合保险业新开发的保险产品,也是海关首次引进保险产品作为新型担保方式。其实际为关税履约保证保险,投保人为需要缴纳关税的进出口企业,被保险人为海关。业务流程如图 7—17 所示。企业向参加试点的保险公司购买关税保证保险后,凭借保险公司出具的"关税保证保险单"向海关办理税款类担保手续,即可实现"先放行,后缴税"。关税保证保险是为解决企业尤其是中小企业融资难、融资贵等问题,进一步压缩通关时效,有效降低企业通关成本所开展的税款担保改革试点。

具体来说,进出口企业投保后,保险公司将相应保单电子数据发送至海关系统。若企业未能按期向海关缴纳相关税款,将由保险公司进行赔付,即代其履行缴纳义务,确保海关收到税款的权益。

注意:信用等级为一般信用及以上的进出口货物收发货人,即可使用关税保证保险通关业务模式。

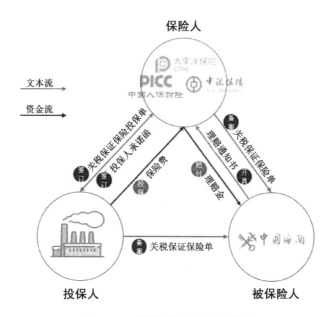

图 7—17　关税保证保险业务流程

企业可以向保险公司购买"关税保证保险",经海关确认后办理相关业务的担保放行,实现"先通关,后缴税"。关税保证保险,是海关税款担保除现金保证金、银行保函、财务公司担保以外的一种新选择。

(二)关税保证保险的作用

一是企业资金成本大幅降低。关税保证保险无须占用企业在银行的授信额度,也无须缴纳保证金,降低了中小企业的信贷难度,减少了企业申请的资金成本。以福建中景石化有限公司为例,该企业关务员周楠表示,过去采用银行融资的形式年化成本在 4.5%～7%,采用关税保证保险担保,保险费率年化成本在 1%～3%,融资费用成本降低 60%～70%。

二是企业办理手续有效简化。目前,除了失信企业外,其他任何规模、类型的企业均可办理该业务。保险公司开立关税保证保险保险单,一般从业务申请到开立保单仅需两周的时间,节省企业大量的时间成本,而且即将实现保单申请、审批、赔付等全流程线上办理模式,时效较快、手续简便。

三是国家税收安全显著提升。关税保证保险模式下,如有企业欠税的情况发生,海关可以立刻启动程序向保险公司索赔,确保国家税收安全。

(三)关税保证保险的办理

1. 投保

纳税义务人与保险公司签署"关税保证保险单",按照该保险合同约定的费率支付保险费,取得保险金额,该金额为不低于纳税义务人进出口货物所涉税款金额。投保所需材料:①投保人营业执照及法定代表人身份证复印件;②投保人近三年经审计的财务报告;③投保人征信授权函;④上一自然年度缴纳关税的清单;⑤保险人要求提供的其他资料。

2. 办理通关手续

关税保证保险可以运用于三种通关业务模式:

(1)纳税期限担保模式。企业凭"关税保证保险单"办理纳税期限担保,应在申报时选择"关税保证保险"模式,并选取相应"保单"电子数据。海关对接受申报且满足全部放行条件的,即可实施现场卡口放行。有布控查验等其他海关要求事项的,按有关规定办理。企业应自报关单审结生成电子税款信息之日起 10 日内,通过新一代海关税费电子支付系统缴纳税款。逾期未缴纳税款的,海关可以停止其办理关税保证保险通关业务。纳税期限担保模式下,保险金额可根据企业税款缴纳情况在保险期间内循环使用。

(2)征税要素担保模式。符合《中华人民共和国海关事务担保条例》第四条第一款第一、二、五项及第五条第一款第二、三、四项规定的担保事务,可以采取征税要素担保模式。企业申报时须向海关提供"关税保证保险单"正本。该种模式一份保单对应一份报关单。

(3)汇总征税模式。企业可凭"关税保证保险单"办理汇总征税,汇总征税相关事项按照海关总署公告 2017 年第 45 号、2018 年第 70 号执行。

企业在缴款期限内缴纳税款,履行完毕纳税义务的,海关可应企业申请退还相应保单。

如企业未在海关规定期限内缴纳税款,经海关向保险公司书面说明情况,保险公司将无免责条件向海关支付相应税款及其滞纳金。保险公司保留向企业追偿其支付给海关的税款及其滞纳金的权利。

单据如图 7-18 所示。

(四)关税保证保险海关业务操作流程

(1)海关备集:保险公司为企业办理保险后,将保单电子数据推送至海关通关业务系统,海关完成备案。

(2)办理报关:企业选择与申报用途匹配的保险单电子数据进行报关,用于申报要素的保险单无须勾选。

(3)快捷通关:海关对接受申报且满足全部放行条件的货物,实施现场卡口放行。

(4)缴税结关:企业在规定期限内向海关缴纳税款,保单核销,保险责任终止。

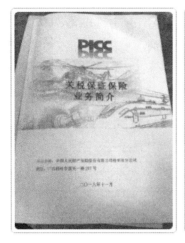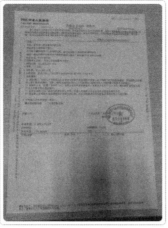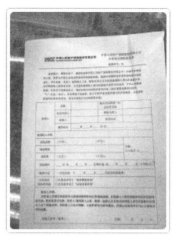

图 7—18

任务六 进出口税费的征收以及进出口关税的减免

一、税费征收方式

税费征收方式是海关确定纳税义务人纳税义务的程序,包括税款征收和税款缴纳两个方面。

1. 根据专业程序不同,分为申报纳税和稽征纳税方式

申报纳税方式,是指海关根据纳税义务人对其进出口货物的申报,在审核、查验确认后做出征税决定,也称申报纳税制。世界各国海关一般以申报纳税方式作为征收税款的基本程序。

凡未向海关申报,而由海关查获的违规进出境货物,海关不必要求其收发货人向海关申报,而是直接根据货物进出口事实做出征税决定,该征税程序称为稽征纳税方式或稽征纳税制。

2. 以进出口货物通关程序中税款征纳的时间为标准,分为税款先纳制和税款后纳制

税款先纳制,是指纳税义务人按照海关确定的数额履行纳税义务后,海关才予办理货物接管放行手续。

税款后纳制,是指海关允许纳税义务人先行办理货物放行手续,然后再确定应纳税额和办理纳税手续。

3. 以海关征收税款和纳税义务人纳税的地点为标准,分为口岸纳税方式和属地纳税方式

口岸纳税方式,是指由办理货物进出口申报验放手续的口岸海关做出征税决定,纳税义务人在口岸海关办理税款缴纳手续。

属地纳税方式,是指由口岸海关办理转关或验放手续,纳税义务人在属地海关办理税款缴纳手续。

4. 以纳税义务人缴纳税款的支付方式为标准,分为柜台支付方式、电子支付方式

柜台支付方式,即传统的税款缴纳方式,是指由海关做出征税决定,纳税义务

“单一窗口”
税费支付税
单导出流程

人在指定银行通过柜台缴纳税款。

电子支付方式,是指借助电子支付系统(由海关业务系统、中国电子口岸系统、商业银行系统和第三方支付系统组成)实现进出口环节税费缴纳。

海关专用缴款书如样例7—1所示。

知识链接

新一代电子
支付系统

样例7—1　　　　　　　　　　海关专用缴款书

海关　　　专用缴款书（格式）

收入系统：		填发日期：		年　月　日		号码No.		
收款单位	收入机关				**缴款单位（人）**	名　称		
	科　　目		预算级次			账　号		
	收款国库					开户银行		
税　号	货　物　名　称		数　量	单位	完税价格（¥）	税率（%）	税款金额（¥）	
金额人民币（大写）						合计（¥）		
申请单位编号		报关单编号			填制单位		收款国库（银行）	
合同（批文）号		运输工具（号）						
缴款期限		提/装货单号						
备注					制单人＿＿＿＿ 复核人＿＿＿＿			

自填发缴款书之日起15日内缴纳税款（期末遇星期六、星期日或法定节假日顺延）,逾期缴纳按日加收税款总额万分之五的滞纳金。

注：海关专用缴款书一式六联,其中
第一联：（收据）银行收款签章后交缴款单位或缴纳人　　第二联：（付款凭证）由缴款单位开户银行作为付出凭证
第三联：（收款凭证）由收款国库作为收入凭证　　第四联：（回执）由国库盖章后退回海关财务部门
第五联：（报查）国库收款后,关税专用缴款书退回海关,海关代征税专用缴款书送当地税务机关
第六联：（存根）由填发单位存查

二、进出口关税的减免

我国关税减免政策由法定减免、特定减免和临时减免三部分组成。

(一)法定减免税

法定减免税是指根据《海关法》和《关税条例》规定予以减免的,如国际组织、外国政府无偿赠送的物资,中华人民共和国缔结或者参加的国际条约规定减征、免征的货物、物品,来料加工、补偿贸易进口的原材料等。

法定减免税的范围如下：

(1)关税税额50元以下的一票货物；

(2)无商业价值的广告品和货样；

(3)外国政府、国际组织无偿赠送的物资；

(4)海关放行前损坏或者损失的货物；

(5)进出境运输工具装载的途中必需的燃料、物料和饮食用品；

(6)我国缔结或者参加的国际条约规定的减免税货物和物品；

(7)法律规定减征、免征关税的其他货物、物品。

进口环节增值税或消费税税额在人民币50元以下的一票货物也应免税。

(二)特定减免税

特定减免税是指按照《海关法》和《关税条例》的规定,对特定地区、特定用途、特定企业给予的减免关税的优惠,也称政策性减免税。

特定减免税的范围主要为:外商投资企业进口物资、国内投资项目进口物资、科教用品、科技开发用品、残疾人专用品、救灾捐赠物资、扶贫慈善捐赠物资。

减免税范围和办法由国务院规定。企业或单位进口前申请,海关审理,核发减免税证明。货抵证未到可以担保放行。放行后的货物不得补办减免税审批。

目前,实施特定减免税的项目主要有:

(1)外商投资项目投资额度内进口自用设备,免关税,进口环节增值税照章征收;

(2)外商投资企业自用资金项目,属国家鼓励发展产业的外商投资企业,外商投资比例≥25%,免关税,进口环节增值税照章征收;

(3)国内投资项目进口自用设备,属国家重点鼓励发展产业的国内投资项目,免关税,进口环节增值税照章征收;

(4)贷款项目进口物资,项目额度或投资总额内进口的自用设备,以及随合同进口技术及配套件,免进口关税,对贷款项目进口自用设备,经确认按有关规定增值税进项税款无法抵扣的,同时免征进口环节增值税;

(5)重大技术装备,免关税和进口环节增值税;

(6)特定区域物资(保税区、出口加工区)可以免税;

(7)科教用品,国际惯例,免关税、进口环节增值税、消费税;

(8)科技开发用品,国际惯例,免关税、进口环节增值税、消费税;

(9)救灾捐赠物资,主体为民间组织、企业、友好人士,免关税、进口环节增值税、消费税;

(10)扶贫慈善捐赠物资,免关税、进口环节增值税;

(11)残疾人用品,按国际惯例,免关税、进口环节增值税、消费税;

(12)集成电路项目进口物资,政策性扶持,发展资助知识产权,免关税,进口环节增值税照章征收;

(13)海上石油、陆上石油项目进口物资、能源,免关税、进口环节增值税;

(14)远洋渔业项目进口自捕水产品,境外捕捞,境外获得应缴税,但用自己的船出去作业,并且符合国际公法,优惠或不征关税和进口环节增值税;

(15)无偿援助项目进口物资,按照我国缔结或者参加的国际条约规定减征、免征关税的货物、物品,无偿援助项目进口物资,性质上属于法定减免税范畴,但是按照特定减免税货物管理。

(三)临时减免税

临时减免税是指法定减免税和特定减免税以外的其他减免税,是由国务院根据某个单位、某类商品、某个时期或某批货物的特殊情况,按规定给予特别的临时性的减免税优惠。

临时性减免税具有集权性、临时性、局限性、特殊性的特点,一般是一案一批。

任务七　税款退还、追征与后续补税

一、税款退还

纳税义务人按照规定缴纳税款后,因误征、溢征及其他国家政策调整原因应予以退还的税款可由海关依法退还。进出口税收的起退点为 0 元。

(一)多征税款退税

(1)海关发现多征税款的,应立即通知纳税义务人办理退税手续。纳税义务人应当自收到海关通知之日起 3 个月内办理退税手续。

(2)纳税义务人发现多征税款的,自缴纳税款之日起 1 年内,可以向海关申请退还多缴的税款并加算银行同期活期存款利息。

多征税款一般是指由于某种差错或工作失误,造成海关所征收的税款大于应征税款,不包括由于政策调整导致的征税差异。

(二)品质或者规格原因退税

(1)已缴纳税款的进口货物,因品质或规格原因原状退货复运出境的,纳税义务人自缴纳税款之日起 1 年内,可以向海关申请退税。

(2)已缴纳出口关税出口货物,因品质或规格原因原状退货复运进境并已重新缴纳因出口而退还的国内环节有关税收的,纳税义务人自缴纳税款之日起 1 年内,可以向海关申请退税。

 经验小谈 7—5

我司从越南进口大米,其中一部分不符合规格,越南出口商退了我们一部分货款,请问这种情况下我司可以向海关申请退还部分税款吗?

答:根据海关总署令第 124 号《海关进出口货物征税管理办法》第六十三条,进出口货物因残损、品质不良、规格不符原因,或者发生本办法第六十二条规定以外的货物短少的情形,由进出口货物的发货人、承运人或者保险公司赔偿相应货款的,纳税义务人自缴纳税款之日起 1 年内,可以向海关申请退还赔偿货款部分的相应税款。

(三)退关退税

已缴纳出口关税的货物,因故未装运出口申请退关的,纳税义务人自缴纳税款之日起 1 年内,可以申请退税。

(四)短装退税

散装进口货物发生短装并已征税放行的,如发货人、承运人或保险公司对短装部分退换或赔偿相应款项,纳税义务人自缴纳税款之日起 1 年内,可以申请退还短装部分相应税款。

(五)赔偿退税

因进出口货物残损、品质不良、规格不符等原因,由进出口货物发货人、承运人或保险公司赔偿相应货款的,纳税义务人自缴纳税款之日起 1 年内,可申请退还赔偿货款部分的相应税款。

海关应当自受理退税申请之日起 30 天内查实并通知纳税义务人办理退还手续;纳税义务人自收到通知之日起 3 个月内办理退税手续。

退税率是当初征税日的税率。

退税必须在原征税海关办理。办理退税时,纳税义务人应填写"退税申请表",并持原进口或出口货物报关单、原盖有银行印章的税款缴纳书正本及其他必要单证(如合同、发票协议、商检机构证明等)送海关审核。海关同意后,应按原征税或者补税之日所实施的税率计算退税额。

进口环节增值税已予抵缴的,除国家另有规定外不予退还,已征收的滞纳金不予退还。

退税申请书样本如样例7-2、样例7-3所示。

样例7-2　　　　　　　　　　　**转账退税申请书**

转账退税申请书(格式一)

编号:

_____海关:

根据你关签发的税款专用缴款书(编号:_____),本纳税人已按规定缴纳税款。按照有关规定,现申请退税(及由此产生的银行利息),请予核准。

1. 已缴税款金额:

关税_____元,增值税_____元,消费税_____元,……

2. 申请退税理由:

3. 申请退还金额:

关税_____元,增值税_____元,消费税_____元,……

4. 申请人名称:

5. 开户银行:

6. 开户银行账号:

申请人签章:

年　月　日

申请人联系地址:　　　　　　　　邮政编码:

联系人:　　　　　　　　　　　　电话:

注:《转账退税申请书》一式二联,第一联随原缴款书复印件送国库,第二联海关留存。

说明: 1. 此申请书适用于以银行划转方式退还税款的情况。

2. "申请退还金额"中所涉及的税种应与原税款专用缴款书上所列关税、增值税、消费税或其他实际项目一致。

3. 按照《中华人民共和国进出口关税条例》第52条第2款规定,纳税义务人发现多缴税款的,可自缴纳税款之日起1年内要求退还多缴的税款并加算同期活期存款利息。

4. 此申请书需附原税款专用缴款书复印件各一份。

5. 此申请书需申请人签字并加盖单位公章。

 同步案例7-3

大连佳鸿机械有限公司向德国蓝海公司出口10台建筑工程机械,该批货物运抵德国汉堡港后,蓝海公司发现有2台机械操作系统存在严重缺陷,于是拒收,2台机械被退运进口,佳鸿公司能够退回2台机械的出口税吗?

案例评析

样例 7—3　　　　　　　　　　现金退税申请书

现金退税申请书（格式二）

编号：

_____海关：

　　根据你关签发的税款专用缴款书（编号：_____），本纳税人已按规定缴纳税款，按照有关规定现申请退税（及由此产生的银行利息），请予核准。

　　1. 已缴税款金额：

　　关税_____元，增值税_____元，消费税_____元，……

　　2. 申请退税理由：

　　3. 申请退还金额：

　　关税_____元，增值税_____元，消费税_____元，……

　　4. 取款人姓名：

　　5. 取款人单位：

　　6. 取款人有效身份证明号码：

申请人签章：
年　月　日

申请单位联系地址：　　　　　　　　邮政编码：

联系人：　　　　　　　　　　　　　电话：

注：《现金退税申请书》一式二联，第一联随原缴款书复印件送国库，第二联海关留存。

说明：1. 此申请书适用于纳税人以现金方式缴款，现要求直接退付现金的情况。

　　　2. "申请退还金额"中所涉及的税种应与原税款专用缴款书上所列关税、增值税、消费税或其他实际项目一致。

　　　3. 按照《中华人民共和国进出口关税条例》第 52 条第 2 款规定，纳税义务人发现多缴税款的，可自缴纳税款之日起 1 年内要求退还多缴的税款并加算同期活期存款利息。

　　　4. 此申请书需附原税款专用缴款书复印件各一份。

　　　5. 此申请书需申请人签字并加盖单位公章。

经验小谈 7—6

　　听说最近出台了政策，对于出口企业办理退免税手续时做简化处理，想问一下，关于预申报这一块，确定是取消了吗？

　　答：根据国家税务总局公告 2018 年第 16 号《国家税务总局关于出口退（免）税申报问题的公告》第二条，出口企业和其他单位申报出口退（免）税时，不再进行退（免）税预申报。主管税务机关确认申报凭证的内容与对应的管理部门电子信息无误后方可受理出口退（免）税申报。

二、税款追征

（一）补征

1. 少征税款补税

进出口货物放行后，海关发现少征税款，即海关对该进出口货物实际征收的税款少于应当缴纳的税款的，应当自纳税义务人缴纳税款之日起 1 年内，由海关补征。

2. 漏征税款补征

海关发现漏征税款，即海关对该进出口货物应当征收但未征收的税款，应当自货物放行之日起1年内,向纳税义务人补征漏征的税款。海关补征税款告知书如样例7—4所示。

样例7—4　　　　　　　　　　海关补征税款告知书

海关补征税款告知书（格式）

编号：

　　（纳税义务人）：

　　经审核,你单位于　年　月　日申报进（出）口的_____
货物（报关单编号：_____）,因　　（原因）　　,少（漏）
缴关税　　元、增值税　　元、消费税　　元、其他税　　元。
根据《中华人民共和国进出口关税条例》第五十一条的规定,现决定
对上述税款予以补征。请自收到本告知书之日起15日内来我关办理有
关补缴税款的手续。

　　由于少（漏）征税款是因你单位违反　　　　　规定所
致,根据《中华人民共和国进出口关税条例》第五十一条规定,你单
位补缴税款时,还应同时补缴自缴纳税款（货物放行、应缴纳税款）
之日起至海关发现违规行为之日止的滞纳金。

　　如你单位未在上述规定期限内办理补税手续,我关将于规定限期
届满之日填发税款缴款书。如你单位未按期自海关填发税款缴款书之
日起15日内补缴税款,由此产生的税款滞纳金由你单位一并缴纳。

　　　　　　　　　　　　　　　　_____海关（章）
　　　　　　　　　　　　　　　　　　年　月　日

注：《海关补征税款告知书》一式二份,一份送达纳税义务人,一份海关留存。
———————————————————————————————
说明：带下划线的内容应根据具体情况选择填写。其中,少（漏）缴税款
　　　中的"其他税"是指反倾销税、反补贴税、保障措施关税、报复性
　　　关税等。

（二）追征

1. 少征税款追征

因纳税人违规导致海关对进出口货物或海关监管货物少征税款的,海关应当自纳税义务人缴纳税款之日起3年内,追征少征税款。

2. 漏征税款追征

因纳税人违规导致海关对进出口货物或海关监管货物漏征税款的,海关应当自该货物放行之日起3年内,追征漏征税款。

少征或漏征税款部分涉及滞纳金的应一并征收。补征关税、进口环节代征税、滞纳金起征点均为人民币50元。

三、减免税货物后续补税

（一）移作他用后续补税

减免税申请人经主管海关批准将减免税货物移作他用,应当补缴税款的,税款的计算公式为：

补缴税款＝海关审定的货物原进口时完税价格×税率×（需补缴税款的时间/监管年限×12×30）

上式中,"税率"为海关接受纳税义务人再次填写报关单申报办理纳税及有关手续之日实施的税率;"需补缴税款的时间"是指减免税货物移作他用的实际时间,按天计算,每日实际生产不满 8 小时或者超过 8 小时的,均按 1 天计算。

(二)转让及其他原因后续补税

减免税货物因转让或者其他原因需要补征税款的,补税的完税价格以海关审定的货物原进口时的价格为基础,按照减免税货物已进口时间与监管年限的比例进行折旧,其计算公式为:

$$补税的完税价格 = 海关审定的货物原进口时完税价格 \times [1 - (减免税货物已进口时间 / 监管年限 \times 12)]$$

上式中,减免税货物已进口时间自减免税货物放行之日起按月计算,不足 1 个月但超过 15 天的,按照 1 个月计算;不超过 15 天的,不予计算。已进口时间的截止日期按以下规定确定:

(1)转让减免税货物的,应当以海关接受减免税申请人申请办理补税手续之日作为计算其已进口时间的截止之日。

(2)减免税申请人未经海关批准,擅自转让减免税货物的,应当以货物实际转让之日作为计算其已进口时间的截止之日;转让之日不能确定的,应当以海关发现之日作为截止之日。

(3)在海关监管年限内,减免税申请人破产、撤销、解散或者其他依法终止经营情形的,已进口时间的截止日期应当为减免税申请人破产清算之日或者被依法认定终止生产经营活动的日期。

四、加工贸易保税货物缓税利息

加工贸易保税货物在规定期限(包括延长期)内全部出口的,退保证金及利息;内销的,加征缓税利息。

(一)征收规定

(1)缓税利息的利率为中国人民银行公布的活期存款利率。

(2)加工贸易手册项下保税货物在办理内销征税手续时,如海关征收的缓税利息大于保证金的利息,中国银行在海关税款缴款书上签注后退单。由海关重新开具两份缴款书:一份是将台账保证金利息全部转为缓税利息;另一份是将台账保证金利息不足部分单开海关税款缴款书,企业另行缴纳。

(二)计息期限

(1)加工贸易保税料件或制成品经批准内销:缓税利息计息期限的起止日期为内销料件或制成品所对应的加工贸易合同项下首批料件进口之日至海关填发缴款书之日;加工贸易 E 账册项下的料件、制成品内销时,起止日期为内销料件或制成品所对应电子账册最近一次核销日(若没有核销日期的,则为电子账册首批料件进口之日)至海关填发缴款书之日。

(2)加工贸易保税料件或制成品未经批准擅自内销,或加工贸易保税货物需要后续补税但海关未按违规处理的,缓税利息计息期限的起止日期为内销料件或制成品所对应的加工贸易合同项下首批料件进口之日至保税料件或制成品内销之日;若内销涉及多本合同,且内销料件或制成品与合同无法一一对应的,则计息的起止日期为最近一般合同项下首批料件进口之日至保税料件或制成品内销之日(内销之日无法确定终止日期为海关发现之日)。若加工贸易 E 账册项下的料件、制成品擅自内销时,则计息的起止日期为内销料件或制成品所对应电子账册最近一次核销日(若没有核销日期的,则为电子账册首批料件进口之日)至保税料件或制成品内销之日(内销之日无法确定的,终止日期为海关发现之日)。

按上述方法仍无法确定计息起止日期的,则不再征收缓税利息。

加工贸易保税料件或制成品等违规内销的,还应根据规定征收滞纳金。滞纳金是从应纳税款之日起至海关发现之日止按天计算,滞纳金征收比例为少征或漏征税款的 0.5‰。

(3)加工贸易剩余料件、残次品、副产品和受灾保税货物等内销需征收缓税利息的,也应比照上述规定办理。

(三)计算公式

缓税利息的计算公式为:

$$缓税利息＝补征税款×计息期限×银行存款活期年率÷360$$

 经验小谈 7—7

我司是一家加工企业,因生产转型,近期准备办理内销业务,请问内销货物的缓税利息利率应如何确定?

答:根据海关总署公告 2009 年第 14 号《关于加工贸易保税货物内销缓税利息征收及退还》第二条第(一)项,缓税利息的利率参照中国人民银行公布的活期存款利率执行,海关将根据中国人民银行公布的活期存款利率即时调整并执行。

(四)办理程序

(1)海关审核准予内销后向经营企业签发"加工贸易货物内销征税联系单"。

(2)经营企业持该"加工贸易货物内销征税联系单"办理通关申报手续。在填制内销报关单时,经营企业需在备注栏注明"活期"字样。

(3)海关核对确认无误后,按规定办理内销货物审单、征税、放行等海关手续。

五、暂准进出境货物税款征收

(一)第一类暂准进出境货物

在海关规定期限内,可以暂不缴纳税款。在规定期限届满后不再复运出境或者复运进境的,纳税义务人应当在规定期限届满前向海关申报办理进出口及纳税手续。经海关批准留购的暂准进境货物,以海关审查确定的留购价格作为完税价格,并适用海关接受纳税义务人再次填写报关单申报办理纳税及有关手续之日实施的税率、汇率。

(二)第二类暂准进出境货物

海关按照设定的进出口货物完税价格的有关规定和海关接受该货物申报进出境之日适用的计征汇率、税率,审核确定其完税价格,按月征收税款,或者在规定期限内货物复运出境或者复运进境时征收税款。暂准进出境货物在规定期限届满不再复运出境或复运进境的,纳税义务人应当在规定期限届满前向海关申报办理进出口及纳税手续,缴纳剩余税款。

计征税款的期限为 60 个月。不足 1 个月但超过 15 天的,按 1 个月计征;不超过 15 天的,免予计征。计征税款期限自货物放行之日起计算。

按月征收税款的计算公式为:

$$每月关税税额＝关税总额×1÷60$$
$$每月进口环节代征税额＝进口环节代征税总额×1÷60$$

上述(一)(二)中的暂准进出境货物未在规定期限内复运出境或复运进境的,且纳税义务人未在规定期限届满前向海关申报办理进出口及纳税手续的,海关除按照规定征收应缴纳的税款外,还应当自规定期限届满之日起至纳税义务人申报纳税之日止按日加征应缴纳税款5‰的滞纳金。

上述规定期限均包括经海关批准的暂准进出境货物延长复运出境或者复运进境的期限。

六、税款担保

税款担保是海关事务担保的一种,是指纳税义务人以法定形式向海关承诺在一定期限内履行纳税义务的行为。

七、税收保全和强制执行

(一)保全措施

进出口货物的纳税义务人在规定的纳税限期内发现有明显的转移、隐匿其应纳税的商品、货物,以及其他财产迹象的,海关应责令其提供纳税担保。如果纳税人不能提供纳税担保,经直属海关关长或其授权的隶属海关关长的批准,海关可以采取税收保全措施。

1. 暂停支付存款

海关书面通知纳税义务人开户银行或者其他金融机构暂停支付纳税义务人相当于应纳税款的存款。

纳税义务人在规定的纳税期限内缴纳税款的,海关书面通知金融机构解除对纳税义务人相应存款实施的暂停支付措施。

纳税义务人在规定的纳税期限内未缴纳税款的,海关书面通知金融机构对纳税义务人暂停支付的款项中扣缴相应税款。

2. 暂扣货物或财产

因无法查明纳税义务人账户、存款数额等情形不能实施暂停支付措施的,书面通知(随附扣留清单)纳税义务人扣留其价值相当于应纳税款的货物或者其他财产。货物或者其他财产本身不可分割,又没有其他财产可以扣留的,被扣留货物或者其他财产的价值可以高于应纳税款。

纳税义务人在规定的纳税期限内缴纳税款的,海关书面通知纳税义务人解除扣留措施,随附发还清单,办理确认手续后将有关货物、财产发还纳税义务人。

纳税义务人在规定的纳税期限内未缴纳税款的,海关书面通知纳税义务人依法变卖被扣留的货物或者财产,以变卖所得抵缴税款;变卖所得不足以抵缴税款的,海关继续采取强制措施抵缴税款的差额部分;变卖所得抵缴税款及扣除相关费用后仍有余款的,发还纳税义务人。

(二)强制措施

超过缴税期限3个月,强制扣缴和变价抵扣:

(1)海关书面通知金融机构从其存款中扣缴税款;

(2)将应税货物依法变卖,以变卖所得抵缴税款;

(3)扣留并依法变卖其价值相当于应纳税款的货物或者其他财产,以变卖所得抵缴税款。

实施强制措施的,对纳税义务人未缴纳的滞纳金同时强制执行。

应知考核

一、单项选择题

1. 进口环节增值税的组成计税价格为（　　）。

A. 进口关税完税价格＋进口关税税额＋增值税税额

B. 进口关税完税价格＋增值税税额

C. 进口关税完税价格＋进口关税税额＋消费税税额

D. 进口关税完税价格＋进口关税税额

2. 因纳税义务人违反规定造成少征或漏征税款的，海关可以自缴纳税款或自货物放行之日起（　　）年内追征税款，并从缴纳税款或货物放行之日起到海关发现之日止，按日加收少征或漏征税款（　　）的滞纳金。

A. 1;0.5‰　　　　　　B. 3;0.5‰　　　　　　C. 3;1‰　　　　　　D. 1;1‰

3. 某公司从美国进口一套机械设备，发票列明如下：CIF 上海 300 000 美元。此外，该公司还支付了设备进口后的安装及技术服务费用 10 000 美元，支付给其采购代理人的购货佣金 1 500 美元，并支付给卖方代理人的销售佣金 1 500 美元。根据海关成交价格估价方式，该货物的成交价格应为（　　）美元。

A. 313 000　　　　　B. 301 500　　　　　C. 303 000　　　　　D. 310 000

4. 海关于 7 月 8 日（星期五）填发税款缴款书，纳税义务人最迟应于（　　）缴纳税款，才可避免滞纳。

A. 7 月 22 日　　　　B. 7 月 23 日　　　　C. 7 月 24 日　　　　D. 7 月 25 日

5. 在确定进口货物的完税价格时，下列（　　）费用或价值不应计入。

A. 买方负担的除购货佣金以外的佣金和经纪费

B. 作为销售条件，由买方直接或间接支付的特许权使用费

C. 厂房、机械等货物进口后的基建、安装等费用。

D. 卖方直接或间接从买方转售、处置或使用中获得的收益

6. 在认定货物原产地时，下列货物中不可能适用实质性改变标准的是（　　）。

A. 某国渔船捕捞的鱼　　　　　　　　　B. 服装

C. 食品　　　　　　　　　　　　　　　D. 机械设备

7. 根据《中华人民共和国进出口关税条例》的规定，进口货物应按照（　　）。

A. 海关填发"海关专用缴款书"之日实施的税率征税

B. 装载货物的运输工具申报进境之日实施的税率征税，但经海关核准先行申报的除外

C. 海关接受该货物申报进口之日实施的税率征税

D. 海关放行货物之日实施的税率征税

8.《海关法》规定，进出口货物的纳税义务人应当在海关规定的期限内缴纳税款；逾期缴纳的，由海关征收滞纳金；纳税义务人、担保人超过（　　）仍未缴纳税款的，海关可以依法采取强制扣缴、抵缴措施。

A. 1 个月　　　　　　B. 3 个月　　　　　　C. 6 个月　　　　　　D. 9 个月

9.（　　）不属于进出口税费缴纳、退补凭证。

A. 海关专用缴款书　　　　　　　　　　B. 收入退还书（海关专用）

C. 海关行政事业性收费专用票据　　　　D. 全国税务统一专用发票

10. 经批准转让或移作他用的减免税货物需缴纳税款的,应当适用(   )之日实施的税率。

A. 海关接受纳税义务人再次申报办理纳税手续

B. 货物申报进口

C. 货物进境

D. 海关批准

二、多项选择题

1. 关税的征税主体是国家,其征税对象有(   )。

A. 进出关境的货物   B. 进出关境的物品

C. 进口货物收货人   D. 出口货物发货人

2. 下列关于我国进口环节增值税和消费税的表述中,正确的有(   )。

A. 进口环节的增值税、消费税由海关征收

B. 进口环节增值税、消费税均从价计征

C. 对于进口货物税、费的计算,一般的计算过程为:先计算进口关税额,再计算消费税额,最后计算增值税额

D. 消费税组成计税价格＝(关税完税价格＋关税税额)÷(1－消费税率)

3. 关于进出口税费的计算,下列表述中正确的有(   )。

A. 税款的起征点为人民币 50 元

B. 完税价格计算至元,元以下四舍五入

C. 税额计算至分,分以下四舍五入

D. 进出口货物的成交价格及有关费用以外币计价的,海关应当按照填发税款缴款书之日公布的汇率中间价折合成人民币

4. 海关可以追征和补征税款的范围包括(   )。

A. 进出口货物放行后,海关发现少征或者漏征税款的

B. 因纳税义务人违反海关规定而造成少征或者漏征税款的

C. 海关监管货物在海关监管期内因故改变用途按照规定需要补征税款的

D. 因税率重大调整等原因,造成货物放行之日与货物申报之日产生的较大税额差额的

5.《进出口货物原产地条例》适用于(   )的原产地确定。

A. 实施最惠国待遇措施   B. 实施反倾销和反补贴措施

C. 实施保障措施   D. 实施优惠性贸易措施

三、判断题

1. 关税由海关代表国家向纳税义务人征收,因此关税的征税对象是关税的纳税义务人。

(   )

2. 因纳税义务人违反规定造成少征或者漏征税款的,海关除追征税款外还应加收滞纳金。

(   )

3. 只有当买卖双方没有特殊关系时,进口货物的申报价格才能被海关所接受,作为完税价格的基础。

(   )

4. 以进口货物相同货物的成交价格来确定进口货物的完税价格时,相同货物的销售必须

与被估货物处于同一商业水平,数量基本一致,否则上述相同货物的成交价格不能被采用。

（　　）

5. 运往境外修理的货物,应当以该出境货物在境外修理时支付的修理费和料件费,加上该货物复运进境的运输及其相关费用、保险费审查确定完税价格。（　　）

6. 对于租赁进口货物,租期届满之日起 15 日内,应办理结关手续。（　　）

7. 滞纳金按每票货物的关税、进口环节增值税、消费税单独计算,起征额为人民币 50 元,不足 50 元的免征。（　　）

8. 相同或类似货物必须与进口货物同时或大约同时进口,其中的"同时或大约同时",为在进口货物接受申报之日的前后各 15 天以内。（　　）

9. 以海关征收税款和纳税义务人纳税的地点为标准,分为口岸纳税方式和属地纳税方式。（　　）

10. 进口环节增值税或消费税税额在人民币 50 元以下的一票货物免税。（　　）

四、计算题

1. 福州某公司从德国购进一批轿车,成交价格为 FOB100 000.00 美元,另付港商佣金 FOB 3‰(非买方佣金),运费 6 000.00 美元,保险费率 3‰。经查,该汽车的税则号列应归入 8 703.2314,适用税率为 50%。要求计算进口关税(外汇中间价折合率为 1 美元=6.970 0 元人民币)。

2. 厦门某进出口公司从日本进口硫酸镁 1 000 吨,进口申报价格为 FOB 横滨 USD 500 000,运费总价为 USD10 000,保险费率 3‰,1 美元=6.970 0 人民币。经查,硫酸镁的税则号列为 2 833.210 0,税率为 10%。要求计算应纳关税额。

3. 深圳某单位委托香港地区某公司从英国进口柚木木材,运费计 44 200 元人民币,保险费率 3‰,佣金(非购货佣金)为到岸价格(香港)的 3‰,进口申报价格为:到岸价格(香港)为 USD580 000,1 美元=6.970 0 元人民币。经查,柚木木材的税则号列为 4 407.291 0,税率为 9%。要求计算应纳关税额。

4. 大连某进口货物成交价格为每千克 FOB 首尔 100 美元,总运费为 5 500 美元,净重 1 000 千克,保险费率为 3‰,汇率为 1 美元=6.970 0 元人民币,关税税率为 15%。分别计算关税完税价格和关税税额。

5. 某出口货物成交价格为总价 CIF 新加坡 30 000 美元,运费总价为 800 美元,净重 100 千克,毛重 110 千克,保险费率为 3‰,汇率为 1 美元=6.970 0 元人民币,关税税率为 10%。分别计算关税完税价格和关税税额。

6. 厦门某汽车贸易公司从日本进口汽车一辆,成交价格为 CIF 上海 2 000 000 日元/辆,且经上海海关审定。经查,该汽车的适用关税税率为 50%,增值税税率为 13%,消费税税率为 10%,外汇牌价为 1 日元=0.063 8 人民币。分别计算应纳进口关税额和应纳进口环节消费税额。

7. 某贸易公司从日本进口了 1 000 箱啤酒,规格为 24 支×330 毫升/箱,申报价格为 FOB 神户 USD 10/箱,发票列明:运费为 USD 5 000,保险费率为 0.3%,经海关审查属实。该啤酒的最惠国税率为 3.5 元/升,消费税税额为 220 元/吨(1 吨=988 升),增值税税率为 13%,外汇牌价为 1 美元=6.970 0 元人民币。分别计算该批啤酒的应纳关税、消费税和增值税额。

应会考核

■ 观念应用

国内某公司从香港地区购进日本某款轿车 10 辆,已知该批货物应征关税税额为 352 793.52 元人民币,应征进口环节消费税为 72 860.70 元人民币,进口环节增值税税额为 247 726.38 元人民币。海关于 2020 年 3 月 3 日(星期二)填发"海关专用缴款书",该公司于 2020 年 3 月 31 日缴纳税款。

计算应征收的滞纳金。

■ 技能应用

1. 我国从 A 国(假设 A 国未与我国签订任何贸易协定)进口某货物。该货物在 A 国的工厂交货价(即 A 国生产厂商的出厂价)为每单位 100 美元,该生产厂商为制造每单位该产品使用从他国进口的原辅材料 70 美元。该产品的原产地是否为 A 国? 为什么?

2. 我国从 A 国进口的去壳去皮的腰果实际上是 A 国从 B 国输入的带壳带皮的腰果,但 A 国对其进行了"去壳去皮"加工。该批腰果的原产国是 A 国还是 B 国? 为什么?

■ 案例分析

1. 有以下四种船舶:(1)在青岛港口航行的日本油轮;(2)在大连港口航行的中国货轮; (3)航行于大连港口被日本商人以期租方式租用的中国籍船舶;(4)航行于国外兼营国内沿海贸易的被中国商人租用的韩国籍船舶。哪一种船舶应征船舶吨税? 为什么?

2. 某工厂从日本某企业购买一批机械设备,成交条件为 CIF 大连,该批货物的发票列示如下:机械设备 USD500 000,运保费 USD5 000,卖方佣金 USD25 000,培训费 USD2 000,设备调试费 USD2 000。该批进口货物的完税价格是多少?

 项目实训

【实训项目】

进出口税费。

【实训情景】

广东天宇贸易有限公司从新加坡进口一批"SONY"彩色数字电视机,该产品采用日本牌号和商标,其中显像管为新加坡生产,集成电路板为中国香港生产,机身由马来西亚生产,最后在新加坡组装成整机。经查《海关进口税则》获知,该产品最惠国税率为 30%,中国—东盟协定税率为 12%,普通税率为 130%。

【实训要求】

假如你是天宇贸易公司的报关员,工作任务如下:

1. 向海关申报时,该彩色数字电视机的原产地应填报为哪个国家(地区)?

2. 该进口货物在申报时,应适用哪个税率?

3. 应如何向海关进行申报?

【实训结果】

撰写"进出口税费"的实训报告。

"进出口税费"实训报告		
项目实训班级：	项目小组：	项目组成员：
实训时间：　年　月　日	实训地点：	实训成绩：
实训目的：		
实训步骤：		
实训结果：		
实训感言：		
不足与今后改进：		
项目组长评定签字：		项目指导教师评定签字：

项目八

关检融合、单一窗口

○ **知识目标**：

理解：进出口货物报关单的概念、种类。

熟知：关检融合、统一申报业务准备工作。

掌握：关检融合、单一窗口报关单及检验检疫申请单填制规范。

○ **技能目标**：

能够独立完成关检融合、统一申报业务准备工作；具备关检融合、单一窗口报关单及检验检疫申请单填制规范的基本操作技能。

○ **素质目标**：

通过本项目的学习，培养和提高学生在特定业务情境中分析问题与决策设计的能力；具备认真、严谨的工作作风和自主规划的创新能力。

○ **项目引例**：

厦门某公司进口一批货物需向厦门东渡海关申报进境，该公司必须持相关单据向海关申报。作为一名报关从业人员，应如何填写报关单？应该注意哪些问题？填制过程中哪些栏目是容易出错的？

○ **项目导学**：

为贯彻落实国务院"放管服"改革要求，进一步优化营商环境，促进贸易便利化，海关总署决定在部分海关开展进口货物"两步申报"改革试点，在"中国国际贸易单一窗口"下如何进行"两步申报"？具体步骤如何？本项目将给予解答。

○ **知识支撑**：

任务一　进出口货物报关单概述

一、进出口货物报关单

（一）进出口货物报关单的概念

进出口货物报关单是指进出口货物的收发货人或其代理人，按照海关规定的格式对进出口货物的实际情况做出书面声明，以此要求海关对其货物按适用的海关制度办理通关手续的法律文书。

（二）进出口货物报关单的类别

按货物的流转状态、贸易性质和海关监管方式不同，进出口货物报关可分为以下几种类型：

(1)按进出口状态,可分为进口货物报关单和出口货物报关单。

(2)按表现形式,可分为纸质报关单和电子数据报关单。

(3)按海关监管方式,可分为进料加工进(出)口货物报关单、来料加工及补偿贸易进(出)口货物报关单、一般贸易及其他贸易进(出)口货物报关单。

(4)按用途,可分为报关单录入凭单、预录入报关单和报关单证明联。

(三)关检融合报关单/入境检验检疫申请

1. 进口货物报关单/出入境检验检疫申请

进口货物报关单见样例 8—1。

样例 8—1

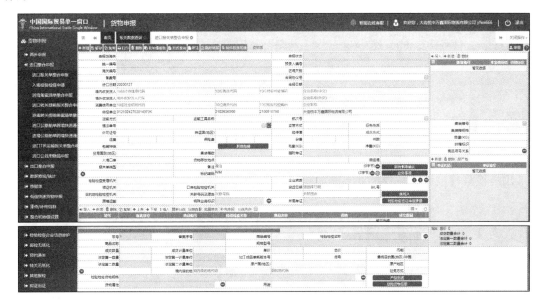

入境检验检疫申请见样例 8—2。

样例 8—2

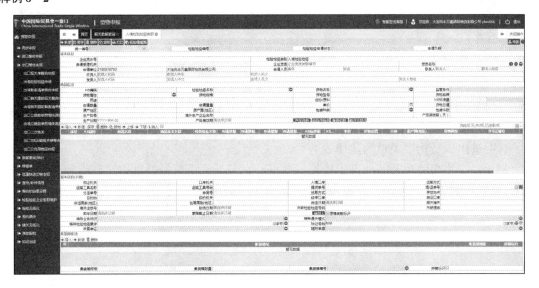

2. 出口货物报关单/出境检验检疫申请

出口货物报关单见样例8－3。

样例8－3

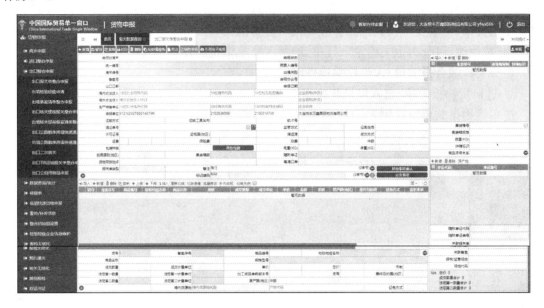

出境检验检疫申请见样例8－4。

样例8－4

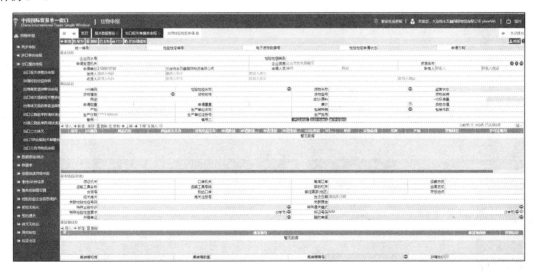

（四）进出口货物报关单的法律效力

进出口货物报关单及其他进出境报关单（证）在对外经济贸易活动中具有十分重要的法律效力，是货物的收发货人向海关报告其进出口货物实际情况及适用海关业务制度、申请海关审查并放行货物的必备法律文书。

二、海关对进出口货物报关单填制的一般要求

申报人在填制报关单时,应当依法如实向海关申报,对申报内容的真实性、准确性、完整性和规范性承担相应的法律责任。

(1)报关人必须按照《海关法》《货物申报管理制度》和《报关单填制规范》的有关规定和要求,向海关如实填报。

(2)报关单的填报必须真实,做到"两个相符":一是单证相符,二是单货相符。

(3)报关单的填报要准确、齐全、完整、清楚,报关单各栏目内容要逐项详细准确填报(打印),字迹清楚、整洁、端正,不得用铅笔或红色复写纸填写;若有更正,必须在更正项目上加盖校对章。

(4)不同批文或合同的货物、同一货物中不同贸易方式的货物、不同备案号的货物、不同提运单的货物、不同征免性质的货物、不同运输方式或相同运输方式但不同航次的货物等,均应分单填报。一份原产地证书只能对应一份报关单。同一份报关单上的商品不能同时享受协定税率和减免税。在一批货物中,对于实行原产地证书联网管理的,如涉及多份原产地证书或含非原产地证书商品,也分单填报。

(5)在反映进出口商品情况的项目中,须分项填报的主要有下列几种情况:商品编号不同的、商品名称不同的、原产国(地区)/最终目的国(地区)不同的。

(6)已向海关申报的进出口货物报关单,如原填报内容与实际进出口货物不一致而又有正当理由的,申报人应向海关递交书面更正申请,经海关核准后,对原填报的内容进行更改或撤销。

三、关检融合"整合申报项目"介绍

按照海关总署统一部署,从 2018 年 8 月 1 日起,海关进出口货物将实行整合申报,报关单、报检单合并为一张报关单。此次整合申报项目是关检业务融合标志性的改革举措,将改变企业原有报关流程和作业模式,实现报关报检"一张大表"货物申报。

以下是有关该项目的进一步介绍。

(一)项目主要内容

整合申报项目主要是对海关原报关单申报项目和检验检疫原报检单申报项目进行梳理,报关报检面向企业端整合形成"四个一",即"一张报关单、一套随附单证、一组参数代码、一个申报系统"。同步编写并对外发布《进出口货物报关单填制规范》(2018 年第 60 号)、《进出口货物报关单和进出境货物核注清单格式》(2018 年第 61 号)、《进出口货物报关单申报电子报文格式》(2018 年第 67 号)等公告。

1. 整合原报关、报检申报数据项

在前期征求各部委、报关协会、部分报关企业意见的基础上,按照"依法依规、去繁就简"的原则,对海关原报关单和检验检疫原报检单申报项目进行梳理整合,通过合并共有项、删除极少使用项,将原报关、报检单合计 229 个货物申报数据项精简到 105 个,大幅减少了企业申报项目。

2. 原报关报检单整合成为一张报关单

整合后的新版报关单以原报关单 48 个项目为基础,增加部分原报检内容形成了具有 56 个项目的新报关单打印格式。此次整合对进口、出口货物报关单和进境、出境货物核注清单布

局结构进行了优化,版式由竖版改为横版,与国际推荐的报关单样式更加接近,纸质单证全部采用普通打印方式,取消套打,不再印制空白格式单证。修改后的进口、出口货物报关单和进境、出境货物核注清单格式自 2018 年 8 月 1 日起启用,原报关单、核注清单同时废止,原入境、出境货物报检单同时停止使用。

3. 原报关报检单据单证整合为一套随附单证

整合简化申报随附单证,对企业原报关、报检所需随附单证进行梳理,整理随附单证类别代码及申报要求,整合原报关、报检重复提交的随附单据和相关单证,形成统一的随附单证申报规范。

4. 原报关报检参数整合为一组参数代码

对原报关、报检项目涉及的参数代码进行梳理,参照国际标准,实现现有参数代码的标准化。梳理整合后,统一了 8 个原报关、报检共有项的代码,包括国别(地区)代码、港口代码、币制代码、运输方式代码、监管方式代码、计量单位代码、包装种类代码、集装箱规格代码等。具体参数代码详见:海关总署门户网站→在线服务→通关参数→关检融合部分通关参数查询及下载。

5. 原报关报检申报系统整合为一个申报系统

在申报项目整合的基础上,将原报关报检的申报系统进行整合,形成一个统一的申报系统。用户由"互联网+海关"、国际贸易"单一窗口"接入。新系统按照整合申报内容对原有报关、报检的申报数据项、参数、随附单据等都进行了调整。

(二)整合原则

海关总署按照在全国通关一体化框架下实现关检业务全面融合的要求,遵循全面融合与平稳过渡相结合、强化监管与简化手续相结合、维护安全与促进便利相结合、防范风险与提升获得感相结合的原则,在企业申报环节以流程整合优化为主线,以信息系统一体化为支撑,以便利企业为目的进一步精简申报项目,参照国际标准,尊重惯例,实现单证统一、代码规范、申报系统整合。

任务二　关检融合、统一申报业务准备

一、"单一窗口"的概念

按照联合国的相关标准,将"单一窗口"定义为:使贸易和运输相关各方在单一登记点递交满足全部进口、出口和转口相关监管规定的标准资料和单证的一项措施。"单一窗口"充分吸取现有数据格式规范、实现数据的简化与便利。(注:联合国第 33 号建议书:建立国际贸易单一窗口。)

二、"单一窗口"系统

(1)"单一窗口"系统采用网页版的 B/S 架构模式,无须安装客户端。企业可以随时随地通过网页进行申报操作。

(2)系统环境。

①操作系统:Windows 7 或 10(32 位或 64 位操作系统);不推荐使用 Windows XP 系统。

②浏览器:Chrome20 及以上版本;Internet Explorer 9 及以上版本,推荐使用 IE10 或 11

版本;若用户使用 Windows 7 及以上操作系统,推荐使用 Chrome50 及以上版本;若用户使用 Windows XP 系统,推荐使用 Chrome26 版本的浏览器。

三、"单一窗口"注册前准备工作

注册前准备工作,如表 8-1 所示。

表 8-1　　　　　　　　　　　　　　　单一窗口注册前准备

企业中文名称	货物申报企业(报关)
统一信用代码号	海关注册编码(海关十位编码)
企业法人姓名	企业法人卡 或 ukey
法人身份证号	报关员卡 或 ukey
操作员姓名	货物申报企业(报检)
操作员身份证号	报检注册号
读卡器	原产地证注册号

四、用户注册

第一步:登录网站,选择所在区域。

(1)登录"单一窗口":https://www.singlewindow.cn。

(2)选择"我要办事",之后选择用户所在地,如辽宁。

第二步:用户注册(见图 8-1)。

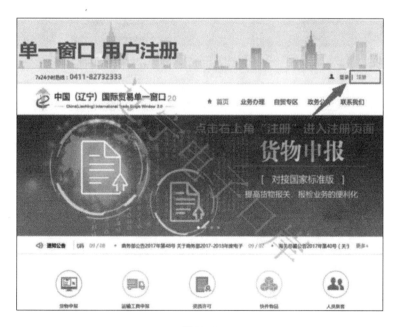

图 8-1

第三步:企业注册(见图 8-2)。

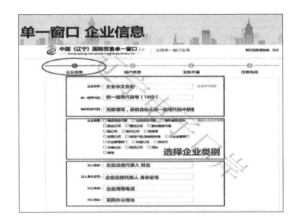

图 8—2

第四步：单一窗口—企业管理员—用户注册（见图 8—3）。

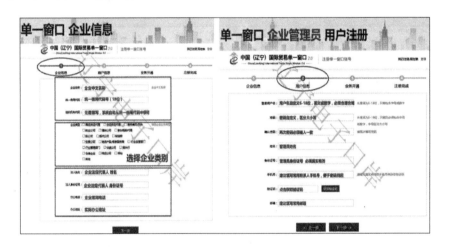

图 8—3

第五步：单一窗口—业务开通（见图 8—4）。

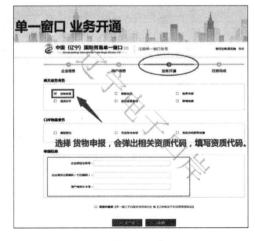

图 8—4

第六步:单一窗口—企业管理员—注册完成(见图8—5)。

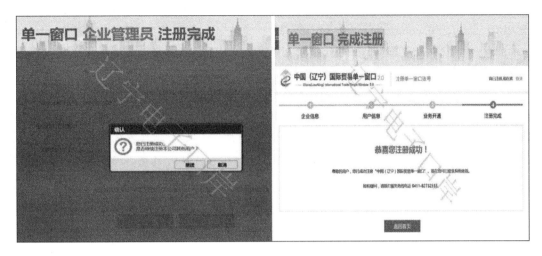

图 8—5

五、"单一窗口"标准版用户手册

具体参见二维码。

"单一窗口"
标准版用户
手册(用户
管理篇)

任务三 关检融合、单一窗口报关单填制规范

本任务涉及
的代码参
数表

提示:(1)预录入编号:预录入编号是指预录入报关单的编号,一份报关单对应一个预录入编号,由系统自动生成。报关单预录入编号为18位,其中第1~4位为接受申报海关的代码(海关规定的《关区代码表》中相应海关代码),第5~8位为录入时的公历年份,第9位为进出口标志("1"为进口,"0"为出口;集中申报清单"I"为进口,"E"为出口),后9位为顺序编号。

(2)海关编号:海关编号是指海关接受申报时给予报关单的编号,一份报关单对应一个海关编号,由系统自动生成。报关单海关编号为18位,其中第1~4位为接受申报海关的代码(海关规定的《关区代码表》中相应海关代码),第5~8位为海关接受申报的公历年份,第9位为进出口标志("1"为进口,"0"为出口;集中申报清单"I"为进口,"E"为出口),后9位为顺序编号。

注意:(1)本任务的介绍以现行企业中的单一窗口申报为依据,增加了"两步申报",在电子申报栏目项下将鼠标点击进口或出口整合申报,如要填写相应栏目,鼠标在指示的位置时,页面的底端会出现红色的填写提示。

(2)自 2019 年 4 月 10 日起,进出口企业、单位可以通过"互联网＋海关"一体化网上办事平台(http://online.customs.gov.cn)"我要查"或中国国际贸易"单一窗口"(https://www.singlewindow.cn)"查询统计"子系统中相关功能,查询海关总署向国家税务总局传输海关出口报关单数据和进口增值税专用缴款书状态信息,方便进出口企业、单位及时办理出口退税和进口增值税抵扣手续。

(3)企业在申报进口时,需要一次性完成 105 个项目的申报,待所有信息通过海关验证后才能放行提货。在改革试点的"两步申报"模式下,企业无须一次性提交全部申报信息及单证,最少仅需填报 9 个项目,不必等到所有报关资料备齐,就可以将货物提离海关监管作业场所。货物到达目的地后,海关进行合格入市检查,企业须自运输工具申报进境之日起 14 日内,按照报关单填制规范完成第二步的"完整申报",办理缴纳税款等手续就可以了。

"单一窗口"
标准版用户
手册(两步
申报)

一、申报地海关

(一)项目类型
该申报项目为必填项。

该项目数据类型为 4 位字符型。

(二)录入要求
根据报关人员在货物进出口时的自主选择,填报海关规定的"关区代码表"中相应海关的名称及代码。例如:选择"广州机场"为申报地海关时,应录入"5141"。

(三)编码规则
"关区代码表"由三部分组成,即关区代码、关区名称和关区简称。

(1)关区代码:由 4 位数字组成,前两位采用直属海关关别代码,后两位为隶属海关或海关监管场所的代码。

(2)关区名称:直属海关、隶属海关或海关监管场所的中文名称。

(3)关区简称:关区的中文简称,一般为 4 个汉字。

参数表:关区代码表。

(四)其他说明
(1)项目沿革。该项目为原报关项目的"申报地海关",录入要求无变化。

(2)其他。无。

二、进出境关别

(一)项目类型
该申报项目为必填项。

该项目数据类型为 4 位字符型。

(二)录入要求
根据货物实际进出境的口岸海关,填报海关规定的"关区代码表"中相应口岸海关的名称及代码。例如:货物实际进出境的口岸海关为"广州机场"时,则录入"5141"。

(三)编码规则
"关区代码表"由三部分组成,即关区代码、关区名称和关区简称。

（1）关区代码：由4位数字组成，前两位采用直属海关关别代码，后两位为隶属海关或海关监管场所的代码。

（2）关区名称：直属海关、隶属海关或海关监管场所的中文名称。

（3）关区简称：关区的中文简称，一般为4个汉字。

参数表：关区代码表。

（四）其他说明

（1）项目沿革。该项目为原报关项目的"进/出口岸"，现更名为"进出境关别"，录入要求无变化。

（2）其他。无。

 同步案例8—1

案例评析

　　丹东某机械公司进口一批塑料垫圈，进口货物空运到大连机场。已知丹东海关的关区代码为0930，大连海关的关区代码为0900，大连机场的关区代码为0902。请问这批货物的进口口岸应怎样填写？

三、备案号

（一）项目类型

该申报项目为选填项。

该项目数据类型为12位字符型。

（二）录入要求

填报进出口货物收发货人、消费使用单位、生产销售单位在海关办理加工贸易合同备案或征、减、免税审核确认等手续时，海关核发的"加工贸易手册"、海关特殊监管区域和保税监管场所保税账册、"征免税证明"或其他备案审批文件的编号。

（三）编码规则

备案号为12位字符，结构如下：

（1）第1位为备案或审批文件的标记。A. 外商投资企业为生产内销产品进口料件。B. 来料加工进出口货物。C. 进料加工进出口货物。D. 加工贸易不作价进口设备。E. 加工贸易电子账册。G. 加工贸易深加工结转异地报关手册。F. 加工贸易异地报关手册。H. 出口加工区电子账册。J. 保税仓库记账式电子账册。K. 保税仓库备案式电子账册。Y. 原产地证书。Z. 征免税证明。Q. 汽车零部件电子账册。

（2）第2～5位为核发"加工贸易手册""征免税证明"等海关关区代码。

（3）第6位为年份最后一位，出口加工区设备电子账册第6位为"D"。

（4）第7位区分不同类型分别定义：

①保税仓库电子账册（K、J）第7位为保税仓库类型代码。

②"加工贸易手册"第7位为企业经济类别代码。

③深加工结转分册第7位为"H"，用于出口加工区深加工结转分册。

④"征免税证明"第7位为归档标志。

（5）第8～12位数为顺序码。

（四）其他说明

（1）项目沿革。该项目为原报关项目的"备案号"。

(2)其他。无。

四、征免性质

(一)项目类型

该申报项目为选填项。

该项目数据类型为3位字符型。

(二)录入要求

根据实际情况,按海关规定的"征免性质代码表"选择填报相应的征免性质简称及代码,持有海关核发的"征免税证明"的,按照"征免税证明"中批注的征免性质填报。

录入时可根据下拉菜单选择征免性质或按海关规定的"征免性质代码表"录入相应的征免性质代码。例如:一般征税的货物,下拉菜单时可选择"101——一般征税"或录入"101",栏目自动生成"一般征税"。

一份报关单只允许填报一种征免性质。

(三)编码规则

无。

参数表:征免性质代码表。

(四)其他说明

(1)项目沿革。该项目为原报关项目的"征免性质"。

(2)其他。无。

五、许可证号

(一)项目类型

该申报项目为选填项。

该项目数据类型字符型,最多支持录入20位。

(二)录入要求

填报进(出)口许可证、两用物项和技术进(出)口许可证、两用物项和技术出口许可证(定向)、纺织品临时出口许可证、出口许可证(加工贸易)、出口许可证(边境小额贸易)的编号。

(三)编码规则

无。

(四)其他说明

(1)项目沿革。该项目为原报关项目的"许可证号",录入要求无变化。

(2)其他。无。

六、件数

(一)项目类型

该申报项目为必填项。

该项目数据类型为数字型,最多支持录入9位。

(二)录入要求

填报进出口货物运输包装的件数(按运输包装计),不得填报为零,裸装货物填报为"1"。运输包装是指提运单所列货物件数单位对应的包装。

(三)编码规则

无。

(四)其他说明

(1)项目沿革。该项目为原报关项目的"件数",录入要求无变化。

(2)其他。无。

七、毛重

(一)项目类型

该申报项目为必填项。

该项目数据类型为数字型,最多支持录入 19 位,19 位中小数点后最多支持录入 5 位。

(二)录入要求

填报进出口货物及其包装材料的重量之和,计量单位为千克,不足 1 千克的填报为"1"。

(三)编码规则

无。

(四)其他说明

(1)项目沿革。该项目为原报关项目的"毛重",录入要求无变化。

(2)其他。无。

八、净重

(一)项目类型

该申报项目为必填项。

该项目数据类型为数字型,最多支持录入 19 位,19 位中小数点后最多支持录入 5 位。

(二)录入要求

填报进出口货物的毛重减去外包装材料后的重量,即货物本身的实际重量,计量单位为千克,不足 1 千克的填报为"1"。

(三)编码规则

无。

(四)其他说明

(1)项目沿革。该项目为原报关项目的"净重",录入要求无变化。

(2)其他。无。

九、成交方式

(一)项目类型

该申报项目为必填项。

该项目数据类型为 1 位字符型。

(二)录入要求

根据进出口货物实际成交价格条款,按海关规定的"成交方式代码表"选择填报相应的成交方式代码。例如:该货物的成交方式为 CIF,下拉菜单时可选择"1—CIF"或录入"1",栏目自动生成"CIF"。

(三)编码规则

参数表:成交方式代码表。

(四)其他说明

(1)项目沿革。该项目为原报关项目的"成交方式",录入要求无变化。

(2)其他。无。

十、运费标记

(一)项目类型

该申报项目为选填项。

该项目数据类型为1位字符型。

(二)录入要求

运费为进口货物运抵我国境内输入地点起卸前的运输费用,出口货物运至我国境内输出地点装载后的运输费用。运费可按运费单价、总价或运费率三种方式之一填报。

"运费"项下第一栏为"运费标记"栏。

当按照运费率申报时,"运费标记"栏选择填报"1—率";当按照每吨货物的运费单价申报时,"运费标记"栏选择填报"2—单价";按照运费总价申报时,"运费标记"栏选择填报"3—总价"。

(三)编码规则

参数表:运费标记代码表。

(四)其他说明

(1)项目沿革。该项目为原报关项目的"运费标记",录入要求无变化。

(2)其他。无。

十一、运费/率

(一)项目类型

该申报项目为选填项。

该项目数据类型为数字型,最多支持录入19位,19位中小数点后最多支持录入5位。

(二)录入要求

运费为进口货物运抵我国境内输入地点起卸前的运输费用,出口货物运至我国境内输出地点装载后的运输费用。运费可按运费单价、总价或运费率三种方式之一填报。

"运费"项下第二栏为"运费/率"栏。

当"运费标记"栏为"1—率"时,在本栏填报运费率;当"运费标记"栏为"2—单价"时,在本栏填报运费单价;当"运费标记"栏为"3—总价"时,在本栏填报运费总价。

(三)编码规则

无。

(四)其他说明

(1)项目沿革。该项目为原报关项目的"运费/率",录入要求无变化。

(2)其他。无。

十二、运费币制

(一)项目类型

该申报项目为选填项。

该项目数据类型为 3 位字符型。

(二)录入要求

填报进口货物运抵我国境内输入地点起卸前的运输费用,出口货物运至我国境内输出地点装载后的运输费用。运费可按运费单价、总价或运费率三种方式之一填报。

"运费"项下第三栏为"运费币制"栏。

当"运费标记"栏为"1一率"时,本栏免予录入;如"运费标记"栏为"2一单价"或"3一总价"时,本栏按海关规定的"货币代码表"录入相应的币种代码。

(三)编码规则

具体规则:《GBT 12406—2008 表示货币和资金的代码》。

参数表:货币代码表。

(四)其他说明

(1)项目沿革。该项目为原报关项目的"运费币制"。

(2)其他。无。

十三、保险费标记

(一)项目类型

该申报项目为选填项。

该项目数据类型为 1 位字符型。

(二)录入要求

保险费为进口货物运抵我国境内输入地点起卸前的保险费用,出口货物运至我国境内输出地点装载后的保险费用。保险费可按保险费总价或保险费率两种方式之一填报。

"保险费"项下第一栏为"保险费标记"栏。

当按照保险费率申报时,"保险费标记"栏选择填报"1一率";按照保险费总价申报时,"保险费标记"栏选择填报"3一总价"。

(三)编码规则

参数表:保费标记代码表。

(四)其他说明

(1)项目沿革。该项目为原报关项目的"保险费标记",录入要求无变化。

(2)其他。无。

十四、保险费/率

(一)项目类型

该申报项目为选填项。

该项目数据类型为数字型,最多支持录入 19 位,19 位中小数点后最多支持录入 5 位。

(二)录入要求

保险费为进口货物运抵我国境内输入地点起卸前的保险费用,出口货物运至我国境内输出地点装载后的保险费用。保险费可按保险费总价或保险费率两种方式之一填报。

"保险费"项下第二栏为"保险费/率"栏。

当"保险费标记"栏为"1—率"时,在本栏填报保险费率;当"保险费标记"栏为"3—总价"时,在本栏填报保险费总价。

(三)编码规则

无。

(四)其他说明

(1)项目沿革。该项目为原报关项目的"保险费/率",录入要求无变化。

(2)其他。无。

十五、保险费币制

(一)项目类型

该申报项目为选填项。

该项目数据类型为 3 位字符型。

(二)录入要求

保险费为进口货物运抵我国境内输入地点起卸前的保险费用,出口货物运至我国境内输出地点装载后的保险费用。保险费可按保险费总价或保险费率两种方式之一填报。

"保险费"项下第三栏为"保险费币制"栏。

当"保险费标记"栏为"3—总价"时,本栏按海关规定的"货币代码表"录入相应的币种代码;当"保险费标记"栏为"1—率"时,本栏无须填报。

(三)编码规则

具体规则:《GBT 12406—2008 表示货币和资金的代码》。

参数表:货币代码表。

(四)其他说明

(1)项目沿革。该项目为原报关项目的"保险费币制"。

(2)其他。无。

十六、杂费标记

(一)项目类型

该申报项目为选填项。

该项目数据类型为 1 位字符型。

(二)录入要求

杂费为成交价格以外的、按照《进出口关税条例》相关规定应计入完税价格或应从完税价格中扣除的费用。杂费可按杂费总价或杂费率两种方式之一填报。

"杂费"项下第一栏为"杂费标记"栏。

当按照杂费率申报时,"杂费标记"栏选择填报"1—率";按照杂费总价申报时,"杂费标记"栏选择填报"3—杂费总价"。

(三)编码规则

参数表:杂费标记代码表。

（四）其他说明

(1)项目沿革。该项目为原报关项目的"杂费标记"，录入要求无变化。

(2)其他。无。

十七、杂费/率

（一）项目类型

该申报项目为选填项。

该项目数据类型为数字型，最多支持录入19位，19位中小数点后最多支持录入5位。

（二）录入要求

杂费为成交价格以外的、按照《进出口关税条例》相关规定应计入完税价格或应从完税价格中扣除的费用。杂费可按杂费总价或杂费率两种方式之一填报。

"杂费"项下第二栏为"杂费/率"栏。

当"杂费标记"栏为"1—率"时，在本栏填报杂费率；当"杂费标记"栏为"3—杂费总价"时，在本栏填报杂费总价。

（三）编码规则

无。

（四）其他说明

(1)项目沿革。该项目为原报关项目的"杂费/率"，录入要求无变化。

(2)其他。无。

十八、杂费币制

（一）项目类型

该申报项目为选填项。

该项目数据类型为3位字符型。

（二）录入要求

填报成交价格以外的、按照《中华人民共和国进出口关税条例》相关规定应计入完税价格或应从完税价格中扣除的费用。杂费可按杂费总价或杂费率两种方式之一填报。

"杂费"项下第三栏为"杂费币制"栏。

当"杂费标记"栏为"3—杂费总价"时，本栏按海关规定的"货币代码表"录入相应的币种代码；当"杂费标记"栏为"1—率"时，本栏无须填报。

（三）编码规则

具体规则：《GBT 12406—2008 表示货币和资金的代码》。

参数表：货币代码表。

（四）其他说明

(1)项目沿革。该项目为原报关项目的"杂费币制"。

(2)其他。无。

十九、随附单证代码

（一）项目类型

该申报项目为选填项。

该项目数据类型为 1 位字符型。

(二)录入要求

除进(出)口许可证、两用物项和技术进(出)口许可证、两用物项和技术出口许可证(定向)、纺织品临时出口许可证、出口许可证(加工贸易)、出口许可证(边境小额贸易)以外的其他进出口许可证件或监管证件,按海关规定的"监管证件代码表"选择填报相应证件代码。

(三)编码规则

参数表:监管证件代码表。

(四)其他说明

(1)项目沿革。该项目为原报关项目的"随附单证代码",录入要求无变化。

(2)其他。无。

二十、随附单证编号

(一)项目类型

该申报项目为选填项。

该项目数据类型为字符型,最多支持录入 32 位。

(二)录入要求

除进(出)口许可证、两用物项和技术进(出)口许可证、两用物项和技术出口许可证(定向)、纺织品临时出口许可证、出口许可证(加工贸易)、出口许可证(边境小额贸易)以外的其他进出口许可证件或监管证件,填报证件编号。

(三)编码规则

参数表:监管证件代码表。

(四)其他说明

(1)项目沿革。该项目为原报关项目的"随附单证编号",录入要求无变化。

(2)其他。无。

二十一、随附单据

(一)项目类型

该申报项目为选填项。

该项目数据类型为 8 位字符型。

(二)录入要求

"报关单类型"为"通关无纸化"的报关单需根据海关各类监管要求,上传相关随附单据。

上传随附单据时,需按海关规定的"随附单据表"录入相应的随附单据编号。例如:上传合同时,"随附单据"栏需录入"00000004"。

(三)编码规则

参数表:随附单据表。

(四)其他说明

(1)项目沿革。该项目为原报关项目的"随附单据"与原报检项目的"随附单据编号""随附单据名称""随附单据类别代码"。

(2)其他。无。

二十二、关联报关单

(一)项目类型

该申报项目为选填项。

该项目数据类型为 18 位字符型。

(二)录入要求

与本报关单有关联关系的,同时在业务管理规范方面又要求填报的报关单号,填报在电子数据报关单中"关联报关单"栏。

(三)编码规则

无。

(四)其他说明

(1)项目沿革。该项目为原报关项目的"关联报关单",录入要求无变化。

(2)其他。无。

二十三、关联备案

(一)项目类型

该申报项目为选填项。

该项目数据类型为 12 位字符型。

(二)录入要求

与本报关单有关联关系的,同时在业务管理规范方面又要求填报的备案号,填报在电子数据报关单中"关联备案"栏。

(三)编码规则

无。

(四)其他说明

(1)项目沿革。该项目为原报关项目的"关联备案",录入要求无变化。

(2)其他。无。

二十四、备案序号

(一)项目类型

该申报项目为选填项。

该项目数据类型为数字型,最多支持录入 19 位。

(二)录入要求

"项号"第二行填报"备案序号",专用于加工贸易、减免税等已备案、审批的货物,填报和打印该项货物在"加工贸易手册"或"征免税证明"等备案、审批单证中的顺序编号。

(三)编码规则

无。

(四)其他说明

(1)项目沿革。该项目为原报关项目的"备案序号",录入要求无变化。

(2)其他。无。

二十五、规格型号

(一)项目类型

该申报项目为必填项。

该项目数据类型为字符型,最多支持录入 255 位。

(二)录入要求

具体填报要求如下:

(1)规格型号应据实填报,并与进出口货物收发货人或受委托的报关企业所提交的合同、发票等相关单证相符。

(2)规格型号应当足够详细,以能满足海关归类、审价及许可证件管理要求为准,可参照《中华人民共和国海关进出口商品规范申报目录》中对规格型号的要求进行填报。

(3)对需要海关签发"货物进口证明书"的车辆,商品名称栏填报"车辆品牌+排气量(注明cc)+车型(如越野车、小轿车等)"。进口汽车底盘不填报排气量。车辆品牌按照"进口机动车辆制造厂名称和车辆品牌中英文对照表"中"签注名称"一栏的要求填报。规格型号栏可填报"汽油型"等。

(4)由同一运输工具同时运抵同一口岸并且属于同一收货人、使用同一提单的多种进口货物,按照商品归类规则应当归入同一商品编号的,应当将有关商品一并归入该商品编号。规格型号填报一并归类后商品的规格型号。

(5)加工贸易边角料和副产品内销,边角料复出口,填报其报验状态的规格型号。

(6)进口货物收货人以一般贸易方式申报进口属于"需要详细列名申报的汽车零部件清单"(海关总署 2006 年第 64 号公告)范围内的汽车生产件的,规格型号填报汽车零部件的完整编号。在零部件编号前应当加注"S"字样,并与零部件编号之间用"/"相隔,零部件编号之后应当依次加注该零部件适用的汽车品牌和车型。汽车零部件属于可以适用于多种汽车车型的通用零部件的,零部件编号后应当加注"TY"字样,并用"/"与零部件编号相隔。与进口汽车零部件规格型号相关的其他需要申报的要素,或者海关规定的其他需要申报的要素,如"功率""排气量"等,应当在车型或"TY"之后填报,并用"/"与之相隔。

(7)进口货物收货人以一般贸易方式申报进口属于"需要详细列名申报的汽车零部件清单"(海关总署 2006 年第 64 号公告)范围内的汽车维修件的,填报规格型号时,应当在零部件编号前加注"W",并与零部件编号之间用"/"相隔;进口维修件的品牌与该零部件适用的整车厂牌不一致的,应当在零部件编号前加注"WF",并与零部件编号之间用"/"相隔。其余申报要求同上条执行。

(8)品牌类型。品牌类型为必填项目。可选择"无品牌""境内自主品牌""境内收购品牌""境外品牌(贴牌生产)""境外品牌(其他)"如实填报。其中,"境内自主品牌"是指由境内企业自主开发、拥有自主知识产权的品牌;"境内收购品牌"是指境内企业收购的原境外品牌;"境外品牌(贴牌生产)"是指境内企业代工贴牌生产中使用的境外品牌;"境外品牌(其他)"是指除代工贴牌生产以外使用的境外品牌。

(9)出口享惠情况。出口享惠情况为出口报关单必填项目。可选择"出口货物在最终目的国(地区)不享受优惠关税""出口货物在最终目的国(地区)享受优惠关税""出口货物不能确定在最终目的国(地区)享受优惠关税"如实填报。进口货物报关单不填报该申报项。

（三）编码规则

无。

（四）其他说明

(1)项目沿革。该项目为原报关项目的"规格型号"。

(2)其他。无。

二十六、成交数量

（一）项目类型

该申报项目为必填项。

该项目数据类型为数字型,最多支持录入 19 位,19 位中小数点后最多支持录入 5 位。

（二）录入要求

填报货物实际成交的数量。

（三）编码规则

无。

（四）其他说明

(1)项目沿革。该项目为原报关项目的"申报数量",现改名为"成交数量",录入要求无变化。

(2)其他。无。

二十七、成交计量单位

（一）项目类型

该申报项目为必填项。

该项目数据类型为 3 位字符型。

（二）录入要求

通过下拉菜单选择货物实际成交所用的计量单位。例如:成交单位为"台",则通过下拉菜单选择"001—台"。

（三）编码规则

参数表:计量单位代码表。

（四）其他说明

(1)项目沿革。该项目为原报关项目的"成交单位",现改名为"成交计量单位",录入要求无变化。

(2)其他。无。

二十八、法定第二数量

（一）项目类型

该申报项目为选填项。

该项目数据类型为数字型,最多支持录入 19 位,19 位中小数点后最多支持录入 5 位。

（二）录入要求

凡列明有法定第二计量单位的,按照法定第二计量单位填报对应的数量。无法定第二计量单位的,无须录入。

(三)编码规则

无。

(四)其他说明

(1)项目沿革。该项目为原报关项目的"法定第二数量",录入要求无变化。

(2)其他。无。

二十九、最终目的国(地区)

(一)项目类型

该申报项目为必填项。

该项目数据类型为 3 位字符型。

(二)录入要求

最终目的国(地区)按海关规定的"国别(地区)代码表"选择填报已知的进出口货物的最终实际消费、使用或进一步加工制造国家(地区)。

(三)编码规则

海关根据国家标准修订的"国别(地区)代码表"由 3 位英文构成。

提醒注意:原海关和原检验检疫"国别(地区)代码表"均由 3 位数字构成,修订后的代码由 3 位英文字母构成。例如:原海关"国别(地区)代码表"中美国代码为"502",原检验检疫"国别(地区)代码表"中美国代码为"840",修订后"国别(地区)代码表"中美国代码为"USA"。

参数表:国别(地区)代码表。

(四)其他说明

(1)项目沿革。该项目为原报关项目的"最终目的国(地区)",录入要求无变化。

(2)其他。无。

三十、征免方式

(一)项目类型

该申报项目为必填项。

该项目数据类型为 1 位字符型。

(二)录入要求

按照海关核发的"征免税证明"或有关政策规定,对报关单所列每项商品选择海关规定的"征减免税方式代码表"中相应的征减免税方式填报。

(三)编码规则

参数表:征减免税方式代码表。

(四)其他说明

(1)项目沿革。该项目为原报关项目的"征免方式",录入要求无变化。

(2)其他。无。

三十一、特殊关系确认

(一)项目类型

该申报项目为选填项。

该项目数据类型为 1 位字符型。

（二）录入要求

根据《中华人民共和国海关审定进出口货物完税价格办法》（以下简称《审价办法》）第十六条，填报确认进出口行为中买卖双方是否存在特殊关系，有下列情形之一的，应当认为买卖双方存在特殊关系，应在下拉菜单中选择"1—是"，反之则选择"0—否"：

（1）买卖双方为同一家族成员的。

（2）买卖双方互为商业上的高级职员或者董事的。

（3）一方直接或者间接地受另一方控制的。

（4）买卖双方都直接或者间接地受第三方控制的。

（5）买卖双方共同直接或者间接地控制第三方的。

（6）一方直接或者间接地拥有、控制或者持有对方5%以上（含5%）公开发行的有表决权的股票或者股份的。

（7）一方是另一方的雇员、高级职员或者董事的。

（8）买卖双方是同一合伙的成员的。

买卖双方在经营上相互有联系，一方是另一方的独家代理、独家经销或者独家受让人，如果符合前款的规定，也应当视为存在特殊关系。出口货物免予填报，加工贸易及保税监管货物（内销保税货物除外）免予填报。

（三）编码规则

无。

（四）其他说明

（1）项目沿革。该项目为原报关项目的"特殊关系确认"，录入要求无变化。

（2）其他。无。

三十二、价格影响确认

（一）项目类型

该申报项目为选填项。

该项目数据类型为1位字符型。

（二）录入要求

根据《审价办法》第十七条，填报确认纳税义务人是否可以证明特殊关系未对进口货物的成交价格产生影响，纳税义务人能证明其成交价格与同时或者大约同时发生的下列任何一款价格相近的，应当视为特殊关系未对成交价格产生影响，在下拉菜单中选择"0—否"，反之则选择"1—是"：

（1）向境内无特殊关系的买方出售的相同或者类似进口货物的成交价格。

（2）按照《审价办法》第二十三条的规定所确定的相同或者类似进口货物的完税价格。

（3）按照《审价办法》第二十五条的规定所确定的相同或者类似进口货物的完税价格。

提醒注意：出口货物免予填报，加工贸易及保税监管货物（内销保税货物除外）免予填报。

（三）编码规则

无。

（四）其他说明

（1）项目沿革。该项目为原报关项目的"价格影响确认"，录入要求无变化。

（2）其他。无。

三十三、与货物有关的特许权使用费支付确认

(一)项目类型

该申报项目为选填项。

该项目数据类型为 1 位字符型。

(二)录入要求

根据《审价办法》第十一条和第十三条,填报确认买方是否存在向卖方或者有关方直接或者间接支付与进口货物有关的特许权使用费,且未包括在进口货物的实付、应付价格中。通过下拉菜单方式选择填报。

买方存在需向卖方或者有关方直接或者间接支付特许权使用费,且未包含在进口货物实付、应付价格中,并且符合《审价办法》第十三条的,选择"1—是"。

买方存在需向卖方或者有关方直接或者间接支付特许权使用费,且未包含在进口货物实付、应付价格中,但纳税义务人无法确认是否符合《审价办法》第十三条的,选择"1—是"。

买方存在需向卖方或者有关方直接或者间接支付特许权使用费且未包含在实付、应付价格中,纳税义务人根据《审价办法》第十三条,可以确认需支付的特许权使用费与进口货物无关的,选择"0—否"。

买方不存在向卖方或者有关方直接或者间接支付特许权使用费的,或者特许权使用费已经包含在进口货物实付、应付价格中的,选择"0—否"。

(三)编码规则

无。

(四)其他说明

(1)项目沿革。该项目为原报关项目的"支付特许权使用费确认",录入要求无变化。

(2)其他。无。

三十四、报关单类型

(一)项目类型

该申报项目为必填项。

该项目数据类型为 1 位字符型。

(二)录入要求

有纸报关通过下拉菜单选择"0—有纸报关",有纸带清单报关选择"L—有纸带清单报关",无纸带清单报关选择"D—无纸带清单报",通关无纸化选择"M—通关无纸化"。

(三)编码规则

无。

(四)其他说明

(1)项目沿革。该项目为原报关项目的"报关单类型",录入要求无变化。

(2)其他。无。

三十五、自报自缴

(一)项目类型

该申报项目为选填项。

该项目数据类型为1位字符型。

（二）录入要求

进出口企业、单位采用"自主申报、自行缴税"（自报自缴）模式向海关申报时，勾选本项目；反之则不勾选。

（三）编码规则

无。

（四）其他说明

(1)项目沿革。该项目为原报关项目的"自报自缴"，录入要求无变化。

(2)其他。无。

三十六、自主报税

（一）项目类型

该申报项目为选填项。

该项目数据类型为1位字符型。

（二）录入要求

进出口企业、单位采用"自主申报、自行缴税"（自报自缴）模式向海关申报时，勾选本栏目；反之则不勾选。

（三）编码规则

无。

（四）其他说明

(1)项目沿革。该项目为原报关项目的"自主报税"，录入要求无变化。

(2)其他。无。

三十七、担保验放

（一）项目类型

该申报项目为选填项。

该项目数据类型为1位字符型。

（二）录入要求

进出口企业、单位采用"担保验放"模式向海关申请通关放行，勾选本栏目；反之则不勾选。

（三）编码规则

无。

（四）其他说明

(1)项目沿革。该项目为原报关项目的"担保验放"，录入要求无变化。

(2)其他。无。

三十八、税单无纸化

（一）项目类型

该申报项目为选填项。

该项目数据类型为1位字符型。

（二）录入要求

进出口企业、单位采用"税单无纸化"模式向海关申报时，勾选本栏目；反之则不勾选。

（三）编码规则

无。

（四）其他说明

(1)项目沿革。该项目为原报关项目的"税单无纸化"，录入要求无变化。

(2)其他。无。

三十九、保税监管场所

（一）项目类型

该申报项目为选填项。

该项目数据类型为字符型，最长支持录入 10 位。

（二）录入要求

保税监管场所进出货物，在"保税监管场所"栏目填报本保税监管场所编码［保税物流中心（B型）填报本中心的国内地区代码］，其中涉及货物在保税监管场所间流转的，在本栏目填报对方保税监管场所代码。

（三）编码规则

无。

（四）其他说明

(1)项目沿革。该项目为原报关项目的"保税/监管场所"，录入要求无变化。

(2)其他。无。

四十、货场代码

（一）项目类型

该申报项目为选填项。

该项目数据类型为 4 位字符型。

（二）录入要求

按照进出口货物海关实际监管点，根据海关规定的"海关货场代码表"准确填报本栏目。黄埔海关专用。

（三）编码规则

参数表：海关货场代码表。

（四）其他说明

(1)项目沿革。该项目为原申报项目的"货场代码"，录入要求无变化。

(2)其他。无。

四十一、货号

（一）项目类型

该申报项目为选填项。

该项目数据类型为字符型，最长支持录入 30 位。

（二）录入要求

申报加工贸易货物进出口报关单时，根据"加工贸易手册"中备案的料件、成品货号填报本栏目。

（三）编码规则

无。

（四）其他说明

(1)项目沿革。该项目为原报关项目的"货号"，录入要求无变化。

(2)其他。无。

四十二、加工成品单耗版本号

（一）项目类型

该申报项目为选填项。

该项目数据类型为8位字符型。

（二）录入要求

申报加工贸易货物出口报关单时，系统自动返填与"加工贸易手册"中备案成品单耗一致的版本号。

（三）编码规则

无。

（四）其他说明

(1)项目沿革。该项目为原报关项目的"加工成品单耗版本号"，录入要求无变化。

(2)其他。无。

四十三、境内收发货人代码

（一）项目类型

该申报项目为必填项。

该项目数据类型18位字符型。

（二）录入要求

填报在海关备案的对外签订并执行进出口贸易合同的中国境内法人、其他组织名称及编码。编码填报18位法人和其他组织统一社会信用代码，没有统一社会信用代码的，填报其在海关的备案编码。进口填"境内收货人"，出口填"境内发货人"。人工录入企业代码后，系统自动返填企业中文名名称。

（三）编码规则

无。

（四）其他说明

(1)项目沿革。该项目为原海关与原报检项目的"收发货人"，现改名为"境内收发货人"。

(2)其他。无。

 经验小谈8—1　　　如何填写境内收发货人编码

我司还没有办理社会统一信用代码，请问在填报关单时应如何填写境内收发货人编码？

答:根据海关总署公告2018年第60号《关于修订〈中华人民共和国海关进出口货物报关单填制规范〉的公告》附件,《中华人民共和国海关进出口货物报关单填制规范》第三条境内收发货人:填报在海关备案的对外签订并执行进出口贸易合同的中国境内法人、其他组织名称及编码。编码填报18位法人和其他组织统一社会信用代码,没有统一社会信用代码的,填报其在海关的备案编码。

特殊情况下,填报要求如下:①进出口货物合同的签订者和执行者非同一企业的,填报执行合同的企业。②外商投资企业委托进出口企业进口投资设备、物品的,填报外商投资企业,并在标记唛码及备注栏注明"委托某进出口企业进口",同时注明被委托企业的18位法人和其他组织统一社会信用代码。③有代理报关资格的报关企业代理其他进出口企业办理进出口报关手续时,填报委托的进出口企业。④海关特殊监管区域收发货人填报该货物的实际经营单位或海关特殊监管区域内经营企业。

四十四、进出口日期

(一)项目类型

该申报项目为必填项。

该项目数据类型为8位字符型。

(二)录入要求

进口日期填报运载进口货物的运输工具申报进境的日期。出口日期是指运载出口货物的运输工具办结出境手续的日期,在申报时免予填报。无实际进出境的货物,填报海关接受申报的日期。

进口日期为人工录入,入库后系统自动返填;出口日期在申报时免予填报,入库后系统自动返填。

本栏目为8位数字,顺序为年(4位)、月(2位)、日(2位),格式为"YYYYMMDD"。

(三)编码规则

无。

(四)其他说明

(1)项目沿革。该项目为原报关项目的"进出口日期"和原报检项目的"到货发货日期",现合并为"进出口日期"。录入要求无变化。

(2)其他。无。

四十五、运输方式

(一)项目类型

该申报项目为必填项。

该项目数据类型为1位字符型。

(二)录入要求

运输方式包括实际运输方式和海关规定的特殊运输方式,前者是指货物实际进出境的运输方式,按进出境所使用的运输工具分类;后者是指货物无实际进出境的运输方式,按货物在境内的流向分类。

根据货物实际进出境的运输方式或货物在境内流向的类别,按照海关规定的"运输方式代码表"选择填报相应的运输方式。

知识链接

运输方式的
填报原则

（三）编码规则

参数表：运输方式代码表。

（四）其他说明

（1）项目沿革。该项目为原报关和原报检项目的"运输方式"，现合并为"运输方式"。

（2）其他。进出境旅客随身携带的货物，填报"旅客携带"（代码L）和以固定设施（包括输油、输水管道和输电网等）运输货物的，填报"固定设施运输"（代码G）为新增运输方式。

四十六、运输工具名称

（一）项目类型

该申报项目为有条件必填项。

该项目数据类型为字符型，最多支持录入32位。

（二）录入要求

填报载运货物进出境的运输工具名称或编号。填报内容应与运输部门向海关申报的舱单（载货清单）所列相应内容一致。

（三）编码规则

无。

（四）其他说明

（1）项目沿革。该项目为原报关和原报检项目的"运输工具名称"，现合并为"运输工具名称"。

（2）其他。无。

四十七、航次号

（一）项目类型

该申报项目为有条件必填项，在货物实际进出境时触发必填项。

该项目数据类型为字符型，最多支持录入32位。

（二）录入要求

填报载运货物进出境的航次号。填报内容应与运输部门向海关申报的舱单（载货清单）所列相应内容一致。

（三）编码规则

无。

（四）其他说明

（1）项目沿革。该项目为原报关项目的"航次号"与原报检项目的"运输工具号码"，现合并为"航次号"。

（2）其他。无。

四十八、提运单号

（一）项目类型

该申报项目为有条件必填项，在货物实际进出境时触发必填项。

该项目数据类型为32位字符型。

(二)录入要求

填报进出口货物提单或运单的编号。一份报关单只允许填报一个提单或运单号,一票货物对应多个提单或运单时,应分单填报。

(三)编码规则

无。

(四)其他说明

(1)项目沿革。该项目为原报关项目的"提运单号"和原报检项目的"提货单号",现合并为"提运单号",录入要求无变化。

(2)其他。无。

四十九、消费使用/生产销售单位代码

(一)项目类型

该申报项目为必填项。

该项目数据类型为 18 位字符型。

(二)录入要求

填报 18 位法人和其他组织统一社会信用代码,无 18 位统一社会信用代码的,填报"NO"。进口填报消费使用单位,出口填报生产销售单位。人工录入企业代码后,系统自动返填企业中文名称。

(三)编码规则

无。

(四)其他说明

(1)项目沿革。该项目为原报关项目的"消费使用/生产销售单位代码"和原报检项目的"使用人/生产加工单位代码",现合并为"消费使用/生产销售单位代码"。

(2)其他。无。

五十、监管方式

(一)项目类型

该申报项目为必填项。

该项目数据类型为 4 位字符型。

(二)录入要求

根据实际对外贸易情况按海关规定的"监管方式代码表"选择填报相应的监管方式简称及代码。一份报关单只允许填报一种监管方式。

(三)编码规则

监管方式是指以国际贸易中进出口货物的交易方式为基础,结合海关对进出口货物的征税、统计及监管条件综合设定的海关对进出口货物的管理方式。其代码由 4 位数字构成,前两位是按照海关监管要求和计算机管理需要划分的分类代码,后两位是参照国际标准编制的贸易方式代码。

参数表:监管方式代码表。

(四)其他说明

(1)项目沿革。该项目为原报关项目的"监管方式"和原报检项目的"贸易方式",现合并为

"监管方式",录入要求无变化。

(2)其他。无。

五十一、合同协议号

(一)项目类型

该申报项目为必填项。

该项目数据类型为字符型,最多支持录入 32 位。

(二)录入要求

填报进出口货物合同(包括协议或订单)编号。未发生商业性交易的,免予填报。

(三)编码规则

无。

(四)其他说明

(1)项目沿革。该项目为原报关项目的"合同协议号"和原报检项目的"合同号",现合并为"合同协议号",录入要求无变化。

(2)其他。无。

五十二、贸易国(地区)

(一)项目类型

该申报项目为必填项。

该项目数据类型为 3 位字符型。

(二)录入要求

发生商业性交易按海关规定的"国别(地区)代码表"选择填报相应的贸易国别(地区)中文名称及代码。进口填报购自国(地区),出口填报售予国(地区)。

提醒注意:未发生商业性交易的,填报货物所有权拥有者所属的国家(地区)。

(三)编码规则

海关根据国家标准修订的"国别(地区)代码表"由 3 位英文构成。

参数表:国别(地区)代码表。

(四)其他说明

(1)项目沿革。该项目为原报关项目的"贸易国(地区)"和原报检项目的"贸易国",现合并为"贸易国(地区)"。

(2)其他。无。

五十三、启运国/运抵国(地区)

(一)项目类型

该申报项目为必填项。

该项目数据类型为 3 位字符型。

(二)录入要求

启运国(地区)按海关规定的"国别(地区)代码表"填报进口货物起始发出直接运抵我国或者在运输中转国(地区)未发生任何商业性交易的情况下运抵我国的国家(地区)。例如:申报进口货物的启运国为美国时,根据下拉菜单选择填报"USA—美国",也可在本栏录入中文

"美国"。

运抵国(地区)按海关规定的"国别(地区)代码表"填报出口货物离开我国关境直接运抵或者在运输中转国(地区)未发生任何商业性交易的情况下最后运抵的国家(地区)。例如:申报出口货物的运抵国为马来西亚时,根据下拉菜单选择填报代码为"MYS—马来西亚",也可在本栏录入中文"马来西亚"。

(三)编码规则

海关根据国家标准修订的"国别(地区)代码表"由3位英文构成。

参数表:国别(地区)代码表。

(四)其他说明

(1)项目沿革。该项目为原报关项目的"启运国/运抵国(地区)"和原报检项目的"启运国家/输往国家(地区)",现合并为"启运国/运抵国(地区)"。

(2)其他。无。

五十四、经停港/指运港

(一)项目类型

该申报项目为必填项。

该项目数据类型为6位字符型。

(二)录入要求

经停港按海关规定的"港口代码表"选择填报进口货物在运抵我国关境前的最后一个境外装运港。

指运港按海关规定的"港口代码表"选择填报出口货物运往境外的最终目的港。

(三)编码规则

根据实际情况,修订后的"港口代码表"由3位英文和3位数据组成。例如:缅甸仰光的港口代码为"MMR018"。

参数表:港口代码表。

(四)其他说明

(1)项目沿革。该项目为原报关项目的"装货港/指运港"和原报检项目的"经停口岸/到达口岸",现合并为"经停港/指运港"。

(2)其他。无。

五十五、包装种类

(一)项目类型

该申报项目为必填项。

该项目数据类型为2位字符型。

(二)录入要求

按照海关规定的"包装种类代码表"选择填报进出口货物的所有包装材料,包括运输包装和其他包装。

其中,运输包装即提运单所列货物件数单位对应的包装,按照海关规定的"包装种类代码表",填报运输包装对应的2位包装种类代码。例如:使用再生木托作为运输包装的,在本栏填报中文"再生木托"或代码"92"。

若还有其他包装,包括货物的各类包装、植物性铺垫材料等,则在"其他包装"栏目的"包装材料种类"中,按照海关规定的"包装种类代码表"填报 2 位包装种类代码,在"包装件数"栏填报对应件数数字。例如:其他包装中含有纸制或纤维板制盒(箱)包装的,在本栏填报中文"纸制或纤维板制盒(箱)"或代码"22"。

(三)编码规则

"包装种类代码表"根据原报关和原报检的"包装种类代码表"修订而成。

参数表:包装种类代码表。

(四)其他说明

(1)项目沿革。该项目为原报关项目的"包装种类"和原报检项目的"包装种类(含辅助包装种类)",现合并为"包装种类"。

(2)其他。无。

五十六、标记唛码

(一)项目类型

该申报项目为选填项。

该项目数据类型为字符型,最多支持录入 400 位。

(二)录入要求

填报标记唛码中除图形以外的文字、数字,无标记唛码的填报"N/M"。

(三)编码规则

无。

(四)其他说明

(1)项目沿革。该项目为原报关项目的"标记唛码及备注"和原报检项目的"标记唛码",现合并为"标记唛码"。

(2)其他。无。

五十七、备注

(一)项目类型

该申报项目为选填项。

该项目数据类型为字符型,最多支持录入 70 位。

(二)录入要求

有以下情况的需按照填制规范的要求录入相关信息:

(1)受外商投资企业委托代理其进口投资设备、物品的,在本栏填报进出口企业名称。

(2)办理进口货物直接退运手续的,在本栏填报"<ZT"+"海关审核联系单号或者'海关责令进口货物直接退运通知书'编号"+">"。

(3)保税监管场所进出货物,在"保税/监管场所"栏填报本保税监管场所编码[保税物流中心(B 型)填报本中心的国内地区代码],若涉及货物在保税监管场所间流转的,在本栏填报对方保税监管场所代码。

(4)涉及加工贸易货物销毁处置的,在本栏填报海关加工贸易货物销毁处置申报表编号。

(5)当监管方式为"暂时进出货物"(2600)和"展览品"(2700)时,填报要求按相应规定进行。

（6）跨境电子商务进出口货物,在本栏填报"跨境电子商务"。

（7）加工贸易副产品内销,在本栏填报"加工贸易副产品内销"。

（8）服务外包货物进口,在本栏填报"国际服务外包进口货物"。

（9）公式定价进口货物,在本栏填报公式定价备案号,格式为:"公式定价"＋备案编号＋"@"。对于同一报关单下有多项商品的,如某项或某几项商品为公式定价备案的,则在本栏填报为:"公式定价"＋备案编号＋"♯"＋商品序号＋"@"。

（10）进出口与"预裁定决定书"列明情形相同的货物时,按照"预裁定决定书"在本栏填报,格式为:"预裁定＋'预裁定决定书'编号"。例如:某份预裁定决定书编号为 R－2－0100－2018－0001,则填报为"预裁定 R－2－0100－2018－0001"。

（11）含归类行政裁定报关单,在本栏填报归类行政裁定编号,格式为:"c"＋4 位数字编号。例如 c0001。

（12）已经在进入特殊监管区时完成检验的货物,在出区入境申报时,在本栏填报"预检验"字样,同时在"关联报检单"栏填报实施预检验的报关单号。

（13）进口直接退运的货物,在本栏填报"直接退运"字样。

（14）企业提供 ATA 单证册的货物,在本栏填报"ATA 单证册"字样。

（15）进出口不含动物源性低风险的生物制品,在本栏填报"不含动物源性"字样。

（16）货物自境外进入境内特殊监管区或者保税仓库的,在本栏填报"保税入库"或者"境外入区"字样。

（17）海关特殊监管区域与境内区外之间采用分送集报方式进出的货物,在本栏填报"分送集报"字样。

（18）军事装备出入境的,在本栏填报"军品"或"军事装备"字样。

（19）申报商品的 HS 编码为 3821000000、3002300000 的,填报要求为:属于培养基的,在本栏填报"培养基"字样;属于化学试剂的,在本栏填报"化学试剂"字样;不含动物源性成分的,在本栏填报"不含动物源性"字样。

（20）属于修理物品的,在本栏填报"修理物品"字样。

（21）属于下列情况的,分别在本栏填报"压力容器""成套设备""食品添加剂""成品退换""旧机电产品"等字样。

（22）HS 编码为 2903890020（入境六溴环十二烷）,用途为"其他(99)"的,在本栏填报具体用途。

（23）申报时其他必须说明的事项。

（三）编码规则

无。

（四）其他说明

（1）项目沿革。该项目为原报关项目的"标记唛码及备注"和原报检项目的"特殊检验检疫要求",现合并为"备注"。

（2）其他。无。

五十八、集装箱号

（一）项目类型

该申报项目为选填项。

该项目数据类型为 11 位字符型。

（二）录入要求

使用集装箱装载进出口商品的,根据集装箱体上标示的全球唯一编号填报集装箱号。一份报关单有多个集装箱的,则在本栏分别录入集装箱号。

（三）编码规则

无。

（四）其他说明

(1)项目沿革。该项目为原报关和原报检项目的"集装箱号",现合并为"集装箱号",录入要求无变化。

(2)其他。无。

五十九、集装箱规格

（一）项目类型

该申报项目为选填项。

该项目数据类型为 4 位字符型。

（二）录入要求

使用集装箱装载进出口商品的,在填报集装箱号后,在本栏按照"集装箱规格代码表"选择填报集装箱规格。例如:装载商品的集装箱规格为"普通 2 * 标准箱(L)",在本栏下拉菜单选择"11—普通 2 * 标准箱(L)"。

（三）编码规则

原报关"集装箱规格代码表"为 1 位英文,原报检"集装箱规格代码表"为 3 位数字,现行"集装箱规格代码表"采用 2 位数字代码。

参数表:集装箱规格代码表。

（四）其他说明

(1)项目沿革。该项目为原报关项目的"集装箱规格"和原报检项目的"集装箱号码(含集装箱规格)",现合并为"集装箱规格"。

(2)其他。无。

六十、商品编号

（一）项目类型

该申报项目为必填项。

该项目数据类型为 13 位字符型。

（二）录入要求

填报由 13 位数字组成的商品编号。前 8 位为《进出口税则》和《海关统计商品目录》确定的编码;9、10 位为监管附加编号,11～13 位为检验检疫附加编号。

例如:申报进口商品"活龙虾",需先在"商品编号"栏录入 "0306329000" 10 位数编号,再在"检验检疫编码"栏下拉菜单的"101 活虾""102 鲜活或冷的带壳或去壳的龙虾(养殖)"和"103 鲜活或冷的带壳或去壳的龙虾(野生的)"中,选择"101 活虾"检验检疫附加编号。

（三）编码规则

无。

(四)其他说明

(1)项目沿革。该项目为原报关项目的"商品编号"和原报检项目的"货物 HS 编码",原报关项目的"商品编号"填报 10 位数字,原报检项目的"货物 HS 编码"填报 13 位数字,现合并为 13 位"商品编号"。

(2)其他。无。

六十一、商品名称

(一)项目类型

该申报项目为必填项。

该项目数据类型为字符型,最多支持录入 255 位。

(二)录入要求

填报要求如下:

(1)商品名称应据实填报,并与进出口货物收发货人或受委托的报关企业所提交的合同、发票等相关单证相符。

(2)商品名称应当规范,以能满足海关归类、审价及许可证件管理要求为准,可参照《中华人民共和国海关进出口商品规范申报目录》中对商品名称的要求进行填报。

(3)已备案的加工贸易及保税货物,填报的内容必须与备案登记中同项号下货物的商品名称一致。

(4)对需要海关签发"货物进口证明书"的车辆,商品名称栏填报"车辆品牌+排气量(注明 cc)+车型(如越野车、小轿车等)"。

(5)由同一运输工具同时运抵同一口岸并且属于同一收货人、使用同一提单的多种进口货物,按照商品归类规则应当归入同一商品编号的,应当将有关商品一并归入该商品编号。商品名称填报一并归类后的商品名称。

(6)加工贸易边角料和副产品内销,边角料复出口,填报其报验状态的名称。

(7)进口货物收货人以一般贸易方式申报进口属于《需要详细列名申报的汽车零部件清单》(海关总署 2006 年第 64 号公告)范围内的汽车生产件的,商品名称填报进口汽车零部件的详细中文商品名称和品牌,中文商品名称与品牌之间用"/"相隔,必要时可加注英文商业名称。

(8)出口享惠情况。出口享惠情况为出口报关单必填项。可选择"出口货物在最终目的国(地区)不享受优惠关税""出口货物在最终目的国(地区)享受优惠关税""出口货物不能确定在最终目的国(地区)享受优惠关税"如实填报。进口货物报关单不填报该申报项。

(三)编码规则

无。

(四)其他说明

(1)项目沿革。该项目为原报关项目的"商品名称"和原报检项目的"货物名称",现合并为"商品名称"。

(2)其他。无。

六十二、法定第一数量

(一)项目类型

该申报项目为必填项。

该项目数据类型为数字型,最多支持录入 19 位,19 位中小数点后最多支持录入 5 位。

(二)录入要求

进出口货物按《中华人民共和国海关统计商品目录》中确定的法定第一计量单位,填报对应的法定第一数量。

(1)法定计量单位为"千克"的按数量填报,特殊情况下填报要求如下:①装入可重复使用的包装容器的货物,应按货物扣除包装容器后的重量填报,如罐装同位素、罐装氧气及类似品等。②使用不可分割包装材料和包装容器的货物,按货物的净重填报(即包括内层直接包装的净重重量),如采用供零售包装的罐头、药品及类似品等。③按照商业惯例以公量重计价的商品,应按公量重填报,如未脱脂羊毛、羊毛条等。④采用以毛重作为净重计价的货物,可按毛重填报,如粮食、饲料等大宗散装货物。⑤采用零售包装的酒类、饮料、化妆品,按照液体部分的重量填报。

(2)成套设备、减免税货物如需分批进口,货物实际进口时,应按照实际报验状态确定数量。

(3)具有完整品或制成品基本特征的不完整品、未制成品,根据《商品名称及编码协调制度》归类规则应按完整品归类的,按照构成完整品的实际数量填报。

(4)法定计量单位为立方米的气体货物,折算成标准状况(即摄氏零度及 1 个标准大气压)下的体积进行填报。

(三)编码规则

无。

(四)其他说明

(1)项目沿革。该项目为原报关项目的"法定第一数量"和原报检项目的"HS 标准量",现合并为"法定第一数量",录入要求无变化。

(2)其他。无。

六十三、总价

(一)项目类型

该申报项目为必填项。

该项目数据类型为数字型,最多支持录入 19 位,19 位中小数点后最多支持录入 5 位。

(二)录入要求

填报同一项号下进出口货物实际成交的商品总价格。无实际成交价格的,填报货值。

录入成交数量、成交单位、单价后,总价会自动生成。例如:某进口商品,录入成交数量 1 000,成交单位为千克(代码 0.35),单价 10,总价则会自动生成 10 000。

(三)编码规则

无。

(四)其他说明

(1)项目沿革。该项目为原报关项目的"总价"和原报检项目的"货物总值",现合并为"总价",录入要求无变化。

(2)其他。无。

六十四、币制

(一)项目类型

该申报项目为必填项。

该项目数据类型为 3 位字符型。

(二)录入要求

按海关规定的"货币代码表"选择相应的货币名称及代码填报,如"货币代码表"中无实际成交币种,须将实际成交货币按申报日外汇折算率折算成"货币代码表"列明的货币填报。

录入时可在本栏下拉菜单中选择币制或按"货币代码表"录入相应的币制代码。

(三)编码规则

具体规则:《GBT 12406-2008 表示货币和资金的代码》。

参数表:货币代码表。

(四)其他说明

(1)项目沿革。该项目为原报关项目的"币制"和原报检项目的"币种",现合并为"币制"。

(2)其他。无。

六十五、原产国(地区)

(一)项目类型

该申报项目为必填项。

该项目数据类型为 3 位字符型。

(二)录入要求

原产国(地区)依据《中华人民共和国进出口货物原产地条例》《中华人民共和国海关关于执行〈非优惠原产地规则中实质性改变标准〉的规定》以及海关总署关于各项优惠贸易协定原产地管理规章规定的原产地确定标准,按海关规定的"国别(地区)代码表"选择填报相应的国家(地区)名称及代码。

例如:某进口货物的原产国为"美国",可在本栏下拉菜单中选择"UAS—美国"或录入"USA",栏目自动生成"USA—美国"。

(三)编码规则

海关根据国家标准修订的"国别(地区)代码表"由 3 位英文构成。

参数表:国别(地区)代码表。

(四)其他说明

(1)项目沿革。该项目为原报关项目的"原产国(地区)"和原报检项目的"原产国",现合并为"原产国(地区)"。

(2)其他。无。

六十六、境内目的/境内货源地

(一)项目类型

该申报项目为必填项。

该项目数据类型字符型,"境内目的/境内货源地代码"为 5 位,"目的地/产地代码"为 6 位。

（二）录入要求

进口申报境内目的地，出口申报境内货源地和产地。

境内目的地填报已知的进口货物在国内的消费、使用地或最终运抵地，其中最终运抵地为最终使用单位所在的地区。境内货源地填报出口货物在国内的产地或原始发货地。

按海关规定的"国内地区代码表"选择填报相应的国内地区名称及代码，并根据"中华人民共和国行政区划代码表"选择填报对应的县级行政区名称及代码。无下属区县级行政区的，可选择填报地市级行政区。

例如：某批货物的境内目的地是广州市花都区。

在"境内目的地"栏下拉菜单选择"44019—广州其他"，或按海关规定的"国内地区代码表"录入"44019"，栏目自动生成"44019—广州其他"。

同时在"目的地"栏下拉菜单选择"440100—广东省广州市"，或根据《中华人民共和国行政区划代码表》录入"440114"，栏目自动生成"广州市花都区"。

（三）编码规则

参数表：国内地区代码表和中华人民共和国行政区划代码表。

（四）其他说明

(1)项目沿革。该项目为原报关项目的"境内目的/境内货源地"和原报检项目的"目的地/产地"，现合并为"境内目的/境内货源地"。

(2)其他。无。

六十七、境外收/发货人代码

（一）项目类型

该申报项目为选填项。

该项目数据类型为字符型，最多支持录入 20 位。

（二）录入要求

境外收货人通常是指签订并执行出口贸易合同中的买方或合同指定的收货人，境外发货人通常是指签订并执行进口贸易合同中的卖方。

对于 AEO 互认国家（地区）企业的，编码填报 AEO 编码，填报样式为按照海关总署发布的相关公告要求填报（如新加坡 AEO 企业填报样式为：SG123456789012，韩国 AEO 企业填报样式为 KR1234567，具体见相关公告要求）。

（三）编码规则

无。

（四）其他说明

(1)项目沿革。该项目为原报检项目的"收发货人代码"，现改名为"境外收/发货人代码"。

(2)其他。原报检项目的"收发货人"无须录入代码，只录入发货人名称。

六十八、境外收发货人名称（外文）

（一）项目类型

该申报项目为必填项。

该项目数据类型为字符型，最多支持录入 100 位。

（二）录入要求

境外收货人通常是指签订并执行出口贸易合同中的买方或合同指定的收货人,境外发货人通常是指签订并执行进口贸易合同中的卖方。

（三）编码规则

无。

（四）其他说明

(1)项目沿革。该项目为原报检项目的"收发货人（外文）",录入要求无变化。

(2)其他。无。

六十九、货物存放地点

（一）项目类型

该申报项目为条件必填项。

该项目数据类型为字符型,最多支持录入 100 位。

（二）录入要求

填报货物进境后存放的场所或地点,包括海关监管作业场所、分拨仓库、定点加工厂、隔离检疫场、企业自有仓库等。

（三）编码规则

无。

（四）其他说明

(1)项目沿革。该项目为原报检项目的"存放地点",现改名为"货物存放地点",录入要求无变化。

(2)其他。无。

七十、启运港

（一）项目类型

该申报项目为必填项。

该项目数据类型为 8 位字符型。

（二）录入要求

填报进口货物在运抵我国关境前的第一个境外装运港。

根据实际情况,按海关规定的"港口代码表"填报相应的港口名称及代码。

（三）编码规则

根据实际情况,修订后的"港口代码表"由 3 位英文和 3 位数据组成。例如:缅甸仰光的港口代码为"MMR018"。

参数表:港口代码表。

（四）其他说明

(1)项目沿革。该项目为原报检项目的"启运口岸"。

(2)其他。无。

七十一、入境口岸/离境口岸

(一)项目类型

该申报项目为必填项。

该项目数据类型为 6 位数字型。

(二)录入要求

入境口岸按海关规定的"国内口岸编码表"选择填报进境货物从跨境运输工具卸离的第一个境内口岸的中文名称及代码;采取多式联运跨境运输的,填报多式联运货物最终卸离的境内口岸中文名称及代码;过境货物填报货物进入境内的第一个口岸的中文名称及代码;从海关特殊监管区域或保税监管场所进境的,填报海关特殊监管区域或保税监管场所的中文名称及代码。其他无实际进境的货物,填报货物所在地的城市名称及代码。

出境口岸按海关规定的"国内口岸编码表"选择填报装运出境货物的跨境运输工具离境的第一个境内口岸的中文名称及代码;采取多式联运跨境运输的,填报多式联运货物最初离境的境内口岸中文名称及代码;过境货物填报货物离境的第一个境内口岸的中文名称及代码;从海关特殊区域或保税监管场所出境的,填报海关特殊区域或保税监管场所的中文名称及代码。其他无实际出境的货物,填报货物所在地的城市名称及代码。

(三)编码规则

参数表:国内口岸编码表。

(四)其他说明

(1)项目沿革。该项目为原报检项目的"入境口岸/离境口岸",录入要求无变化。

(2)其他。无。

七十二、检验检疫编码(原 CIQ 编码)

(一)项目类型

该申报项目为必填项。

该项目数据类型为 13 位字符型。

(二)录入要求

13 位数字组成的商品编号中,前 8 位为《进出口税则》和《海关统计商品目录》确定的编码;9、10 位为监管附加编号,11～13 位为检验检疫附加编号。

例如:申报进口商品"活龙虾",需先在"商品编号"栏录入"0306329000"10 位数编号,再在"检验检疫编码"栏下拉菜单的"101 活虾""102 鲜活或冷的带壳或去壳的龙虾(养殖)"和"103 鲜活或冷的带壳或去壳的龙虾(野生的)"中,选择"101 活虾"检验检疫附加编号。

(三)编码规则

无。

(四)其他说明

(1)项目沿革。该项目为原报关项目"商品编号"和原报检项目的"货物 HS 编码",原报关项目的"商品编号"填报 10 位数字,原报检项目的"货物 HS 编码"填报 13 位数字,现合并为13 位"商品编号"。

(2)其他。无。

七十三、原产国（地区）

（一）项目类型

该申报项目为选填项。

该项目数据类型为 6 位字符型，最多支持录入 50 位。

（二）录入要求

入境货物填写在原产国（地区）内的生产区域，如州、省等。例如：申报原产于美国纽约的樱桃，在本栏录入"840097—美国纽约"。

（三）编码规则

参数表：世界各国地区名称和一级行政区划代码表。

（四）其他说明

(1)项目沿革。该项目为原报检项目的"原产地区"，录入要求无变化。

(2)其他。详见"世界各国地区名称和一级行政区划代码表"。

七十四、特殊业务标识

（一）项目类型

该申报项目为选填项。

该项目数据类型为 10 位字符型。

（二）录入要求

属于国际赛事、特殊进出军工物资、国际援助物资、国际会议、直通放行、外交礼遇、转关等特殊业务，根据实际情况勾选。

（三）编码规则

无。

（四）其他说明

(1)项目沿革。该项目为原报检项目的"特殊业务标识"，录入要求无变化。

(2)其他。无。

七十五、检验检疫受理机关

（一）项目类型

该申报项目为必填项。

该项目数据类型为 10 位字符型。

（二）录入要求

填报提交报关单和随附单据的检验检疫机关。

（三）编码规则

参数表：检验检疫机构代码表。

（四）其他说明

(1)项目沿革。该项目为原报检项目的"报检机关"，录入要求无变化。

(2)其他。无。

七十六、企业资质类别

（一）项目类型

该申报项目为有条件必填项。

该项目数据类型为 5 位字符型。

（二）录入要求

按进出口货物种类及相关要求，须在本栏选择填报货物的生产商/进出口商/代理商必须取得的资质类别。多个资质的须全部填写。

（三）编码规则

参数表：企业资质类别代码表。

（四）其他说明

（1）项目沿革。该项目为原报检项目的"企业资质类别编码"，录入要求无变化。

（2）其他。无。

七十七、企业资质编号

（一）项目类型

该申报项目为有条件必填项。

该项目数据类型为 40 位字符型。

（二）录入要求

按进出口货物种类及相关要求，须在本栏填报货物生产商/进出口商/代理商必须取得的资质对应的注册/备案编号。多个资质的须全部填写。

（三）编码规则

无。

（四）其他说明

（1）项目沿革。该项目为原报检项目的"企业资质编号"，录入要求无变化。

（2）其他。无。

七十八、领证机关

（一）项目类型

该申报项目为必填项。

该项目数据类型为 10 位字符型。

（二）录入要求

填报领取证单的检验检疫机关。

（三）编码规则

参数表：检验检疫机构代码表。

（四）其他说明

（1）项目沿革。该项目为原报关项目的"领证地"，录入要求无变化。

（2）其他。无。

七十九、口岸检验检疫机关

(一)项目类型

该申报项目为必填项。

该项目数据类型为 10 位字符型。

(二)录入要求

填报对入境货物实施检验检疫的检验检疫机关。

(三)编码规则

参数表:检验检疫机构代码表。

(四)其他说明

(1)项目沿革。该项目为原报检项目的"口岸机构",录入要求无变化。

(2)其他。无。

八十、B/L 号

(一)项目类型

该申报项目为有条件选填项。

该项目数据类型为字符型,最多支持录入 20 位。

(二)录入要求

填报入境货物的提货单或出库单号码。当运输方式为"航空运输"时,无须填写。

(三)编码规则

无。

(四)其他说明

(1)项目沿革。该项目为原报检项目的"提/运单号",现改名为"B/L 号",录入要求无变化。

(2)其他。原报检"提货单"与原报关"提运单"项目意义一致,合并为"提运单号"后,原报检"提/运单号"改名为"B/L 号码"。

八十一、目的地检验检疫机关

(一)项目类型

该申报项目为有条件必填项。

该项目数据类型为 10 位字符型。

(二)录入要求

需要在目的地检验检疫机关实施检验检疫的,在本栏填写对应的检验检疫机关。

提醒注意:不需目的地机构实施检验检疫的,无须填写。

(三)编码规则

参数表:检验检疫机构代码表。

(四)其他说明

(1)项目沿革。该项目为原报检项目的"目的地机构",现改名为"目的地检验检疫机关",录入要求无变化。

(2)其他。无。

八十二、启运日期

(一)项目类型

该申报项目为必填项。

该项目数据类型为 8 位字符型。

(二)录入要求

填报装载入境货物的运输工具离开启运口岸的日期。

本栏目为 8 位数字,顺序为年(4 位)、月(2 位)、日(2 位),格式为"YYYYMMDD"。

(三)编码规则

无。

(四)其他说明

(1)项目沿革。该项目为原报关项目的"启运日期",录入要求无变化。

(2)其他。无。

八十三、原箱运输

(一)项目类型

该申报项目为选填项。

该项目数据类型为 1 位字符型。

(二)录入要求

申报使用集装箱运输的货物,根据是否原集装箱原箱运输,勾选"是"或"否"。

(三)编码规则

无。

(四)其他说明

(1)项目沿革。该项目为原报检项目的"原箱运输",录入要求无变化。

(2)其他。无。

八十四、使用单位联系人

(一)项目类型

该申报项目为选填项。

该项目数据类型为字符型,最多支持录入 20 位。

(二)录入要求

填报进境货物销售、使用单位的联系人名字。

(三)编码规则

无。

(四)其他说明

(1)项目沿革。该项目为原报检项目的"使用单位联系人",录入要求无变化。

(2)其他。无。

八十五、使用单位联系电话

(一)项目类型

该申报项目为选填项。

该项目数据类型为字符型,最多支持录入 20 位。

(二)录入要求

填报进境货物销售、使用单位的联系人的电话。

(三)编码规则

无。

(四)其他说明

(1)项目沿革。该项目为原报检项目的"使用单位联系电话",录入要求无变化。

(2)其他。无。

八十六、UN 编码

(一)项目类型

该申报项目是有条件必填项。

该项目数据类型为字符型,最多支持录入 20 位。

(二)录入要求

进出口货物为危险货物的,须按照"关于危险货物运输的建议书",在"危险货物信息"中填写危险货物对应的 UN 编码。

(三)编码规则

参数表:关于危险货物运输的建议书。

(四)其他说明

(1)项目沿革。该项目为原报检项目的"危险货物和包装信息",现改名为"危险货物信息"项下的"UN 编码",录入要求无变化。

(2)其他。无。

八十七、非危险化学品

(一)项目类型

该申报项目是有条件选填项。

该项目数据类型为 1 位字符型。

(二)录入要求

企业填报的商品 HS 编码可能是危险化学品时,会弹出"危险货物信息"窗口进行提示,企业可在"非危险化学品"栏选择"是"或"否"。

(三)编码规则

无。

(四)其他说明

(1)项目沿革。该项目为原报检项目的"危险货物和包装信息",现改名为"危险货物信息"项下的"非危险化学品",录入要求无变化。

(2)其他。无。

八十八、危包规格

（一）项目类型
该申报项目有条件选填项。

该项目数据类型为字符型，最多支持录入 24 位。

（二）录入要求
进出口货物为危险货物的，须根据危险货物包装规格实际情况，按照海关规定的"危险货物包装规格代码表"在"危险货物信息"项下的"危包规格"中，选择填报危险货物的包装规格代码。

（三）编码规则
参数表：危险货物包装规格代码表。

（四）其他说明
(1)项目沿革。该项目为原报检项目的"危险货物和包装信息"项下的"危包规格"，现改名为"危险货物信息"项下的"危包规格"。

(2)其他。无。

八十九、危包类别

（一）项目类型
该申报项目有条件必填项。

该项目数据类型为 4 位字符型。

（二）录入要求
进出口货物为危险货物的，须按照"危险货物运输包装类别划分方法"，在"危险货物信息"项下的"危包类别"中，勾选危险货物的包装类别。

危险货物包装根据其内装物的危险程度划分为三种包装类别：一类：盛装具有较大危险性的货物；二类：盛装具有中等危险性的货物；三类：盛装具有较小危险性的货物。

（三）编码规则
参数表：危险货物运输包装类别划分方法。

（四）其他说明
(1)项目沿革。该项目为原报检项目的"危险货物和包装信息"项下的"危包类别"，现改名为"危险货物信息"项下的"危包类别"，录入要求无变化。

(2)其他。无。

九十、危险货物名称

（一）项目类型
该申报项目有条件必填项。

该项目数据类型字符型，最多支持录入 80 位。

（二）录入要求
进出口货物为危险货物的，须在"危险货物信息"项下的"危险货物名称"中，填写危险货物的实际名称。

（三）**编码规则**

无。

（四）**其他说明**

(1)项目沿革。该项目为原报检项目的"危险货物和包装信息"项下的"危险货物名称"，现改名为"危险货物信息"项下的"危险货物名称"，录入要求无变化。

(2)其他。无。

九十一、货物属性代码

（一）**项目类型**

该申报项目有条件必填项。

该项目数据类型为字符型，最多支持录入 20 位。

（二）**录入要求**

根据进出口货物的 HS 编码和货物的实际情况，按照海关规定的"货物属性代码表"，在本栏下拉菜单中勾选货物属性的对应代码。有多种属性的要同时选择。

（三）**编码规则**

参数表：货物属性代码表。

（四）**其他说明**

(1)项目沿革。该项目为原报检项目的"货物属性"，录入要求无变化。

(2)其他。无。

九十二、用途代码

（一）**项目类型**

该申报项目为有条件必填项。

该项目数据类型为 4 位字符型。

（二）**录入要求**

根据进境货物的使用范围或目的，按照海关规定的"货物用途代码表"在本栏下拉菜单中填报。例如：进口货物为核苷酸类食品添加剂（HS 编码 2934999001），用于工业时，应在本栏选择"工业用途"；用于食品添加剂时，应在本栏选择"食品添加剂"。

（三）**编码规则**

参数表：货物用途代码表。

（四）**其他说明**

(1)项目沿革。该项目为原报检项目的"用途"，录入要求无变化。

(2)其他。无。

九十三、所需单证

（一）**项目类型**

该申报项目为选填项目。

该项目数据类型字符型，最多支持录入 500 位。

（二）**录入要求**

进出口企业申请出具检验检疫证单时，应根据相关要求，在"所需单证"项下的"检验检疫签证申报要素"中,勾选申请出具的检验检疫证单类型。

(三)编码规则

无。

(四)其他说明

(1)项目沿革。该项目为原报检项目的"所需单证",录入要求无变化。

(2)其他。无。

九十四、检验检疫货物规格

(一)项目类型

该申报项目为选填项。

该项目数据类型为字符型,最多支持录入 2 000 位。

(二)录入要求

在"检验检疫货物规格"项下,填报"成分/原料/组分""产品有效期""产品保质期""境外生产企业""货物规格""货物型号""货物品牌""生产日期"和"生产批次"等栏目。

(三)编码规则

无。

(四)其他说明

(1)项目沿革。该项目为原报检项目的"货物规格"。

(2)其他。无。

九十五、产品许可/审批/备案号码

(一)项目类型

该申报项目为有条件必填项。

该项目数据类型字符型,最多支持录入 40 位。

(二)录入要求

进出口货物取得了许可、审批或备案等资质时,应在"产品资质"项下的"产品许可/审批/备案号码"中填报对应的许可、审批或备案证件编号。

(三)编码规则

无。

(四)其他说明

(1)项目沿革。该项目为原报检项目的"产品许可/审批/备案号码",录入要求无变化。

(2)其他。无。

九十六、产品许可/审批/备案核销货物序号

(一)项目类型

该申报项目为有条件必填项。

该项目数据类型为 2 位字符型。

(二)录入要求

进出口货物取得了许可、审批或备案等资质时,应在"产品资质"项下的"产品许可/审批/备案核销货物序号"中填报被核销文件中对应货物的序号。

提醒注意:特殊物品审批单支持导入。

(三)编码规则

无。

(四)其他说明

(1)项目沿革。该项目源自原报检申报项目的"产品许可/审批/备案核销货物序号",录入要求无变化。

(2)其他。无。

九十七、产品许可/审批/备案核销数量

(一)项目类型

该申报项目为有条件必填项。

该项目数据类型为字符型,最多支持录入20位。

(二)录入要求

进出口货物取得了许可、审批或备案等资质时,应在"产品资质"项下的"产品许可/审批/备案核销数量"中,填报被核销文件中对应货物的本次实际进出口数(重)量。

提醒注意:特殊物品审批单支持导入。

(三)编码规则

无。

(四)其他说明

(1)项目沿革。该项目源自原报检申报项目的"产品许可/审批/备案核销数量",录入要求无变化。

(2)其他。无。

九十八、产品许可/审批/备案类别代码

(一)项目类型

该申报项目为有条件必填项。

该项目数据类型为5位字符型。

(二)录入要求

进出口货物取得了许可、审批或备案等资质时,应在"产品资质"项下的"产品许可/审批/备案类别代码"中填报对应的许可、审批或备案证件类别。

(三)编码规则

无。

(四)其他说明

(1)项目沿革。该项目为原报检项目的"产品许可/审批/备案类别代码",录入要求无变化。

(2)其他。无。

九十九、产品许可/审批/备案名称

(一)项目类型

该申报项目为有条件必填项。

该项目数据类型为字符型,最多支持录入100位。

(二)录入要求

进出口货物取得了许可、审批或备案等资质时,应在"产品资质"项下的"产品许可/审批/备案名称"中填报对应的许可、审批或备案证件名称。

(三)编码规则

无。

(四)其他说明

(1)项目沿革。该项目为原报检项目的"产品许可/审批/备案名称",录入要求无变化。

(2)其他。无。

一〇〇、集装箱拼箱标识

(一)项目类型

该申报项目为选填项。

该项目数据类型为1位字符型。

(二)录入要求

进出口货物装运集装箱为拼箱时,在本栏下拉菜单中选择"是"或"否"。

(三)编码规则

无。

(四)其他说明

(1)项目沿革。该项目为原报检项目的"集装箱拼箱标识",录入要求无变化。

(2)其他。无。

一〇一、集装箱商品项号关系

(一)项目类型

该申报项目为必填项。

该项目数据类型为字符型,最多支持录入255位。

(二)录入要求

当使用集装箱装载货物时,须填报集装箱体信息,包括集装箱号、集装箱规格、集装箱商品项号关系、集装箱货重。

其中,集装箱商品项号关系信息填报单个集装箱对应的商品项号,用半角逗号分隔。例如:"APJU4116601"箱号的集装箱中装载了项号为1、3和5的商品时,应在"商品项号关系"录入"1,3,5"。

(三)编码规则

无。

(四)其他说明

(1)项目沿革。该项目为新增项目。

(2)其他。无。

一〇二、集装箱货重

(一)项目类型

该申报项目为必填项。

该项目数据类型为数字型,最多支持录入19位,19位中小数点后最多录入5位。

(二)录入要求

当使用集装箱装载货物时,需填报集装箱体信息,包括集装箱号、集装箱规格、集装箱商品项号关系、集装箱货重。

其中,集装箱货重录入集装箱箱体自重(千克)+装载货物重量(千克)。例如:集装箱重量和箱内装载的200箱商品重量合计为15 555千克时,在本栏录入"15 555千克"。

(三)编码规则

无。

(四)其他说明

(1)项目沿革。该项目为新增项目。

(2)其他。无。

一〇三、关联号码及理由

(一)项目类型

该申报项目为有条件必填项。

该项目数据类型为2位数字。

(二)录入要求

进出口货物报关单有关联报关单时,在本栏中填报相关关联报关单号码,并在下拉菜单中选择关联报关单的关联理由。

(三)编码规则

无。

(四)其他说明

(1)项目沿革。该项目为原报检项目的"关联报检号、关联理由",现改名为"关联号码及理由",录入要求无变化。

(2)其他。无。

一〇四、检验检疫签证申报要素

(一)项目类型

该申报项目为有条件必填项。

该项目数据类型为字符型,最多支持录入4 000位。

(二)录入要求

填报"所需单证"项下"检验检疫签证申报要素"时,在确认境内收发货人名称(外文)、境外收发货人名称(中文)、境外收发货人地址、卸毕日期和商品英文名称后,根据现行相关规定和实际需要,勾选申请单证类型,确认申请单证正本数和申请单证副本数后保存数据。

(三)编码规则

无。

（四）其他说明

(1)项目沿革。该项目为原报检项目的"所需单证"，录入要求无变化。

(2)其他。无。

一〇五、VIN 信息

（一）项目类型

该申报项目为有条件必填项。

该项目数据类型为字符型。

（二）录入要求

申报进口已获 3C 认证的机动车辆时，填报机动车车辆识别代码，包括 VIN 序号、车辆识别代码（VIN）、单价、底盘（车架号）、发动机号或电机号、发票所列数量、品名（英文名称）、品名（中文名称）、提运单日期、型号（英文）、质量保质期共 11 项内容。

（三）编码规则

无。

（四）其他说明

(1)项目沿革。该项目为原报检项目的"产品资质"项下的"VIN 信息"，录入要求无变化。

(2)其他。无。

关检融合统一申报反馈问题汇总

任务四 "单一窗口、两步申报"

一、"两步申报"概述

在"两步申报"通关模式下，企业将 105 个申报项目分为两步分别申报。第一步为概要申报，对于不涉及进口禁限管制、检验或检疫的货物，企业只需申报 9 个项目，确认 2 个物流项目；对于涉及进口禁限管制、检验或检疫的，分别增加申报 2 个和 5 个项目，应税的须选择符合要求的担保备案编号。如果货物不需查验，即可提离；涉税货物已经提交税款担保的，或需查验货物海关已完成查验的，也可以提离。第二步为完整申报，企业在规定时间内补充申报其他项目，办理缴纳税款等通关手续。

视频

走你
"两步申报"

注意：

(1)自运输工具申报进境之日起 14 天后申报的、对需经特殊通道申报的报关单，暂不适用"两步申报"，可采用"一次申报，分步处置"模式进行申报。

(2)特殊监管区域一线进境货物适用"两步申报"，自贸区内特殊监管区域外适用普通货物"两步申报"流程。

(3)企业在概要申报时上传电子版的代理报关委托书。纸质版代理报关委托书暂不适用"两步申报"。

关于试点条件，试点期间，适用"两步申报"同时满足三个条件：①境内收发货人信用等级需达到一般信用及以上；②经由上述试点海关实际进境的货物；③涉及的监管证件已实现联网核查。

"单一窗口"标准版用户手册（电子代理报关委托）

提示:①实施"两步申报"的同时,继续保留现有申报模式,企业可自主选择;②转关业务暂不适用"两步申报"模式。

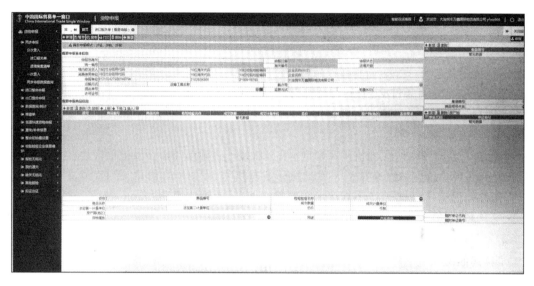

图8-6 两步申报下,分次录入,进口报关单(涉证、涉检、涉税)

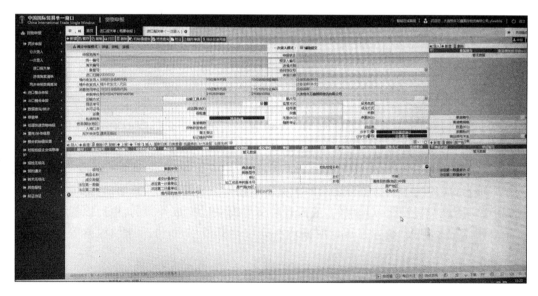

图8-7 两步申报下,一次录入,进口报关单(涉证、涉检、涉税)

二、"两步申报"模式相比现有申报模式的不同

(1)"时点申报"变为"过程申报",企业不必一次性填报完整,而是根据掌握的信息分步填报,概要申报环节仅申报"9+2+N"(申报9个基础项目、确认2个物流项目,如果涉证、涉检分别补充相应申报项目),其他项目在完整申报时补充;(2)货物提离加快,第一步概要申报后,如果货物不需要查验,即可将货物提离海关监管场所;(3)税收担保创新,依托社会信用体系,建立概要申报的担保制度,高级认证企业可向海关申请免除担保;(4)监管理念转变,秉承"告

知承诺制"，企业在概要申报时自行确认是否涉证涉检涉税，这一确认行为视同企业向海关做出守法承诺。

三、"两步申报"的适用条件

（1）只限进境货物；（2）企业信用等级是一般信用及以上；（3）货物经由试点海关实际进境的；（4）涉及的监管证件已实现联网核查的。

转关业务暂不适用"两步申报"。

视频		
海关"两步申报"流程	一图看懂"两步申报"	两步申报标准版解读

四、"两步申报"的具体流程

第一步，概要申报：登录国际贸易"单一窗口"→进入"两步申报"模块→选择"是否涉证""是否涉税""是否涉检"→按照系统界面要求，录入相关信息。

第二步，完整申报：登录"单一窗口"→进入"两步申报"模块→查找已完成概要申报并可以进行完整申报的报关单，按照系统界面要求，录入相关信息。

在概要申报阶段，企业必须按照货物的实际情况，如实选择是否需检验或检疫、是否涉及监管证件、是否需要缴纳税款，并且承诺在规定时限内进行完整申报。对于一线进境特殊监管区域货物或者加工贸易进口货物，在完整申报时，需采用区港联动核注清单，企业从金关二期加贸系统录入或导入核注清单，在核注清单表头填写已放行的报关单号，核注清单预审核通过后，自动生成报关单草稿数据，在国际贸易"单一窗口"中查询核注清单生成的完整申报的报关单草稿进行补充修改，提交完整申报。两步申报流程如图8−8所示。

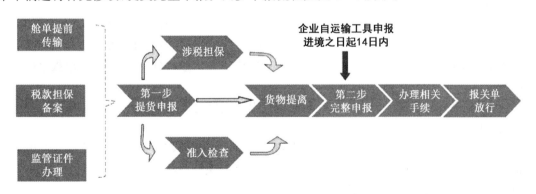

图8−8

五、概要申报的内容

（1）不属于禁限管制且不属于依法需检验或检疫的，申报9个项目，并确认涉及物流的2个项目，应税的须选择符合要求的担保备案编号。9个项目为：境内收发货人、运输方式/运输工具名称及航次号、提运单号、监管方式、商品编号(6 位)、商品名称、数量及单位、总价、原产国(地区)。其中,商品编号(6 位)填报《中华人民共和国进出口税则》和《中华人民共和国海关统计商品目录》确定编码的前 6 位;数量及单位填报成交数量、成交计量单位;总价填报同一项号下进口货物实际成交的商品总价格和币制,如果无法确定实际成交商品总价格,则填报预估总价格。其他项目按照《中华人民共和国海关进出口货物报关单填制规范》要求填写。确认涉及物流的 2 个项目为毛重、集装箱号。

(2)属于禁限管制的需增加申报 2 个项目:许可证号/随附证件代码及随附证件编号、集装箱商品项号关系。

(3)依法需检验或检疫的需增加申报 5 个项目:产品资质(产品许可/审批/备案)、商品编号(10 位)+检验检疫名称、货物属性、用途、集装箱商品项号关系。

(4)若 10 位商品编号不同,不可以合并商品项申报。由于完整申报时,商品项数和前 6 位商品编号不允许修改,若概要申报时合并商品项,将导致完整申报时无法准确填写商品信息。因此,若 6 位商品编号相同但 10 位商品编号不同,仍需分开商品项申报。

(5)概要申报和完整申报是同一份报关单,只有一个报关单号。

(6)企业进行概要申报时,申报地海关由系统根据境内收发货人的注册地海关代码进行自动反填,并允许企业根据需要修改申报地关区代码。应注意的是,试点期间申报地海关应选择开展"两步申报"试点的海关。例如,某企业的注册地海关为临沂海关,实际货物从烟台口岸进境,企业从烟台海关办理申报手续,由于临沂海关未开展"两步申报"试点,企业应将系统默认的申报地海关由临沂海关修改为烟台海关。

六、完整申报的内容

(1)在概要申报和完整申报环节,布控查验只会在概要申报环节产生,不会在完整申报环节产生。

(2)企业通过国际贸易"单一窗口"收到"补充申报"或"提货放行"回执之后,自运输工具申报进境之日起 14 日内,完成完整申报。

(3)完整申报的申报内容:第二步完整申报,申报界面与原整合申报一致,企业完成 105 项全项申报。完整申报允许补齐概要申报时仅申报 6 位商品编号至 10 位(原概要申报的 HS 编码 6 位不能变,只能增加后 4 位),允许企业按实际成交总价修改总价,其余概要申报字段不允许修改。

(4)概要申报与完整申报均需在自运输工具申报进境之日起 14 日内完成。概要申报可以实施提前申报。

(5)企业适用"两步申报"须承诺按照规定时限进行完整申报。海关对报关单概要申报的申报时间进行记录,对因企业原因未在规定时限内进行完整申报的,将作为调整企业适用"两步申报"资格及信用等级的依据之一。

(6)海关自运输工具申报进境之日起 14 日后向企业发送允许货物提离信息的,企业需在收到信息后 3 日内完成完整申报。

七、申报时需申报"涉证"

(1)进境货物属于禁限管制,且相关监管证件已实现联网核查的,概要申报时需选择"涉证",具体监管证件范围参见公告附件。

（2）进口货物列入《出入境检验检疫机构实施检验检疫的进出境商品目录》（简称《法检目录》），以及虽未列入《法检目录》但根据法律法规规定需实施检验或检疫。例如，列入《危险化学品目录》（2015）中的货物以及旧机电设备等。

（3）若企业不能确定自己货物是否涉证、涉检、涉税，建议采用现有申报模式进行申报。若货物本身涉证、涉检、涉税，但企业在概要申报时选择不涉证、不涉检、不涉税，海关将视为申报不实，并有权依法进行处理。

（4）完成概要申报电子审单后，企业不可以再进行涉证涉税和涉及检验检疫的改动。如需改动，应在海关处理完毕之后撤销报关单重新申报。

八、"两步申报"报关单如何修改撤销？

（1）概要申报的报关单。当系统回执为"概要申报退单"时，允许对概要申报字段进行修改。当系统回执为"概要申报入库""概要申报审结""查验通知"时，仅允许查看概要申报字段，不允许修改。如果确属"概要申报"申报错误，企业应按照报关单撤销的相关规定撤销概要申报的报关单后再重新申报。

（2）在进行完整申报的报关单。除"总价"可以按照实际成交总价进行修改以及6位商品编号补充至10位以外，其余数据项不能修改（商品编号前6位也不允许修改）。

（3）完整申报审结之后的报关单，可参照现有模式进行报关单修改撤销。

如果概要申报的报关单撤销后重新申报已超过申报时限的，应按照"一次申报，分步处置"模式进行申报，产生滞报金的按照相关规定执行。

九、"两步申报"下缴税和税收担保

（1）涉税货物在概要申报环节无须缴税，在完整申报环节缴纳税款。为便于企业在概要申报后提离货物，企业需在概要申报前完成税收担保备案，并在概要申报时提供相应的担保信息。

（2）企业需按照相关要求向注册地直属海关关税职能部门办理税收担保备案。已经办理汇总征税担保备案的可用于"两步申报"，无须重新办理。

（3）进行"两步申报"时：

①涉税货物需要提供税款担保。

②对涉税货物，企业需提前向注册地直属海关关税职能部门（以下简称"属地关税职能部门"）提交税收担保备案申请，税收担保应当依法以海关认可的形式；受益人应包括企业注册地直属海关以及其他进出口地直属海关；企业担保额度以企业上一年度的月均纳税额或上一年度的单月最大纳税额作为参考标准，由属地关税职能部门审定；新注册企业的额度由属地关税职能部门根据企业申报的年度进口计划审定；担保额度可根据企业税款缴纳情况循环使用。

高级认证企业可向海关申请免除担保，并按照规定办理有关手续。

进口货物有减免税要求的，减免税申请人应在概要申报前，根据相关规定向主管海关办理减免税审核确认手续。对符合《海关进出口货物减免税管理办法》或有关进口税收政策管理措施规定的情形，需要通过办理减免税货物税款担保手续在完整申报后继续税款担保的，减免税申请人应在完整申报前向主管海关办理准予减免税货物担保手续。

③在概要申报时，企业录入境内收发货人编号后，选择符合要求的担保备案编号。

十、加工贸易及特殊监管区域货物的"两步申报"

(1)加工贸易和海关特殊监管区域内企业以及保税监管场所的货物申报在使用金关二期系统开展"两步申报"时,第一步概要申报环节不使用保税核注清单,第二步完整申报环节报关单按原有模式,由保税核注清单生成。

(2)特殊区域的"两步申报"与区外流程的不同:①进入特殊区域的商品无须缴纳税款,不实行进出口配额、许可证件管理,但法律、行政法规和规章另有规定的除外。②概要申报阶段,不使用核注清单,最少仅需申报 9 项即可完成概要申报,企业可以充分享受到概要申报的便利。③在概要申报完成后,企业在金关二期系统录入核放单,审核通过后,比对物流信息无误,进入特殊监管区。可根据实际情况,先行理货,理货完成后,录入或导入核注清单生成报关单草稿,直接生成完整申报报关单,充分考虑了跨境贸易等外贸新业态的需要。

(3)概要申报放行后,货物可以进入特殊区域。企业在金关二期系统中录入"两步申报核放单",经审核无误后,确认审核通过,企业将货物运至特殊监管区,比对核放单无误后,特殊监管区自动抬杠,货物进入特殊监管区域内。区港联动核注清单生成报关单审结后会自动核增账册。

 应知考核

一、单项选择题

1. 海关规定对在海关注册登记的企业给予 10 位数代码编号,称为"经营单位代码"。在下列选项中,10 位数代码的正确组成规定是(　　)。

　A. 地区代码、企业性质代码和顺序代码

　B. 企业详细地址代码、特殊地区代码、企业性质代码和顺序代码

　C. 企业所在省、直辖市代码,特殊地区代码,企业性质代码和顺序代码

　D. 企业的属地行政区代码、经济区代码、企业性质代码和企业顺序代码

2. 英国生产的产品,中国某公司自新加坡购买,从新加坡启运经中国香港转运至中国内地,填写报关单时启运地为(　　)。

　A. 英国　　　　　　　　　　　　　B. 新加坡

　C. 中国香港　　　　　　　　　　　D. 不用填

3. 我国某进出口公司(甲方)与新加坡某公司(乙方)签订一出口合同。合同中订明,甲方向乙方出售 5 000 件衬衫,于 2019 年 4 月 10 日在上海装船,途经中国香港运往新加坡。在签订合同时甲方得知乙方还要将该批货物从新加坡运往智利。根据上述情况填写报关单时,以下填写正确的是(　　)。

　A. 运抵国(地区)为"香港",最终目的国(地区)为"新加坡"

　B. 运抵国(地区)为"新加坡",最终目的国(地区)为"智利"

　C. 运抵国(地区)为"香港",最终目的国(地区)为"智利"

　D. 运抵国(地区)为"智利",最终目的国(地区)为"智利"

4. 100 美元的运费单价应填报(　　)。

　A. 502/100/1　　　　　　　　　　B. 100 美元

　C. 100　　　　　　　　　　　　　D. 502/100/2

5. 大连盛凯公司(0903535020)委托辽宁省机械设备进出口公司(0801914031)与日本三菱重工签约进口工程机械,并委托大连外运公司代理报关,在填制进口报关单时,"经营单位"栏应为(   )。

A. 大连盛凯公司(0903535020)

B. 辽宁省机械设备进出口公司(0801914031)

C. 大连盛凯公司

D. 大连外运公司

6. 某进出口公司向从国外进口一批钢板共70吨,在运输过程中加以捆扎放于船的甲板上。进口报关单上的"件数"和"包装种类"两个项目的正确填报应是(   )。

A. 件数为70,包装种类为"吨"

B. 件数为1,包装种类为"散装"

C. 件数为1,包装种类为"裸装"

D. 件数为1,包装种类为"其他"

7. 某进出口公司向某国出口500吨散装小麦,该批小麦分装在一条船的三个船舱内,海关报关单上的"件数"和"包装种类"两个项目的正确填报应是(   )。

A. 件数为500吨,包装种类为"吨"

B. 件数为1,包装种类为"船"

C. 件数为3,包装种类为"船舱"

D. 件数为1,包装种类为"散装"

8. 我国某进出口公司从香港地区购进一批"SONY"电视机,该电视机为日本品牌,其中显像管为韩国生产,集成电路板由新加坡生产,其他零件均为马来西亚生产,最后由韩国组装成整机。该公司向海关申报进口该批电视机时,原产地应填报为(   )。

A. 日本   B. 韩国

C. 新加坡   D. 马来西亚

9. 某工厂从无关系的美国某企业购买了一批机械设备,成交条件为 CIF 广州,该批货物的发票列示如下:机械设备 USD10 000,运保费 USD500,卖方佣金 USD3 500,培训费 USD500,设备调试费 USD700。该批货物向海关申报的总价应是(   )。

A. USD10 500   B. USD14 500

C. USD14 000   D. USD15 200

10. 在中国台湾纺成的纱线,运到日本织成棉织物,并进行冲洗、烫、漂白、染色、印花。上述棉织物又被运往越南制成睡衣,后又经中国香港更换包装转销中国内地。中国海关应以(   )为该货物的原产地。

A. 日本,因为成衣在日本进行了第一次实质性加工

B. 中国台湾,因为纱线是在中国台湾完成制造的

C. 越南,因为制成成衣在税则归类方面已经有了改变

D. 中国香港,因为该货物是从中国香港进口的

二、多项选择题

1. 某公司从日本进口联合收割机10台,并同时进口部分附件,分装30箱装运进口,发票注明每台单价为 CIF SHANGHAI USD22 400,总价为 USD224 000,附件不另计价。进口货

物报关单中以下栏目填报正确的有(　　)。

  A. 成交方式:海运   B. 件数:30

  C. 商品名称:联合收割机及附件   D. 单价:22 400

  2. 某合资企业从英国进口一批作为投资的机器设备,该企业委托 A 进出口公司对外签订进口合同,并代办进口手续,A 公司与外商订货后,随即委托 B 公司具体办理货物运输事宜,同时委托 C 报关公司负责办理进口报关手续。根据这种情况,请指出下列出现在报关单栏目内的单位中错误的有(　　)。

  A. 经营单位:A 进出口公司   B. 收货单位:某合资企业

  C. 经营单位:B 公司   D. 收货单位:A 进出口公司

  3. 下列叙述中正确的有(　　)。

  A. 件数栏目裸装货物填报为 1

  B. 毛重栏计量单位为千克,不足 1 千克的填报为 1

  C. 0.3%的保险费率,币制是美元,填报为 502/0.3/1

  D. 应计入完税价格的 502 英镑杂费总价在报关单杂费栏中填报为 303/502/3

  4. 在填报报关单"总价"项目时,下列叙述中正确的有(　　)。

  A. "一般贸易"货物应按合同上订明的实际价格填报

  B. 总价如非整数,其小数点后保留 4 位,第 5 位及以后略去

  C. 无实际成交价格,可以免予填报

  D. 某公司进口数码相机 1 000 台,单价为 300 美元,则总价栏目应该填写"502/300 000/3"

  5. 北京某合资企业,经海关同意,将原从日本横滨港(港口航线代码1354),海运进口的投资设备,转为内销。其进口货物报关单上的"装货港"应填报为(　　)。

  A. 日本横滨港(1354)   B. 中国境内

  C. 0142   D. 142

三、判断题

  1. 某化工进出口公司下属某厂以进料加工贸易方式进口原料一批,经海运抵港后,进口报关单的"备案号"栏应填报为该货物的"进料加工登记手册"的编号。　　　　　　　(　　)

  2. 同一张报关单上不允许填写不同海关统计商品编号的货物。　　　　　　　　　(　　)

  3. 报关单上的"收货单位"应为进口货物在境内的最终消费、使用的单位名称,"发货单位"应为出口货物在境内的生产或销售的单位名称。　　　　　　　　　　　　　　(　　)

  4. 一份报关单可以允许填报多个许可证号。　　　　　　　　　　　　　　　　　(　　)

  5. 经营单位编码的第 6 位数为"1",则表示该企业的经济类型为"有进出口经营权的集体企业"。　　　　　　　　　　　　　　　　　　　　　　　　　　　　　　　　(　　)

  6. 申报地海关的关别代码后两位为"00"。　　　　　　　　　　　　　　　　　(　　)

  7. 一份报关单只允许填报一个备案号,一份报关单只允许填报一种征免性质。　　(　　)

  8. 报关单毛重栏目不得为空,毛重应大于或等于1,不得为0。　　　　　　　　(　　)

  9. 保险费币制为美元,"保险费币制"应录入"USD"。　　　　　　　　　　　(　　)

  10. 加工贸易内销征税报关单,"随附单证代码"栏填报"Y"。一般贸易进出口货物"随附单证代码"栏填报"C"。　　　　　　　　　　　　　　　　　　　　　　　(　　)

应会考核

■ 观念应用

众所周知,海关有四大任务,即监管、征税、缉私和统计。王红对于前面三个任务都能理解,但对于"统计"这一任务却犯难了。海关是如何实行统计的呢?有人说,海关是利用H2000系统对电子录入报关单的栏目自动进行统计的,王红将信将疑。您能解答王红的疑惑吗?

■ 技能应用

北京煤炭进出口总公司对巴基斯坦签约出口"水洗炼焦煤"10万吨,由唐山煤炭分公司执行合同,组织货源,并安排出口。在这一情况下报关单"经营单位"栏目应填报为"北京煤炭进出口总公司"11091××××(北京煤炭进出口总公司的编号)。该填报是否正确?为什么?

■ 案例分析

1. 一报关员认为,进口货物报关单上的"收货单位"应为进口货物在境内的最终消费、使用的单位名称,出口货物报关单上的"发货单位"应为出口货物在境内的生产或销售的单位名称。这种想法是否正确?为什么?

2. 某汽车进出口公司进口50辆德国生产小轿车,每辆车上附带一套法国生产的维修工具。进口报关时,维修工具的原产国应按小轿车填报德国。该处理是否正确?为什么?

 项目实训

【实训项目】

关检融合、单一窗口报关单。

【实训情境】

通过本项目的实训,掌握和熟悉关检融合、单一窗口报关单的基本填制规范,能够独立地完成进出口报关单的实际操作。同时,能够结合商业发票(Commercial Invoice)、装箱单(Packing List)、提单(Bill of Lading,B/L)、合同(Sales Contract,S/C)、原产地证书(Certificate of Origin)、代理报关协议等,完成关检融合、单一窗口报关单的基本申报业务。

【实训要求】

请结合下列单据完成一般贸易货物进口报关单和相关单据,模拟演练报关单的实际操作技能,并注意填写事项,请先对英文单据进行解读并翻译成中文。

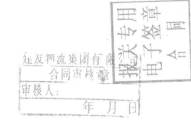

合 同
CONTRACT

Contract No.: SME/HIGH/2O0120

Date: January 20, 2020

买方： 建发物流集团有限公司
BUYER: C and D Logistics Group Co., Ltd.
Address: 27/F, C&D International Building, No.1699 Huandao East Road Xiamen, China (P.C.361008)

卖方： 巴基斯坦辛迪加矿业公司
SELLER: Syndicate Minerals Export Co.
Address: 108, Cotton Exchange Building, I.I. Chundrigar Road, Karachi, Pakistan

兹经买卖双方同意，买方购进，卖方出售下列货物，并按下列条款签订本合同。
This Contract is made by and between the Buyer and the Seller; hereby, the Buyer agrees to buy and the Seller agrees to sell the under-mentioned goods under the terms and conditions stated below.

1.货物名称： 巴基斯坦铬精矿
Commodity: Pakistan Chrome Concentrate

2.原产地， 巴基斯坦
Country of Origin: Pakistan

3.装运港： 卡拉奇，巴基斯坦
Port of Loading: Karachi, Pakistan

4.目的港： 大连港，中国
Port of Destination: Dalian, China

5.包装： 集装箱内吨袋包装
Packing: in 1MT strong PP big bags net each and londing in 20'FCL

6.数量： 粒度0-1MM 150吨 +/- 10% 卖方选择
粒度1-3MM 150吨 +/- 10% 卖方选择

Quantity: Size 0-1MM 150 Metric Tons +/- 10% at Seller's option
Size 1-3MM 150 Metric Tons +/- 10% at Seller's option

7.最迟装运期： 2020年3月15日
Latest Shipment: March 15, 2020
Partial shipment allowed

8.规格： Specification:
For Size 0-1MM:

Cr_2O_3	55% Min. (below 55% reject)
SiO_2	1.3% Max.
Fe_2O_3	17% Max.
MgO	18% Max.
Cr: Fe	3.0:1 Min.
CaO	0.8% Max.
SIZE:	0-1 MM 90% Min. 150MT

For Size 1-3MM

Cr2O3	54.5% Min. (below 54.5% reject)
SiO2	2.0% Max.
Fe2O3	17% Max.
MgO	18% Max.
Cr: Fe	3.0:1 Min.
CaO	0.8% Max.
SIZE:	1-3 MM 90% Min. 150MT

9.单价：Price

For Size 0-1MM: USD 350.00/MT CIF Dalian Port, China on 55% Cr2O3 basis
For Size 1-3MM: USD 350.00/MT CIF Dalian Port, China on 54.5% Cr2O3 basis

10.唛头: Shipping mark:
For Size 0-1MM
Pakistan Chrome Concentrate
Net weight: 1,000kgs.
Specs: Cr2O3: 55%, SiO2: 1.3%, Cr:Fe: 3.0:1
Size:
Batch No.

For Size 1-3MM
Pakistan Chrome Concentrate
Net weight: 1,000kgs.
Specs: Cr2O3: 54.5%, SiO2: 2.0%, Cr:Fe: 3.0:1
Size:
Batch No.

11.付款方式：Payment terms:
L/C 90 days and 100% payment against SGS

12.付款单据：
(1) 基于SGS出具的质量，重量证书所做的商业发票.
(2) 一套清洁海运提单，注明运费已付及收货人.
(3) 装箱单.
(4) 由SGS出具的质量证书.
(5) 由SGS出具的重量证书.
(6) 由卡拉奇工商业协会出具的原产地证.
(7) 包含船名,提单号及提单口期的装船通知.
(8) 一套保险单据，按照货值的110%承保.

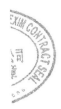

Documents required:
(1) Seller Commercial Invoice in 3 original based on certificate of quality and weight issued by SGS at loading port.
(2) Full set of 3/3 clean on board Bills of Lading made out to order, marked "freight Prepaid" blank endorsed and notify Buyer.
(3) Packing list in 3 originals.
(4) Certificate of Quality issued by SGS at Loading Port in 1 original.
(5) Certificate of Weight issued by SGS at Loading Port in 1 original.
(6) Certificate of Origin in 1 original issued by Karachi Chamber of Commerce and Industry.

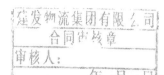

(7) Shipping advice to the buyer by fax within 3 working days after shipment of vessel name, B/L date, B/L No.

(8) One set of insurance policy, for 110% of shipment value.

13. 检验：

在装运港，由卖方安排 SGS 做合同所规定的质量，重量检验。
在卸货港，由买方安排 CIQ 做合同所规定的质量，重量检验。

ANALYSIS:

At loading port, the Seller shall arrange SGS to determine the free moisture, Cr_2O_3, Cr/Fe ratio and other chemical elements called for in this contract.

At discharging port, the Buyer shall arrange CIQ to determine the free moisture, Cr_2O_3, Cr/Fe ratio and other chemical elements called for in this contract.

14.不可抗力：

签约双方的任何一方，由于战争、洪水、地震和风暴等人力不可抗拒的事故，而影响合同执行时，则延长履行合同的期限。事故发生方应在 7 (七)天内将发生不可抗拒事故的情况以电报或传真的方式及时通知另一方，并在14(十四)天内航寄一份政府有关当局出具的证明文件给对方。如果人力不可抗拒事故延续60(六十)天以上时，双方应通过友好协商解决本合同的继续执行问题，并应尽快达成协议。

FORCE MAJEURE: If the Seller or the Buyer meets war, flood, typhoon, earthquake & windstorm, etc, Influencing the performance of the Contract, the performance should be postponed until the end of the influence. The influenced side should inform the other side of the Force Majeure within 7(seven) days by fax or by cable, & airmail the certificates issued by the government authorities to confirm within 14(fourteen) days. If the Force Majeure lasts more than 60(sixty) days, the Seller & the Buyer shall negotiate amicably, & sign an agreement upon the performance of the Contract as soon as possible.

15.仲裁：一切因执行本合同或与本合同有关的争执，应由双方通过友好方式协商解决。经协商不能解决时，应提交中国国际经济贸易仲裁委员会北京总会，根据该会仲裁规则进行仲裁，仲裁委员会的裁决为终局裁决，对双方都有约束力。仲裁费用除非仲裁委员会另有决定外，由败诉一方负担。

ARBITRATION: All disputes in connection with this Contract or the execution thereof shall be settled by Friendly negotiation. If no settlement can be reached, the case in dispute shall then be submitted for arbitration to China International Economic and Trade Arbitration Commission in Beijing. The arbitration award is final and binding upon both parties. The fees for arbitration shall be borne by the losing party, unless otherwise awarded by the Commission.

本合同共两份，用中英文书写，两种文字具有同等法律效力，双方各执一份。合同附件与该合同是不可分割的一部分，与该合同同时生效，并具有同等效力。

This Contract is made out in two originals in both Chinese and English, each language being legal of the equal effect. Each party keeps one original of the two after signing. Annex of this contract is the integral part of this contract, and comes into force together with this contract, and shall have the same force as the contract.

买方签字SIGNATURE OF THE BUYER:

C AND D LOGISTICS GROUP CO., LTD.

卖方签字SIGNATURE OF THE SELLER:

巴基斯坦辛迪加矿业公司
SYNDICATE MINERALS EXIM CO.

SYNDICATE MINERALS EXPORT CO.

108, COTTON EXCHANGE BUILDING, I.I CHUNDRIGAR ROAD, KARACHI-PAKISTAN.
TELEPHONE : (92-21) 32412946-49, 32415307 Fax : 32416725 - 32411874
www.haswanigroup.com E-mail: syndicate.minerals@hashwanigroup.com

COMMERCIAL
INVOICE

For Account of

C AND D LOGISTICS GROUP CO., LTD
ADD:- 14/F C AND D INTERNATIONAL
BUILDING , NO. 1699 HUANDAO EAST ROAD
XIAMEN, CHINA (P.C.361008)
TEL : 0592 - 2263176
FAX : 0592 - 2110075

Notify

C AND D LOGISTICS GROUP CO., LTD
ADD:- 14/F C AND D INTERNATIONAL
BUILDING , NO. 1699 HUANDAO EAST ROAD
XIAMEN, CHINA (P.C.361008)
TEL : 0592 - 2263176
FAX : 0592 - 2110075

Invoice No.	SME/008/2019 -20 Date 02/04/2020
Contract Number	SME/HIGH/200120
Vessel Name & Voyage Number	KMTC DUBAI VOY 2002 E
Bill of lading Number & date	KMTCKHI0507173 DT. 31/03/2020
Destination	DALIAN PORT CHINA
L/C Number	LC # LC0957620000908 DT. 19/02/2020
Opening Bank	BANK OF CHINA (FUJIAN BRANCH) FUZHOU
Negotiating Bank	STANDARD CHARTERED BANK (PAKISTAN) LIMITED
Form E Number	SCB -2020-0000001916 DT. 20/03/2020
Export Registration No.	W/247406

Price

USD: 350 / MT CIF DALIAN PORT CHINA.

USD $ 35,056.00

Marks and Numbers

Description of Goods

CALCULATION AS PER SGS (0 - 1 MM)

CR2O3	56.54 %
CR:FE RATIO	3.26:1
MGO	15.03%
SIO2	1.29 %
CAO	0.42 %
FE2O3	16.99 %
SIZE	0 - 1 MM 98.03%

CALCULATION AS PER SGS (1 - 3 MM)

CR2O3	55.65 %
CR:FE RATIO	3.40:1
MGO	15.32 %
SIO2	1.52 %
CAO	0.60 %
FE2O3	16.01 %
SIZE	1- 3 MM 98.00 %

PAKISTAN CHROME CONCENTRATE

ORIGIN - PAKISTAN
PACKING - IN 1MT PP BIG BAGS NET EACH
AND LOADING IN 20 ' FCL

Gross Weight	Tare	Net Weight	
			Kgs.
100.380 MT	0.220	100.160 MT	Lbs.

We hereby certify that the goods are of PAKISTAN ORIGIN

For SYNDICATE MINERALS EXPORT CO.

Controller:

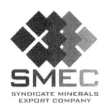

PACKING LIST

Applicant	**C AND D LOGISTICS GROUP CO., LTD** **ADD: 14/F C AND D INTERNATIONAL** **BUILDING, NO. 1699 HUANDAO EAST ROAD,** **XIAMEN , CHINA (P.C.361008)** **TEL :- 0592 - 2263176** **FAX :- 0592 - 2110075**
Vessel	**KMTC DUBAI VOY 2002E**
B/L NO & date	**KMTCKHI0507173 DT. 31/03/2020**
Invoice No.	**SME/008/2019-20**
GOODS	**PAKISTAN CHROME CONCENTRATE**
SHIPPING FROM	**KARACHI PORT, PAKISTAN**
TO	**DALIAN PORT CHINA**
LC NO.	**LC0957620000908 DT. 19/02/2020**
CONTRACT NO.	**SME/HIGH/200120**

DESCRIPTION	QUANTITY	GROSS WEIGHT	NET WEIGHT
PAKISTAN CHROME CONCENTRATE 1MT STRONG PP BIG BAGS LOADED IN 04 X 20' CONTAINERS	100.380 MT	100.380 MT	100.160 MT
TOTAL	100.380 MT	100.380 MT	100.160 MT

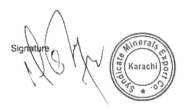

Signature

SYNDICATE MINERALS EXPORT COMPANY

108, First Floor, The Cotton Exchange Building, I.I. Chundrigar Road, Karachi, Pakistan
Tel: +92 21 32412946-49 | **Fax:** +92 21 32410846 | www.hashwanigroup.com | syndicate.minerals@hashwanigroup.com

Shipper	Booking No.	B/L No.
SYNDICATE MINERALS EXPORT CO., 108 COTTON EXCHANGE BUILDING I.I. CHUNDRIGAR ROAD KARACHI, PAKISTAN TEL:0092-21-32412946 FAX:0092-21-32411874	PK00059973	KMTCKHIC507173

KMTC LINE
KOREA MARINE TRANSPORT CO.,LTD.
www.ekmtc.com

Port-to-Port or Combined Transport

BILL OF LADING

Consignee (Non-Negotiable unless consigned 'to order')	
TO ORDER	RECEIVED by the Carrier from the shipper in apparent external good order and condition unless otherwise indicated herein, the total number or quantity of containers or other packages or units indicated below stated by the shipper to comprise the cargo specified for transportation subject to all the terms and conditions hereof from the place of receipt or the port of loading, whichever is applicable, to the port of discharge or the place of delivery, whichever is applicable.

Notify Party (Carrier not responsible for failure to notify)	
C AND D LOGISTICS GROUPCO., LTD ADD : 14/F, C AND D INTERNATIONAL BUILDING, NO. 1699 HUANDAO EAST ROAD, XIAMEN, P.C. 361008, CHINA. TEL :-0592 - 2263176　FAX :-0592 - 2110075	Forwarding Agent-References

Pre-carriage by (Combined or Through Transport Only)	Place of Receipt (Combined Transport Only)

Vessel / Voy No.	Place of Delivery (Combined Transport Only)
KMTC DUBAI　　　　　　/2002E	Final Destination(For the Merchant's Reference) DALIAN PORT, CHINA

Port of Loading	Port of Discharge
KARACHI PORT, PAKISTAN	DALIAN PORT, CHINA

PARTICULARS FURNISHED BY SHIPPER

Container No. /Seal No. Marks & Numbers	No. of Containers or P'kgs Description of Goods	Gross Weight (KGS)	Measurement (CBM)
DFSU1864710/224950 SEGU2420085/224697 SEGU2432698/224722 SEGU2442675/224931	"SHIPPER'S LOAD, COUNT & SEAL" "SAID TO CONTAIN" 4 X 20' GP FCL CONTAINERS 100 BAGS PAKISTAN CHROME CONCENTRATE FORM "E" NO: SCB-2020-0000001916 DATED: 20/03/2020 GROSS WEIGHT: 100.380 M.TONS NET WEIGHT:　100.160 M.TONS 21 DAYS FREE TIME AT DISCHARGING PORT	100,380.000	

"FREIGHT PREPAID"

Total Number of Containers or Packages (in words)	SAY : FOUR (4) CONTAINERS ONLY.

Above particulars as declared by shipper, but without responsibility of or representation by carrier.

Freight & Charges	Basis	Rate	Per	Curr.	Payable At			
					POL	POD	Elsewhere	
								This Bill of Lading duly endorsed must be surrendered by the Merchant to the Carrier in exchange for the Goods or delivery order unless otherwise provided herein. IN ACCEPTING this Bill of Lading, the Merchant expressly accepts and agrees to all its terms and conditions on the face and back hereof, INCLUDING BUT NOT LIMITED TO ARBITRATION CLAUSE, whether written, typed, stamped or printed, or otherwise incorporated notwithstanding the non-signing of this Bill of Lading by the Merchant. IN WITNESS whereof, the number of original Bills of Lading stated on this side have been signed and wherever one original Bill of Lading has been surrendered, any others shall be void. (Terms of Bill of Lading continued on Back)

FREIGHT PREPAID AS ARRANGED

Ex. Rate	Freight Payable at	Type of Movement	
	KARACHI, PAKISTAN	CY - CY	
Total Prepaid in Local Currency	No. of Original B/L THREE (3)	Place and Date of Issue KARACHI, PAKISTAN	Mar.31,2020

United Marine Agencies (Pvt.) Ltd.
Korea Marine Transport Co., Ltd

	Shipped On Board　　SECOND ORIGINAL		
Date Mar.31,2020		By	AS AGENT FOR CARRIER KMTC LINE

Exporter (Name, Address and Country) SYNDICATE MINERALS EXPORT CO. 108, COTTON EXCHANGE BUILDING, I.I. CHUNDRIGAR ROAD, KARACHI,PAKISTAN.	REFERENCE NUMBER

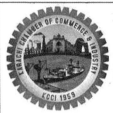

REFERENCE NUMBER

47-1999

CERTIFICATE OF ORIGIN
336510

Karachi Chamber of Commerce & Industry

P.O. Box No. 4158, Aiwan-e-Tijarat Road,
Off: Shahrah-e-Liaquat, Karachi-74000, Pakistan.
T: +92 21 99218001-09
F: +92 21 99218010
E: attestation@kcci.com.pk
   info@kcci.com.pk
U: www.kcci.com.pk

Consignee Importer (Name, Address and Country)
C AND D LOGISTICS GROUP CO., LTD
ADD:- 14/F C AND D INTERNATIONAL
BUILDING , NO. 1699 HUANDAO EAST ROAD
XIAMEN, CHINA (P.C.361008)

Exporter's Membership Number   33999

Particulars of Transport (as far as known)
   KMTC DUBAI VOY 2002E
   KMTCKHI0507173 DT. 31/03/2020

Marks & Number	Number and kind of Packages	Description of Goods	Gross Weight or other Quantity	Country of Origin
	04 X 20 CONT	100.160 MT PAKISTAN CHROME CONCENTRATE GROSS WEIGHT: 100.380 MT NET WEIGHT : 100.160 MT	100.160 MT	Pakistan

Other Information

It is hereby declared that the above mentioned goods originate in:
(PAKISTAN)

Exporter's Signature: _____
Name: _____
Designation: _____
Company: _____   02-04-20   Stamp

Place: Karachi   Date: _____

It is hereby Certified that to the best of my knowledge and according to the documents produced before me, this declaration appears to be correct.

Umair Khalil Khan
Authorized Signatory   Attestation Officer
Attestation Officer   Karachi Chamber of Commerce & Industry
Karachi Chamber of Commerce & Industry   Karachi (Pakistan)

KARACHI PAKISTAN
Place and date of Issue

Karachi Chamber of Commerce & Industry
Certifying body

SGS Pakistan (Private) Limited
H-3/3, Sector 5, Korangi Industrial Area,
Karachi-74900, Pakistan
UAN: +92 21 111 222 747
Tel: +92 21 3512 1388 - 95
Fax: +92 21 3512 1329
Email: mineral.pakistan@sgs.com

Affiliate Code : F590201

Certificate N° : 20040602EF

Page N°: 1/ 3

SGS Ref.: BO2012670
April 06, 2020

CERTIFICATE OF QUALITY

CONSIGNMENT DESIGNATED AS		
VESSEL	:	INDICATED TO BE "KMTC DUBAI" VOY: 2002E
GOODS DESCRIPTION	:	PAKISTAN CHROME CONCENRTATE
QUANTITY	:	100.380 MT GROSS IN 04 CONTAINERS (20FT)
L / C NUMBER	:	LC0957620000908 DATED: 200219
CONTRACT NUMBER	:	SME/HIGH/200120
B / L NUMBER	:	KMTCKHI0507173 DATED: 31-MAR-2020
NOTIFY PARTY	:	C AND D LOGISTICS GROUPCO., LTD ADD : 14/F, C AND D INTERNATIONAL BUILDING, NO. 1699 HUANDAO EAST ROAD, XIAMEN, P.C. 361008, CHINA. TEL :-0592 – 2263176 FAX :-0592 - 2110075
SHIPPER	:	SYNDICATE MINERALS EXPORT COMPANY 108, COTTON EXCHANGE BUILDING I.I. CHUNDRIGAR ROAD KARACHI, PAKISTAN

Reference to our "CERTIFICATE OF WEIGHT" No.: 20040602F0 for the above goods.

In pursuance of the instructions received from shipper, we attended their advised stockyard at S.I.T.E area, Karachi on March 30, 2020 to carry out sampling of tendered consignment from stockyard during stuffing of one ton capacity jumbo bags into containers and conduct analysis on final composite samples. We report our findings as follows:

TENDERED CARGO	:	At the time of our intervention, lot/size wise cargo was tendered in jumbo bags and laying on finished floor in an open area for inspection. As per shipper's advice, total of about 100 jumbo bags were tendered to us for our inspection.
FILLING EXERCISE	:	All the bags were loaded / stuffed into containers with the help of fork lifter.
PACKING / GENERAL CONDITION	:	Lot/Size wise consignment was tendered in one metric ton capacity jumbo bags; mouths of the bags were tied.
MARKING	:	Following label mark was found on tendered bags of both size wise lots.

LOT/SIZE 1-0 MM (50 BAGS)

Pakistan Chrome Concentrate	
Net weight	1000kgs.
SPECS	
Cr 2O3	55%
Si O2	1 %
Size	1-0 MM
Extra No	??

LOT/SIZE 3-1 MM (50 BAGS)

Pakistan Chrome Concentrate	
Net weight	1000kgs.
SPECS	
Cr 2O3	54.5%
Si O2	2%
	1 MM
	50

SAMPLING EXERCISE	:	Lot/Size wise random sampling conducted from tendered cargo based on ISO 6153:1989 and requisite number of increments collected from the randomly selected bags during loading of cargo into containers.

Cont'd.... P/2

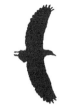

报关专用
电子签章
其他

SGS Pakistan (Private) Limited
H-3/3, Sector 5, Korangi Industrial Area,
Karachi-74900, Pakistan
UAN: +92 21 111 222 747
Tel: +92 21 3512 1388 - 95
Fax : +92 21 3512 1329
Email: mineral.pakistan@sgs.com

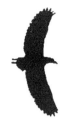

Affiliate Code : F590201
Certificate N° : 20040602EF

Page N°: 2/ 3

SGS Ref.: BO2012670
April 06, 2020

INITIAL SAMPLE PREPRATION	:	Upon completion of sampling operation, lot/size wise sample preparation was performed based on ISO 6154:1989 initially at shipper's provided facility to obtain the lot/size wise composite bulk samples.
		Lot/size wise prepared samples kept in WPP bag separately, duly labeled, sealed and brought to SGS Lab for final sample preparation and analysis.
		Whereas, moisture sample preparation and size assessment were carried out at inspection site.
SIZE ASSESSMENT	:	Size assessment was performed on our collected lot wise drawn samples ascertained as under,

LOT/SIZE (1-0 MM)

0-1 mm	:	98.03%

LOT/SIZE (3-1 MM)

1-3 mm	:	98.00 %

MOISTURE SAMPLE : Lot/Size wise moisture samples analyzed at SGS lab, test results obtained from our lab are given as under,

Test	Method	Unit		
Moisture	ISO 6129 – 1981 (E)	%	0.28	0.03

FINAL SAMPLE PREPARATION	:	At SGS Prep, lot/size wise composite bulk samples were further mixed and reduced and then pulverized in order to obtain lot/size wise composite shipment samples in five sets duly labeled and sealed by SGS plastic seal.
SAMPLE DISTRIBUTION	:	Following is the distribution of lot wise prepared shipment composite samples,
	▪	One set of sealed sample submitted in SGS lab for analysis on contractual parameters.
	▪	Two set of sealed samples prepared for shipper & retained with SGS for the period of three months from sampling date, unless otherwise instructed.
	▪	Two set of sealed samples retained with SGS for the period of three months from sampling date, unless otherwise instructed.

Cont'd.... P/3

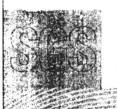

SGS Pakistan (Private) Limited
H-3/3, Sector 5, Korangi Industrial Area,
Karachi-74900, Pakistan
UAN: +92 21 111 222 747
Tel: +92 21 3512 1388 - 95
Fax: +92 21 3512 1329
Email: mineral.pakistan@sgs.com

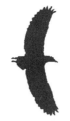

Affiliate Code : F590201

Certificate N° : 20040602EF

Page N°: 3/ 3

SGS Ref.: BO2012670
April 06, 2020

CHEMICAL ANALYSIS　　　:　Lot/Size wise test results obtained from our Lab are reproduced are as under,

TEST PARAMETER	TEST METHOD	UNIT	TEST RESULT	
			(1-0 MM)	(3-1 MM)
Chromium Oxide (Cr$_2$O$_3$)	Based on ISO 6331-1983 (E)	%	56.54	55.65
Silica (SiO$_2$)	Based on ISO 5997-1984 (E) / ICP-OES	%	1.29	1.52
Magnesium Oxide (MgO)	Based on ISO 6331-1983 (E) / ICP-OES	%	15.03	15.32
Iron as (Fe$_2$O$_3$)	Based on ISO 6130-1985 (E) / ICP-OES	%	16.99	16.01
Calcium Oxide (CaO)	Based on ISO 6331-1983 (E) / ICP-OES	%	0.42	0.60
Cr : Fe	Based on ISO 6331-1983 (E) / ICP-OES Calculated	-	3.26 : 1	3.40 : 1

STUFFING &
WEIGHING　　:　Lot/Size wise cargo was filled in one ton capacity jumbo bags and stuffed into 04X20ft containers in our presence and weighed at shipper's designated weighbridge. Following is the summary of weight,

　　■　Gross weight of loaded cargo (100 bags) ascertained at weighbridge: 100.380 MT

The responsibility for the above findings is limited to time, date and place of intervention only and does not refer to any other matter.

Quality is final at the time of loading of bagged cargo into 04x20ft containers at shipper's warehouse in Karachi.

Any holder of this document is advised that information contained hereon is limited to the visual examination of the safely and readily accessible portions of the consignment only. Due to the nature of the cargo and limited access during inspection, items not recorded in the above description may be present.

The manual sampling method was agreed with the SGS Principal, as sampling by more reliable methods that provide probability samples was not possible. The Holder of this document is cautioned that collected MANUAL samples of this type do not satisfy the minimum requirements for probability sampling, and as such cannot be used to draw statistical inferences such as precision, standard error, or bias.

****

[AT LOADING PORT]

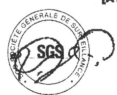

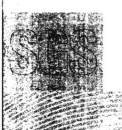

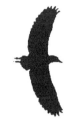

SGS Pakistan (Private) Limited

H-3/3, Sector 5, Korangi Industrial Area,
Karachi-74900, Pakistan
UAN:　+92 21 111 222 747
Tel:　+92 21 3512 1388 - 95
Fax :　+92 21 3512 1329
Email: mineral.pakistan@sgs.com

Affiliate Code : F590201

Certificate N° : 20040602F0

Page N°: 1/ 2

SGS Ref.: BO2012670
April 06, 2020

CERTIFICATE OF WEIGHT

CONSIGNMENT DESIGNATED AS
VESSEL	:	INDICATED TO BE "KMTC DUBAI" VOY: 2002E
GOODS DESCRIPTION	:	PAKISTAN CHROME CONCENRTATE
QUANTITY	:	100.380 MT GROSS IN 04 CONTAINERS (20FT)
L / C NUMBER	:	LC0957620000908 DATED: 200219
CONTRACT NUMBER	:	SME/HIGH/200120
B / L NUMBER	:	KMTCKHI0507173 DATED: 31-MAR-2020
NOTIFY PARTY	:	C AND D LOGISTICS GROUPCO., LTD ADD : 14/F, C AND D INTERNATIONAL BUILDING, NO. 1699 HUANDAO EAST ROAD, XIAMEN, P.C. 361008, CHINA. TEL :-0592 – 2263176 FAX :-0592 - 2110075
SHIPPER	:	SYNDICATE MINERALS EXPORT COMPANY 108, COTTON EXCHANGE BUILDING I.I. CHUNDRIGAR ROAD KARACHI, PAKISTAN

Reference to our "CERTIFICATE OF QUALITY" No.: 20040602EF for the above goods.
In pursuance of the instructions received from shipper, we attended their designated Navroz Weighbridge near S.I.T.E area, Karachi on March 30, 2020 to witness the weighbridge weighing exercise of 04x20ft containers having above mentioned goods. We report our findings as follows:

TENDERED CARGO	:	At the time of our intervention, lot/size wise cargo was tendered in jumbo bags and laying on finished floor in an open area for inspection. As per shipper's advice, total of about 100 jumbo bags were tendered to us for our inspection.
PACKING AND MARKING	:	Lot/Size wise consignment was tendered in one metric ton capacity jumbo bags; mouths of the bags were tied.

LOT/SIZE 1-0 MM (50 BAGS)

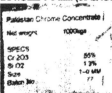

LOT/SIZE 3-1 MM (50 BAGS)

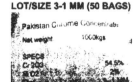

Cont'd.... P/2

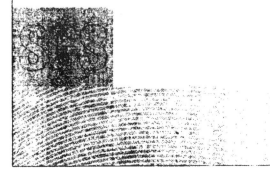

SGS Pakistan (Private) Limited

H-3/3, Sector 5, Korangi Industrial Area,
Karachi-74900, Pakistan
UAN: +92 21 111 222 747
Tel: +92 21 3512 1388 - 95
Fax: +92 21 3512 1329
Email: mineral.pakistan@sgs.com

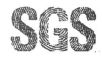

Affiliate Code : F590201

Certificate N° : 20040602F0

Page N°: 2/ 2

SGS Ref.: BO2012670
April 06, 2020

WITNESSING OF WEIGHING EXERCISE AT WEIGHBRIDGE	As per shipper's instruction, cargo of lot/size (1-0mm) was loaded into 01 - 02 containers. Whereas, cargo of lot/size (3-1mm) was loaded into 03 - 04 containers. The total cargo stuffed into 04x20ft containers and weighed at Navroz weighbridge in our presence. Following is the calibration details received from the designated Navroz weighbridge,

Max/Min Capacity of Scale　　　　:　60,000 Kg / 05 Kg

Calibration Validity　　　　　　　　:　09-03-2021

Following is the summary of weight,

Gross weight of loaded cargo (100 bags) ascertained at weighbridge: 100.380 MT

Net weight of cargo (as per B/L): 100.160 MT

Details of each container number with individual weights and SGS seal numbers are as under,

01	DFSU 186471-0	25	36,010.00	10,950.00	25,060.00	D096276
02	SEGU 244267-5	25	35,860.00	10,700.00	25,160.00	D096277
	SUB TOTAL	50	71,870.00	21,650.00	50,220.00	—
(LOT/SIZE 3-1 MM)						
03	SEGU 243269-8	25	35,900.00	10,880.00	25,020.00	D096278
04	SEGU 242008-5	25	35,930.00	10,790.00	25,140.00	D096279
	SUB TOTAL	50	71,830.00	21,670.00	50,160.00	—
	Grand Total	100	143,700.00	43,320.00	100,380.00	—

The responsibility for the above findings is limited to time; date and place of intervention only and does not refer to any other matter.
Weight is final at the time of loading of bagged cargo into 04x20ft containers at shipper's warehouse in Karachi.
In accordance with Client's instructions, the Company's involvement has been limited to witnessing/observing a third party's intervention(s) at the third party's weighbridge/test house or other facilities and installations used for the intervention(s). The Company's sole responsibility was to be present at the time of the third party's intervention(s) to forward the results, or confirm the occurrence, of the intervention(s). The Company is not responsible for the condition or calibration of apparatus, instruments and measuring devices used, the testing methods applied the qualifications, actions or omissions of the third party's personnel or the testing results
****

[AT LOADING PORT]

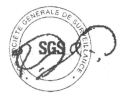

代理报关委托书

编号：

:

　　我单位现　　(A/逐票、B长期)委托贵公司代理　　等通关事宜：〔A、填单申报B、申请、联系和配合实施检验检疫C、辅助查验D、代缴税款E、设立手册（账册）F、核销手册（账册）G、领取海关相关单证H、其他〕详见《委托报关协议》

　　我单位保证遵守海关有关法律、法规、规章，保证所提供的情况真实、完整、单货相符，无侵犯他人知识产权的行为，否则，愿承担相关法律责任。

　　本委托书有效期自签字之日起至　　　　年　　　　月　　　　日止。

委托方（盖章）

法定代表人或其授权签署《代理报关委托书》的人（签字）

20 年 4 月 20 日

委 托 报 关 协 议

为明确委托报关具体事项和各自责任，双方经平等协商签定协议如下：

委托方		被委托方		
主要货物名称		*报关单编码	No.	
HS 编码	□□□□□□□□□	收到单证日期		年 月 日
进/出口日期	年　月　日	收到单证情况	合同□	发票□
提（运）单号	KMTCKH20507173		装箱清单□	提（运）单□
贸易方式			加工贸易手册□	许可证件□
数（重）量			其他	
包装情况				
原产地/货源地		报关收费	人民币：	元
其他要求：双抬头		承诺说明：		
背面所列通用条款是本协议不可分割的一部分，对本协议的签署构成了对背面通用条款的同意。		背面所列通用条款是本协议不可分割的一部分，对本协议的签署构成了对背面通用条款的同意。		
委托方签章：		被委托方签章：		
经办人签字： 联系电话：　　　　　年　　月　　日		报关人员签名： 联系电话：　　　　　年　　月　　日		

中国报关协会监制

报关专用
电子签章
委托报关协议

1

页码/页数:1/1

中华人民共和国海关进口货物报关单

（连大窖湾）

预录入编号：0908202010800070615　海关编号：0908202010800070615

汇总征税

境内收货人（91350200705460373F）建发物流集团有限公司	进口口岸连大窖湾（0908）	进口日期20200518	申报日期20200518	备案号
境外发货人 SYNDICATE MINERALS EXPORT CO.	运输方式水路运输（2）	运输工具名称及航次号 HYUNDAI FORWARD/101N	提运单号 KMTCKH10507173	货物存放地点 DCT
消费使用单位（91210202311541293F）大连海明日盛国际贸易有限公司	监管方式一般贸易（0110）	征免性质一般征税	许可证号	启运港（PAK006）卡拉奇（巴基斯坦）
合同协议号 SME/HIGH/200120	贸易国（地区）（PAK）巴基斯坦	启运国（地区）（PAK）巴基斯坦	经停港（KOR003）金山（韩国）	入境口岸（210101）大连港大窖湾港区
包装种类袋（06）	件数100	毛重（千克）100380	净重（千克）100160	成交方式（1）CIF	运费	保费	杂费

随附单证及编号

随附单证2:发票；装箱单；合同；提/运单；原产地证据文件；代理报关委托协议（纸质）；企业提供的其他

标记唛码及备注

备注：<总担保370020CCP1C000000025>原产地证号：336510 N/M　集装箱标箱数及号码：4；SEGU2432698；SEGU2442675；DFSU1864710；SEGU2420085；

项号	商品编号	商品名称及规格型号	数量及单位	单价/总价/币制	原产国（地区）	最终目的国（地区）	境内目的地	征免
1	2610000000	铬精矿 0.3 破碎，水洗 黑灰色精粉末状 CR2O3 56.54% MGO 15.03% SIO2 1.29% CAO 0	100160 千克 100160 千克	0.3500 35056.00 美元	巴基斯坦（PAK）	中国（CHN）	中国（21029/210201）大连其他/大照单征税 连市市辖区	照章征税（1）

| 特殊关系确认：否 | 价格影响确认：否 | 支付特许权使用费确认：否 | 自报自缴：是 |

兹申明对以上内容承担如实申报、依法纳税之法律责任　　申报单位（签章）

| 报关人员 | 报关人员证号09103337 | 电话 | 海关批注及签章 |
| 申报单位（91210242792014979K）大连悦丰万鑫国际物流有限公司 | | | |

【实训结果】

撰写"关检融合、单一窗口报关单"的实训报告。

"关检融合、单一窗口报关单"实训报告		
项目实训班级：	项目小组：	项目组成员：
实训时间： 年 月 日	实训地点：	实训成绩：
实训目的：		
实训步骤：		
实训结果：		
实训感言：		
不足与今后改进：		
项目组长评定签字：	项目指导教师评定签字：	

附录

关检融合、单一窗口常见企业申报实战举例

一线进境海运	一线出境海运	进口清关	出口清关	进口货物报关单手册	进口货物报关单手册(实例)
实例1：一线进出境 注意：一线(即：国外进口到保税港，再从保税港出口到国外)		实例2：进出口清关		实例3：进口货物报关单手册和实例	

二线进口出区	二线出口入区	出口料件进出区出口报关单	出口料件进出区发票	出口料件进出区进口报关单
实例4：二线进出区 注意：二线(即：国内出口到保税港，再从保税港进口到国内)		实例5：出口料件进出区		

一般贸易出口合同	一般贸易出口发票	一般贸易出口装箱单	一般贸易出口报关单
实例6：一般贸易出口			

一般贸易进口合同	一般贸易进口发票	一般贸易进口装箱单	一般贸易进口报关单	一般贸易进口关联报关单
实例7：一般贸易进口				

进口备案清单合同	进口备案清单发票	进口备案清单装箱单	进口备案清单运单	进口备案清单原产地证	进口备案清单植物检疫证书	进口备案清单报关单

实例8：进口备案清单

合同	发票	装箱单	提单	原产地证	其他证明材料	进口报关单

实例9：保税海运一线进口

暂准出口合同	暂准出口发票	暂准出口装箱单	暂准出口保证函	暂准出口货物报关单

实例10：暂准出口

进料对口进口发票	进料对口进口装箱单	进料对口进口报关单	其他材料

实例11：进料对口——进口

进料对口出口发票	进料对口出口装箱单	进料对口出口报关单

实例12：进料对口——出口

参考文献

1. 姚雷、李贺、卢军等：《报关实务》(第二版),上海财经大学出版社 2019 年版。

2. 2019 年报关水平测试:《报关业务技能》,中国海关出版社 2019 年版。

3. 中华人民共和国海关总署,http://www.customs.gov.cn。

4. 中华人民共和国商务部,http://www.mofcom.gov.cn。

5. 中国国际贸易单一窗口,https://www.singlewindow.cn。

6. 中国海关报关实用手册编写组:《中国海关报关实用手册(2019 年版)》,中国海关出版社 2019 年版。

7. 海关总署监管司:《中国海关通关实务》,中国海关出版社 2017 年版。

8. 中华人民共和国海关进出口税则及申报指南编委会:《2018 年中华人民共和国海关进出口税则及申报指南》,中国商务出版社 2018 年版。

9. 李贺、姚雷、田南生:《报检实务》,上海财经大学出版社 2016 年版。

10. 中国检验检疫出入境货物报检实用手册编委会:《中国检验检疫出入境货物报检实用手册》,中国标准出版社 2017 年版。

11. 全国食品安全宣传周,http://foodsafety.ce.cn。